U0338704

图解

从头到脚谈养生

张清 编著

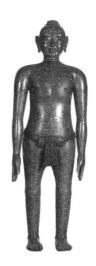

天津出版传媒集团

天津科学技术出版社

图书在版编目（CIP）数据

图解从头到脚谈养生 / 张清编著 . -- 天津 : 天津
科学技术出版社 , 2018.4（2023.12 重印）

ISBN 978-7-5576-4843-5

Ⅰ.①图… Ⅱ.①张… Ⅲ.①养生（中医）—图解
Ⅳ.① R212-64

中国版本图书馆 CIP 数据核字（2018）第 040061 号

图解从头到脚谈养生

TUJIE CONGTOU DAOJIAO TAN YANGSHENG

策划编辑：杨　譞

责任编辑：张　跃

责任印制：兰　毅

出　　版：天津出版传媒集团
　　　　　天津科学技术出版社

地　　址：天津市西康路 35 号

邮　　编：300051

电　　话：（022）23332490

网　　址：www.tjkjcbs.com.cn

发　　行：新华书店经销

印　　刷：三河市华成印务有限公司

开本 720×1 020　1/16　印张 29　字数 540 000

2023 年 12 月第 1 版第 2 次印刷

定价：68.00 元

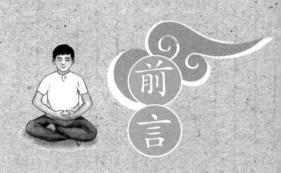

前言

　　"养生"一词最早见于《庄子·内篇》，所谓生，即生命、生存、生长之义；所谓养，即保养、调养、补养之义。养生就是通过各种方法颐养生命、增强体质、预防疾病，从而起到延年益寿的一种医事活动，其含义，一是延长生命的时限，二是提高生活的质量。注重养生，则颐养天年，无疾而终；不注重养生，则会半百而衰，疾病缠身。

　　人体是一个不可分割的整体，我们必须从头到脚全面养护身体，才能获得真正的健康。中医认为，人体的各个部位，如五官、皮肤、五脏六腑、四肢百骸，甚至是人的精神活动，都不是孤立存在的，而是内外相通、表里相应、彼此协调、相互作用的整体。例如，肝胆相表里，肝脏的火要借助胆经的通道才能往外发；内脏的病变会通过气色、头发等外在器官的异常表现出来，即"有诸内，必形诸于外"；情绪的好坏也可以影响人体健康等。人体各大系统共处于一个统一体中，在养护某个脏器的同时，与其相关的其他脏器也会受益；而一个部位出了问题，其他部位也无法正常运转，可以说是一荣俱荣，一损俱损。

　　中医养生的重要理念之一就是整体观，它所传授的是一种从头到脚的全方位保养方法，一种精、气、神、五脏的全面调养法，也是一套身心共治的养生祛病护身大法，其补养方式大致包括以下7个方面。

　　1. 神养，即精神养生。人有喜、怒、忧、思、悲、恐、惊七情，七情波动过大，易伤身致病，正所谓"病由心生"。而调摄七情，保持良好的精神状态和舒畅的心情则能治病，使人体各个部位的病症不治而愈。"药补不如食补，食补不如神补"，中医历来就非常重视神养，并总结了很多神养的方法，如情志生克法、按摩、打坐等。

　　2. 行养，即生活养生。不但人体本身是一个整体，人体与外部环境也是一个整体，人与自然环境密切相关，季节、气候、地理、昼夜等对人体健康有着重大的影响，如夏季的炎热易耗伤心气等。因此人的衣食住行必须"顺四时而适寒暑"，合理调节饮食、睡眠等生活习惯，保持阴阳平衡，才能使身体各个部位不受疾病侵害。

　　3. 形养，即运动养生。太极拳、五禽戏、散步等是我国传统的运动方式，采用这些运动可以将肢体运动与呼吸相结合，以此疏通经络、调节五脏六腑、改善呼吸方式、提升人体免疫力，长年坚持，会使我们获益无穷，从头到脚一身轻松，达到健康长寿的目的。

4.气养，即补养元气。元气是人生存的根本，中医有"气聚则生，气壮则康，气衰则弱，气散则亡"一说，元气是人之生命所系。补养元气可以促进全身气血流通，从而祛病强身、激发生命潜能，方法有导引、食补、经络按摩等。

5.食养，即食疗养生。不同的食物有不同的功效，如白萝卜润肺，黑豆补肾，只有吃得科学，合理膳食，才能达到营养生命、保障健康的目的。而很多现代人长年不良的饮食习惯，垃圾食品、油炸食品、鸡鸭鱼肉不断，这些都会给人体组织器官带来健康隐患，引发肥胖、冠心病等现代文明病。

6.药养，即草药养生。草药取自天然的植物精华，药性较为温和，副作用较低，制法多为粗加工调剂，因此，草药不仅可用于治病，亦可用来养生。将草药与食物、酒相搭配，还可制成所谓的"药膳""药酒"，既有营养价值，又有强身健体、治病疗疾的作用。

7.术养，即技术养生。中医传统的养生技术如按摩、拔罐、刮痧、推拿、针灸等，是基于经络疗法和反射区疗法。经络可以决生死、治百病，反射区则与人体各个器官有一一对应的关系，通过这两种疗法，可以起到网络周身气血、安抚五脏、激发人体抵抗力的作用。

《图解从头到脚谈养生》博采中医养生智慧，广纳历代名医所著医学典籍中的养生之道，总结儒、释、道、易及诸子百家各类文献中的养生精华，同时兼收并蓄，吸收现代社会出现的养生新方式，是一部详尽介绍中医养心、养身、养气、养神、养性智慧的大全集，旨在帮助读者掌握中医养生祛病的方法，力争从头到脚一身健康。

掌握了中医养生之道，并真正运用于生活，可促使人体各个部位和器官相护、相荣、相生，维持整个系统的平衡，实现从头到脚、由内而外的全面健康。

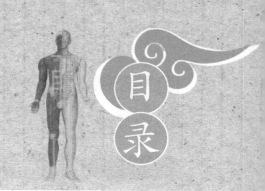

目录

第一章 养生智慧在自身
——一次对生命的全新解读

第二章 | 从头到脚说健康
——教你正确使用身体

第三节　五脏六腑

第七节　会阴和肛门

第八节　女人的特殊部位及保养

第九节　男人的特殊部位及保养

第三章　手到病自除
——养生祛病不求人

第一节　经络是人体的活地图

第四章　手到病自除——利用全息反射区养生治病

第五节　面部反射区健康疗法

第五章　骨正筋柔而握固
——养好筋骨寿命长

第一节　筋长一寸，寿延十年

第二节　铮铮铁骨，疑难杂症的克星

第三节　养肾，就是养人的命根子

第六章 令身心之渠通畅无阻
——只有先"通"，人体才能全面受补

第一节 净血通血，血液清洁万病不上身

第二节 畅通肠道，不给疾病滋生的土壤

第三节 正气存内，邪不可干——正气通畅万病灭

第七章 | 因人施养
——体质不同，养生各异

第八章 | 细节决定健康
——关注细节，健康一生

第五节　快乐慢活，选择一种自在天然的活法

第九章　万病皆可心药医
——做个身心健康的现代人

第一节　用情志的伤调情志

第二节　抛弃低落情绪，拥抱健康人生

第十章　生活养生，生生不息
——生活中的养生智慧

第六节　家居养生

第十一章　养生要遵循章法
——让生命如夏花般绚烂

第一节　遵循生命周期来养生

第二节　宇宙万物对人体健康的影响

第三节　神奇的自然疗法

第四节　四季养生

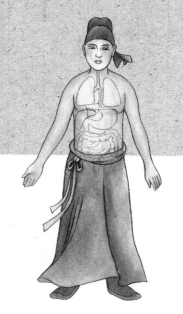

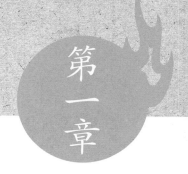

第一章

养生智慧在自身
——一次对生命的全新解读

●中医就是通过倡导顺时养生、补养气血、食疗等科学的养生方法来增强人体免疫力，在疾病尚未到来之时就筑起一道坚固的屏障，让疾病无孔可入。面对已经染病的情况，中医通过疏通经络、刺激穴位等自然方法调动身体的自愈功能来对抗疾病。

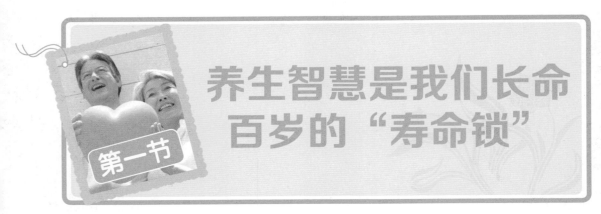

第一节 养生智慧是我们长命百岁的"寿命锁"

养生之道是一种文化现象

说起中医养生之道，很多人感觉离自己的生活非常远，因为我们现在接触的多是西医，连中药都很少吃，中医养生之道就更显得陌生了。其实，中医之道在中国几千年文化的传承过程中，已经深深地融入了国人的血液和骨髓里，我们对此已经熟悉到了视而不见的程度，就像谁也不会注意到自己每天路过的地方，小草在悄悄地生长一样。

之所以说中医养生之道流淌在每个人的血液和骨髓里，就是因为我们祖祖辈辈的生活都受着中医之道的影响。大家都知道春天多吃荠菜和香椿芽对身体好，可这是为什么呢？按照中医的观点，阳气乃生命之本，春季正是阳气生发的季节，荠菜性平温补，能养阳气，又是在春季生长，符合春天的生发之机，所以春天吃荠菜对身体好。另外，按照中医理论，凡是向上的、生发的东西都是阳性的，而香椿芽长在椿树的枝头，又在早春就开始生长，这表明它自身有很强的生长力，代表着蓬勃

向上的一种状态，也能激发身体中阳气的生发。可见，我们祖辈传承下来的一些生活习惯中都暗含着中医养生的精妙。

《黄帝内经》中讲道："中央生湿，湿生土……其虫倮。""倮虫"，就是人，即没有毛的动物。人为倮虫，五行属土，而土生于中央，集合了东西南北土的特点，又把土散向东西南北，处于中间又无处不在，这就是土的本性。而人就是五行属土的一种动物，所以人身上同样有土的特点，这就是我们传统文化中的中庸。

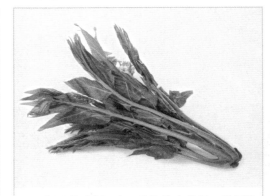

◎现代医学研究证实，香椿具有养颜、滋润肌肤、抗菌的功效。

要想长命，就要全面调动人体的自愈力

在中医看来，人体是一个完整的小天地，它自成一套系统，有自己的硬件设施、故障诊断系统和自我修复系统等。自愈力就是人体的自我修复能力。举一个最简单的例子，切菜的时候，不小心把手划了一个小口，运行到此处的血液就会溢出。由于血液运行出现局部中断，就有更多的血液运行于此，由此促使伤口附近细胞迅速增生，直至伤口愈合。增生的细胞会在伤口愈合处留下一个瘢痕。整个过程不需要任何药物，这就是人体自愈能力的一个最直观的表现。

其实人体的自愈能力恰好体现了中医治病的一个指导思想：三分治、七分养。中医不主张过分依赖药物，因为药物不过是依赖某一方面的偏性调动人体的元气，来帮助身体恢复健康。但是，人体的元气是有限的，如果总是透支，总有一天会没有了。而我们要活下去，依靠的就是体内的元气，元气没有了，再好的药也没用了。所以，生病了不用慌张，人体有自愈的能力，我们可以充分地相信它，用自愈能力把疾病打败。

当然，这并不是说人体有了自愈能力，我们就可以完全放心了，生病了不找医生、不吃药、不打针，继续吃冷饮、熬夜等不好的生活习惯，这样的话，病怕是永远都好不了。应该怎么做呢？我们应该配合人体自愈能力开展工作，每天按时吃饭，早睡早起，适当地锻炼，保持愉悦的

心情，这样才能保证体内的元气充足，只要元气充足了，病很快就会好的。

当然，自愈能力的作用也不是绝对的，我们不可能在任何情况下都依赖人体自愈能力解决问题。自愈能力和免疫力有关，当免疫细胞抵挡不住病毒时，就需要借助药物，不过最好的药物是食物。一般情况下，通过营养素的补充，可以对抗大多数疾病。中医就是通过倡导顺时养生、补养气血、食疗等科学的养生方法来增强人体免疫力，在疾病尚未到来之时就筑起一道坚固的屏障，让疾病无孔可入。面对已经染病的情况，中医通过疏通经络、刺激穴位等自然方法调动身体的自愈功能来对抗疾病。

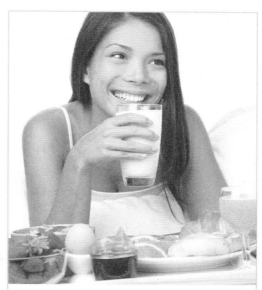

◎营养均衡的饮食可以增强人体的免疫力，顺时补养可以激发人体的自愈功能，保证身体健康，不受疾病侵袭。

人究竟活多少岁才是享尽天年

关于人的寿命问题，自古众说不一。古人相信人可以长生不老，为了实现长生不老的愿望，他们炼仙丹、找仙药，尝试了各种方法，最终都没有成功。其实，长生不老只是人们的一种愿望，人作为一种自然界的生物，不可能逃脱生老病死的自然规律。后来，人们逐渐认识并接受了人固有一死的观念，但另一个问题又随之出现了：人究竟应该活到多少岁才是正常的寿命呢？

关于这个问题，历代都有不同论述。在我国，彭祖被视为长寿的象征。传说彭祖生于夏代，至商末时活了800岁；到《黄帝内经》时，认为"尽终其天年，度百岁乃去"，也就是人能够活到100岁；大哲学家王充也说"百岁之寿，盖人年之正数也。犹物至秋而死，物命之正期也"；《尚书》中却提出"一曰寿，百二十岁也"，即活到120岁，才能叫作活到了应该活到的岁数；同意这一看法的

还有晋代著名养生家嵇康，嵇康也认为，"上寿"可达百二十，"古今所同"。从上面的论述可以得出：中医认为人的寿命应该是100～120岁。

现代医学也从不同角度对这个问题进行了解答，解答的方式虽各不相同，但结论基本一致，目前一般认为人的自然寿命应为120岁左右，但是我们现在的人均寿命仅为70岁左右，与自然寿限差了数十年，是什么夺走了我们本应好好活在世上的这几十年时间呢？这个问题值得人们深思。

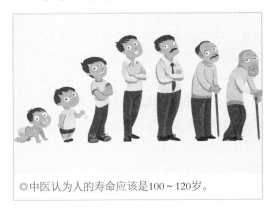

◎中医认为人的寿命应该是100～120岁。

人寿命常见的推算方法

生长期测算法	哺乳动物的最高寿命相当于其生长期的5～7倍。人的生长期为20～25年，因此人的自然寿命应当为100～175岁
性成熟期测算法	哺乳动物的最高寿命相当于性成熟期的8～10倍，人在13～15岁性成熟，因此人的自然寿命为110～150岁
细胞分裂次数与分裂周期测算法	即哺乳动物寿命是其细胞分裂次数与分裂周期的乘积。人体细胞自胚胎开始分裂50次以上，分裂周期平均为2.4年，因此人的自然寿命应为120岁左右

长寿者 85% 靠后天保养

陈进超是长寿之乡广西巴马长寿研究所的所长，他从事长寿科学研究已经近30年了，据他所说，虽然长寿与遗传基因有一定的关系，在大多数长寿家族都能找到前辈长寿代表，巴马的百岁家族很多，百岁父女、母子，百岁兄弟、姐妹不稀奇。然而，并不是因为有了长寿基因就能长寿，人类的后天修养才是至关重要的。

事实上，从中医学的角度来说，基因决定长寿理论也是站不住脚的。中医学中有这样的说法："气聚则生，气壮则康，气衰则弱，气散则亡。"这里的"气"是指人体的元气，元气充足免疫力就强，就能战胜疾病；如果人体元气不足或虚弱，就不能产生足够的抗体或免疫力去战胜疾病；而元气耗尽，人就会死亡。由此可见，人的生命是由元气来决定的，只要有元气在，人就可以活下去。那么，元气又是从哪来的呢？

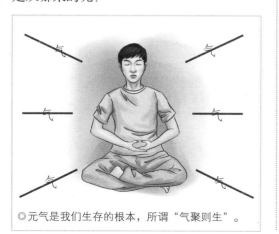

◎元气是我们生存的根本，所谓"气聚则生"。

◎父母遗传的先天精气会影响孩子的身体状况，至于能否长寿，还是要看后天的养护。

中医认为，元气又称为原气，是由父母之精所化生，但是父母给的这种先天元气只能维持7天的寿命，人要想活下去，就要吃东西，呼吸自然之气。也就是说，元气虽然是先天带来的父母之精气，却必须由后天的水谷之气、自然之气来补充。父母的身体都很好，孩子将来身体也会比较好，免疫力也比较强，不容易得病。但是，这并不代表他就可以长寿，如果他总是倚仗先天的元气，尽情地透支，寿命也不会很长。反之，父母的身体不是很好，先天元气没有那么充足，这样的人自小免疫力低、体弱多病，但如果他很注意养生，懂得养护自己的元气，也能长寿。

总而言之，父母遗传的先天精气会影响孩子的身体状况，至于能否长寿，还是要看他本人后天能否好好养护体内的元气，这才是决定一个人寿命长短的根本因素。

保持体内阴阳平衡才是健康长寿的根本

关于阴阳平衡这个问题，《周易》和《黄帝内经》这两部经典都有表述。

中华文化群经之首《周易》提出了一个千古命题，叫作"一阴一阳谓之道"，就是说，万事万物的运动都是阴阳的运动，阴阳运动是万事万物的原规律。生命活动概莫能外，生命运动是阴阳运动。所以，中医学、养生学都以阴阳为核心。

《黄帝内经》认为，阴阳是万物生杀的根本，阴阳是生命的根本。另外，《黄帝内经·素问》还提出了"法于阴阳，和于术数，食饮有节，起居有常，故能神与形具，而终其天年，度百岁乃去"的健康长寿之道。意即一个人要想健康长寿，必须把握阴阳，顺应四时调节规律。

中医的阴阳学说还认为，人体的阴阳变化与自然四时阴阳变化协调一致，同时能保持机体与其内外环境之间的阴阳平衡，就能增进身体健康，预防疾病的发生，进而达到延年益寿的目的。中医学主张"治未病"和"以预防为主"旨在培养人体正气，提高抗病能力，防止病邪侵

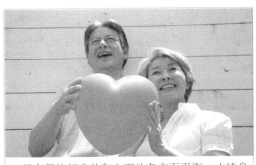

◎只有保持好身体和心理的各方面平衡，才能身体健康、长寿，晚年幸福。

害。所谓"正气存内，邪不可干；邪之所凑，其气必虚"，就是这个道理。

当然，阴阳平衡所涉及的面是广泛的。就是说，人要达到健康长寿的状态，身体和心理应保持好各种平衡，如心理平衡、代谢平衡、营养平衡、机体平衡、动静平衡等。如果这些方面处于相对平衡状态，可以说人的身体健康状况和情绪是好的；如果在某一方面或某些方面出现了严重的失衡，就会导致某些疾病的发生，或机体处于虚弱不健康状态。或长期处于虚弱不健康状态，那么，长寿、欢度晚年，只能是纸上谈兵。

不健康的生活方式最易耗损你的生命

从降生那一刻起，上天就给每个人都分配了一个能量库，每过去一段时间，库里的能量就会减少一些，等到能量耗完，生命也就结束了。然而，消耗能量的除了

时间，还有我们自己错误的生活习惯，所以我们总是在与上天约定的时间之前结束自己的生命。

在现代社会，未老先衰的现象已经相

当普遍，这不仅影响生活质量，而且直接导致了寿命的缩短。这实际上体现的是一种能量转化的过程。为什么这么说？举一个简单的例子大家就明白了。

人体就好比一个能量库，里面的能量支撑着生命的延续，并且随着时间的推移，库里的能量在不断地消耗、减少，等到能量耗完，生命也就终结了。事实上，我们的任何一个举动，例如读书、走路等都在消耗能量。如果是按正常的速度消耗能量，每个人都可以活到100岁，但是大多数人都在透支自己的能量，比如吸烟、酗酒等，都是对能量的过度消耗，正是这样的能量消耗，缩短了人类的寿命。

在现代社会，人们的生活看似多姿多彩，其实总结起来只有两个字：忙碌。事实上，这种忙碌不仅包括工作，还包括娱乐，你也许会说，娱乐不就是放松吗，对身体应该有好处啊？确实，恰当的娱乐是一种对身体的调节，但不恰当的娱乐依然是一种能量的消耗，比如白领对着电脑工

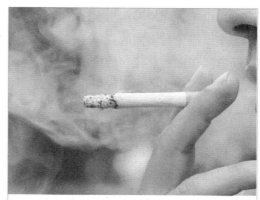

◎过量吸烟、饮酒、生活不规律都会耗损和透支能量，对身体健康无益。

作一天，晚上回去还要玩电脑游戏；本身就是运动员，经过一天的训练，晚上还要跑去跳舞等，这些都是能量的消耗。

总之，寿命的长短是受多种因素影响的，除了先天禀赋的强弱之外，还与后天给养、居住条件、社会制度、经济状况、医疗卫生条件、环境、气候、体力劳动、个人卫生等多种因素的影响有关。一个人要想活到天年，必须从生活中的各个环节加强注意，减少能量损耗，增加能量补充。

"法于阴阳，和于术数"现代人养生秘籍

阴阳学说是中医理论的重要内容，《黄帝内经》也提出了养生方法的总原则："法于阴阳，和于术数。"所谓"法于阴阳"，就是按照自然界的变化规律而起居生活，如"日出而作，日落而息"，随四季的变化而适当增减衣被等。所谓"和于术数"，就是根据正确的养生保健方法进行调养锻炼，如心理平衡、生活规律、合理饮食、适量运动、戒烟限酒、不过度劳累等。

用现在的观点来看，"法于阴阳，和于术数"其实就是在倡导健康的生活方式，该吃饭时吃饭，该睡觉时睡觉，注意休息，不要透支精力，保持健康的心理状态，远离亚健康。但是，这些事情说起来容易，做起来却面临着很多挑战。因为现代人，特别是城市人的生活压力都很大，

要供房供车，即使不买房买车，也要辛苦地工作以避免在激烈的竞争中被淘汰，所以经常要加班、熬夜、应酬。还有，现代人都很喜欢夜生活，很晚了也不睡觉，还在上网、K歌、蹦迪，觉得不这样就不够刺激，不这样就感受不到生活的乐趣。所以说，想要培养健康的生活习惯，主要还是要靠自己调节，虽然实施起来会有困难，但只要一直坚持，就会看到好的结果。

另一方面，我们还要介绍一下何为"阴阳"。经常听到人们说"阴盛阳衰"或者"阴阳调和"，但是真正了解阴阳的人却很少。其实，阴阳是我国古代的哲学概念，是事物相互对立统一的两个方面，它是自然界的规律，世界万物的纲领，事物变化的根源，事物产生、消灭的根本。阴阳是处处存在的，凡是明亮的、兴奋的、强壮的、热的、运动的、上面的、外面的事物，都是"阳"；而凡是属于阴暗的、沮丧的、衰弱的、冷的、静的、下面的、里面的事物则都是"阴"。

中医学上认为："阴"代表贮存的能源，具体到形上包括血、津液、骨、肉，性别中的雌性等；而"阳"则代表能源的消耗，是可以通过人体表面看到的生命活力，无形的气、卫、火，性别中的雄性等。"阳"的这种生命活力靠的是内在因素的推动，即"阴"的存储。

"阴阳"的收藏也相当于人体内部的新陈代谢，是吸收和释放的过程。阴的收藏是合成代谢，而阳却是分解代谢，总结起来就是"阴成形""阳化气"。比如我们吃的食物就是属"阴"，食物进入体内就会被消化吸收，供养生命活动的需求，这就是"阴成形"的过程，是一个同化外界物质向内的过程。而人吃饱后会感觉精力充沛，整个人显得很有活力、很精神，做事的时候思维也比较敏捷，这就是"阳化气"的过程，即消耗体内有形物质而释放能量的过程。

从上面的论述，我们可以看出，在人的生命中，一定要注意养阴惜阴，这样，生命才能更健康、更持久。

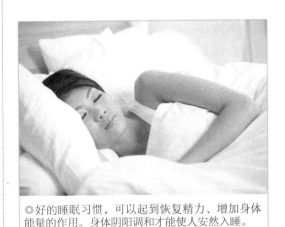

◎好的睡眠习惯，可以起到恢复精力、增加身体能量的作用。身体阴阳调和才能使人安然入睡。

六法则，我们永远不会邂逅"亚健康"

曾经看到一项调查数据，说现在真正健康的人只有5%，而处于亚健康的人多达75%，这个数据很直观地反映出现代人所面临的健康困境——亚健康。

下面是亚健康状态的特征，看看有几条符合你。

（1）心情抑郁、情绪不稳、易怒、焦虑或紧张、恐惧。

（2）注意力不集中、记忆力下降、视力下降。

（3）肥胖、便秘。

（4）经前综合征、痛经。

（5）容易疲劳。

（6）头晕、头胀、头痛。

亚健康是在生理上或心理上处于健康和疾病之间的状态，是一种似病未病的中间过程。如果你经常失眠、乏力、精神萎靡，可能你正处于亚健康状态。对于亚健康的预防并没有特效药物，只能通过调整生活习惯等途径慢慢改善。中医学认为引起亚健康的主要原因有：逆天违时，动静失宜，饮食不节，误医妄药等。与此相对应，亚健康的防治也应从这几方面入手，我国最早的医学典籍《黄帝内经》中就有关于这些方面的精彩阐述，可以作为现代中医养生的指导思想。

天人合一：自然界的阴阳消长，影响着人体阴阳之气的盛衰，而只有体内阳气充足，人体才有能力抵御疾病的侵袭，所以，人体必须适应大自然的阴阳消长变化，才能维持生命活动，否则，就会引发疾病，甚至危及生命。《黄帝内经》就提出了一年四季阳气"生""长""收""藏"的养生方法，以取得人与自然的整体统一来抗御外邪的侵袭，预防疾病的发生。

协调阴阳：阴为阳之基，阳为阴之

用。在正常情况下，人体的阴精与阳气是处在不停地相互消长而又相互制约的状态中。阴精与阳气如果因某种原因出现一方的偏盛或偏衰，即成为病理状态。《黄帝内经·素问·四气调神大论》中说："阴阳四时者，万物之终始也，死生之本也。逆之则灾害生，从之则苛疾不起。"因此，顺应阴阳消长规律养生，是中医养生康复学的基本原则。《黄帝内经》还强调"阴平阳秘，精神乃治"，保养阳气和补益阴精，这是中医养生学的一条重要原则。万物的生死，人的生长壮老，都由阳气为之主；精血津液的生成，皆由阳气为之化。所以，"阳强则寿，阳衰则夭"，养生必须养阳。正如《黄帝内经·素问·生气通天论篇》所说："阳气者，若天与日，失其所，则折寿而不彰，故天运当以日光明。是故阳因而上，卫外者也。"但善养生者，又必须宝其精。阴精是生命的基础，精盈则气盛，气

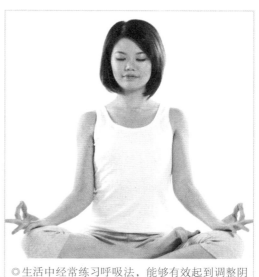

◎生活中经常练习呼吸法，能够有效起到调整阴阳的作用。

盛则神全，神全则身健。《黄帝内经·灵枢·经脉篇》指出："人始生，先成精，精成而脑髓生。"

调摄精神：注重调摄精神，是促进人类健康长寿的重要条件之一。精神意志活动，是五脏精气活动的体现，但反过来，意志在一定程度上又能控制自己的精神和脏腑的活动，正如《黄帝内经·灵枢·本藏》说："意志者，所以御精神，收魂魄，适寒温，和喜怒者也。""御""收""适""和"，都有主动的含义，所以，充分发挥人的意志作用，重视精神的调养，是养生防病、预防早衰的重要原则。精神意志调摄的方法，有两个具体内容，一是养意志，二是调情志。摄养意志是为了增强脏腑气血的活动能力，调和情志则在于排除干扰脏腑气血活动的精神因素。

饮食有节：《黄帝内经》十分重视饮食调理，认为饮食是人体营养的主要来源，是维持人体生命活动的必要条件。饮食调理得当，不仅可以保持人体的正常功能，提高机体的抗病能力，还可以治疗某些疾病；饮食不足或调理不当，则可诱发某些疾病。因此，《黄帝内经·素问·上古天真论》提出"食饮有节"的养生方法，维护脾胃化源，其内容包括节饮食、忌偏嗜、适寒温诸方面。《黄帝内经·素问·藏气法时论》中强调饮食要全面配伍，指出："五谷为养，五果为助，五畜为益，五菜为充，气味合而服之，以补精益气。"

起居有常：这是指生活起居要有一定规律，主要包括睡眠、劳伤、性生活等几个方面。古人观察到，日月江河所以能长久，是因为"天行有常"，人要长寿，就要"法则大地，象似日月"，因此人的生活作息也要保持一定的规律，春夏秋冬的起床时间都要有所不同，这样才能"生气不竭"。

"久视伤血，久卧伤气，久坐伤肉，久立伤骨，久行伤筋，是谓五劳所伤。"这几种劳伤都是由于做某件事情过度导致的，比如现在有些孩子一天到晚看电视，时间长了，视力就会出问题，这就属于劳伤。

《黄帝内经·素问·上古天真论》指出："醉以入房，以欲竭其精，以耗散其真……故半百而衰也。"就是说，人如果不注意节欲，就会耗散人体真精，早早地就衰老了。所以，养生也要懂得控制自己的欲念。

运动形体：形体好比是生命活动的宅宇，它内含精、气、神，维持着人体的生命活动。形体又是人抗御外邪的重要屏障，人的皮毛肌肤、血脉筋骨、脏腑组织等均有抗邪抵外的功能。因此，养生防病须重视形体的调摄。运动形体能防止精气郁滞，还能增强脾胃功能，有助于气血的化生。

其实在几千年前的中医典籍中就已经有了对抗亚健康的全套方法，但是直到现在，人们还在遭受亚健康的困扰，而西医对此束手无策。因此，要走出亚健康还我们回过头去，带着一种虔敬的心情重新研读中医典籍，体会中医养生的智慧，唯有如此，很多问题才能迎刃而解。

阴阳平衡是养生的根本

阴阳是自然界存在的基础，阴阳平衡是确保自然界万物不受损害的根本，人类养生也必须以调和阴阳为基础。

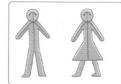

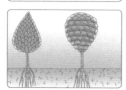

生命之气与自然界阴阳变化规律相通。只有顺应阴阳变化调养精神，才能保证体内阴阳之气调和，确保身体不受邪气所伤。

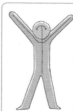

阴阳平衡
自然界就会和谐；对于人来说就会身体健康，百病不侵。

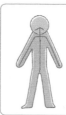

阴阳失衡
自然界就会发生灾变，如海啸、地震等；对于人来说就会生病。

阴阳之气调和是人体健康之本

在人的身体中，阳主外，开发肌肤腠理；阴主内，游走于六腑，归藏于五脏，帮助身体吸收营养，排出糟粕。

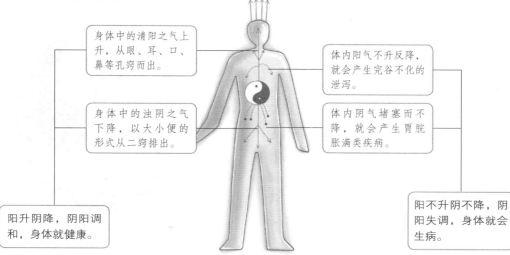

身体中的清阳之气上升，从眼、耳、口、鼻等孔窍而出。

身体中的浊阴之气下降，以大小便的形式从二窍排出。

体内阳气不升反降，就会产生完谷不化的泄泻。

体内阴气堵塞而不降，就会产生胃脘胀满类疾病。

阳升阴降，阴阳调和，身体就健康。

阳不升阴不降，阴阳失调，身体就会生病。

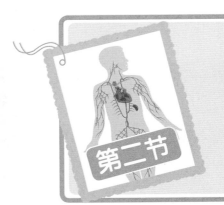

系统探究人体自身的奥秘

第二节

人体是一个充满智慧的灵体

在认识自身的道路上，人类的脚步从来没有停滞过。为什么人类认识自己会这么艰难？这是因为人体是一个充满智慧的灵体，它有感觉、会倾诉，有意志、懂调节，它的精密程度是最先进的科学仪器都无法比拟的。

这样说，很多人似乎不太理解，为什么说人体充满智慧呢？拿时下"最流行"的亚健康来说吧，现代人生活压力比较大，身体经常处于透支状态，很多人经常会感觉疲劳、乏力、全身酸痛，有时还会失眠、郁闷，去医院检查，得出的数据却一切正常，可是不舒服的感觉还是真实地存在，这是怎么回事呢？

其实，这就是身体的智慧之处。亚健康就是身体在以一种平和的方式告诉你该休息了，不要再继续透支下去。有的时候，身体会根据你的自身情况进行适当调节，使整个内部系统处于相对稳定的状态。比如体检的时候，医生可能会告诉你，你血压高，正常的高压应该是120，

你这都140了。但是你自己却没有任何不适的感觉，如果听了医生的话，把血压降下去了，反而开始不舒服。这就是你的身体已经适应了血压高的环境，各个部位的运转都很协调，血压降下来以后，打乱了这种协调状态，身体还需要一段时间去适应，自然就会不舒服。所以说，很多时候，你应该听从自己的身体，是不是生病了，你的身体自己就会有一个判断，然后会将它的判断以某种形式传达给你。

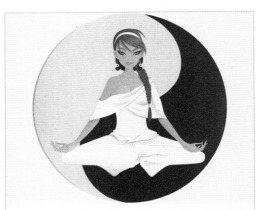

◎在生活中可以根据自己的身体情况，进行调节以达到阴阳平衡的功效。

人的身体结构决定命运

拿破仑有句名言是"人的性格即命运",他是从精神的层面来理解,认为一个人的性格会决定他怎样为人处世,而他为人处世的方法会影响到他的前途命运。比如一个人很懦弱,天性就喜欢一个人待着,这样的人肯定做不好领导,因为你让他上台讲话他都会紧张得不行。

但是,按照中医的观点,这句话应该变成:人的身体结构即命运。因为,人的性格其实是由他的身体结构决定的。一个人如果肩膀很宽大、胸膛很宽厚,那他十有八九就是一个心胸宽广的人,一般的小事不会放在心上,这样的人通常目光会放得比较长远,成事的可能性比较大。这就是身体结构决定命运。

以前,中国有很多看相的人,这些人就是根据一个人的体貌特征来预测他的生活、事业等。在这里谈这些,并非在宣扬封建迷信,而是从中医的角度来看,相面也不是全无道理的。因为人的头发、面色、眼睛、嘴唇等的状况都可以或多或少地反映出人体潜藏的疾病,这都是看相可以看出来的。只要看相的人稍微懂一点儿中医,就能知道这个人的身体存在着什么问题,会影响他哪一部分的功能,将来会得什么病,并由此推断出对他的生活将产生什么样的影响。

比如,看电视时,我们经常看到算命先生说:"你印堂发黑,近日必有祸端。"其实,印堂发黑并不是什么凶兆,而是肾气大伤的表现。肾气大伤是一种很严重的病,现代医学认为是长期处于亚健康状态导致的,实际就是经常过度透支造成身体极度衰弱的表现。在这种情况下,人往往会注意力不集中,精神涣散,做什么事都会感觉力不从心,工作、家庭上很容易出现不顺心的事,正好就应了相面先生的"祸端"一说。其实,是身体出了问题。

所以我们说,决定人命运的其实是他的身体结构。人们常说"身体是革命的本钱",只有先把身体养好了,才有能力去谈学习、事业、家庭,如果你连自己的身体都经营不好,总是病恹恹的,站一会儿就累得不行了,哪还有什么精力去做别的事呢?还是那句话,有个好身体才是最重要的。

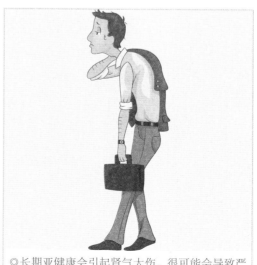

◎长期亚健康会引起肾气大伤,很可能会导致严重的疾病。

人体的"警卫员"——免疫系统

人体的免疫系统是人体最重要的保卫系统，这是因为我们的身体每时每刻都面临着细菌、病毒的侵袭，而身体内的免疫系统就像一支军队一样，帮助我们抵抗着外来物的侵袭，使机体处于一个相对稳定和动态平衡的状态，保障身体的自愈能力得以发挥，从而使我们的身体免受疾病之苦。

分布于人体内的免疫系统主要分为中枢免疫器官与周边淋巴组织两部分，中枢免疫器官包括骨髓和胸腺。骨髓主要负责制造免疫细胞，制造出来的免疫细胞会被送到胸腺接受训练，经过训练后，免疫细胞就会被运送到淋巴结、扁桃腺、脾脏、淋巴结以及盲肠，这个过程就像是把训练好的新兵送到各地军营一样。

正是靠着这些器官所组成的免疫系统，人体才有自愈的潜能，而人体自愈能力的发挥在很大程度上取决于免疫细胞的功能。

人体的免疫系统时刻处于警戒状态，它对人体的保护功能可以使人体免于病毒、细菌、污染物质以及疾病的攻击；它的免疫细胞可以清除机体新陈代谢后产生的废物以及免疫细胞与"敌人"战斗遗留下来的病毒尸体和残骸；它的修补功能能够修补受损的组织和器官，使其恢复原来的功能。

在防病、抗病上，任何外在疗法都无法和人体自身的免疫系统相媲美。但是身体免疫系统的功能会随人的饮食习惯、行为习惯等加强或减弱。为了增加防病、抗病毒资本，我们要做到合理饮食、适当运动、有效睡眠等，以此来保证免疫系统处于最佳状态。

扁桃体
下额下淋巴结
颈淋巴结
右淋巴管
右锁骨下静脉
淋巴管
胸导管
乳糜池
肠淋巴结

左颈内静脉
左锁骨下静脉
腋淋巴结
脾脏
髂淋巴结
腹股沟淋巴结

◎人体免疫系统主要包括脾脏、淋巴结、黏膜相关淋巴组织、皮肤相关淋巴组织。

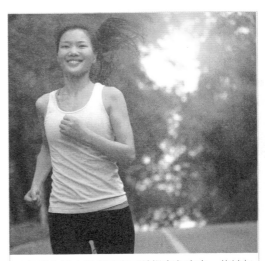

◎日常生活中经常跑步可以提高免疫力，能够起到防病、抗病的作用。

突发事件的"灵敏器"——应激系统

我们在看《动物世界》时会发现一个有趣的现象，当某一动物个体受到威胁的时候，如果威胁它的是过来争夺异性的同类，它很可能会与对方较量一番，但是如果逼近的是它的天敌，它就会逃之夭夭，这就是动物的应激反应。同样的道理，作为"万物之灵"的人类，在其身体内也存在着一套总是试图保护自身免受伤害的应激系统，它的存在也是人体自愈能力的一种有力证明。

在现实生活中，我们经常会遇到和应激性有关的问题，比如人在进入温度稍高的浴池时，可能都会有一种想"逃"出来的感觉，但是如果我们咬着牙挺下来，很快就会发现其实水并没有刚进入浴池时身体所感知的那样烫。这当然不是水温骤然降低的结果，而是人的应激系统在面对热水的时候做出的保护性反应和适应性反应。

在机体受到外界刺激时，如果刺激的强度、频率和持续时间适当，就不会对人体造成伤害，而且还会对机体产生保护作用。

在大多数情况下，人体是不能适应外界刺激的，所以总会有疾病发生，这就要求我们要利用好人体的应激反应，激发人体的自愈潜能，达到祛病健身的目的。冬泳就是一种很好的锻炼方式。

虽说是冬泳，但是最好从秋天开始，连续游泳到冬天，不要间断，这样就有了一个循序渐进的适应冬泳锻炼的过程，才不会对身体造成危害。

在下水前，用5分钟左右的时间做准备活动，先把肌肉活动开，然后换衣服，适应一下寒冷的气温，让身体凉下来，再下水。

一定要控制游量。一般来讲，水温在10～14℃时游20分钟左右（200～500米），水温在10℃以下时，每低1℃就少游1分钟，不能超量。

应该注意的是，雾天、风天、雷雨天以及酒后严禁冬泳；感冒（包括轻微感冒）初期和中期最好不要冬泳，但感冒后期和即将痊愈时是可以的。心脏病、肝病、肾病和肺气肿等病情较重的患者，还有尚未发育完全的孩子，都不适合冬泳。

除冬泳以外，冷水浴也是一种能够激发人体自愈潜能的好方法。选择健身方式应根据自身具体情况，因人而异。

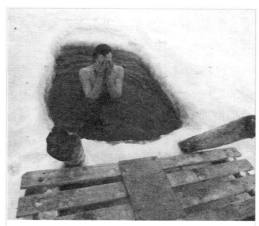

◎冬泳能够激发人体的自愈潜能，是一种很好的锻炼方式。

人体内的"医生"——再生和愈合系统

在自然界中，水螅的自我修复能力是出了名的。水螅是一种圆筒形的无脊椎动物，你砍断了水螅的头，它又会再长出一个，甚至你把它切成好几段，结果每一段都会长成一个完整的水螅。

那么，人类有没有自我修复的能力呢？许多人都有这样的体会：有的时候，我们的手因为某种原因磨出了水疱，如果把水疱弄破并揭开外面的"皮"，就会露出里面粉红色的"新肉"。慢慢地，"新肉"在逐渐地退去粉红色，然后和原来的皮肤长成一体，用不了几天就根本看不出来这里曾经磨出过水疱了。由此可见，人体也是拥有天然的自我修复能力的，这种自我修复的过程就叫作再生。

在人体内，再生能力最强大、最突出的器官就是肝脏，如果把一个人的肝脏切除80%，那么，只要剩余部分的组织是正常的，就可以在短时间内使失去的物质复原。实验证明，肝脏复原与血小板有密切的关系，即血小板可促使肝脏再生。

肝脏还具有分解细菌、酒精和其他毒素的功能，是人体天然的"解毒器"。但是即便如此，我们也不能依仗肝脏的这种功能而酗酒，因为一旦超出了肝脏的解毒功能，人就会酒精中毒，严重者甚至会危及生命。所以，在日常生活中，我们千万不要贪杯。但少量饮酒还是允许的，因为少量饮酒可以起到活血、化瘀、通经、生发阳气的作用。

正常人都知道要远离毒药，但是在生活中却有许多人因为一些疾病而终生服药，俗话说"是药三分毒"，药物进入体内以后，只能依靠肝脏来化解药物的毒性，将之变成水溶性物质，通过二便排到体外，从而最大限度地使机体免受药物毒素的侵蚀。

如果肝脏受到损坏，那么人体不仅不能完全解毒，体内的毒素还会通过血液运输到全身，使人体百病丛生。因此，我们要好好保护自己的肝脏，在生活中注意饮食平衡，进行适量的户外运动，如踢球、散步、太极拳等。发怒会伤害到肝脏，因此我们要保持心气平和，学会制怒并保持积极乐观的人生态度。

另外，如果你出现骨骼微裂或单纯骨折等情况，机体也能凭借着自愈能力把骨折部位修补得完好如初。

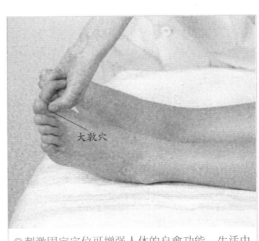

大敦穴

◎刺激固定穴位可增强人体的自愈功能，生活中经常按摩大敦穴可以起到养护肝脏的效果。

顺应规律生活，你就可以不生病

很多人会有这样的感觉，虽然现在的医学技术发达了，但是现代人似乎更容易生病了，每次去医院都要排队，在家里也会备一些常用药，而以前的人们生活条件没有现在好，每天要不停地劳作，却很少生病，更没有现在普遍存在的亚健康，这是怎么回事呢？难道说，我们现代人的体质还不如以前的人们吗？

其实，不少人已经意识到了，现代人之所以容易得病，一个很大的原因就是违背了正常的生活规律。《黄帝内经》中说："今时之人不然也，以酒为浆，以妄为常，醉以入房，以欲竭其精，以耗散其真，不知持满，不时御神，务快其心，逆于生乐，起居无节，故半百而衰也。"

现在的人不遵循自身和天地运行的自然规律，"以酒为浆"，嗜酒如命，而酒很容易让人丧失理性，大量或经常饮酒，就会使肝脏发生酒精中毒而致发炎、肿大，影响生殖、泌尿系统健康。

"以妄为常"，意思是说，现在的人，想怎么做就怎么做，胡乱地作息和生活，完全不按照自然规律行事，该睡觉的时候不睡觉，该吃饭的时候不吃饭，该结婚的时候不结婚，非要等到困极了才睡、饿极了才吃、年岁大了才结婚，所有这些违背人体、自然规律的做法都是非常损耗人体能源的，从而导致疾病和过早衰老。

"醉以入房，以欲竭其精，以耗散其真"，意思是说，人喝醉之后行房，尽

情纵欲，耗散阴精，而阴精又是难成易亏的，若房事不节制，精液输出过多，就会导致物质短缺，"肾阴虚"便由此而致。所以，房事养生的要诀在于得其节宣之和，既不能纵欲，又不能禁欲，真正做到静心节欲以养阴，顺天时避虚而保精。

"不知持满，不时御神"，用现代的话来说就是人不知足，总是追求身外之物，而且穷追不舍，最后闹得身心疲惫，烦恼多多。其实人体是很自足的，人的幸福也很简单，只要吃的、喝的、住的满足人体的需要，就会获得健康和快乐，何必苦苦追求身外之物。如果因此失去了原本的健康和乐趣，那更是得不偿失。

但是，现代人有几个没有违背这些最基本的规律呢？我们不再日出而作、日落而息，不再男大当婚、女大当嫁，有的人甚至是夜夜笙歌、天天沉醉，这样的生活状态，使身体每天都在超负荷运转着，又怎么会不生病呢？

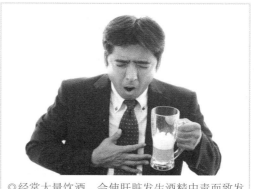

◎经常大量饮酒，会使肝脏发生酒精中毒而致发炎、肿大、疼痛，不利于身体健康。

《黄帝内经》对生命的解释

　　《黄帝内经》认为，生命的产生以母亲的血和父亲的精为基础来获得神气。这和现代科学认为的精卵结合产生生命的观点是一致的。

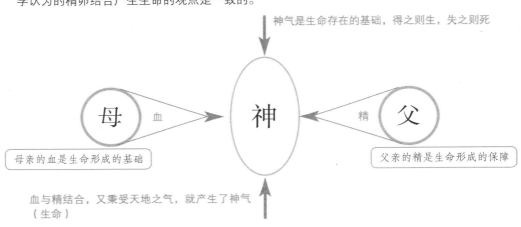

神气是生命存在的基础，得之则生，失之则死

母　血　→　神　←　精　父

母亲的血是生命形成的基础

父亲的精是生命形成的保障

血与精结合，又秉受天地之气，就产生了神气
（生命）

 # 人体血气的盛衰

　　人体内的血气从弱到盛，是一个生命成长的过程。在这一过程中，人体的各器官逐渐成熟；人体内血气从盛到衰，又是一个生命终结的过程。人体血气的盛衰构成了一个生命的循环。

90岁时，肾气焦燥枯竭，肝、心、脾、肺四脏经脉气血空虚不足。

80岁时，肺气衰弱，言不由衷。

70岁时，脾气衰弱，皮肤枯槁。

60岁时，心气衰弱，情绪低落。

50岁时，肝气衰减，胆汁也减少，两眼开始昏花。

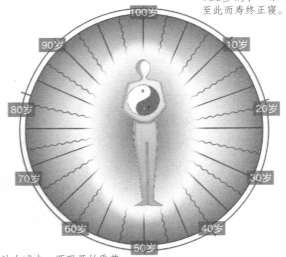

100岁时，五脏都虚衰，神气都离去，人至此而寿终正寝。

10岁时，五脏开始健全，血气流通，喜欢走动。

20岁时，血气强盛，肌肉发达，喜欢疾驰。

30岁时，五脏强健，血脉充盛，步履稳重。

40岁时，经脉气血发展到了极点并开始衰弱。

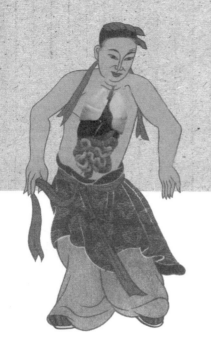

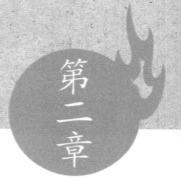

第二章

从头到脚说健康
——教你正确使用身体

●人体即一个人的身体，主要组成部分有头、颈、躯干、双臂及双腿。在一般生物学或医学而言，人体除包括以上各部分，亦包括呼吸、心血管、神经系统和其他内脏，而每部分皆由细胞构成。那么我们要如何来养护它们呢？这就需要我们从生活中的点滴做起。

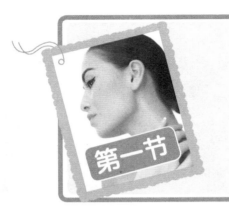

头部、颈部

第一节

是什么决定了你头发的好与坏

我们经常看到有些人头发乌黑发亮，发质特别好，有些人的头发却干枯甚至脱落，他们使用的护发产品可能并没有什么区别，那么是什么决定了一个人的头发好与坏呢？

传统医学认为，"肾藏精，其华在发，肾气衰，发脱落，发早白"，也就是说头发的盛衰与肾气是否充盈有很大关系。随着人从童年、少年、青年、壮年到老年的演变，肾气的盛衰不断发生变化，头发也在随之变化，所以说"肾者……其华在发"。

为什么说肾气的充盈决定着头发的好坏呢？这主要从三个方面来讲：第一，"发为血之余"，肾藏精，精生血，肾精充足则气血充足，进而可以滋养头发；第二，肾精化生元气，元气是人之根本，可以激发和促进头发的生长；第三，头发的好坏与督脉有关，督脉起于胞中，其分支从脊柱里面分出，属肾。由于督脉循于脊里，入络于脑，上过头顶，下属于肾，在肾、脊髓、脑髓、头发之间形成了一

条通路。所以，当肾中精气旺盛、髓海充盛时，则随督脉之经气上行而荣养头发，于是头发就生长得浓密而有光泽，反之则稀少、枯萎、暗淡无光。所以，在中医看来，要想滋养头发，补肾为第一要义。

另外，"发为血之余"，也就是说，头发的好坏受气血的影响。中医理论中有"肝主藏血"，所以头发的好坏跟肝也有关系。肝藏血，所以血液的正常运营以及贮藏、调节，与肝密切相关。肝功能正

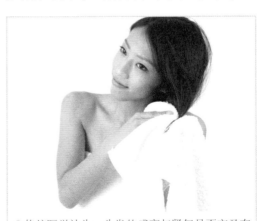

◎传统医学认为，头发的盛衰与肾气是否充盈有很大关系。

常，人体血液才能正常运营、贮藏、调节，全身各脏器及毛发才能得到血液的滋养。当肝功能出现异常时，就会导致气血运行不畅，毛发营养供应受阻。

辨清发质，是护理头发的第一步

头发的分类标准是由头发的天然状态决定的，即身体产生的皮脂量决定发质的不同。护理头发的第一步便是要了解自己的头发属于哪一类型，认清发质，然后选择合适的洗发、护发方法，这样才能达到事半功倍的效果。

油性发质：油性发质显得油腻，需要经常清洁，有时甚至有扁塌的感觉。油性长发的发尾却会因为油脂不够而显得干枯。此类发质者容易头痒。发细者更容易出现油性发质的可能，因为每一根细发的圆周较小，单位面积上的毛囊就较多，皮脂腺同样较多，故分泌皮脂也多。

干性发质：如果你的头发无光泽、干燥，特别在浸湿的情况下难以梳理，发梢处经常发生开叉现象，那么你的发质就属于干性。只有5％的人生来就是干燥型头发，大多数干性发质的人多是由于生理的、病理的或人为的因素，使得头发失去必需的油脂。

绝大多数人的干发是由于过多的日晒和干燥风的吹拂引起的。不少人发生干发现象后，错误地采取减少洗发次数，期望自然分泌的头油集结起来以滋润头发，结果产生大量头垢，直至堵塞毛囊中的皮脂腺，致使头发更为干燥。

中性发质：中性发质不油腻、不干燥、有光泽，油脂分泌正常，头皮屑很少。这是比较健康，也比较容易打理的一类发质。但日常生活中真正属于中性发质的人不多，大多数人是偏干性或者偏油性的发质。

从头发辨别疾病

现在的年轻人喜欢把头发弄得奇形怪状、五颜六色，认为这样很时尚。如果你有一个学中医的朋友，那么她（他）肯定会劝你不要这么做，原因就是从头发我们可以知道身体的健康状况，一旦破坏了头发原有的颜色、形状，那就相当于关闭了观察疾病的窗口。

头发变白：在中医看来，胆经从人的外眼角开始，一直沿着人的头部两侧，然后顺着人体的侧面下来，一直走到脚的小趾、四趾，所以，胆气不足的时候，人两鬓的头发就慢慢地变白。这类人还有个特征就是爱挠头（挠的地方一般也是在两鬓，是胆经经过的地方）。膀胱经是一条可以走到脑部的经脉，而后脑勺的头发变白就是因为膀胱气衰老了。

脱发：很多人都有掉头发的经历，尤其是早上起来梳头时，常发现头发脱落。头发有一个生长与衰老的周期，生理性的落发其实每天都在发生。但是，有一些掉发是由病态性因素所导致。以年轻人来说，比较常见的是脱发，也就是俗称的"鬼剃头"。中医认为这主要有三种原因：一是血热伤阴，阴血不能上至巅顶濡养毛根，就会出现发虚脱落；二是脾胃湿热，脾虚运化无力，致使湿热上蒸巅顶，侵蚀发根，发根渐被腐蚀，头发便会脱落；三是食用了过多的甜食，甘的东西是涣散的，经常吃甜食会影响肾的收敛功能，收敛气机减弱，就会造成头发脱落。

此外，脱发与压力、情绪也密切相关，一个人如果思虑过多、心中苦闷，就会出现大把大把掉头发的现象。

头发的生长速度：肝主生发，肝主藏血，头发的生长速度与肝气相关。如果你的头发长得比较快，说明你的肝气充足，

这类人一般显得很聪明，反应很敏捷，而且还是能够运筹帷幄的人。反之，头发长得非常慢，则说明肝气不足，常见的症状还有手脚冰凉、脸色苍白等。

头发的浓密、颜色：发为肾之华，是肾的外在表现，而肾又主黑色，所以头发黑不黑与肾的好坏密切相关。另外，头发的滋润和浓密也与肾有关。

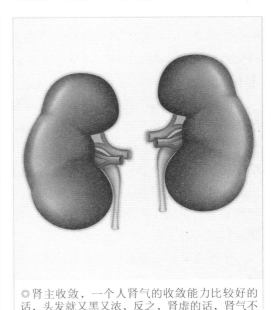

◎肾主收敛，一个人肾气的收敛能力比较好的话，头发就又黑又浓，反之，肾虚的话，肾气不能很好地收敛，就容易掉发。

保养头发七步走

头发是观察身体健康状况的重要途径，所以我们要好好保养它，以便让它发挥应有的作用。那么，具体该怎么保养呢？

（1）经常按摩头皮：提到头发的保养，很多人会想到洗发膏、护发素等，其实有个简单，而且能从"根"上护发的方法——按摩头皮。

头皮上有很多经络、穴位和神经末梢，按摩头皮还能刺激头皮，使头皮上的毛细血管扩张、血液循环加快，使毛囊所需的营养物质增加，有利于头发的生长，并能防止头发变白、脱落。此外，按摩头

皮能够通经活络，刺激末梢神经，增强脑的功能，提高工作效率。

很多人把按摩想象得很复杂，其实按摩很简单，可以在每日的早、晚，用双手手指按摩头皮，从额骨攒竹穴开始按摩，经神庭穴、前顶穴到后脑的脑户穴，用手指各按摩数十次，直至皮肤感到微微发热、发麻为止。

（2）洗头发时最好水洗：干洗头发是理发店流行的洗头方式，即直接将洗发产品挤在头发上，然后喷少许水揉出泡沫，按摩十几分钟后冲洗掉。很多人觉得这既是一种享受，又能将头发洗得更干净。其实，这种想法和做法是大错特错的。干燥的头发有极强的吸水性，直接使用洗发剂会使其表面活性剂渗入发质，而这一活性剂只经过一两次简单的冲洗是不可能去除干净的，它们残留在头发中，反而会破坏头发角蛋白，使头发失去光泽。

另外，中医认为洗头发的时候做按摩很容易使寒气入侵。理发师在头发上倒上洗发水，就开始搓揉头发，再按摩头部、颈部。按摩使头部的皮肤松弛、毛孔张开，并加速血液循环，而此时头上全是冰凉的化学洗发水，按摩的直接后果就是吸收化学洗发水的时间大大延长，张开的毛孔也使头皮吸收化学洗发水的能力大大增强，同时寒气、湿气也通过大开的毛孔和快速的血液循环进入头部。由此可见，洗头发还是水洗的好，同时在洗头时不要做按摩。

（3）千万不要像搓衣服一样洗头发：日常生活中，很多人洗头发时像洗衣服一样反复搓洗，殊不知这样很容易使头发打结、摩擦而受损，甚至在拉扯中扯断发丝。

正确的洗发步骤是：洗发前先用宽齿梳将头发梳开、理顺，用温水从头皮往下冲洗头发，待头发湿透，将洗发水挤在手心中，揉出泡沫后均匀抹在头发上，然后用十指指肚轻柔地按摩头皮几分钟，再用手指轻轻捋发丝，不要将头发盘起来或搓

◎在日常生活中可以每天用双手按摩头皮，这样可以刺激头部神经，使头发更加健康。

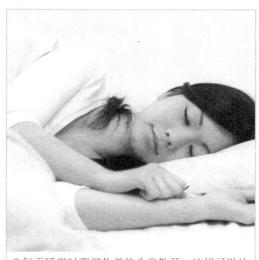

◎每天睡觉时要把扎着的头发散开，这样可以让头发得到充分的养护。

成一团，保持发丝垂顺。

（4）"发常梳"，但一定要有个限度：唐代著名医学家孙思邈的"养生十三法"里有个"发常梳"。经常梳头是一项利于生发、护发的保健运动，但是凡事都应有度，梳头也是如此，应该有个合理的限度。调查研究证明，如果连续梳刷50次，甚至100次以上，很容易会因梳头过度，增加头发负担，使头发受损，不但不能达到按摩效果，反而更加刺激皮脂腺，使发根过于油腻，发尾易于干枯、断裂。而适度合理的"发常梳"是将手掌互搓36下，令掌心发热，然后由前额开始扫上去，经后脑扫到颈部。早晚各做10次。

（5）睡觉时要把头发散开：人工作了一天，晚上要睡觉休息，头发也一样，扎了一整天，晚上一定要散开来。让它散开，这样才能让它生发起来。

（6）等头发干了再去睡觉：很多人洗完头发没等头发干就去睡觉，殊不知，经常这样会引起头痛。因为大量的水分滞留于头皮表面，遇冷空气极易凝固。残留水凝固于头部，就会导致气滞血瘀，经络阻闭，郁疾成患，特别是冬天寒湿交加，更易成病。所以，洗完头后一定不要马上睡觉，要等到头发干了再睡。

（7）护发素一定要在发梢重点"施肥"：洗发后使用护发素会让头发变得柔顺，所以很多女性在使用护发素时毫不吝啬，厚厚地涂满头，特别是在发根处重点"施肥"，可是久而久之，头发却出现油腻、头屑多等"消化不良"症状。其实头发不比植物，更何况植物的根吸收过多营养也会发育不良，在发根使用过量的护发素只会阻塞毛孔，给头发造成负担，发梢才是最易受损、需加强保护的部位，使用护发素时，应先涂抹在发梢处，然后逐渐向上均匀涂抹。

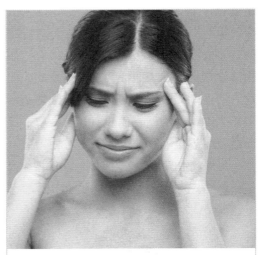

◎日常生活中经常洗头后不等头发彻底干就睡觉，天长日久就会引起头痛。

脱发的原因

男性脱发主要发生于顶额部、发前缘，尤其额部两侧发际向后退，因而前额变高，尤以两鬓角明显，向上向后延伸。随着病情逐渐加重，头顶部一片光秃，仅枕部及两侧颞部仍保留剩余的发缘。脱发处头皮光滑，可见纤细的毳毛，无自觉症状或仅有微痒。

女性脱发少见，程度也轻。一般是弥漫性头发脱落，以头顶部位明显。逐渐脱落，但不脱光，两鬓角也很少脱发。头发柔细并失去光泽。患处头皮变薄，可有灼热感，发痒或按痛，以后很难再完全长出新发。

早年秃顶是指在老年之前，于青壮年时期头发过早地逐渐脱落。常从前发缘向后脱落，或头顶部头发稀薄直至除发缘外整个头皮头发全部脱落。脱发常呈进行性，有家族倾向，多见于男性。

过早脱发原因未明，但病人常有较明确的家族史，遗传因素和血液中有较高水平的雄激素是两个重要因素。血液中有足量的雄激素是早秃发生发展的重要因素。有下列证据：男性在青春期前不发生早秃，但用睾酮长期治疗者可发生早秃；早秃随年龄增加而加重；早秃者的胡须、阴毛和腋毛不脱落；发现初期受累的毛囊有 $5-\alpha-$ 二氢睾酮积聚，它可能抑制毛囊代谢。但进一步原因尚不清楚。

本病常伴皮脂溢出，但已证实其与早秃无因果关系。另外，局部因素比如帽子戴得太紧、晚上戴压发帽、洗头水过凉或过热等都是造成早秃的主要因素。

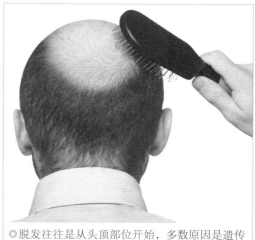

◎脱发往往是从头顶部位开始，多数原因是遗传基因引起的。

脑为髓之海——中医对脑的认识

脑部是所有阳经会聚的地方，入脑的经脉有督脉、膀胱经、肝经、胃经、奇经八脉中的阳经和阴经六条。

脑的主要生理功能

主宰生命活动	《本草纲目》中说"脑为元神之府"。大脑是生命的枢机，主宰人体的生命活动。元神存则生命在，元神败则生命逝。得神则生，失神则死
主精神意识	人的精神活动，包括思维意识和情志活动等，都是客观外界事物反映于脑的结果。脑主精神意识的功能正常，则精神饱满、意识清楚、思维灵敏、记忆力强、语言清晰、情志正常；否则，便出现精神思维及情志方面的异常
主感觉运动	眼、耳、口、鼻、舌等五脏外窍，皆位于头面，与脑相通。人的视、听、言、动等，皆与脑有密切关系。 脑髓充则神全，神全则气行，气行则有生机、感觉和运动，所以我们一定要好好地养护自己的大脑

警惕损伤大脑的"杀手"

脑力工作者整日处于高强度、快节奏的生活状态，大脑很容易疲劳。要做到科学用脑，必须认识以下损伤大脑的十大"杀手"。

（1）长期饱食：现代营养学研究发现，进食过饱后，大脑中被称为"纤维细胞生长因子"的物质会明显增多。纤维细胞生长因子能使毛细血管内皮细胞和脂肪增多，促使动脉粥样硬化。长期饱食，势必导致脑动脉硬化，出现大脑早衰和智力减退现象。

（2）嗜酒、嗜甜食：酒精使大脑皮层的抑制减弱，故酒后人觉得头重脚轻、举步不稳、反应迟钝等。酗酒对大脑的损害尤其严重。甜食会损害胃口，降低食欲，减少对高蛋白和多种维生素的摄入，导致机体营养不良，影响大脑发育。

（3）不愿动脑：思考是锻炼大脑的最佳方法。只有多动脑、勤思考，人才会变得聪明。反之，越不愿动脑，大脑退化越快，聪明人也会变愚笨。

（4）带病用脑：在身体不适或患病时，勉强坚持学习或工作，不仅效率低下，而且容易对大脑造成损害。

（5）不注意用脑环境：大脑是全身耗氧量最大的器官，只有保证充足的氧气供应，才能提高大脑的工作效率。因此，用脑时，要特别讲究工作环境的空气卫生。

（6）蒙头睡觉：蒙头睡觉时，随着被子里的二氧化碳浓度升高，氧气浓度会不断下降。长时间吸进潮湿的含二氧化碳浓度高的空气，对大脑危害极大。

（7）轻视早餐：不吃早餐会使机体和大脑得不到正常的血糖供给，若大脑的营养供应长期不足，就容易损伤大脑。此外，早餐质量与思维能力也有密切联系。据研究，吃高蛋白早餐的人最佳思维普遍相对延长，而吃素的人精力下降相对较快。

（8）睡眠不足：大脑消除疲劳的主要方式是睡眠。长期睡眠不足或睡眠质量太差，会加速脑细胞的衰退，聪明的人也会变糊涂。

（9）长期吸烟：吸烟会破坏大脑细胞合成蛋白质的功能，造成记忆力衰退。常年吸烟会使脑组织呈现不同程度的萎缩，这是因为长期吸烟可引起脑动脉硬化，导致大脑供血不足，继而发生脑萎缩。

（10）少言寡语：大脑有专司语言的功能区，经常说话尤其是多说一些内容丰富、有较强哲理性或逻辑性的话，可促进大脑这些功能区的发育。整日沉默寡言、不苟言笑的人，这些功能区会退化。

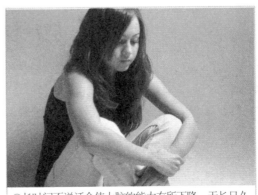

◎长时间不说话会使大脑的能力有所下降，天长日久还可能造成心理上的疾病。

健脑七法

中医认为"脑为元神之府"，脑是人体精髓和神经的高度会聚之处，是生命要害的所在，人的视觉、听觉、嗅觉、感觉、思维、记忆力等都受到脑的控制，所以我们一定要学会养脑健脑的方法，这样才能健康长寿。

《黄帝内经·灵枢·海论》说："脑为髓之海。"在中医看来，人的脊髓是先天的，而大脑是后天形成的。所以在日常生活中就需要我们进行后天的养护，大脑健康了，与之相关的能力也就不会衰退了。

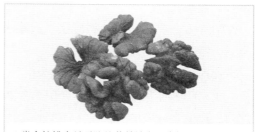

◎常食核桃有益于脑的营养补充，有健脑益智作用。

养脑健脑方法

勤用脑	大脑最符合"用进废退"的原则。科学家测试发现：勤用脑的人，大脑不易疲劳，脑神经细胞保养良好，能避免老年痴呆；而懒于用脑的人，不仅智力下降，大脑也容易萎缩和早衰。当然，在生病或者疲劳的时候，还是要注意休息
生活有规律	长期使大脑皮层处于紧张状态容易导致人的早衰，所以我们平时应该避免过度的精神紧张，合理安排工作、学习和娱乐，使大脑皮层兴奋部位轮流得到休息，防止过度兴奋而加重神经系统的负担
健脑锻炼	每日清晨起床后，到户外散步，或做保健操、打太极拳，或做气功锻炼等，可以使大脑得到充足的氧气，唤醒尚处于抑制状态的各种神经机制。当学习、工作疲劳时，应调节一下环境，如听听悦耳的音乐、美好动听的鸟语，或观赏一下绿草、鲜花等，这些活动能使人心情愉快、精神振奋，提高大脑的活动功能
节欲健脑	中医认为："肾为先天之本，主要生髓，通于脑，脑为髓海。脑为元神之府，脑髓不足则头晕耳鸣，目无所视。"大脑的活动有赖于肾精的充养，节欲可养精，养精才能健脑养神，延缓大脑衰老；反之，性生活过度，则伤精耗神，未老先衰，头脑昏沉，智力减退，精神萎靡，百病丛生
保证充足睡眠	睡眠是使大脑休息的重要方法。人在睡眠时，大脑皮层处于抑制状态，体内被消耗的能量物质重新合成，使经过兴奋之后变得疲劳的神经中枢重新获得工作能力
手指运动健脑	手托两个铁球或两个核桃，不停地在手中转动，长期坚持会有良好的健脑作用。经常进行手指技巧活动，能给脑细胞以直接刺激，增强脑的活力
多食补脑食物	平时可以多吃一些健脑的食物，如核桃、大枣、葵花籽、黄花菜、银耳、莲子、黑芝麻、桂圆、黄豆、花生、鸡蛋、牛奶、动物肝脏、新鲜蔬菜、水果等

拔罐是治疗头痛的良药

治疗头痛最好的方法就是拔罐疗法。

（1）风寒头痛。取穴：太阳穴、大椎穴、涌泉穴。

治疗方法：运用单纯拔罐法。火罐吸定后，留罐10～15分钟。

疗程：每天1次，直到头痛痊愈为止。

（2）外感头痛。取穴：太阳穴、神庭穴、风池穴、大椎穴。

治疗方法：用针刺后拔罐。针刺出针后拔火罐，留罐15～20分钟。

疗程：每天1次，头痛止住为止。

（3）前额头痛、偏头痛。取穴：阿是穴、太阳穴。

治疗方法：采用单纯拔罐法。留罐5～10分钟。

疗程：每日1次，头痛止住为止。

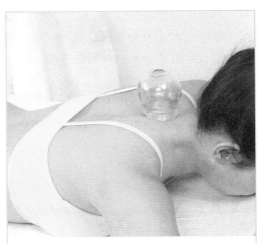

◎在大椎穴上拔罐能有效治疗风寒引起的头痛。

头痛了就刮刮痧

头痛是一种常见病，祖国医学历代医家认为，头部经络为诸阳经交会之处，凡五脏精华之血，六腑清阳之气，都上会于此。无论哪种情况引起的头痛，均与循行于头部的经脉气血失调，气滞血瘀有关。刮痧是传统的自然疗法之一，它是以中医皮部理论为基础，用器具（牛角、玉石、火罐）等在皮肤相关部位刮拭，以达到疏通经络、活血化瘀之目的。明代郭志邃著有《痧胀玉衡》一书，完整地记录了各类痧症百余种。因此刮拭寻找并疏通头部和头部对应的疼痛区域都可以缓解头痛的症状。

下面给大家介绍刮拭治头痛的方法。

（1）用水牛角刮痧梳子：用水牛角刮痧梳子以面刮法刮拭全头，先刮侧头部，将刮痧板竖放在发际头维穴至耳上处，从前向后刮至侧头部下面发际边缘处。

（2）刮太阳穴：用平面按揉法刮拭双侧经外奇穴——太阳穴。感冒头痛可用平面按揉法刮拭手背部双侧大肠经原穴——合谷，及与其相表里的肺经络穴——列缺。

（3）治内伤头痛：内伤头痛可用面刮法或平面按揉法刮拭腕部外侧外关，及腕部内侧对应穴位内关。

造成失眠的原因

如今，失眠困扰着越来越多的人，看过《红楼梦》的朋友们都知道，多愁善感的林妹妹就是一个典型的失眠者，林黛玉一年之中也睡不了10个整宿的觉，可见其失眠程度已经非常严重了。经常失眠会令人烦躁易怒、精神不振、脏腑功能紊乱，加速人体的衰老过程。那么人为什么会失眠呢？

（1）胃不和安：中医有"胃不和则卧不安"一说，白天是人体阳气生发的时候，吃的东西会被体内的阳气消化掉，而到了晚上，体内以阴气为主，任何东西都不容易被消化掉，所以古人说"过午不食"。现在虽不主张大家不吃晚饭，但一定要少吃，否则会"胃不和安"，导致失眠。

（2）精不凝神：精为阴，神为阳，精不凝神就是指阴阳不能和谐统一。肾主藏精，精不凝神就说明肾出现了问题，治疗时要从肾经入手。

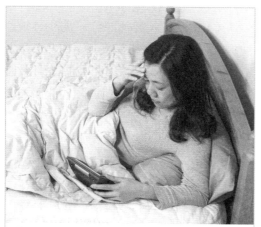

◎生活中失眠往往是由很多因素引起的，其中工作压力过大、思虑过度都会造成失眠。

（3）思虑过度：思虑伤脾，一个人如果想事情太多，脾胃就会不和，而脾胃不和人就会失眠。我们可以在晚上的时候喝些小米粥，这可以健脾和胃，有助于睡眠。

（4）心火过旺：中医把心火太盛叫"离宫内燃"，离为南方，属心火。心火太盛的人不仅会失眠，还会出现舌头发红、小便发黄等症状。

此外，心肾不交、肝火亢旺、胆热心烦等也会导致失眠，所以我们一定要分清原因，不可擅自服药。失眠不太严重的人，可以试试下面的方法，进行自我治疗。

（1）按摩法：每天睡觉前按摩"安眠穴"5分钟可以帮助睡眠。安眠穴在耳后乳突后方的凹陷处，具有安眠镇静的作用。

（2）泡脚法：每晚临睡前用温水泡脚，可以帮助人进入睡眠状态，尤其适合脑力工作者。其做法如下：先用温水浸泡（女性水要淹到小腿2/3处近三阴交穴，男性到脚踝即可），再慢慢加热水，泡到脚热、微微出汗就可以休息。

（3）食疗法：取龙眼肉25克，冰糖10克。龙眼肉洗净，同冰糖放入茶杯中，冲入沸水，加盖儿闷一会儿即可饮用。每日1剂，随冲随饮，最后吃龙眼肉。此茶有补益心脾、安神益智之功用，可治思虑过度、精神不振、失眠多梦、心悸健忘。

最后要提醒大家的是，遵循人体生物钟的规律，养成好的睡眠习惯对防治失眠也是很有帮助的。

拔罐疗法让你安然入梦

拔罐疗法是传统中医常用的一种疗法，以罐为工具，利用燃烧、蒸汽、抽气等方法使罐吸附于相应的部位，产生温热刺激，使局部发生充血或瘀血的现象，具有逐寒祛湿、疏通经络、祛除瘀滞、行气活血、消肿止痛、拔毒清热的功能，而且还可以调整人体的阴阳平衡、解除疲劳、增强体质等。下面就介绍几种治疗失眠的拔罐方法。

1.火罐法

取穴：心俞、膈俞、肾俞、胸至骶段脊柱两侧全程膀胱经内侧循行线及周荣穴。

治疗方法：以拇指指腹在心俞、膈俞、肾俞上进行往复重力揉按5次左右，然后于两侧膀胱经上各拔罐4个（均匀分布），留罐30分钟，起罐后即在周荣穴的范围内再拔罐30分钟。每周治疗2次，6次为1疗程。

2.刺络拔罐法

疗法一

取穴：A.大椎（第7颈椎棘突下约与两肩峰相平）、神道、心俞、肝俞。B.身柱、灵台、脾俞、肾俞。C.中脘（在胸骨下端与肚脐连线的中点处）、关元（脐下3寸）。

治疗方法：局部常规消毒后，用三棱针点刺所选穴位后，立即加拔火罐，使之出血。留罐10～15分钟，去罐后揩净血迹。以上各组穴每次用1组，每日或隔日1次。

疗法二

取穴：肩胛间区到腰骶关节脊柱两侧距正中线0.5～3寸的区域。

治疗方法：在以上区域内常规消毒后，用皮肤针或滚刺筒进行轻刺激，使局部皮肤潮红，然后在其上排列数个罐（排罐法）。留罐10～15分钟。每周治疗2～3次，待病情好转时，可减至每周1～2次。

3.针罐法

取穴：背部自风门到肺俞，每隔2横指取一处；内关、足三里、三阴交及其上下每隔2横指各取一处；外关、合谷、涌泉、太阳。

治疗方法：将青霉素空瓶磨掉底部后制成小抽气罐，置于以上所选用的穴位处，紧贴皮肤上，用10或20毫升注射器将小罐中的空气抽出，罐即紧拔于皮肤上。然后再注入4～5毫升清水，保持罐内皮肤潮湿，避免因负压过高造成皮肤渗血。留置10～15分钟后，将罐取下，擦干局部。7次为1疗程，每次更换穴位。

4.拔罐法注意事项

（1）慎用人群及部位：皮肤过敏或溃疡破损处，肌肉瘦削或骨骼凹凸不平及毛发多的部位不宜使用；孕妇腰骶部及腹部均须慎用。针罐并用时，须防止肌肉收缩，发生弯针，并避免将针按压入深处，造成损伤。胸背部俞穴均宜慎用。

（2）起罐时手法要轻缓：以一手抵住罐边皮肤，按压一下，使气漏入，罐子即能脱下，不可硬拉或旋动。

（3）避免伤及皮肤：使用火罐法和水罐法时，要避免烫伤病人皮肤。

刮痧疗法，让失眠远离你

失眠是由于心神失养或不安而引起，以经常不能获得正常睡眠为特征的一类病症。失眠者会难以入睡或睡眠不久就醒，醒来难以睡去，或者彻夜不眠。患者常伴有头昏脑涨、四肢乏力、精神不振、记忆力减退等。

刮痧对失眠症有较好的疗效，但应在患者临睡前1~2小时施用。值得注意的是，并非所有人都适合用刮痧治疗失眠，以下几类情况是绝对不可以刮痧的。

孕妇的腹部、腰骶部，妇女的乳头禁刮，心脏病出现心力衰竭者、肾功能衰竭者，肝硬化腹水，全身重度水肿者禁刮。白血病，血小板少，下肢静脉曲张，刮拭方向应从下向上刮，用轻手法。其他不宜情况，凡刮治部位的皮肤有溃烂、损伤、炎症都不宜用这种疗法，大病初愈、重病、气虚血亏及饱食、饥饿状态下也不宜刮痧。

下面为大家介绍对失眠有效的常用刮痧穴位。

四神聪：用单角法刮拭头顶四神聪。

风池、安眠穴：用单角法刮拭后头部风池、安眠穴。

心俞至脾俞：用面刮法从上向下刮拭背部心俞至脾俞。

内关、神门、涌泉穴：用单角法点揉内关、神门、涌泉穴，以出痧为度。

揭开颈部疼痛的秘密

有时候我们会有这样的感觉：看书或写字时间长了，颈部就会感觉很疼痛，一般人以为这是颈部劳累的缘故，如果是长时间颈部疼痛，则很可能是疾病的预兆。

颈部疼痛的原因

颈部软组织损伤	明显的外伤史，伤后颈部疼痛，有负重感，伤处有压痛，疼痛可循颈后到枕部，或放射到一侧或两侧的肩部和肩胛部。损伤较重时颈部疼痛也较甚，或呈现僵直状态，各种活动功能受限，甚至出现头重、头痛、雾视、耳鸣等交感神经症状。也可出现一侧或两侧上肢麻木、无力、不灵活、持物易脱落等症状
项韧带钙化	患者项韧带钙化时，一般主诉为颈椎病的常见症状，并无特殊症状，甚至部分病人没有明显的症状
颈椎综合征	是由于颈椎的退行性变而刺激或压迫周围的血管、神经等，引起肩、臂瘫痪等多种症状，但以肩、臂痛占大多数，所以称颈肩综合征

为什么颈部容易长皱纹

人的颈部是一个很重要的部位，自古有"咽喉要道"之称，颈部就是"咽喉要道"的通路。

颈部是最容易产生皱纹的部位，很多女性朋友往往都把注意力放在脸面问题上，不知不觉中，颈部的皱纹就悄悄泄露了自己的真实年龄。

原因其实很简单，首先，是我们对颈部护理的长期忽视，不注意颈部的防晒、保湿，致使颈部皮肤丧失水嫩平滑。其次，颈部的皮肤十分细薄而且脆弱，其皮脂腺和汗腺的分布数量只有面部的1/3，皮脂分泌较少，锁水能力自然比面部要差许多，容易干燥，使皱纹悄然发生。再次，日常生活和工作中的不良姿势会过多地压迫颈部，诸如爱枕过高的枕头睡觉等。

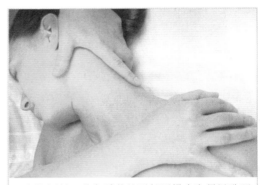

◎电脑辐射、秋冬季节的天气干燥也容易导致颈部干燥起皱，应注意日常养护。

颈椎很脆弱，要好好保护它

现在，患颈椎病的人群正在大幅度增加，而且越来越趋向年轻化，长时间低头看书、长期在电脑前工作的人最容易得颈椎病。颈椎病最典型的症状就是脖子后面的肌肉发硬、发僵，颈肩疼痛，而且头晕恶心、手指麻木、腿软无力。

颈部是脑和躯干之间一个灵活的连接部，人体的3个主要器官都会经过颈部：脊髓从脑部开始沿着脊柱通过；气管运载空气进入肺部；食管从口腔运载食物到达胃部。在颈的内部还有给头供应血液的血管；颈部的肌肉支持并且能使头转动，帮助我们吞咽食物。颈部还有重要的内分泌腺——甲状腺，可分泌出甲状腺素，调节人体的新陈代谢。

颈部是人体中最重要的部位，中医认为，经过颈椎的经脉一共有6条，它们分别是：督脉、膀胱经、三焦经、小肠经、大肠经和胆经。

颈部的7块颈椎只是由肌肉和韧带提供支持，是人体最脆弱的部分之一。颈椎如此脆弱，那么，我们该怎样防治颈椎病呢？有一个简单有效的方法，就是常做伸颈活动，以改善颈部肌肉韧带的供血，使血液循环加快，肌肉韧带更加强壮，从而增加骨密度，预防骨质疏松，减少颈椎病的发生。

学会保持颈部光洁莹润

要想保持颈部的光洁莹润，最简单也最有效的办法就是从日常护理做起。

颈部按摩的手法如下。

（1）颈霜或按摩霜：将颈霜或按摩霜均匀涂抹在颈部，双手由上而下交替提拉颈部。

（2）螺旋式按摩：用示指、中指对颈部自上而下做螺旋式按摩。

（3）排毒按摩：用双手的示指和中指，置于腮骨下的淋巴位置，按压约1分钟，做排毒按摩。

颈部护理还有一些小窍门。

（1）做完面膜时，可将用过的面膜敷于颈部，以提升颈部皮肤的含水量。

（2）可用冷敷缓解颈部疲劳。

（3）避免将香水直接喷在颈部皮肤上，以防酒精挥发时带走皮肤中的水分。

（4）不要用太热的水接触颈部皮肤，以防皮肤老化和出现颈纹。

（5）枕头的高度要在8厘米左右，以减少睡觉时的颈部压力。

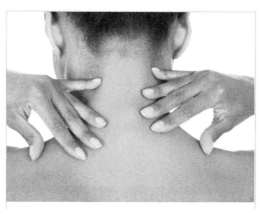

◎经常在空闲时用双手自我按摩颈部，能有效保持颈部光洁莹润。

护理颈部注意事项

清洁	每天洁面的同时也清洁颈部
给颈部涂抹护肤用品	护肤产品通常都含有让颈部皮肤紧致、滋润和抗老化的成分，每天早晚坚持使用，可延缓颈部皱纹的出现
注意颈部防晒	紫外线不仅是促使面部皮肤衰老的罪魁祸首，也是造成颈部皮肤老化的元凶，因此颈部的防晒工作也是重点
定期做专业颈部护理	有条件的话，可以到专业美容院做一整套完善的颈部护理，这样有利于改善颈部皮肤松弛、缺水和轮廓感下降的情况
坚持做颈部按摩	颈部按摩不仅能够缓解疲劳，还能促进血液循环，加快皮肤的新陈代谢，令颈部皮肤紧致，提升颈部轮廓，减少皱纹的产生。不过由于颈部皮肤的肤质薄、弹性差，按摩时动作一定要轻柔，否则会催生颈部皱纹

刮痧可以抹平颈部皱纹

"要想知道女人的年龄，只需看她有多少条颈纹。"而大部分女性把保养比例的90%放在了面部，却不知颈部已成为最危险的"泄密者"。用刮痧法对某些穴位进行刺激可有效抚平颈纹。

祛除颈纹的刮拭方法

用按揉法点按风池、翳风、扶突、天牖，每穴点30次。此方法可以清肝泻胆，清除机体代谢产物，利于颈部邪气清除。

用三角形水牛角刮痧板的弧形边，在皱纹较多的阿是穴部位周围，从上向下刮拭。力度不可太大，并可采用摩、游、托、拍、提等多种手法，刮拭5~10遍。

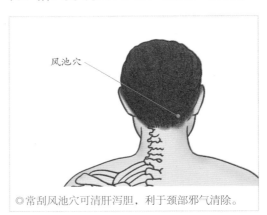

风池穴

◎常刮风池穴可清肝泻胆，利于颈部邪气清除。

拔罐治疗咽喉炎疗效显著

咽喉炎分为急性咽喉炎和慢性咽喉炎。急性咽喉炎的主要症状是起病急，初起时咽部干燥，灼热；继而疼痛，吞咽唾液时咽痛往往比进食时更为明显；可伴发热，头痛等症状；慢性咽喉炎的主要症状是咽部不适，干、痒、胀，分泌物多而灼痛，易干呕，有异物感，咯之不出，吞之不下。治疗咽喉炎可采用拔罐疗法。

1.刺络拔罐法（针对慢性咽喉炎）

取穴：大椎、肺俞、阴谷、下巨虚、照海。

治疗方法：先用三棱针点刺，然后拔罐15~20分钟，以每穴吸出少许血液为佳。

疗程：隔日治疗1次，10次为1个疗程。

2.单纯拔罐法

取穴：大椎、肺俞、肾俞、曲池、足三里。

治疗方法：用单纯拔罐法，留罐15~20分钟。咽喉红肿充血，配尺泽、少商、商阳，用三棱针点刺放血1~3滴。

疗程：每日或隔日1次，10次为1个疗程。

3.针刺拔罐（针对急性咽喉炎）

取穴：风池、液门、鱼际，严重者，配肺俞、手三里、少商；感冒者，配风府、外关、大椎。

治疗方法：先以毫针用泻法针刺，然后拔罐10~15分钟。其中手三里、少商点刺出血，不拔罐。

疗程：隔日1次，5次为1个疗程。

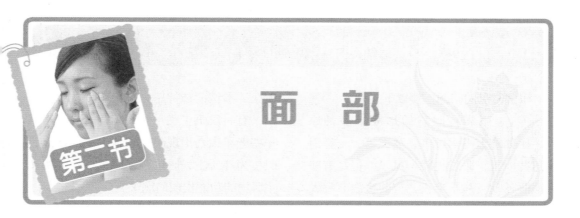

面 部

第二节

"眉目传神" VS "人老珠黄"

"眉目传神"，就是说从眼睛可以看出一个人的心神，比如目光闪烁不定，说明这人心里有鬼；不敢与别人对视，可能是心虚等。

"人老珠黄"，意思是人衰老了不受重视，就像年代久了，变黄的珍珠一样不值钱了。但是，从养生学的角度来看，人老珠黄是一个定律，这里的"珠"是指人的眼睛。

有句话说"眼睛是心灵的窗户"，为什么这么说呢？在中医看来，"目为心之使"，人的瞳孔代表肾，外面一圈黑眼珠代表肝，白眼珠代表肺，内外眼眦代表心，眼皮代表脾。人的五脏从眼睛上就能看到，所以眼睛的确是心灵的窗户。

从现代医学的角度来看：人的眼球表面有一层薄薄的透明膜层，叫结膜。在长期受到紫外线、粉尘等污染之后，就产生色素沉着的不良反应。色素在结膜层集聚成块状黄斑，使白眼球上出现微微凸起的暗黄色物质，黑眼球变得更加混浊。

眼睛的神主要体现在黑眼球上。一个人如果肝肾功能好，黑眼珠就会很黑，显得很有神；如果每天保持充足的睡眠、适当的运动，饮食多以植物为主，那他的白眼球也会很干净，没有那么多的血丝。他的眼睛就会黑白分明，人看起来也神采奕奕。

总之，从眼睛里能够看出人五脏六腑的状况。"人老珠黄"也不是必然的，只要你懂得保养之道，那么即使老了，你的眼睛仍然可以很亮、很有精神。

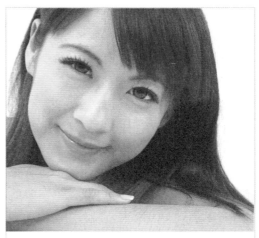

◎从中医角度来说，从眼睛可以看出很多病症来，如果说一个人肝肾功能好，那么眼睛会很有神。

眼睛常见的 4 个问题

眼部常见的问题主要以下几种。

（1）眼袋：眼袋的形成有多种原因，比如晚上喝水过多、熬夜等，一旦消除这些因素，眼袋也就不见了。但是有些人准时睡觉，从不熬夜，夜间也没有喝太多的水，但早上起床时，仍然会出现大眼袋，这是为什么呢？

中医认为，下眼皮正是小肠经的循行路线，它跟三焦、小肠、肾都有关。这里出了问题多是阳气不足，化不开水，水液代谢不掉，这属于寒邪造成的疾病。

（2）眼前发黑：眼前发黑大多是一种正常的生理反应，是由于一个人体位突然改变引起低血压所致。当人蹲着时，腰和腿都是屈曲的，血液不能上下畅通。如果此时猛地站起来，血液便快速往下流去，造成上身局部缺血。脑子和眼睛对氧气和养料的要求特别严格，来不得半点儿松懈，短暂的供应不足，也会使它们的工作发生故障，因而会有眼前发黑、天旋地转的感觉。头部供血不足，心脏会马上加紧工作，把血液输送上去，用不了多久，人体就能恢复正常了。当然，站起时，不要动作太猛，尽可能缓慢一些，让血液不要下流得过猛，心脏供血就能跟上，也就不会出现这种现象了。

（3）眼皮跳、眼皮松弛：不少人都有过眼皮跳的经历，民间常有"左眼跳财，右眼跳灾"的说法。其实，眼皮跳和用眼过度或劳累、精神过度紧张有关，比如用电脑时间过长、在强光或弱光下用眼太久、考试前精神压力过大等。在中医看来，有时候眼皮跳是脾的问题。我们常见一些老年人会出现眼皮松弛下来的情况，眼皮为脾所主，眼皮跳、眼皮松弛说明脾主肌肉的功能出现问题了。

（4）目眩：目眩是指视物昏花迷乱。比如蹲后起立，忽觉眼前一片乌黑，或黑花黑点闪烁，或如飞蝇散乱，俗称"眼花"。中医认为心主神明，神散了看东西就会老视。一般来说，如果偶尔在站起来时有昏眩感，则问题不大，只需多按按中渚穴便能见效。中渚穴在手背的第四掌骨上方，离小拇指和无名指指根约2厘米处。用另一只手的大拇指和示指分别上下用力揉按此穴，先吸一口气，然后慢慢呼出，按压5~7秒。做完之后，再换另一只手，按同样程序做一遍。每只手做5次。

对持久性目眩，常伴有头晕、呕吐、耳鸣和出汗等一系列症状，则不容忽视，因为这很可能是脑血管疾病发作的征兆。

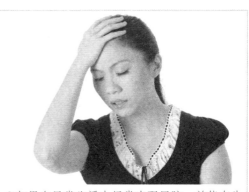

◎如果在日常生活中经常出现目眩，并伴有头晕、恶心等症状，则有可能患有脑血管病。

保护眼睛的小窍门

眼睛不仅使我们能识别万物,欣赏秀美景色,还能表达人的思想感情,更重要的是,眼睛是人健康的标志,所以我们要好好保护眼睛。

眼睛保养法

转眼	经常转眼睛有提高视神经的灵活性、增强视力和减少眼疾的功效。先左右,后上下,各转十多次眼珠。需要注意的是,转动眼珠,宜不急不躁地进行
食疗护眼	视疲劳者要注意饮食和营养的平衡,平时多吃些粗粮、杂粮、红绿蔬菜、薯类、豆类、水果等含有维生素、蛋白质和纤维素的食物
用冷水洗眼	眼睛干涩时,有人喜欢用热水来蒸眼洗眼,觉得这样很舒服,其实这种做法是不对的。用热水洗眼睛,虽然暂时能感到滑润,但过一段时间就会感到发涩。眼睛用冷水洗是最好的,虽然刚开始时眼睛发涩、不舒服,但过一段时间就会感觉很舒服
按摩"后眼"	晚上走路的时候,我们总感觉到身后有人跟着,之所以出现这种感觉和"后眼"有关。在后脑勺正对眼睛的地方,有两个椭圆的凹陷,这就是"后眼"。在眼睛干涩、疲劳时按摩"后眼",症状会很快得到改善
贴敷眼部	木瓜味甘性温,将木瓜加薄荷浸在热水中制成茶,凉凉后经常涂敷在眼下皮肤上,不仅可缓解眼睛疲劳,还有减轻眼袋的作用。无花果和黄瓜也可用来消除眼袋,即睡前在眼下部皮肤上贴无花果或黄瓜片,15～20分钟揭掉。生姜皮味辛性凉,食之可以消水肿、调和脾胃

七彩颜色是养护眼睛的好方法

眼睛是我们最重要的视觉器官,我们看东西都要靠一双眼睛。大自然的各种色彩使人产生各种感觉,并可陶冶人的情操。不同的颜色会使人产生不同的情绪,为了自己的身心健康,我们应该多看那些让人感觉舒服的颜色。

心理学家研究表明:在一般情况下,红色表示快乐、热情,它使人情绪热烈、饱满,激发爱的情感;黄色表示快乐、明亮,使人兴高采烈,充满喜悦之情;绿色表示和平,使人的心里有安定、恬静、温和之感;蓝色给人以安静、凉爽、舒适之感,使人心胸开阔;灰色使人感到郁闷、空虚;黑色使人感到庄严、沮丧和悲哀;白色使人有素雅、纯洁、轻快之感。总之,各种颜色都会给人的情绪带来一定的影响,使人的心理活动发生变化。

国外曾发生过这样一件事:有一座黑色的桥梁,每年都有一些人在那儿自杀。后来把桥涂成天蓝色,自杀的人明显减少了。人们继而又把桥涂成粉红色,就没有人在这里自杀了。从心理学观点分析,黑色显得阴沉,会加重人的痛苦和绝望的心情,把人向死亡推进一步;而天蓝色和粉红色使人感到愉快、开朗、充满希望,使人从绝望中挣扎出来,重新鼓起生活的勇气。

颜色不仅会影响人的情绪,还会对人的健康产生作用。在临床实践中,高血压病人戴上烟色眼镜可使血压下降;病人住在涂有白色、淡蓝色、淡绿色、淡黄色墙壁的房间里,心情就会很安定、舒适,有助于恢复健康。

所以说,不同的颜色给人心理上的感觉是不同的,对人的健康也会产生不同的影响。我们应该多让眼睛看一些健康的颜色,少接触那些会让人沮丧、绝望、烦闷的颜色,这样不仅有利于眼睛的健康,也有益于我们的身心健康。

常见的眼睛疾病及日常保健

人的身体是很奇妙的,仔细观察和聆听我们的身体,可以得到很多信息。比如通过一双眼睛我们就可以知道自己身体的健康状况。一些问题看似出现在眼睛上,其实是人体内的器官出了问题。

(1)眼球:单侧眼球突出,多由局部炎症或眶内有占位性病变所致,有时是因为颅内病变;双侧眼球突出,常见于甲状腺功能亢进;双侧眼球下陷,常见于严重脱水或者老年人因眶内脂肪萎缩所致双眼眼球后退;单侧眼球下陷可见于Honer综合征和眶尖骨折等。眼球有血丝,对太阳光线敏感,血压高,可能是结膜炎引起的(过敏或感染);眼球泛红,可能由于肉类食用过多而使肝脏负担太重;眼睛肿胀、充血,可能由肾结石引起,也可能是因为水果和糖食用过多。

(2)角膜:角膜边缘及周围出现灰白色混浊环,多见于老年人,是类脂质沉着的结果。患者无自觉症状,不妨碍视力。角膜边缘若出现黄色或棕褐色的色素环,环的外缘清晰、内缘较模糊,多见于肝豆状核变性,是铜代谢障碍的结果。

(3)结膜:结膜苍白,常由贫血导致;结膜发黄,常见于急性或慢性肝病引起的黄疸;结膜充血发红,常见于结膜炎、角膜炎;结膜上布满颗粒与滤疱,常见于沙眼;结膜上若有多少不等散在的出血点,常见于亚急性感染性心内膜炎;若有大片的结膜下出血,常见于高血压、动脉硬化。

(4)巩膜:正常巩膜呈瓷白色,巩膜黄染多见于黄疸。但注意即使眼睛发黄确实属于黄疸,也不能确认就是肝炎。因为除了肝炎之外,大叶性肺炎、败血症、肝癌、胆囊及胆管发炎、胆石症引起胆管堵塞或溶血性贫血等许多疾患都可能出现黄疸症状。

(5)黑眼圈:黑眼圈常因睡眠不足、过度疲劳或房事过度引起。祖国医学认为黑眼圈是肾亏所致：肾精亏少则两眼缺少精气的滋润，肾之黑色就浮越于上，因此双目无神、眼圈发黑。如能节制性生活，情况就能有所改善。

（6）眼皮皮肤病：眼皮皮肤病有病毒性感染、细菌性感染与过敏性3种。常见的病毒性感染有眼皮带状疱疹、热性疱疹、眼皮牛痘；细菌性感染有脓疱病、丹毒、眼皮蜂窝织炎；过敏性眼皮皮肤病常见于药物过敏、眼药水过敏，化妆品、染料、油漆接触、昆虫叮咬、食物过敏等。

（7）眼皮水肿：全身皮肤中最薄的地方就是眼皮，其皮下组织也最疏松，因此很容易发生体液积聚。

眼皮水肿可分为生理性和病理性两种：生理性眼皮水肿多发生于健康人，原因是晚上睡眠时枕头过低而影响面部血液反流，夜间睡眠不足或睡眠时间过长。病理性眼皮水肿又分为炎症性和非炎症性两种。前者常伴有红、热、痛等症状，常见于睑腺炎（麦粒肿）、丹毒、虫蜇伤、急性泪囊炎、眶骨膜炎等；后者由局部和全身原因引起，如过敏性疾病，急、慢性肾炎，妇女月经期、心脏病、甲状腺功能低下，贫血以及特发性神经血管性眼皮水肿。

（8）眼皮结膜苍白：多由贫血所致。医生们常通过眼皮结膜颜色来初步判断患者是否为贫血。

上述这些症状都能说明一些常见问题，虽然有的不只是眼睛上的问题，但我们平时也要注意保养眼睛，多注意以下几个方面。

（1）少吸烟：吸烟会令眼睛内的血管出现动脉粥样硬化及形成血栓，进而对晶状体和视网膜造成组织上和功能上的改变。吸烟也会促进游离基的产生，同时降低血液、玻璃体和眼球组织的抗氧化物的能力。因此，吸烟人士受游离基和氧化作用的损害机会较大，眼睛有可能永久受损，增加永久失明的可能。

（2）用眼卫生：保护眼睛，用眼卫生是关键。长期使用电脑的人，眼睛与屏幕的距离应保持在50厘米以上，最好采用光下视20度的视角。电脑不应放置在窗户的对面或背面；环境照明要柔和，避免反光。在饮食上要多吃些富含维生素A的食物，如豆制品、鱼、牛奶、核桃、青菜、大白菜、西红柿、空心菜及新鲜水果等。另外，最好工作一小时就休息一次，缓解眼睛的疲劳状态。

（3）日常保护

① 经常以热水、热毛巾或蒸汽等熏浴双眼，以促进眼部的血液循环，防止眼睛患病。

② 适当运转眼球，锻炼眼球的活力，以达到舒筋活络、改善视力的目的。

③ 经常用手按摩双眼，不仅可保持眼部的青春活力，而且可预防视力下降。

④ 不要用沾上油污、灰尘等脏物的毛巾去擦眼睛，不要和别人共用毛巾，尤其是不能用有眼病的人的毛巾。在强光下，最好戴墨镜、茶镜等护目镜。

一旦得了眼病，除注意休息外，还要及时治疗，以免病情加重。如发现眼睛屈光不正，就要通过验光，选戴合适的眼镜。

如何保养鼻子

鼻子是人体中非常重要的一个器官，它作为人体与空气打交道的第一关口，外与自然界相通，内与很多重要器官相连接，既是人体新陈代谢的重要器官之一，又是防止致病微生物、灰尘及各种脏物侵入的第一道防线。由此可见，鼻子的保健不容忽视。

现在我们大部分人还是没有认识到鼻子的重要性，更是疏于鼻子的日常保健。那么，从现在开始，就多多关注自己的鼻子吧，每天花几分钟的时间来爱护它，我们的身体就能更健康。

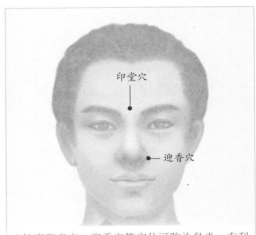

◎按摩印堂穴、迎香穴等穴位可防治鼻炎，有利于鼻子的健康。

鼻子保健法

给鼻子"洗澡"	人们在外界环境中，不可避免地要与被各种废气污染的空气打交道，这些污染物会在鼻腔内留下大量污垢，逐渐损害鼻腔黏膜的健康。因此，我们要经常给鼻子"洗澡"。在此特别推荐冷水浴鼻，尤其是在早晨洗脸时，用冷水多洗几次鼻子，可改善鼻黏膜的血液循环，增强鼻子对天气变化的适应能力，预防感冒及各种呼吸道疾病
鼻内按摩	将拇指和示指分别伸入左右鼻腔内，夹住鼻中隔软骨，轻轻向下拉若干次。此法既可增加鼻黏膜的抗病能力，预防感冒和鼻炎，又能使鼻腔湿润，保持黏膜正常。在冬、春季，还能有效减轻冷空气对肺部的刺激，减少咳嗽之类疾病的发生，增强耐寒能力。拉动鼻中隔软骨，亦有利于防治萎缩性鼻炎
按摩印堂穴	用拇指、示指或中指的指腹点按印堂穴（在两眉中间），也可用两手中指一左一右交替按摩印堂穴。此法可增强鼻黏膜上皮细胞的增生能力，并能刺激嗅觉细胞，使嗅觉灵敏，还能预防感冒和呼吸道疾病
鼻外按摩	用左手或右手的拇指与示指夹住鼻根两侧并用力向下拉，由上至下连拉12次。这样拉动鼻部，可促进鼻黏膜的血液循环，有利于正常分泌鼻黏液
按摩迎香穴	以左右手的中指或示指点按迎香穴（在鼻翼旁的鼻唇沟凹陷处）若干次。因为在迎香穴处有面部动、静脉及眶下动、静脉的分支，是面部神经和眼眶下神经的吻合处。按摩此穴既有助于改善局部血液循环，防治鼻病，还能防治面部神经麻痹症

上诊于鼻——鼻子可报疾病

中医里有"上诊于鼻，下验于腹"的说法，可见在中医面诊中，鼻子具有很大的价值，有"面王"之称。鼻子位于面部正中，根部主心肺，周围候六腑，下部应生殖。所以，鼻子及四周的皮肤色泽最能反映五脏六腑的疾病。

鼻子在预报脾胃疾病方面尤其准确。

鼻子异常所暗示的病症

鼻梁高处外侧长有痣或者瘊子	说明胆先天不足。因为鼻梁是胆的发射区，如果这些部位出现了红血丝，或者年轻人长了青春痘，再加上早上起来嘴里发苦，多半就是胆囊有轻微的炎症
鼻子的色泽十分鲜明	说明脾胃阳虚，失于运化，津液凝滞。患者的脾胃消化功能不好，水汽滞留在胸膈，导致四肢关节疼痛
鼻尖微微发黑	说明身体里有水汽，是"肾水反侮脾土"的表现。本来土克水，结果（肾）水反过来压制住了（脾）土，水汽肆虐，以致肾的脏色出现在脸上

流鼻血和鼻炎是怎么回事

鼻子部位的疾病，常见的有流鼻血和鼻炎两种。

（1）流鼻血：脾统血，流鼻血是脾不统血，气血上逆导致的。鼻子出现病症，一般来说，与肺和肝等部位出现异常也有着很大的关系。当气血上升，特别是肺气较热时，就会流鼻血。肺气过热时，人的眼底也会带血或出血。上火和流鼻血的原因是一样的，都是气血上逆导致的结果，但上火不是导致鼻子出血的原因。

流鼻血时，一般人都习惯于将头向后仰，鼻孔朝上，认为这样做可以有效止血，其实是错误的，如此做只是眼不见血外流，但实际上血还是继续在流——在向内流。正确的方法是：头部应该保持正常直立或稍向前倾的姿势，使已流出的血液向鼻孔外排出，以免留在鼻腔内干扰呼吸的气流。与此同时，用凉毛巾敷在额头或鼻部，降低头部和鼻子的温度，以减轻出血症状。

（2）鼻炎：鼻炎是鼻病中最常见的，如果是流清鼻涕、易喷嚏、鼻塞，是膀胱经和肾经的问题，治疗上要从祛风寒、清脾湿、补益肺肾入手；如果流浓鼻涕，吃饭无味，则是胃经和胆经的问题，治疗时应清肝火、化痰浊、通肠利胆。

打喷嚏是人体的自我保护

喷嚏，相信每个人都打过，它的发生是不受人控制的，是一种呼吸道排斥异己的行为，也是一种人体自我防御和保护行为。

当我们感冒的时候，通常会通过打喷嚏来排出体内的一部分细菌和病毒，随着感冒症状的好转，打喷嚏的现象也会逐渐消失。当我们受到风寒侵袭的时候，人体就会通过打喷嚏的方式使身体内的器官产生热量来赶走体表的微寒。当我们情绪不良的时候，也可以通过打喷嚏的方式使心情舒畅、情绪稳定。另外，鼻道如果受到花粉、霉菌等微小颗粒物质的刺激，人们也会通过打喷嚏的方式经由鼻道排出过敏物。

我们现在已经知道，打喷嚏其实是人体自身的一种保护反应，偶尔打喷嚏还有益于人体健康，可以将体内的一部分病菌释放出来，所以不要一味地忍。但很多人认为在公共场所打喷嚏不太礼貌，因此通常会把喷嚏憋回去，实在忍不住时，就又捂嘴又捏鼻子，以免飞沫四溅。殊不知，这样不仅会把喷嚏中的细菌吞回体内，给健康埋下隐患，还容易使咽部的细菌由咽鼓管进入中耳鼓室，从而引发急性中耳炎。而且人在打喷嚏时，上呼吸道会产生强大的压力，口、鼻都被捂住，不能得到缓解的压力会通过咽鼓管作用于耳道鼓膜，严重时可造成鼓膜穿孔。

因此，为了身体健康，我们一定要痛痛快快地把喷嚏打出来。但是打喷嚏时不能太强烈，否则会使血压突然反弹性增高，甚至使颅内压增高，引起脑血管破裂，进而导致颅内出血；胸腔内的压力也会从高压突然转成低压，易诱发心脏病或脑栓塞；强烈地打喷嚏会导致身体剧烈震动，有时可能引起腰肌损伤或关节错位；慢性肺气肿、肺大泡患者打喷嚏时，可能会出现肺泡和肺内血管破裂，导致气胸或血气胸。

◎打喷嚏有利于人体健康，应该痛痛快快地打出来，在公共场合时，可用手帕遮挡一下，切不可憋回去。

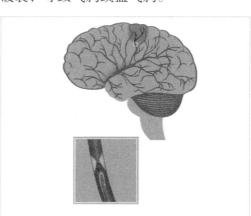

◎打喷嚏时也要注意方式方法，如果太过会引起颅内血压增高，时间长了就可能造成脑血管破裂。

鼻窦炎的刮痧疗法

鼻窦炎是鼻窦黏膜的非特异性炎症，为一种鼻科常见多发病。所谓鼻窦是鼻腔周围面颅骨的含气空腔，左右共有4对，分别称额窦、上颌窦、筛窦和蝶窦。因其解剖特点各窦可单独发病，也可形成多鼻窦炎或全鼻窦炎。刮痧是一种用来治疗鼻窦炎不错的方法。

用刮痧法治疗鼻窦炎时的刮拭方法如下。

用平面按揉法按揉面部印堂、上迎香、迎香穴，用平面刮法刮拭攒竹穴。并用单角刮法刮拭头顶部百会穴和头颈部双侧风池穴。用面刮法刮拭下肢自阴陵泉刮至三阴交。用面刮刮拭上肢列缺穴至太渊穴，用平面按揉法按揉手背合谷穴。

鼻炎的拔罐疗法

鼻炎的表现多种多样。从鼻腔黏膜的病理学改变来说，有慢性单纯性鼻炎、慢性肥厚性鼻炎、干酪性鼻炎、萎缩性鼻炎等；从发病的急缓及病程的长短来说，可分为急性鼻炎和慢性鼻炎。此外，有一些鼻炎，虽发病缓慢，病程持续较长，但有特定的致病原因，因而便有特定的名称，如变态反应性鼻炎、药物性鼻炎等。

鼻炎是一种痼疾，令专家们都很苦恼，拔罐是一种无副作用缓和鼻炎症状很好的方法。

1.刺络拔罐法（针对变态反应性鼻炎）

取穴：A.大椎、肺俞；B.大杼、身柱；C.风门、背夹脊（大椎至肺俞之间）两侧之华佗夹脊穴。

治疗方法：每次选用1组穴，交替使用，先用三棱针点刺，以微出血为度，然后拔罐15～20分钟。华佗夹脊穴用梅花针叩刺后拔罐。

疗程：每日治疗1次，5次为1个疗程。

2.闪火罐法（针对变态反应性鼻炎）

取穴：神阙。

治疗方法：用闪火罐法，每隔5分钟拔1回，连拔3回为1次。5次为1个疗程。

疗程：每日1次，约3日后病情缓解可改为隔日1次。10次为1个疗程。

3.综合拔罐法（针对萎缩性鼻炎）

取穴：A.肺俞、脾俞、肾俞、气海；B.迎香、鼻通。

治疗方法：第1组穴用单纯拔罐法，或用针刺后拔罐法。留罐15～20分钟。第2组用针刺，不留针，不拔罐。

疗程：隔日治疗1次，10次为1个疗程。

看唇知健康——嘴唇是疾病的"信号灯"

人们一向不太注意保护自己的嘴唇，更没有给嘴唇足够的重视。其实，嘴唇的作用非常重要，它不仅能为一个人的外貌增色添彩，还能反映出一个人的身体是否健康。正常人的嘴唇红润、干湿适度、润滑有光，如果健康被破坏，嘴唇的色泽就会发生变化，及时给你信号。

不要认为嘴唇只是外观上的问题，对于健康来说，嘴唇也有着无可替代的价值，所以，好好保养你的双唇吧。

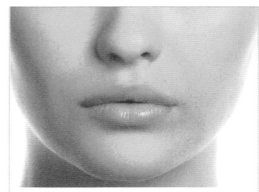

◎中医看病可以从一个人的嘴唇色泽得出身体是否健康，因此日常要学会观察自己的嘴唇。

看唇知健康

嘴角裂纹	嘴角裂纹常常是在有神经性皮炎的情况下出现，也可能是嘴受了酵母菌感染的象征，患糖尿病时就会出现这种现象。缺乏维生素C会影响结缔组织和皮肤的再生，也会导致嘴唇出现裂纹
嘴唇发黑	消化系统异常，如食欲不佳、便秘、腹泻、腹胀时，嘴唇会呈黑色。嘴唇上出现黑色沉淀、深色斑，可能是慢性肾上腺皮质功能减退或消化道长息肉，亦有罹患梅毒的可能
嘴唇苍白	正常情况下嘴唇的颜色应该是健康的深红色。如果一个人的嘴唇经常是苍白的，可能意味着贫血，这种现象在女性中比较普遍
嘴唇青紫	血液循环不佳所致，易患心脏病、贫血，有中风的倾向。极度寒冷时，身体末端血液循环不良，嘴唇也会呈现青紫色
口唇溃烂	口角部位疼痛、溃烂，显示患了口角炎。右口角溃烂，应该戒酒，饮食尽量清淡；左口角溃烂，戒吃零食，少吃甜食
唇缘长颗粒	嘴唇四周长颗粒，表示糖分摄取过多，应该节制。罹患肺炎、胃病时，唇边也会长出小颗粒
嘴唇附近起水疱	可能患有慢性胃病或肺炎。若嘴唇肿大、起疱、渗液，也可能是化妆品引起的唇炎
双唇厚薄有别	上唇较薄的人，先天心脏较弱；下唇较薄的人，先天胃部较弱
唇色深红	心脏衰竭缺氧或罹患肺病时，嘴唇会呈深红色

舌头是感知体温的天然"温度计"

俗话说："观舌诊病，中医一绝。"舌诊是中医具有特色的诊断方法之一。由于人体五脏六腑直接或间接地与舌相联系，因此从病理上说，脏腑气血的病变亦可反映于舌。而观察舌的病理变化，反过来亦能诊察内脏的病变。中医诊病时，总要请病人把舌头伸出来看一看，然后结合其他情况决定诊断和治疗。

看舌苔和看舌面都是中医望诊中常用的方法，有经验的医生通过这两种方法就可以看出疾病的端倪。

1.看舌苔

舌苔是指舌面上一层薄垢，好像阴暗潮湿的地上生的苔藓一样。

（1）舌苔过白。多属寒证。薄而滑的多为外感风寒，厚白而滑者多为寒湿或寒痰。

（2）舌苔发黄。一般多见于热性疾病的过程，表明邪正相争十分激烈，病已入里，邪已化热。

（3）舌苔发黑。主要是舌丝状乳头增殖变黑所致。黑苔的色泽，可有棕黑、灰黑、焦黑直到漆黑等深浅不同。黑苔在临床上虽然比较少见，但中医认为病人出现此苔，一定病期较长，比较严重。

另外还有几种舌苔颜色也应引起注意：舌苔灰白相兼或腻薄滑，多为里寒，为体弱兼热性病，或病久兼消化不良症的征象。全舌淡紫带青，润滑无苔为伤寒阳证。舌苔呈褐色，常见于肠梗阻。

2.看舌面

舌面异常主要有如下几种表现。

（1）裂纹舌。舌面上的裂纹有深裂、浅裂以及各个不同方向的裂沟和皱纹。病理性的舌裂常与萎缩舌同时存在，可见于一些慢性消耗性疾患，以及营养不良性疾患和B族维生素缺乏症等所致的慢性舌炎病例，故常兼有舌痛、口干等现象。中医认为，裂纹舌而见舌面干燥者，多为津液不足；兼有热盛者，还可见舌质红绛。

（2）点刺舌。是指舌上有很多红刺群突出舌面，好像草莓的果实一样。点出现于舌尖或舌边，表示热盛，可见于各种发热感染性疾病或大面积烧伤病人；点刺出现于舌中，多为热毒更盛或热入血分，容易发生休克、神志不清。失眠、便秘或夜间工作紧张的人，以及维生素缺乏、营养不良和大脑皮质功能失调等，也可出现舌面上的红色点刺，中医称为阴虚火旺。舌面点刺还有痛感，经休息，调整营养结构和使大便通畅后，点刺会较快消失。

（3）淤积舌。常常有人发现自己的舌尖或舌边上有散在的紫黑色瘀斑或瘀点，中医认为这是瘀血郁阻的表现。在青年女性中较为常见，多有月经不调、常有血块、痛经等症状，运用调经活血的药物治疗，症状可消失。不少肿瘤病人，舌上有瘀点、瘀斑，有时伴随青紫舌一起出现，常见于肝癌、胃癌等。因此，如果舌头上突然出现瘀点、瘀斑，应该进行详细检查。

舌头可以呈现脏腑的变化

生活中，很多事物都与舌头有关。这里我们只谈谈中医是怎么看待舌头的。

中医诊病特别重视舌头，认为舌为心之苗，人体五脏六腑的变化都会在舌上呈现出来。

舌尖为心、肺的反映区。当一个人上火或咽喉疼痛时，舌尖往往会发红，如果病情比较严重，舌尖就会溃疡。

舌头的两边是肝胆的区域，如果两边发红，甚至发紫、溃疡，说明此人肝火旺盛，近来脾气比较大。

舌的中间反映脾胃，如果舌头中间有裂纹，说明脾胃虚。

舌根为肾，如果一个人的肾阳气不足，舌根就会发白，这样的人容易手脚冰凉。如果一个人的手脚爱出汗、尿黄、腰酸，舌根就会发红。

口水太多，脾肾有话说

《黄帝内经》中说得很清楚，"脾为涎，肾为唾"。如果一个人的口水过多，就说明脾肾出现了问题。

口水多了不行，但少了也不行。如果嘴里总是干干的，这就说明你的津液不足，是内燥的表现。这个时候就要注意多喝水，多吃酸味的食物，以及多吃水果，苹果、梨、葡萄等都是不错的选择，只要含水分很多就可以了。

肾是先天之本，脾是后天之本，唾液源于肾脾，对人体而言是非常重要的。吕洞宾将唾液喻为长生酒："自饮长生酒，逍遥谁得知。"唾液对养生十分重要，经常咽口水不仅可以治病，还可以延年益寿。具体方法是：用舌头在口腔内搅动，等到唾液满口时，分3次咽下，并用意念将其送到丹田。别小看了这个简单的养生

法，坚持下去，就会受益无穷。

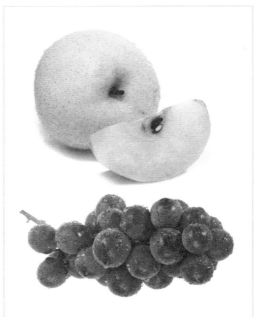

◎如果日常生活中口水太少，可以多吃一些酸性食物，以及水分比较多的水果，如梨、葡萄等。

口中有异味大多是脏腑出了问题

口中有异味是一件挺尴尬的事，但是现代人生活压力大，饮食没有规律，导致口中异味的人不在少数。不过很多人只是认为口中异味是个人卫生的问题，也有人认为是内分泌失调，具体原因却很少有人能够说得清楚。在中医看来，口内的津液与心、肝、脾、肺、肾等脏器是相通的，口中异味往往是内部脏腑出了问题。

口中发酸，其病根在于肝胃不和、肝胃郁热，致使肝液上溢、胃酸过多。如果经常口酸，并且伴有舌苔厚腻、打嗝时有腐臭味等症状，多是脾胃虚弱，可以服用一些保济丸或山楂丸。口中经常发甜的人则是脾胃有问题，多为脾胃湿热、热蒸上溢的外兆；少数为脾虚，虚火迫脾津上溢，久了会发展为糖尿病。这一点《黄帝内经》中也有记载："帝曰：'有病口甘者，病名为何？何以得之？'岐伯曰：'此五气之溢也，名曰脾瘅。夫五味入口，藏于胃，脾为之行，其精气津液在脾，故令人口甘也，此肥美之所发也，此人必数食甘美而多肥也。肥者，令人内热，甘者令人中满，故其气上溢，转为消渴。'""消渴"就是糖尿病的一种症状。

口臭是由胃火引起。胃腑积热、胃肠功能紊乱、消化不良、胃肠出血、便秘等引起口气上攻及风火或湿热，口臭也就发生了。

我们知道火分虚实，口臭多为实火，由胃热引起。胃热引起的口臭，舌质一般是红的，舌苔发黄，这时只要喝用萝卜煮的水，消食化瘀，口臭很快就能消除。胃热引起的口臭多是偶尔发生，如果是经常胃热、消化不良的人，治疗时最好的办法就是敲胃经，一直敲到小便的颜色恢复淡黄清澈为止。但是，随着人们生活方式的改变，由胃热引起的口臭已经很少，最常见的口臭还是胃寒的原因，这类人多是舌苔普遍发白，口臭时有时无，反复发作。那么对于这类由胃寒引起的口臭，平时就要多喝生姜水，如果怕麻烦，也可以将姜切成薄片，取一片含在嘴里。

还有的人经常会觉得口中淡而无味，食欲不振，这多是脾胃的问题。如果伴有胃部胀满、大便稀薄、脉细等症状，则多半是脾胃虚弱，治疗上应以健脾、和胃为主。如果伴有疲乏无力、大便稀软、舌苔厚腻等症状，并且不喜欢喝水，则多半是脾胃有湿，治疗上应以燥湿、和胃为主。

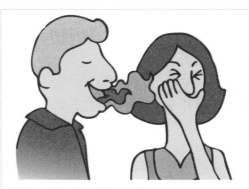

◎如果口中有异味一定要去检查是否有牙周病、干口症或其他疾病。维持良好的口腔卫生，消除牙周疾病，且定期请牙医师洗牙、洁牙，都可有效减少口臭。

口臭的中医拔罐疗法

口臭就是人口中散发出来的令别人厌烦、使自己尴尬的难闻的口气。别小看口臭这小小的毛病，它会使人不敢与人近距离交往，从而产生自卑心理，影响正常的人际、情感交流，令人十分苦恼。有些人，口臭较重，自己就可以闻到自己的口气臭秽；而有些人，通过他人的反应，才知道自己口臭。

在日常生活中也可以进行自我测试是否口有异味。

将左右两手掌合拢并收成封闭的碗状，包住嘴部及鼻头处，然后向聚拢的双掌中呼一口气后紧接着用鼻吸气，就可闻到自己口中的气味如何了。

口臭的自我疗法

闪火拔罐法	取穴：水沟、大陵、脾俞、胃俞。 治疗方法：选择大小适宜的玻璃罐和真空罐，仰卧位并用闪火法将罐吸拔于水沟、大陵穴，留罐15～20分钟。然后俯卧位，将罐吸拔于脾俞、胃俞穴，留罐15～20分钟。 疗程：每天1次，15次为1个疗程
自我调理	平时可用藿香、佩兰各3克，开水冲泡频饮和含漱

口腔溃疡不容忽视

口腔溃疡是人体阴阳失衡的典型表现，它虽不是什么重病，却时时给人的生活带来不便与痛苦。

身体亏虚和寒湿较重所致的口腔溃疡会反复发作，这时要在饮食上忌掉所有的寒凉食物。另外，还要用艾叶煮水泡脚，将虚火引下去，一般泡一两次就好了。

胃有火气、肝热，就很容易患口腔溃疡，有时还会伴随口臭。如果想治好口腔溃疡，就每天坚持敲腿内侧的肝经和腿外侧的胃经，每次敲15分钟。只要肝平了，胃好了，口腔溃疡自然就会好。

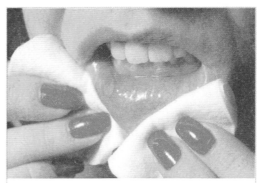

◎口腔溃疡虽不算是大病，但给人们的生活带来不便和痛苦，且容易反复发作。

口吃的原因与矫正

造成口吃的原因很多，可能来自遗传，也可能来自心理因素，短期或长期的精神压力、紧张都会引起口吃。如果一个人平时说话很流利，突然之间却感到说话吃力，甚至有时结结巴巴，则有可能是心脏病发病的先兆。

在孩子的成长过程中，有些孩子在2～4岁时会出现短暂的口吃现象，上小学后情况加重，而后会逐渐自然消失。这是因为小孩尚未学会控制整个句子，也可能是孩子的情绪和智商发展配合还不理想的结果。这时，如果孩子的心理上有来自父母或外界的压力，就可能使口吃越来越严重。

无论什么原因造成的口吃，一定要避免对口吃有羞耻或不安定情绪。当出现口吃时，其他人不需要急着纠正，以免增加他们的心理负担及不安的感觉，使他们更不敢讲话，导致本来会消失的口吃越来越严重。

如果遇到有口吃的人，听者在态度上应该耐心听他说完每一句话，并且以鼓励的方式协助他度过这一段尴尬期。此外，口吃者应多接触正常的说话模式，也可加速恢复正常的语速。

但如果口吃持续，并且影响到日常生活时，就需要请语言治疗师或心理医生做一做训练了。这个阶段，平时在家里可对婴儿或花草树木说话，心理上比较不会有压力，以此减少说话结巴的可能。

牙痛的中医拔罐疗法

牙痛了，去看西医，医生会告诉你是炎症，然后开一堆消炎药让你回家吃，如果牙坏了，就会建议你把坏牙拔掉。牙坏了，失去了它的正常功能，当然可以拔掉，但是牙痛时，我们真的只有靠止痛药来缓解吗？

当然不是。牙痛时我们可以用拔罐法来调治。

1.刺络拔罐法

取穴：阿是穴（在背脊椎第7颈椎以下至第5胸椎以上之间，中线两侧各旁开1寸和2寸处找出色泽粉红并有压痛之点，即阿是穴）。

治疗方法：每次取2～4个压痛点，在痛点中心用三棱针点刺放血（每点刺1下，每次不超过4下，直刺深度0.3～0.5厘米）后，再拔罐，留罐5～10分钟。

疗程：每天1次。

2.闪火拔罐法

取穴：A.大杼、胃俞、曲池、下关；B.颊车、内庭、肩贞、合谷。

治疗方法：第一组穴位用闪火罐法拔罐15～20分钟；第2组穴用刺络拔罐法，留罐15～20分钟。

疗程：每天1次。

牙齿着色是病变

健康的牙齿本来是洁白的，但是如果牙齿"穿"了一层黄衣，那么不仅影响你的形象，而且还暗示着某种疾病。

牙齿变黄的原因可以分为先天与后天两类：先天因素如遗传因素影响（如黄种人的牙齿不及白种人的白）；后天因素很多，如常吃巧克力、喝咖啡、刷牙不彻底等。

有些人牙齿变黄后感到不太美观，就用漂白或其他方法去纠正，但是要注意以下两点。

第一，不能刺激到口腔中的软组织，以防烧伤口腔内黏膜，如果有明显的烧灼感和疼痛感，应及时用干布把刺激物擦除，然后用大量清水清洗，但切勿吞咽。

第二，各种漱口水的成分大部分是过氧化氢（双氧水），如果没有牙病，最好不要长期使用，虽然它没有很大刺激，但也绝不可吞下去。

安了烤瓷牙的人要注意饮食，不要咬太硬的食物，以防牙齿断裂；如果时间太久，烤瓷牙容易氧化，牙龈有可能呈现黑色，这和每个人的体质也有一定关系；贴面容易脱落，制作工艺复杂，孔隙的大小很容易影响色素沉着，很多树脂贴面贴一段时间会变黑，对人体有一定刺激。所以，健康与美白要同步进行，切不可只注重外观美丽而忽略了疾病。

从耳朵上就能观察出心脏的状况

中医认为："耳主贯聪而通心窍，为心之司，为肾之候也。"《黄帝内经》中也有"视耳好恶，以知其性"的记载，并认为耳与经脉有着十分密切的联系，十二经脉都直接或间接地经过耳朵，所以有"耳者，宗脉之所聚也"的说法。清代张振鋆的《厘正按摩要术》中也有"耳珠属肾，耳轮属脾，耳上轮属心，耳皮肉属肺，耳背玉楼属肝"的说法。现代医学也发现了耳朵与人体器官的对应关系，并确认了80多种内外科疾病与耳朵的变化有关系，所以人体有病时，耳朵就会有反应。耳朵的形态、色泽和纹路的变化都能反映人体的健康状况。

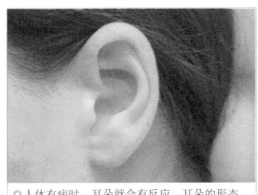

◎人体有病时，耳朵就会有反应。耳朵的形态、色泽和纹路的变化都能反映人体的健康状况。

耳朵能够反映肾的盛衰

王明鉴《证治准绳》曰："凡耳黑，皆为肾败。"人的体内器官组织发生病变时，在耳朵的特定部位就会产生相应的变化和反应。

中医认为，耳郭较长，耳垂半满，是肾气盛健的象征，肾气充足者多健康长寿。

耳郭出现粗糙不平、有棘突状的结构，常见于腰椎、颈椎骨质增生等疾病。

耳垂上有一条自前上至后下的明显皱褶的斜纹线，常见于冠心病、心肌梗死、高血压等疾病。

耳垂肉薄呈咖啡色，常见于肾脏病和糖尿病。

耳轮色白且耳薄面白，多见于突遭寒冷刺激以及病情垂危之人。正常耳朵的颜色红润，变成他色必有病因。如果耳薄面白，是严重肾衰的表现，因为中医认为肾开窍于耳。结合其他有关症状，例如毛发枯萎、齿落腰痛等，就构成了病危之征。在此疾病的医治过程中，如耳朵变白，应当提高警惕，以防肾气衰败、生机枯竭。

耳朵瘦小，甚至枯萎，多见于严重的体能消耗疾病以及病程的后期阶段。中医认为，精气不足，其表象多为肾精亏损或者肾阳耗竭。本症如拖延日久，精气消耗殆尽，极易造成衰竭现象。

耳屎可不是垃圾

有人非常喜欢掏耳屎，没事的时候就会找个火柴棍或掏耳勺甚至是用自己的手指在耳朵里掏来掏去，似乎掏耳屎是一种享受。殊不知，这是一种不健康的做法。

（1）耳屎因富含油脂，可以滋润耳道皮肤上的细毛，阻挡来自外界的尘埃颗粒。富含油脂的耳屎还能使耳道保持一定的温度和湿度，使耳道深处的鼓膜不至于干涸，保证其处于最佳状态。

（2）耳屎和细毛，能防止昆虫等微生物对耳朵的侵害。耳屎上密绒绒的细毛可以阻挡小虫的进入，且耳屎味苦，小虫尝到耳屎的苦味后，便会"知难而退"。耳屎和细毛还能使耳道空腔稍稍变窄，对传入的声波起到滤波和缓冲作用，使鼓膜不致被强声所震伤。

（3）富含脂肪酸的耳屎，可在耳道皮肤表面形成一层酸膜，使外耳道处于酸性环境，具有轻度的杀菌作用。

总之，耳屎对耳朵有很好的保护作用。它在耳朵里堆积得多了，当人活动时，就会自行脱落，排出体外，所以也不用经常去掏。否则，可能会破坏耳朵里的平衡环境，如有不慎，甚至会破坏耳膜，导致耳聋。

耳朵日常保健有妙招

很多人在年轻时不注意耳朵的保健，年老后就会出现严重的听力减退。耳科专家表示，虽然没有很好的办法避免老年性听力减弱，但经常进行耳朵保健可以延缓耳朵衰老。

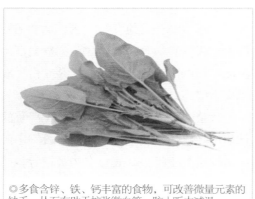

◎多食含锌、铁、钙丰富的食物，可改善微量元素的缺乏，从而有助于扩张微血管，防止听力减退。

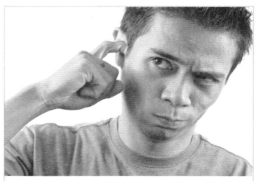

◎不宜常挖耳朵，如果耵聍太多或结块需要到医院进行处理。

保护耳朵的日常生活注意事项

预防游泳性耳病	硬块的耳屎可以形成栓塞，耳朵进水，耳屎变软膨胀，影响听力，刺激耳道，引起发炎。如果耳膜已经穿孔，则不要游泳，以免引起各种疾病的复发。 平时游泳时最好用耳塞，头部仰起，高于水面
养成科学的饮食习惯	多食含锌、铁、钙丰富的食物，可改善微量元素的缺乏，从而有助于扩张微血管，改善内耳的血液供应，防止听力减退
预防药物中毒影响听力	可以致聋的药物主要有链霉素、卡那霉素、新霉素等，这些药物易损害内耳、耳蜗（听觉感受器）、前庭（平衡感受器），造成耳聋和平衡失调。 耳蜗中毒症状主要有：用药期间或停药以后，出现高调耳鸣，听力下降，并且逐渐加重，直到全聋。 前庭中毒的症状主要有：眩晕、恶心呕吐、走路不稳和平衡失调
远离噪声	不规律、强刺激噪声，不仅会引起心理不适，而且会损伤听力。噪声损伤听力是缓慢的、进行性的损伤，很难治疗。强烈刺激的音乐也会使听力下降
克服不良习惯——掏耳	掏耳容易损伤外耳道皮肤，把细菌带入外耳道，引起发炎，不仅痛苦，而且难治。如果造成鼓膜穿孔，易引起感染，患中耳炎，影响听力。 如果耳痒难忍，可以用棉棒蘸酒精擦拭，但不要插入太深
保持良好的精神状态	当人情绪激动时，肾上腺素分泌会增加，可使内耳小动脉血管发生痉挛，小血管内血流缓慢，造成内耳供氧不足，导致突发性耳聋

如何防治耳鸣

肾开窍于耳，肾的精气充足则会耳聪、听觉灵敏，如果精气不足则会耳鸣。此外，过度疲劳、睡眠不足、情绪过度紧张时，也可能产生耳鸣。对于前者引起的耳鸣，治疗时应该去补肾精、补元气，后者只需将这些不良的生活方式戒除即可。

耳鸣的防治法

按摩听会穴	先用示指和大拇指轻柔按摩听会穴（在耳屏的前下方与小豁口平齐，张嘴时的凹窝处）5分钟左右，350～400次
敲击枕骨下方	两掌搓热，用两掌心掩耳，十指按在头后部。再将示指叠在中指上，敲击枕骨下方约50次，使耳内听到类似击鼓的声音
捂耳	用已搓热的两手掌心捂住两耳，手掌将耳朵完全封闭，然后两掌突然松开，这样重复捂耳30次
捏耳郭	用示指和大拇指先从上至下按捏耳郭，然后从下至上按捏，这样反复按捏至双耳有发热感，共按捏耳郭100次
按摩合谷穴	按摩合谷穴（伸掌，大拇指、示指两个手指并拢，在两指间肌肉最高处取穴）80次

应对耳聋，走出无声的世界

耳聋即单侧或双侧耳朵对某种声音的听力降低。按照听力下降的性质可分为：由耳内器官病变引起的感音性听力下降和由耳道阻塞引起的传音性听力下降及二者病因兼而有之的混音性听力下降。

耳聋疾病的表征

非化脓性中耳炎	常见于儿童，多数人发病时有感冒症状。患者感觉耳朵堵闷、耳鸣、听力下降
耳咽管堵塞	如听力下降且出现咽痛或感冒，有可能是连接中耳与咽部的耳咽管出现堵塞。造成成人耳道阻塞的原因多是耳道内耳垢堆积，会出现耳鸣、耳闷、听力下降。胆脂瘤、肿瘤也是耳道堵塞的原因
耳道感染	如耳道内发生炎症引起肿胀而使耳道不畅，就可能影响听力，但此时耳道已有流液，甚至外耳道疼痛。应到医院就诊，尽早使用抗生素治疗
老年性耳聋	其成因很多，一种是老年人因内耳逐渐退化而引起的耳聋，另一种是冠心病的征象。临床上将内耳症状看成是冠心病的主要前兆症状。还有一种与老年人的高血脂饮食相关

耳部的炎症及其治疗

耳朵中分泌的耳屎，具有保护外耳道皮肤及黏附异物的作用，但耳中的分泌物 ｜ 过多甚至流液就是某些疾病的征象了。

耳朵炎症的类型

急性化脓性中耳炎	常见于儿童，初期出现咽鼓管充血肿胀、发热、全身不适、烦躁不安等症状，渐渐发展至内耳剧烈疼痛，耳朵流脓，听力下降。出现这种症状应及时去医院就诊，并要注意防止感染扩散而形成脑内脓肿，还要防止转变为慢性中耳炎
慢性化脓性中耳炎	是耳鼻喉科最常见的疾病之一，俗称"耳朵底子"。急性化脓性中耳炎如未及时治疗，就会转化为慢性化脓性中耳炎。表现为听力减退，耳内间歇性或持续性流脓。应及时清除脓液，并使用抗生素治疗
鼓膜破裂	一般为外界刺激所致。鼓膜破裂的特征是：伤后即感到耳鸣、耳疼，外耳流出少量血液，听力下降。出现这种现象后应保持鼻腔的畅通，用抗生素防止感染，必要时要进行手术修复
外耳恶性肿瘤	可能发生于耳外，也可能发生在耳道内。早期没有任何症状，当耳道流出血性分泌物时已到晚期。以手术治疗为主，也可进行化疗或放疗
外耳道发炎	如耳朵流液，且出现严重的耳朵疼痛，咀嚼、张口或打呵欠时疼痛加重，可能是外耳道炎症所致。检查外耳道可发现突起的小疖，外耳道皮肤红肿、压痛，外耳道变窄，甚至出现阻塞。外耳道炎症应进行消毒处理，可用8%的醋酸铝敷患处，也可用2%～5%的硝酸银涂布，使用抗生素治疗

眉毛与面貌、健康息息相关

很多人只知道眉毛对外貌的影响非常大，不同的眉形会让一个人的气质发生很大变化，却很少有人知道眉毛对于健康的意义。中医认为，眉毛能反映五脏六腑的盛衰。《黄帝内经》中有这样的记载："美眉者，足太阳之脉，气血多；恶眉者，血气少；其肥而泽者，血气有余；肥而不泽者，气有余，血不足；瘦而无泽者，气血俱不足。"这就是说，眉毛属于足太阳膀胱经，其盛衰依靠足太阳经的血气。眉毛长粗、浓密、润泽，反映了足太阳经血气旺盛；眉毛稀短、细淡、脱落，则是足太阳经血气不足的象征。眉又与肾对应，为"肾之外候"，眉毛浓密，说明肾气充沛，身强力壮；眉毛稀淡恶少，则说明肾气虚亏，体弱多病。

我们经常会看到一些老年人的眉毛非常稀疏甚至几乎没有，这就是气血不足、肾气虚弱的表现，但有的老年人眉毛还是比较浓密，这样的老年人一般身体比较硬朗。

美眉一定要把对眉毛的伤害降到最小

在女性的面部中，最为简单、最容易改变而且在变化时给人的印象最为深刻的地方就是眉毛。很多爱美的女性朋友也都注意到了这点，所以很注重对眉毛的修理，但是修理眉毛是刮还是拔呢？

很多女性不顾疼痛，选择用小镊子拔除多余的眉毛，但是这样做的结果是：长出的眉毛更加杂乱，眼皮还出现松弛的现象。这是因为眉毛多长在靠眼周的位置，这个部位的肌肤本来就很脆弱，拔眉毛时反复拉扯的动作很容易令肌肤松弛、产生皱纹。而且眉毛周围神经血管比较丰富，若常拔眉毛，易对神经血管产生不良刺激，使面部肌肉运动失调，从而出现疼痛、视物模糊或复视等症状，还有引发皮炎、毛囊炎的可能。

"寿眉" 是祸还是福

有很多长寿的老年人，看上去两眉秀美而长，其中有几根特别长，可达4～5厘米，人们称这种长眉为"寿眉"。但是，经研究发现，"寿眉"不一定是吉兆。出现寿眉主要与调控失衡有关，如在青中年期出现寿眉可能是肿瘤、免疫性疾病等某些处于潜伏阶段疾患的早期外在表现。"寿眉"发生愈早，提示机体调控失衡发生愈早，走向衰老的步伐就愈快，肿瘤发生的概率也愈高。

眉毛的形状与疾病的关系

眉毛冲竖	是病情危急的征兆，此种患者应抓紧时间去医院诊治
眉毛倾倒	眉毛倾倒表示病重，特别是胆腑可能有严重病变
眉毛枯燥	眉毛末梢直而干燥者，如果是女性可能月经不正常，是男性则多患神经系统疾病。有些小孩或营养不良患者，眉毛黄而枯焦，是肺气虚的征象
眉毛浓密	眉毛浓密者体质较强，精力充沛。但如果女性眉毛特别浓黑，有可能与肾上腺皮质功能亢进有关。眉毛粗短者，多性急易怒，应提防患急症
眉毛脱落	眉毛淡疏易落，多为气血衰弱、体弱多病者。此类患者容易手脚冰冷，肾气也较弱。甲状腺功能减退症及脑垂体前叶功能减退症患者，眉毛往往脱落，尤以眉毛外侧1/3处为甚
眉毛下垂	多是面神经麻痹导致。若是某一侧眉下垂，说明是该侧得了面神经麻痹，使眉毛较低，不能向上抬举。有的是单侧上眼睑下垂（如肌无力症），以致另一侧的眉毛显得较高

察"颜"观色，看面色知病变

古有"望面色，审苗窍"之说，即从面相可辨疾病。那么，该如何根据自己的面相审视其中透露出的疾病呢？

面色与疾病

面色苍白	"心主血脉，其华在面"面色苍白是血气不足的表现。一般情况下，面色淡白多是气虚的表现，如果淡白的脸上缺乏光泽，或者是黄白如鸡皮一样，则是血虚的症状。另外，体内有寒、手脚冰凉的人也会面色苍白，这是阳虚在作怪，这样的人需要多运动，因为运动生阳，对改善阳虚很有效果。热水泡脚和按摩脚底的涌泉穴效果也不错，饮食上可多食用红枣、红糖等
面色发青	肝在五行当中属木，为青色。面色发青的人，多见于肝胆及经络病症，多是阴寒内盛或是血行不畅。天气寒冷的时候，人的脸色会发青，这是生理反应，只要注意保暖就可以了。如果不是处在寒冷的环境中，脸色还发青，就是肝肾的病了。经常喝酒的人也常会脸色发青
脸色土黄	脸色土黄的人一般有懒动、偏食、大便不调等症状，这时应注意健益脾胃，而捏脊可以督一身之气、调理脏腑、疏通经络，对于改善脾胃有很好的效果。从面相可以看出健康状况，因此我们平时一定要注意观察，关注自己的健康

人中真的能预示寿命吗

人中是脸部一个很重要的穴位，位于鼻子和嘴巴之间。

人中关涉两条重要的经脉，人体前阴和后阴的中间叫汇阴穴，从汇阴穴的里面延伸出一条经脉，叫督脉。这是人体的一条大阳经，而且是最重要的阳经。从前胸正中线一直到头部，这里也有人体的一条重要的阴经经脉，叫任脉。人中就是这两条最重要的任督二脉的交会处，在古代这个穴位叫"寿宫"，就是说长寿与否看人中。还有叫"子停"，就是将来后代的发育情况如何也要看人中，也就是说，人中是阴经和阳经的沟渠，从它可以看出阴阳的交合能力如何。

人突然晕倒时掐人中就是通过刺激这个穴位，使其阴阳交合，从而苏醒。人中在古代的相面学中是非常有讲究的，要求长、宽、深。如果人中又平、又短、又浅，好好休息几天就可以改善，人中的沟渠会慢慢变深。人中的深浅可以修，但是长短不能改变。古代相面时认为，人中特长的人会做官，而且长寿，后代的发育也会比较好。如果人中是歪的，就说明你的阴阳交合出了问题，会出现腿痛或者脊背痛的问题，这也是中医"望闻问切"中的望诊。

搓脸——精神焕发的好方法

不知大家注意过没有：在感觉疲劳或者困倦的时候，我们下意识的动作就是去搓搓脸，然后就会感觉精神一些，这是为什么呢？

中医认为，心之华在面，心功能的强弱是通过面色来反映的。中医的望诊可以通过面部征象判断人身体的健康与否。面部聚集着大量穴位，它是足三阳经的起点和手三阳经的终点，搓脸就是在无意识中按摩了这些经脉和穴位，使其气血畅通、循环无碍，所以人就会变得精神一些。因

此，搓脸也是一种可以促进健康的保健方法，经常搓脸，人就可以变得脸色红润、双眼有神。这也是《如皋长寿方案》中介绍的如皋长寿老人的一种养生方法。

搓脸的方法很简单，它不受时间、地点的限制，随时都可以搓一搓。如皋老人通常都先把双手搓热，然后用搓热的双手去搓脸，可以从上往下，也可以从下向上，每次都把下巴、嘴巴、鼻子、眼睛、额头、两鬓、面颊全部搓到，过程可快可慢，以自己感觉舒服为宜。

面部斑点，影响的不是美丽而是健康

女性脸上有一些色素斑点的话，先别忙着买化妆品试图遮盖，因为这些斑点往往与自身的健康状况密切相关，有些斑点还可能是某些疾病的征兆。

面部斑点与疾病

眼部斑点	多见于妊娠与人流次数过多的人及女性激素不平衡者
发际边斑点	和妇科疾病有关，如女性激素不平衡等
下颚斑点	见于血液酸化、白带过多等疾患
太阳穴斑点	眼尾部斑点：和甲状腺功能减弱、妊娠、更年期、神经质及心理受到强烈打击等原因相关
眼周围斑点	多见于子宫疾患、流产次数过多及激素不平衡引起的情绪不稳定者
面颊斑点	多见于肝脏疾患，日晒、处于更年期者、副肾上腺功能减弱者面部也有显现
额头斑点	多见于性激素、副肾激素、卵巢激素异常者
嘴巴周围的斑疤	见于进食量过多者
鼻下斑点	多见于卵巢疾患

内外相形

　　人的内脏发生病变，总是在体表有所反映。所以，如果一个人的面色发生变化，必定是他的内脏出现了病变；同样，如果通过诊脉诊察到了一个人内脏有了疾病，他的形体必定也出现了异常，它们之间的关系就如同人的形体和影子相随。

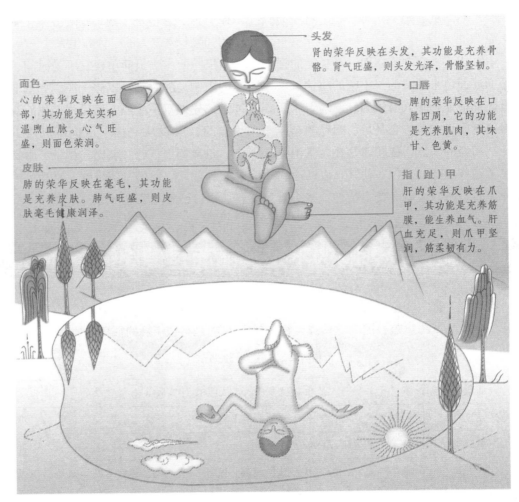

头发
肾的荣华反映在头发，其功能是充养骨骼。肾气旺盛，则头发光泽，骨骼坚韧。

面色
心的荣华反映在面部，其功能是充实和温煦血脉。心气旺盛，则面色荣润。

口唇
脾的荣华反映在口唇四周，它的功能是充养肌肉，其味甘、色黄。

皮肤
肺的荣华反映在毫毛，其功能是充养皮肤。肺气旺盛，则皮肤毫毛健康润泽。

指（趾）甲
肝的荣华反映在爪甲，其功能是充养筋膜，能生养血气。肝血充足，则爪甲坚润，筋柔韧有力。

- 人的体表就像一潭清水、一面镜子，可以照看到我们体内脏腑的变化。
- 人的形体与内脏总是一致的，我们可以以此作为诊断健康的标准。
- 形体是脏腑健康程度的外在反映。

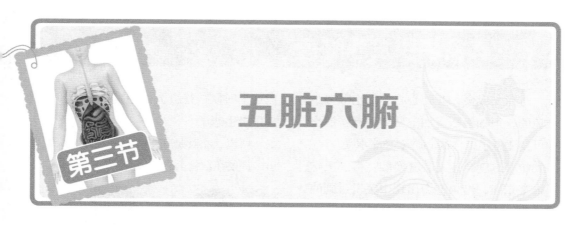

第三节

五脏六腑

养生先养心，心好则命长

现在患心脏病的人越来越多，还有很多人年纪轻轻心脏就不好，不是憋闷，就是疼痛难忍，或者老是心慌。其实，养心贵在坚持，那么在生活细节中，我们应该注意什么呢？

第一，静心、定心、宽心、善心

何谓"养心"？《黄帝内经》认为是"恬淡虚无"，即平淡宁静、乐观豁达、凝神自娱的心境。生活中我们要做到静心、定心、宽心和善心。

静心就是要心绪宁静，心静如水，不为名利所困扰，不为金钱、地位钩心斗角，更不能为之寝食不安。

定心就是要善于自我调整心态，踏实度日，莫为琐事所烦忧。豁达乐观，喜乐无愁，纵有不快，也一笑了之，岂非惬意？

宽心就是要心胸开阔。宰相肚里能行船，心底无私天地宽，让宽松、随和、宁静的心境陪伴自己，自然快乐每一天。

善心就是要有一颗善良之心，时时处处事事都能设身处地为别人着想，好善乐施献爱心，向需要帮助的人伸出热情的援助之手。

第二，保护心脏的穴位

一方面，内关穴可调节心律失常。平时既可以边走边按揉，也可以在工作之余，每天花两分钟左右按揉，有酸胀感即可。

内关作为冠心病的日常保健穴位之一，经常按揉该穴位，可以增加心脏的无氧代谢，增强其功能。

第三，通过饮食来保护心脏

合理的饮食能预防冠心病、心绞痛和心肌梗死等疾病的发病率。平时饮食要清淡，因为盐分过多会加重心脏的负担；不要暴饮暴食；戒烟限酒；多吃一些养心的食物，如杏仁、莲子、黄豆、黑芝麻、木耳、红枣等。

第四，适量运动益养心

进行适量的运动，如散步、慢跑、太极拳、游泳等，可根据自己身体的具体情况选择运动的方式和运动量。适量的运动有利于心血管系统的健康，可以增强心脏的功能。

暴饮暴食易引发心脏病

与朋友聚会，开开心心、吃吃喝喝是难免的，但如果狂喜加上暴饮暴食，那么你可要注意了，你的心脏未必能承受。

欢喜过度会让人心气涣散，再加上吃了很多东西，结果就会出现中医里讲到的"子盗母气"的状况。"子盗母气"，是用五行相生的母子关系来说明五脏之间的病理关系。"子"在这里是指脾胃，"母"指心，是说脾胃气不足而借调心之气来消化食物，就会伤害到心。因为心也有很多的工作需要做，同样需要很多的心气，被脾胃盗走的心气过多，心一定会有所伤。

因此，心脏病患者，特别是老年人，在这个时候往往会突然引发心脏病，这就是乐极生悲了。

所以，不管是在平时，还是在节庆假日里，都要在饮食上有所节制。

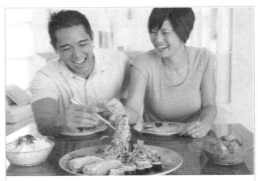

◎不管是与家人聚餐还是与朋友一起玩乐，都应注意不要暴饮暴食，这样会对胃和心脏造成伤害。

舌头是观察心脏的"晴雨表"

舌是口腔底部向口腔内突起的器官，由平滑肌组成，起感受味觉和辅助进食作用，人类的舌还是语言的重要器官。人类全身上下，最强韧有力的肌肉就是舌头。

中医认为"心开窍于舌""舌为心之苗"，也就是说心与舌的关系密切，心脏的情况可以从舌的色泽及形体表现出来。心的功能正常，舌红润柔软，运动灵活，味觉灵敏，语言流利；心脏气血不足，则舌质淡白，舌体胖嫩；心有瘀血，则舌质暗紫色，重者有瘀斑；心火上炎，则舌尖红或生疮。所以，心的养生保健方法要以保证心脏主血脉和主神志的功能正常为主要原则。

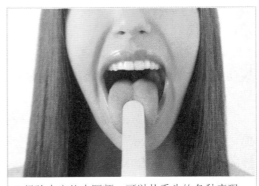

◎经验丰富的中医师，可以从舌头的各种表现，来判断心脏是否健康。

肝为将军之官

"肝胆相照"这一成语大家都知道，比喻以真心相见。其实里面蕴涵着中医的理论。《黄帝内经》中说："肝者，将军之官，谋虑出焉。胆者，中正之官，决断出焉。"足厥阴肝经在里，负责谋虑；足少阳胆经在表，负责决断。只有肝经和胆经相表里，肝胆相照，一个人的健康才有保证。

中医理论认为，肝主要有两大功能，主藏血和主疏泄。

肝主藏血一部分是滋养肝脏自身，一部分是调节全身血量。血液分布全身，肝脏自身功能的发挥也要有充足的血液滋养。如果滋养肝脏的血液不足，人就会感觉头晕目眩、视力减退。肝调节血量的功能主要体现在：肝根据人体的不同状态，分配全身血液。当人从安静状态转为活动状态时，肝就会将更多的血液运送到全身各组织器官，以供所需。当肝的藏血功能出现问题时，则可能导致血液逆流外溢，并出现呕血、衄血、月经过多、崩漏等病症。

肝主疏泄的功能即肝气宜泄，也就是说肝气具有疏通、条达的特性。这个功能其实与肝主藏血的功能是相辅相成的。"气为血之帅"，肝气疏通、畅达，血就能顺利地流向身体各处，如果肝气瘀滞，则血流肯定不畅，不能供给全身，就会导致全身乏力、四肢冰冷等症状。如果肝气长期瘀滞，全身各组织器官必然长期供血不足，影响其生长和营运功能，这样，体内毒素和产生的废物不能排出，长期堆积在体内，就会发展成恶性肿瘤。

一个人怒气冲天，实际上就是肝的功能失调。谋略、理智全没了。所以在这里要强调的是：要想发挥聪明才智，最重要的是肝的功能正常。要想孩子聪明，就要养他的肝的生机，要让孩子的天性都发挥出来，该学就学，该玩就玩，该睡就睡，别逼着孩子把那点儿生机给毁了。

◎肝是人体最大的腺体，红褐色，质软而脆，呈楔形，右端圆钝，左端扁薄。

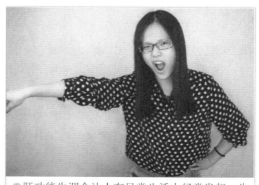

◎肝功能失调会让人在日常生活中经常发怒、失去理智，做出后悔的事情。

如此疗养最养肝

现在，我国约有1300万慢性乙肝病人，每年约有30万人死于肝硬化和肝癌。而且从儿童到老人，各个年龄段都有可能发病。对此，我们必须予以重视。对于肝病尤其是慢性肝病，世界上还没有一种特效药物，各种中西药物也各有利弊。其实与其单纯依靠药物治疗，不如着重进行调养。而如何加强自身调养，搞好养生之道，则应遵照《黄帝内经》中"起居有常，饮食有节，不妄作劳"的教导。

（1）起居有常：日常生活起居要有规律，每天保证足够的休息和睡眠时间，按时睡觉、起床和午休。这是因为休息是肝炎病人最重要的保健治疗基础。

实践证明，不注意休息是肝炎转为慢性的最常见原因。当然，休息不是做家务，不是打牌和散步，而是卧床休息。中医认为"人动则血归于诸经，人卧则血归于肝脏"，肝脏供血充足不仅有利于肝细胞的恢复，还会增加肝脏的局部免疫能力。

（2）饮食有节：不能暴饮暴食，并注意食物禁忌，如不能饮酒、忌吃雄鸡、鲤鱼、牛、羊肉等发物；少食油腻辛辣刺激性强的食物，如肥肉、猪油、辣椒、油炸等上火食物。要做到不偏食，注意五谷为养、五果为助、五荤为充，合理均衡地搭配饮食。

（3）不妄作劳：随着人们年龄的增长，肝的重量逐渐减轻，肝细胞的数目

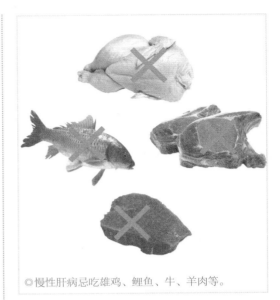

◎慢性肝病忌吃雄鸡、鲤鱼、牛、羊肉等。

逐渐减少，肝的储备、再生、解毒能力下降，若过度劳累或精神紧张，肝很容易受到损害。

在工作、学习时不能过于劳累，不宜苦干、加班加点和熬夜，性生活也应适当节制。

（4）按摩太冲穴：太冲穴是肝经上最重要的穴位，是治疗各种肝病的特效穴位，能够降血压、平肝清热、清利头目，与菊花的功效很相似，而且对女性的月经不调也很有效。它的位置在脚背上大脚趾和第二趾结合的地方，足背最高点前的凹陷处。那些平时容易发火着急，脾气比较暴躁的人要重视这个穴位，每天坚持用手指按摩太冲穴2分钟，直到产生明显的酸胀感，用不了一个月就能感觉到体质有明显好转。

要想肝好，千万别动怒

中医认为肝"在志为怒"，所以七情中的"怒"与肝的关系最为密切。肝的疏泄失常可导致情志失常，而出现急躁易怒、心烦失眠，或抑郁寡欢、情绪低沉等症状。大怒伤肝，可导致肝的疏泄失常，而出现心烦易怒、面红目赤甚至吐血、不省人事等症状。调节情志，化解心中的不良情绪，使自己保持一个好心情则有益于养肝。

现在，生活压力使很多人都没有好心情，其实你可以找个时间去附近的公园转转，那里有花有草有树，视野也开阔，满目的绿色会给人带来舒畅、朝气蓬勃的好心情，对肝脏的养生保健也有利。

对付脂肪肝，三分治七分养

中国传统的治病概念是"三分治、七分养"，这对脂肪肝的治疗也是非常贴切的。良好的生活习惯和适当的保健措施是治疗脂肪肝的基本手段。其中对三酰甘油实行"减少收入、扩大支出"的政策非常关键。

治疗脂肪肝注意事项

远离病因	如果脂肪肝的病因明确，自我保健的第一步就是要远离这些病因，不让其再加重肝脏病变。不论是否酒精致病，都必须严格禁酒；因肥胖引起者，需大力减肥；合并糖尿病者，要控制好血糖；由药物引起的，应避免再用该药
调控饮食	包括调整饮食结构和控制摄入量。相当一部分单纯性脂肪肝是由于营养过剩所致，患者如能管住嘴巴，即调整饮食的"质"和"量"，病情往往可以控制"一半"。由于体内的三酰甘油多由摄入的糖分转化而来，因此应当减少淀粉类食物的摄入，如米、面、土豆、糖和甜饮料等，每天摄入总量（相当于米饭）女性为200～250克，男性为350～400克。进食淀粉类食物太少也不好，会造成机体对胰岛素的敏感性降低，容易诱发低血糖。正常人每日脂肪的摄入量如不超过35克可促使肝内脂肪沉积的消退。蛋白质食物应保持在每人100克左右，足够的氨基酸有利于载脂蛋白的合成，有助于体内脂肪的转运。各种畜禽的瘦肉、鸡鸭蛋的蛋白、河鱼海鱼都可以吃。总之，理想的饮食应该是高蛋白低脂少糖的食谱和保持一日三餐的规律
加强锻炼	除药物、妊娠等所致的脂肪肝外，多数脂肪肝患者都被医生劝告加强体育锻炼，此与病毒性肝炎患者需要多休息截然不同。加强体育锻炼的目的是为了消耗体内过多的脂肪。适合的锻炼形式是长跑、快走、上下楼梯、骑自行车、体操、游泳、打乒乓球等强度小、节奏慢的有氧运动，运动量因人而异，以微微气喘、心跳达每分钟120次左右为度。靠爆发力的大强度、快节奏的剧烈运动，如短跑、跳远、投掷、单双打、踢足球等，主要是从体内无氧酵解途径获得能量，消耗脂肪不多，因而对脂肪肝并无多大益处

肝硬化患者要从细节之处照顾自己

肝硬化是指由一种或多种原因长期或反复损害肝脏，导致广泛的肝实质损害，肝细胞坏死，纤维组织增生，肝正常结构紊乱，肝质变硬的一种疾病。肝硬化患者如果不重视自己所患的疾病，那么就可能引发肝癌。"逆水行舟，不进则退"是对肝病最恰如其分的比喻。所以我们要关注肝脏，从生活的一点一滴做起，达到预防的目的。

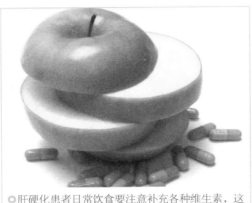

◎肝硬化患者日常饮食要注意补充各种维生素，这样能起到防止脂肪性病变和保护肝细胞的作用。

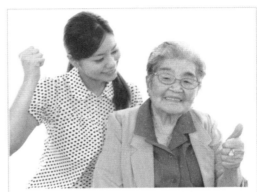

◎肝硬化患者在日常生活中应注意不要发怒，心态要保持平和乐观，这对治疗肝脏疾病有利。

肝硬化患者日常注意事项

不宜长期服化学药物	病理解剖发现，肝硬化的肝脏发生了弥漫性的肝细胞变性、坏死、再生、炎症细胞浸润和间质增生。因此，肝脏的解毒以及合成肝糖原和血浆蛋白的功能下降了，病人就会出现疲乏、食欲不振、饭后困倦、厌油、肝区疼痛、腹泻、腹水等一系列不适症状。尤其是食醉，就是吃完饭以后，立即想睡觉，这是肝脏有毛病的特征。肝脏失去了解毒功能，而如果病人还口服化学药物，那么肝细胞变性、坏死、再生、炎症细胞浸润和间质增生的过程就要加速。这就是许多肝硬化病人，越治越坏的原因
不能吃硬食	通过食管镜可以发现，食管壁上趴着许多像蚯蚓一样的东西，这就是曲张的静脉。这些曲张的静脉一碰就破，破了就要大出血，这是肝硬化病人最危险的并发症。避免大出血的唯一办法就是不吃硬东西，而应以软、烂、易消化的食物为宜
不宜动怒	快乐可以增加肝血流量，活化肝细胞。而怒气不仅伤肝，也是古代养生家最忌讳的一种情绪："怒气一发，则气逆而不顺。"动不动就想发脾气的人，在中医里被归类为"肝火上升"，意指肝管辖范围的自律神经出了问题。在治疗上，一般会用龙胆泻肝汤来平肝熄火。通过发泄和转移，也可使怒气消除，保持精神愉快

脾为"后天之本"

脾在人体中的地位非常重要。中医认为"肾是先天之本，脾为后天之本"，怎样理解这个"后天之本"呢？你不妨想一想土地。虽然现在人们的生活水平提高了，有汽车、电脑、高楼等，但这些不是人类生存所必需的，没有这些，人类照样生活了几千年，那么什么才是人类离不开的呢？那就是土地，离开了土地，人类将面临毁灭。在中医理论中，脾属土，它就是人的后天之本，是人体存活下去的根本。

脾主运化，把水谷化成精微并吸收，转换成气血津液，传输至全身，保证人体的正常运行。没有脾的运化作用，人体就不能得到能源，也就不能生存和生活下去。

脾还有统血的作用，就是统摄、约束血液行于脉内而不外溢。如果脾气虚弱，失去了约束血的力量，就会出现一些出血病症，如皮肤紫癜、产后出血不止、呕血、便血、尿血等。治疗脾虚引发的出血症状重点在于补脾气，中成药"归脾丸"就是治疗这类出血症的有效药物。

中医认为"脾开窍于口，其华在唇，在液为涎"，因此，要观察脾的运化功能是否正常，很简单，看嘴唇就行了。脾的运化功能好，嘴唇就会滋润、丰满，否则就会比较干瘪。

夏季是养脾的好时节

中医认为"脾主长夏"，夏季炎热又多雨，湿为阴邪，好伤人阳气，尤其是脾阳。由于脾脏喜燥而恶湿，一旦受损，则导致脾气不能正常运化，而使气机不畅，表现为消化吸收功能低下，症状表现可见脘腹胀满、食欲不振、口淡无味、胸闷想吐、大便稀溏，甚至水肿。

所以在长夏一定要注意饮食、起居的应时应季变化，以预防疾病发生。

长夏最容易产生胃肠道疾病。中医上说，因为湿困脾，使其升清降浊功能削弱，吃油腻或过甜的东西就容易呕吐。

所以饮食要控制，饮酒也要控制，因为酒亦主湿。在长夏季节里，饮食应以清热祛湿、健脾和中为主，所以有"夏天（清）补心，长夏（淡）补脾"之说。日常生活中，除食用冬瓜、绿豆芽、小白菜、苦瓜之类清热食物外，还要吃些薏苡仁、芡实、赤小豆，常喝稀饭、淡茶、菜汤、豆浆、果汁等。经过炎夏的消耗，入秋后人体消化功能逐渐下降，肠道抗病能力也减弱，稍有不慎，就可能发生腹泻，所以大鱼大肉等易生火的食物尽量少吃，吃海鲜和烧烤时，也要注意是否新鲜。

思虑伤脾——压力过大造成消化系统疾病

近年来，随着社会竞争的加剧，职业发展的困惑、上司的期望、管理难题、人际关系、经济压力、家庭矛盾、健康危机等带来的压力，把很多人压得喘不过气来，身体不适也随之而来，尤其是肠胃问题更是雪上加霜。

中医有"思虑伤脾"之说，思虑过多就会影响脾的运化功能，导致脾胃呆滞、运化失常、消化吸收功能障碍，而出现食欲不振、脘腹胀闷、头目眩晕等症状。所以缓解压力就可以健脾，那么生活中我们应该怎么减压呢？

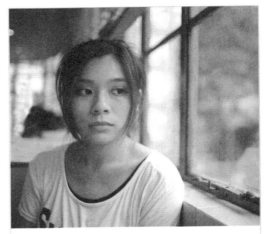

◎生活中不如意之事十之八九，不用太过思虑，否则，容易造成脾胃呆滞。

日常健脾方法

多听悦耳动听的音乐	悦耳动听的音乐会通过人的听觉影响大脑皮层，使内分泌系统增加分泌一些有益于健康的激素和酶，所以当一个人听到自己喜欢的音乐时，呼吸加深，神经松弛，疲劳便得以消除
劳逸结合，疲劳时学会放松	每个人都有感到无能为力的时候，在自己情绪低落或精力不足的时候，要给自己充分放松和休闲的时间，不要过分地强迫自己而不顾身体的实际情况拼命蛮干
自言自语	因为自己声音的音调有一种使人镇静的作用，可以产生安全感，所以在感到心情不好的时候，找一个没人的地方自言自语一会儿，可以发泄内心长年所遭受的思想和感情上的压抑，从而获得精神状态和心理状态的平衡协调
降低对自己过高的期望值	有的人追求更高、更快、更完美地做事情，不断地给自己设定目标，这自然会给自己带来无穷的压力和烦恼。因此，要正确认识自己的能力，量力而行，不要忘了：健康才是事业发展的本钱
"笑一笑十年少""哭一哭也无妨"	当自己感到郁闷时能够"笑一笑"当然是最好的，实在笑不出来就"哭一哭"。在传统观念中男人哭泣被认为是软弱的表现，是被人瞧不起的。但是心理学家研究发现，眼泪能杀菌，"哭"是一种极好的情绪宣泄方式，而且比其他的宣泄方式更有益于身体健康。所以男人感到压抑时应该尽量放声痛哭，如果怕没面子可以找个没人的地方痛快地大哭一场，等情绪稳定后再树立自己的男子汉形象也不迟

糖尿病是威胁脾健康的元凶

对于现代人来说，最常见的脾病就是糖尿病。人的脾本来应该把精华送给心肺，但是脾不好好工作，亵渎职责，却把这些精华往下送，人体所需的糖分都随尿排走了，使肌肉不能正常工作。

饮食不当、运动不足是糖尿病致病的主要原因，其中饮食不当最为重要。经常买菜的朋友可能知道，现在的菜场菜样丰富，很多菜不管什么季节都有，乍一看市场丰富了，却违反了植物的自然生长规律，反季节的蔬菜、水果与自然的五行之气相驳，对人体的健康影响是潜移默化的，久而久之便有可能成为致病的因素。

随着现代生活的改善，很多国外的生活方式进入中国人的生活，其中有合理的也有不合理的，不合理就会致病。比如，果汁饮料以自然鲜榨为好，经过加工后加入了添加剂和防腐剂或者香精、色素等，对脾脏就是一个不利的因素。很多人喜欢喝带气的饮料，觉得爽口、过瘾，殊不知其中的气体对人体的脾脏是非常不利的因素，对脾脏的功能有损害作用。

有胃病的人喝了带气的饮料就会引起胃部的不适，甚至胃痛，没有胃病的人喝多了就容易发胖，其原因就是人的脾脏功能受到了影响。因此，反季节的蔬菜、水果对人体的健康是非常不利的，碳酸饮料对人体的脾脏功能有不利的影响。啤酒对人体的脾脏也是有害的，多喝不利于人体健康，啤酒肚就是脾脏变弱的一个信号。

肺是人体"大宰相"，脏腑情况它全知

《黄帝内经·素问·宝命全形论篇》中有："夫人生于地，悬命于天，天地合气，命之曰人。""悬命于天"不是封建迷信，不是说命运由上天决定。人不吃东西，可以活上十天半月，但是人不呼吸空气就连十分钟也活不下去，这不就是悬命于天吗？人体与空气相连的是肺，所以命悬于天，就是命悬于肺。

另外，肺外合皮毛，皮毛是肺的外延。皮肤是由肺经的气机来充养的，如果肺经气机太足，血液循环就会加快，导致皮肤发红、怕热、容易过敏；如果肺经气机长期虚弱，皮肤血液循环不足，就会失去光泽，肤色比较暗淡。这时，只用化妆品并不能达到美容目的，首先要将肺经的气机养起来，这样内外兼修，才有效果。

在情志方面，肺主悲，很多时候我们悲伤过度会有喘不过气来的感觉，这就是太过悲伤使肺气受损了。反过来，肺气虚时，人也会变得多愁善感，而肺气太盛时，人容易骄傲自大。所以说，过犹不及，凡事处于平衡时，才是最好的状态。

好肺好健康，日常生活中的护肺良方

肺位于胸腔，左右各一，覆盖于心之上。肺有分叶，左二右三，共五叶。肺经肺系（指气管、支气管等）与喉、鼻相连，故称喉为肺之门户，鼻为肺之外窍。

肺的主要生理功能是主气司呼吸，主行水，朝百脉，主治节。肺气以宣发肃降为基本运行形式。肺在五脏六腑中位置最高，覆盖诸脏，故有"华盖"之称。肺叶娇嫩，不耐寒热燥湿诸邪之侵；肺又上通鼻窍，外合皮毛，与自然界息息相通，易受外邪侵袭，故有"娇脏"之称。

肺是人体重要的呼吸器官，负责体内外气体的交换。通过肺的呼吸作用，我们可以吸入自然界的清气，呼出体内的浊气，从而进行吐故纳新，实现体内外气的交换，维持人体正常的新陈代谢。那么，在生活中，我们应该如何养肺呢？

（1）情绪要开朗：这点非常重要，因为肺气虚容易引起悲伤，而悲伤又会直接影响到肺，所以要戒忧。秋天应特别注意保持内心平静，以保养肺气。

（2）注意呼吸：肺是主全身呼吸的一个器官，肺主全身之气，其中一个就是呼吸之气。要通过呼吸吐纳的方法来养肺，怎么呼吸呢？有一种方法：使呼吸节律与宇宙运行、真气运行的节律相符，也就是要放慢呼吸，尽量使一呼一吸的时间达到6.4秒。要经常做深呼吸，把呼吸放慢，这样可以养肺。

《黄帝内经》还介绍了一种呼吸的方法，叫闭气法，就是闭住呼吸，叫"闭气不息七遍"。先闭气，闭住之后停止，尽量停止到你不能忍受的时候，再呼出来，如此反复7遍。这种闭气的方法有助于增强我们的肺功能。

（3）注意饮食的调养：可以多吃一些玉米、黄豆、大豆以及水果，有助于养

◎肺位于胸腔，左右各一，覆盖于心之上。肺有分叶，左二右三，共五叶。

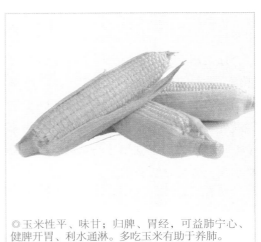

◎玉米性平、味甘；归脾、胃经，可益肺宁心、健脾开胃、利水通淋。多吃玉米有助于养肺。

肺。秋令养肺最重要，肺喜润而恶燥，燥邪会伤肺。秋天气候干燥，空气湿度小，尤其是中秋过后，风大，人们常有皮肤干燥、口干鼻燥、咽痒咳嗽、大便秘结等症。因此秋季饮食应"少辛增酸""防燥护阴"，适当多吃些蜂蜜、核桃、乳品、百合、银耳、萝卜、秋梨、香蕉、藕等，少吃辛辣燥热与助火的食物。同时，饮食要清淡。

此外，中秋后室内要保持一定湿度，以防止秋燥伤肺，还要避免剧烈运动使人大汗淋漓，耗津伤液。

（4）主动咳嗽能排出肺内毒素：自然界中的粉尘、金属微粒及废气中的毒性物质，通过呼吸进入肺脏，既损害肺脏，又通过血液循环而"株连"全身。主动咳嗽可以"清扫"肺脏。每天到室外空气清新处做深呼吸运动，正确的深呼吸方法是：找一个空气清新的地方，首先放松肺部，用指尖轻轻触及肺部，接着用鼻子平稳地深深吸气，此时指尖

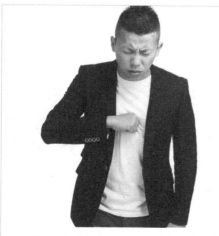
◎日常生活中主动咳嗽可以把肺内的有害物质排出体外，能起到清肺养护的作用。

可感觉到肺部鼓起，直到整个肺部充满了气体，让气体在肺部停留4秒钟，再用嘴慢慢呼气。

另外，可以吹口哨清肺。在玩具店买一个口哨，用力地吹口哨，其有力的吹动将吸走肺中的灰尘，有毒废物和灰尘可以有效地清除掉。

（5）冷水浴、冷热水浴：冷水浴，即用低于20℃的冷水擦洗全身。中老年人开始进行冷水浴锻炼时，最好选择在夏季，先用低于体温的35℃的水进行锻炼，随着机体的适应逐渐降低水温至20℃以下。身体条件较好者亦可参加冬泳运动。

冷热水浴：先用热水洗全身，再用冷水冲洗，然后用毛巾将全身皮肤擦干直至产生热感。冷热水浴可以使全身的血管受到刺激，使血管既有舒张又有收缩，能增强血管的弹性，提高人体的抗寒能力，还有促进肺脏功能和提高适应性的作用。

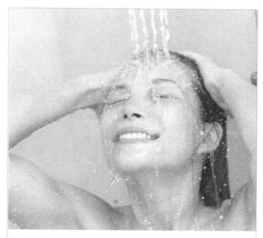
◎冷热水浴可以使全身的血管受到刺激，起促进肺脏功能和提高适应性的作用。

由幼儿哮喘想到的人体气血

哮喘是幼儿最常发生的疾病，最初的症状就是一连串的咳嗽，严重时会出现胸闷、咳痰、呼吸困难等。

幼儿之所以容易患哮喘，主要是因为幼儿的气血比较足，在受到寒气侵袭的时候，身体有能力把这些寒气排出去，在排出体内寒气的时候，就会出现哮喘的症状。当体内的寒气排出干净后，哮喘的症状也会随之消失。

那么为什么大人较少得哮喘呢？有的人说这是因为大人的抵抗力强，其实这种说法是没有道理的。随着年龄的增长，我们所承受的压力也变得越来越大，每天不断地应酬、熬夜，气血在不知不觉中就被我们透支，这就导致当寒气入侵我们身体的时候，我们已经没有足够的气血来排出寒气，自然也就不会出现哮喘的症状了。

打一个比方，如果把寒气比喻成入侵你的国家（身体）的敌方军队，你的军队（气血）没有足够的力量来打败它，于是双方就会暂时和解，也就不会出现任何症状。但是如果你能好好地休息几天，你的军队（气血）的战斗力就会得到提高，也就有能力和敌人（寒气）开战了，所以这场祛除寒气的战争就会使你产生一些症状，例如出现哮喘。

在生活中，我们会遇到一些自称从来不感冒的人，这些人的脸色通常是黑而且干，从外表看，他们体内的寒气已经很重了。但是由于他们的气血严重不足，已经没有能力排出深藏在经络和脏腑中的寒气，因此，这些人只有通过日常的保养，使气血提升上去，才能彻底排出体内的寒气，使脸色变得红润起来。

所以说，如果成年以后，不再轻易患哮喘、感冒这类疾病，千万不要高兴得太早，以为是自己的抵抗力增强了，其实这很可能代表着你的身体已经很虚弱了。

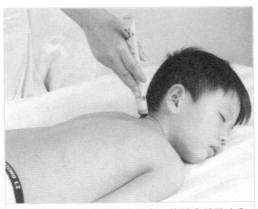

◎日常生活中经常艾灸定喘穴，能够有效防止和治疗幼儿哮喘症状。

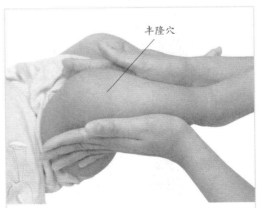

丰隆穴

◎在小儿哮喘时，可以按揉丰隆穴，能够起到和胃气、化痰湿、清神志的功效。

肺可益气通便，用刮痧维护好人体的"换气扇"

肺在五脏六腑的地位很高，《黄帝内经》中说："肺者，相傅之官，治节出焉。"也就是说肺相当于一个王朝的宰相，一人之下，万人之上。宰相的职责是什么？他了解百官、协调百官，事无巨细都要管。肺是人体内的宰相，它必须了解五脏六腑的情况，所以《黄帝内经》中有"肺朝百脉"，就是说全身各部的血脉都直接或间接地会聚于肺，然后敷布全身。所以，各脏腑的盛衰情况，必然在肺经上有所反应，中医通过观察肺经上的"寸口"就能了解全身的状况。寸口在两手桡骨内侧，手太阴肺经的经渠、太渊二穴就

处在这个位置，是桡动脉的搏动处，中医号脉其实就是在观察肺经。

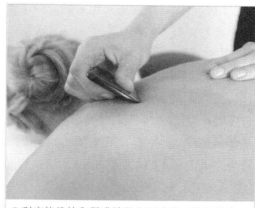

◎刮痧能维持和促进肺的生理功能，益气养肺，延迟呼吸系统的衰老。

刮痧对肺的保健作用

预防呼吸系统性疾患	能够改善呼吸系统的环境，可预防流感、咳嗽等呼吸系统性疾患
延迟呼吸系统的衰老	维持和促进肺的生理功能，益气养肺，延迟呼吸系统的衰老
改善肠道的生理功能	清洁肠道，维持和改善肠道的生理功能，预防腹泻、腹胀、便秘等疾病

刮拭方法

胸部	用单角刮法从上而下刮拭胸部正中器官的投影区，然后用平刮法沿着胸部肋骨的走向，从身体正中线向两侧刮拭；再用平刮法从上向下刮拭肚脐周围大肠投影区
脊椎	用面刮法自上而下刮拭背部以肺俞为中心的脊椎对应区、腰骶部脊椎大肠对应区。重点刮拭膀胱经肺俞穴（位于背部，第3胸椎棘突下，左右旁开2横指处）、魄户穴、大肠俞穴（位于腰部，第4腰椎棘突下，左右旁开2横指处）
手掌和足底	用面刮法或用平面按揉法刮拭手掌和足底肺和大肠的全息穴区
太渊	用面刮法刮拭太渊（位于腕掌横纹桡侧端，桡动脉搏动处）、列缺（位于前臂掌面桡侧缘，桡骨茎突上方，腕横纹上2横指处，能感觉到脉搏跳动之处）、偏历穴

藏精纳气都靠肾，给生命提供源源动力

肾最大的功能就是繁衍后代。每一个孩子最初都是父亲的精子和母亲的卵子相遇、结合，然后慢慢成长起来的。而精子和卵子与肾有非常密切的关系。《黄帝内经》中就说过："肾者，作强之官，技巧出焉。"这就是在肯定肾的创造力。"作强之官"，"强"，从弓，就是弓箭，要拉弓箭首先要有力气。"强"就是特别有力，也就是肾气足的表现，其实我们的力量都是从肾来，肾气足是人体力量的来源。"技巧出焉"的技巧，就是父精母血运化胎儿，这个技巧是你无法想象的，是由父精母血来决定的，是天地造化而来的。

肾开窍于耳及二阴，其华在发，在志为恐。一个人肾气开始衰弱了，最先表现在头发，普通人一过40岁就开始有白头发了，这说明你的肾气开始走下坡路了，这是一种正常的现象。如果少年白发，说明先天不足，在母亲肚子里就亏了一些，应该多从后天之本的脾胃上补偿一些。肾的精气充足则会耳聪，听觉灵敏，如果精气不足，则会耳鸣。肾主骨，齿为骨之余，所以牙齿也依赖于肾精的充养，肾亏牙齿就会松动，甚至会脱落。

每天的下午5～7点，是肾经当令的时间。肾经是与人体脏腑器官联系最多的一条经脉，健康强大的肾经能激发身体的巨大潜能。与肾经相对应的是肾。肾主藏精，这是肾的一个非常重要的功能。这里所说的精是维持人体生命活动的基本物质。肾藏精气有先天、后天之分，先天之精是从父母那里传承来的，是构成人体胚胎的原初物质；后天之精是出生后摄取的水谷精气及脏腑生理活动过程中所化生的精微物质，又称"脏腑之精"。"先天之精"是人体生长、发育的根本，"后天之精"是维持生命的物质基础，所以说，肾精是否充足与人的生老病死都有很密切的关系。

肾的另一个功能就是主纳气。这个气就是元气，元气是天生的，有的人先天元气充足，身体就比较壮，但是如果倚仗自己出生时带来的那点儿元气，不知保养，肆意挥霍，也不一定能长寿；相反，有的人先天元气不是非常充足，自小身体就比较弱，各种病痛不断，但是注意调养，不随意耗费元气，反而会长命百岁。所以，元气虽是先天带来的，但是后天的养护也非常重要。元气足了，我们的五脏六腑才能够平安健康。

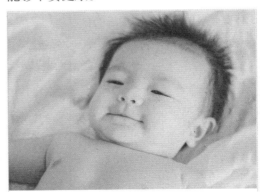

◎肾功能好那么后代先天体质就会强壮一些，再加上后天养护就会健康长寿。

五步辨别肾气的强弱

"肾气"，是指肾精所化之气，这个概念反映了肾的功能活动，对人体的生命活动尤为重要。若肾气不足，不仅早衰损寿，而且还会发生各种病症，对健康极为不利。

肾气不足的主要表现

封藏失职	肾气不足，精关不固，男性易发生遗精、早泄、滑精；老年女性则会出现带下清稀而多、清冷。肾气不足，膀胱失约，会表现为小便频数而清长，夜间更为严重，严重时还会小便余沥不尽或失禁
衰老提前	肾气在推动人体生、长、壮、老、死中起着重要作用。肾气不足，五脏六腑功能减退，则会出现诸如性功能减退、精神疲惫、腰膝酸痛、须发早白、齿摇脱落等衰老现象
肾不纳气	肾主气，肾气不足，气失所主，气逆于上，表现为喘息气短，气不连续，呼多吸少，唯以呼气为快，动则喘甚，四肢发冷，甚而危及生命
主水失职	肾气有调节人体水液代谢的作用。老年人肾气不足，水液代谢紊乱，就会造成水失所主，导致水肿发生，还会引起尿频、尿失禁或者尿少、尿闭
耳鸣失聪	肾气不足，不能充养于耳，就会造成肾虚耳鸣，听力减退，甚至耳聋

补肾不是男人的专利，女人同样需要

中医认为肾是人体最重要的脏器，是机体生命活力的源泉，贮藏着禀受父母之精和繁衍下一代之精，故又称"肾为先天之本"。中医认为"肾藏精，主生长、发育与生殖"，肾所藏的精包括来源于父母的"先天之精"和来源于脾胃消化吸收的"后天之精"，对人体的生长发育、生殖均有重要的作用。

肾脏是与人体生长发育和生殖功能关系最为密切的器官。肾中精气充足，人体的生长发育及生殖功能就正常，机体的各个脏腑器官组织就能正常地发挥其各自的生理功能，表现为面色红润，齿固发黑，耳聪目明，记忆力好，性功能正常，身体强健有力，反应敏捷。如果肾脏虚损，肾中精气不足，在小儿可导致生长发育迟缓，智力低下；在成年人，则出现牙齿松动脱落，头发稀疏，耳鸣耳聋，视物昏花，腰膝酸软，记忆力下降，性功能减退，体弱无力，反应迟钝等一系列早衰现象。

现代中医学和养生学家对"肾"同样重视，延缓衰老的养生保健方法和中成药多是从补养肾进行的。肾的养生保健是保持青春活力、延缓衰老最重要的方法。

肾虚与性能力低下的差别

随着年龄的增长，人们总是把"中年"和"肾虚"画上等号。再加上广告宣传中的"十男九虚""疲劳就是肾虚"等，使得不少疲于奔波的中年人总觉得自己肾虚。

在中医看来，"肾"不等于西医所说的"肾脏"，它是"先天之本""生命之根"，包括了人体若干系统的功能。肾藏精，能充养骨髓、脑髓，调节生殖、泌尿功能，对生长发育和生命进程起重要作用。

由于男人们对"肾虚"缺乏必要的了解，往往片面地将"肾虚"理解为"性能力降低"，与西医所说的ED（勃起功能障碍）等同，给自己增加了不必要的心理负担。这种心理表现出来，就是男人们最忌讳别人说他"不行了"。因此，一提到肾虚就让男人感到"心虚"。

其实，男人们大可不必言肾就虚。"肾虚"多是心理压力大造成的。据统计，有相当一部分"肾虚"的男人，实际上他们根本没有肾虚的症状。即使出现肾虚，也不一定就是性功能降低，而可能是其他的一些症状，如耳鸣、眩晕、心悸等。因此，"90%的中国男人肾虚"是一种夸张的说法，而肾虚作为生理功能衰退的表现，男人们也没必要感到"没面子""心虚"。

虽然衰老是不可抗拒的，但其进程却是可调节的。有的人刚进入不惑之年，早衰征象已现端倪；有的人虽年近花甲，却壮气未减，其关键就在于肾气的盛衰。要使肾气旺盛，就应该在日常生活中注意劳逸适度、节制房事、积极锻炼、及时治疗慢性病，并有针对性地进行滋补。

房事的频度因人而异。一般来说，以房事后第二天身体不疲劳、心情舒畅为宜。从年龄上看，青年夫妇每周2～3次，中年夫妇每周1～2次为宜。因此，日常护肾必须注意性生活要适度，不勉强、不放纵。

在饮食方面，感到无力疲乏时可以多吃含铁、蛋白质的食物，如木耳、大枣、乌鸡等；消化不良者可以多喝酸奶、吃山楂。有补肾作用的食品很多，其中最简单可行、经济实惠的是羊背骨汤。

经常进行腰部活动也能起到护肾强肾的作用。此外，充足的睡眠也是恢复精气神的重要保障，一定要按时休息。

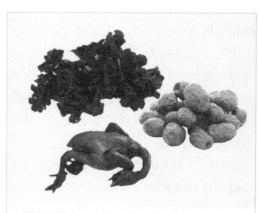

◎肾虚可以多吃含铁、蛋白质的食物，如木耳、大枣、乌鸡等。

以食利尿消肿，肾炎患者的出路

肾炎主要分为急性肾炎和慢性肾炎两大类，都有其独特的特点。

（1）急性肾炎：急性肾小球肾炎简称急性肾炎，是儿童及青少年人群的常见病，感染β-溶血性链球菌是主要病因，是机体对链球菌感染后的变态反应性疾病。轻度患者出现咽炎、扁桃体炎、中耳炎、丹毒、脓疱疮、水肿等症状；重者短期内可有心力衰竭或高血压脑病而危及生命。此外，还可有恶心、鼻出血、抽搐等症状。急性肾炎的病程长短不一，短者仅数日就可痊愈，长者可达1年以上。

（2）慢性肾炎：慢性肾小球肾炎简称慢性肾炎，青壮年是主要感染人群，是机体对溶血性链球菌感染后发生的变态反应性疾病，病变常常是双侧肾脏弥漫性病变。病情发展较慢，病程在1年以上，初起病人可毫无症状，但随病情的发展逐渐出现蛋白尿及血尿，病人疲乏无力、水肿、贫血、抵抗力降低以及高血压等症。晚期病人可出现肾衰竭而致死亡。中医认为本病属"水肿""虚劳"等范畴。

预防肾炎，人们在平时的饮食要多样化，吸收全面的营养，应适当补充含优质蛋白的鸡蛋、瘦肉、鱼类等，脂肪类以植物油为佳。多吃芝麻、木耳等黑色食物滋养肾脏，注意每天进食适量的蔬菜水果。

肾炎饮食要视患者有无高血压及水肿情况，分别给予少盐、无盐饮食。选用生理价值高的蛋白质，如蛋类、乳类、肉类等，以补偿排泄损失，避免和治疗水肿及贫血。宜选用富含维生素A、维生素B_2及维生素C的食物。可饮用橘汁、西瓜汁、橙汁和菜汁等，以利尿消肿。若伴有高血压或高脂蛋白血症者，须限制膳食中的饱和脂肪酸与胆固醇的含量。对有贫血的病例，应选用富含蛋白质和铁的食物，如肝、腰子、蛋黄及绿叶蔬菜等。

治疗肾炎有益的食谱

冬瓜羊肺汤	材料：羊肺250克，冬瓜250克，葱、姜适量，盐少许。 做法：羊肺洗净切成条状，放在油锅中炒熟，再将冬瓜切片，加水适量，文火炖煮，可放葱、姜调味，以上为1日量，随餐食用，1周为一个疗程，间隔3日，继续下一个疗程。 功效：能消肿补虚，主治水肿
番茄烧牛肉	材料：牛肉150克，番茄150克，酱油50毫升，白糖10克，精盐5克，蚝油、料酒各2.5克，姜丝、葱丝、植物油各少许。 做法：把牛肉洗净，切成方块；番茄洗净，去皮去籽，切成块；锅置火上，放油，烧热，放姜、葱丝煸炒，下入牛肉块煸炒几下，烹入料酒、蚝油，加入水（浸没牛肉块），放精盐、白糖，烧至熟，再加入番茄块烧至入味，出锅即成。 功效：西红柿性凉味酸、甘，有清热解毒，凉血平肝，生津止渴，健胃消食等功效；牛肉营养丰富，其性温味甘、咸，有补脾和胃，益气增血，强筋健骨等功效。将二者合烹食，可平肝清热、滋养强壮。对慢性肾炎有疗效

肾病综合征，降"三高"升"一低"

"三高一低"是肾病综合征的主要症状，即高蛋白尿、高度水肿、高脂血症和低蛋白血症。尤其是严重蛋白尿者，每天从尿排出的蛋白质在10克以上的任何肾疾病，都可能引起肾病综合征的发生。每天尿蛋白排出量大于3.5克，血清血蛋白小于30克/升，可确诊为肾病综合征。

高血脂、高胆固醇饮食的摄入是肾病综合征发病的重要原因。要预防肾病综

◎肾病综合征患者应忌食酱豆腐、咸菜、咸蛋、松花蛋等含钠较多食物。

合征，人们平时的饮食要控制脂肪和胆固醇的摄入量，多吃萝卜、玉米、黄豆、大枣、海带、山楂、牛奶、花生、芹菜、黄瓜等食物，有效降低体内血脂，预防肾病综合征发作。

纠正"三高一低"，是肾病综合征患者食疗的主要目的，这主要通过采用高能量、高生物价、高蛋白质饮食，限制钠摄入量，控制脂肪和胆固醇的饮食方式来实现。肾病综合征患者饮食宜清淡，适当饮水，多食含维生素多的蔬菜和水果，维生素及矿物质的补充也利于缓解肾病综合征患者的病情，宜选择富含铁及B族维生素、维生素A和维生素C的食物。长期大量蛋白尿，使钙磷缺乏，导致骨质疏松，发生低钙血症，故必须注意钙的补充，多喝牛奶。明显水肿者还应限制进水量，也要多增加膳食纤维，以辅助降低血氮，减轻酸中毒。

肾病综合征患者应忌食酱豆腐、咸菜、咸蛋、松花蛋等含钠较多食物；禁食含碱主食及含钠量高的蔬菜，如白萝卜、菠菜、小白菜、油菜等。

适宜肾病综合征患者的食谱

茯苓赤小豆粥	材料：茯苓25克，赤小豆30克，大枣10枚，粳米100克。 做法：先将赤小豆冷水浸泡半日后，同茯苓、大枣、粳米煮为粥。早晚餐温服食
玉米豆枣粥	材料：玉米50克，白扁豆25克，大枣50克。 做法：将以上3味共煮成粥，每日食用1次

胆，保护人体阳气生发的起点和动力

《黄帝内经·素问》指出："胆者，中正之官，决断出焉。凡十一脏，取决于胆也。"

所谓中正是什么意思呢？比如说，左是阴右是阳，胆就在中间，它就是交通阴阳的枢纽，让两边都不出现问题。胆是少阳之气，是人体一天阳气生发的起点和动力，所以少阳子时，夜里11点到凌晨1点，是阳气最少但又是最宝贵的时候，要养少阳，子时一定要睡觉。

五脏六腑为什么取决于胆？《黄帝内经》为什么把胆提到那么高的位置？

人要生存下去，首先必须有足够养分。养分的来源主要是人们每天的进食，人们吃了足够的食物，虽然有牙齿的帮助、胃肠的蠕动，但如果没有胆囊疏泄的胆汁参与或胆汁分泌疏泄不足，人体是吸收不到足够的养分的。胆的好坏影响到胆汁的分泌疏泄，而胆汁的分泌疏泄又会影响到食物的分解，食物分解的好坏影响到食物营养成分的吸收与转化，而营养成分的吸收转化又直接影响到人体能量的补充供给，能量补充供给又影响到其他脏腑的能量需求。所以才会有五脏六腑取决于胆的说法。

胆有两大功能，一是胆主决断，调情志；二是胆藏精汁，主疏泄。

（1）胆主决断，调情志：中医认为，胆的生理功能，与人体情志活动密切相关，主要表现为对事物的决断及勇气方面。胆气豪壮者，剧烈的精神刺激对其所造成的影响不大，且恢复也较快。所以说，气以胆壮，邪不可干。如果胆的功能失常，就会出现情志方面的变化。胆气虚弱的人，在受到精神刺激的不良影响时，易生疾病，表现为胆怯易惊、善恐、失眠、多梦等精神情志病变。

（2）胆藏精汁，主疏泄：胆汁在肝的疏泄作用下进入胆囊、浓缩；同时，又在肝胆二气的疏泄作用下流入小肠，对食物做进一步的消化吸收。因此，胆汁疏泄正常，对脾胃、小肠的功能活动都十分有益。相反，如果胆失疏泄，胆汁藏泄功能发生障碍，就会影响到脾胃，使小肠的消化吸收功能失常，主要表现为食欲不振，厌油腻食物，腹胀、便溏等症。如胆汁上逆，会出现口苦，呕吐黄绿苦水等。

人在子时前入睡最宜养胆，而且子时阳气开始生发，此时入睡，有利于协调平衡人体的阴阳。

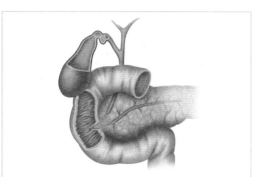

◎胆居六腑之首，又属于奇恒之腑，能贮藏和排泄胆汁，帮助脾胃进行正常消化，又有判断事物并使其做出决定的功能。

子时胆经当令，要入睡

子时是夜里11点到凌晨1点这段时间，这个时辰是新的一天的开始，人体也开始进入一个新的循环过程，体内阳气开始生发，阴阳相交。古代的人非常重视这个时间段，通常会在这时静坐修行以求心肾相交。什么是心肾相交呢？心在南方，属火，肾在北方，属水，心肾相交就是要让心火向下走去温肾，肾水向上升腾起来润心，也就是实现阴阳结合。如果心火一直往上走，肾水一直向下去，心肾之间没有任何交联，阴阳相隔，人体就要出问题了。在中医看来，人体内部只有阴阳调和才会处于健康状态。

子时睡觉就像午睡一样重要，都是为了配合身体完成这个心肾相交的过程。此时，应好好睡觉，什么都不要做，不要打扰这个过程，让阳气好好生发。最好还是在11点以前就睡觉，让阳气好好地生发起来，否则是很伤身体的。

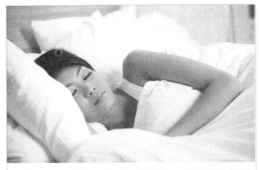

◎晚上11点之前一定要上床睡觉，这样能够起到养护胆经的作用。

小心坏习惯酿造胆病

胆病主要是指胆囊炎和胆结石，致病的原因大多是不良的生活习惯。经常不吃早餐，会使胆汁中胆酸含量减少，胆汁浓缩，胆囊中形成结石。另外，晚饭后常躺着看电视、报刊，饭后立即睡觉，晚餐摄入高脂肪等，也会使胃内食物消化和排空缓慢，食物的不断刺激又引起胆汁大量分泌，这时由于体位处于仰卧或半仰卧，便会发生胆汁引流不畅，在胆管内淤积，导致形成结石。如果经常吃甜食，过量的糖分会刺激胰岛素的分泌，使糖原和脂肪合成增加，同时胆固醇合成与积累也增加，造成胆汁内胆固醇增加，易导致胆结石。

因此，日常饮食应限制高胆固醇食物，多吃植物纤维类、富含维生素类食物；饮食以温热为宜，以利胆管平滑肌松弛，胆汁排泄；少量多次喝水可加快血液循环，促进胆汁排出，预防胆汁瘀滞，利于消炎排石。

最后要告诫中老年人，应特别关注自己，不要得胆病，尤其是胆结石，因为罹患胆石症的以中老年人居多，且女性的患病率是男性的两倍。不要随心所欲，起居要有常，饮食要科学合理，睡眠要充足。

胃为后天之本，为仓廪之官

人体的生长发育、维持身体正常运行所需要的一切营养物质都靠脾胃供给。胃为后天之本，也是气血生化之源，是制造精血的源头。我们身上的精血全是通过胃消化食物而来的。

同时，胃是六腑之海，胃在六腑之中就像大海一样，六腑的运化全在于胃能否消化吸收。胃的好坏以及运化正常与否都对人体有着巨大的影响。那么胃的好坏跟什么有关呢？实际上跟吃、睡和情绪等都有关。

胃以降为顺，就是胃在人体中具有肃降的功能。胃气是应该往下行、往下降的，如果胃气不往下降，就会影响睡眠，导致失眠，这就叫作"胃不和则卧不安"。

胃好容颜就好

我们都知道胃是人体的加油站，人体需要的能量都来源于胃的摄取，但很少有人清楚胃的另一个重要功能——胃是人体的第二张脸。

虽然你看不见你的胃，但它每时每刻都反映着你的情绪变化。当你处于兴奋、愉悦、高兴的情绪状态时，胃的各种功能发挥正常甚至超常，消化液分泌增加、胃肠运动加强、食欲大增。如果你处于生气、忧伤、精神压力很大的消极情绪状态，就会使胃液酸度和胃蛋白酶含量增高，胃黏膜充血、糜烂并形成溃疡。在你悲伤或恐惧的时刻，胃的情形更糟，胃黏膜会变白、胃液分泌量减少、胃液酸度和胃蛋白酶含量下降，导致消化不良。所以，爱美的女性朋友一定要保持心情愉快，保护好"第二张脸"。

下面为追求美丽漂亮的女孩子们提供一个养胃的好方法。

煲一锅"花胶"，每天喝上一碗。花胶，也就是鱼的鳔，含有丰富的胶原蛋白，是一种美容圣品。花胶有咸吃和甜吃两种。咸吃就是拿花胶煲鸡，加几颗红枣。花胶要先用水泡半天，去腥味，煲2小时就好了。甜吃是加冰糖、红枣、桂圆、枸杞、银耳一起煮。

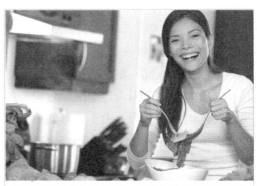

◎当处于喜悦的情绪时，胃的各种功能发挥正常甚至超常，就会食欲大增。

吃好早餐养护胃气

所谓"胃气"，在中医中泛指以胃肠为主的消化功能。对正常人来说，胃气充足是机体健康的体现；对病人而言，胃气则影响到康复能力。

那么如何判断一个人有无胃气呢？答案是看一个人是否有饥饿感。

婴儿饿了，就哇哇地哭，这就是饥饿感；小孩子饿了，就闹着要吃饭，这就是饥饿感；成年人早晨起来就想吃东西，这就是饥饿感；病人病好点儿了，就有吃东西的欲望，这就是饥饿感。人只要有饥饿感，就说明这个人是正常人、健康人，也说明此人的胃气很好。

胃气是人赖以生存的根气，只可养，不可伤。因此在诊断上要审察胃气，在治疗上要顾盼胃气，在养生上要调摄胃气。胃气强壮，则气血冲旺，五脏和调，精力充沛，病邪难侵，可祛病延年。所以胃气是养生学中的关键问题。

那么，我们该如何调养胃气呢？

（1）吃好早餐：胃经在辰时当令，就是早晨的7~9点，一般这段时间大家都非常忙碌，赶着去上学、上班，但是不管多忙，早饭都一定要吃好，而且最好是在这段时间吃。因为这个时候太阳升起来了，天地之间的阳气占了主导地位，人的体内也是一样，处于阳盛阴衰之时，所以，这个时候人就应该适当补阴，食物属阴，也就是说应该吃早饭。

很多人以为不吃早饭就可以减肥，其实这是非常错误的观念。早饭即使吃得再多也不会胖，因为上午是阳气最足的时候，也是人体阳气最旺盛的时候，食物很容易被消化。胃经以后是脾经当令，脾可以通过运化将食物变成精血，输送给人体五脏。如果不吃早饭，9点以后，脾就是在空运化，它也没有东西可以输送给五脏，这时人体会有不适现象产生，比较明显的表现就是头晕。

（2）早餐要吃健康：一些人贪图凉爽，尤其是夏天，早餐喝蔬果汁代替热乎乎的豆浆、稀粥。这样的做法短时间内也许不觉得对身体有什么影响，但长此以往会伤害胃气。

从中医角度看，吃早餐时是不宜先喝蔬果汁、冰咖啡、冰红茶、绿豆沙、冰牛奶等。早餐应该吃热食，才能保护胃气。因为早晨的时候，身体各个系统器官还未走出睡眠状态，假如这时候你吃喝冰冷的食物，必定使体内各个系统出现挛缩、血流不畅的现象。也许刚开始吃喝冰冷食物的时候，不觉得胃肠有什么不舒服，但日子一久，你会发现皮肤越来越差，喉咙老是隐隐有痰不清爽，或是时常感冒，小毛病不断。这就是伤了胃气，降低了身体的抵抗力。

因此，早饭应该是享用热稀饭、热燕麦片、热羊乳、热豆花、热豆浆、芝麻糊、山药粥等，然后再配着吃蔬菜、面包、三明治、水果、点心等。

饭前先喝汤，养胃的良药方

常言道"饭前先喝汤，养胃的良药方"，这话是有科学道理的。这是因为，从口腔、咽喉、食管到胃，犹如一条通道，是食物必经之路。吃饭前，先喝几口汤，等于给这段消化道加点儿"润滑剂"，使食物能顺利下咽，防止干硬食物刺激消化道黏膜。

若饭前不喝汤，则饭后会因胃液的大量分泌使体液丧失过多而产生口渴感，这时喝水会冲淡胃液，影响对食物的吸收和消化。

汤可以是鸡汤、牛筋汤、猪蹄汤、鱼汤、肉皮汤、羊蹄汤、牛肉汤、排骨汤等。汤是非常重要的，但由于效价不同，不同的汤可以起到不同的抗病防疾效果。

（1）鸡汤抗感冒。鸡汤，特别是母鸡汤中的特殊养分，可加快咽喉部及支气管膜的血液循环，增强黏液分泌，及

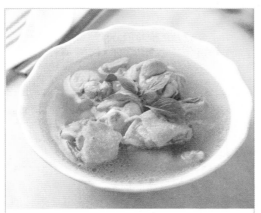

◎鸡汤能抑制身体因感冒引起的炎症和黏液的大量产生，从而减轻感冒带来的痛苦。

时清除呼吸道病毒，缓解咳嗽、咽干、喉痛等症状。煲制鸡汤时，可以放一些海带、香菇等。

（2）排骨汤抗衰老。排骨汤中的特殊养分以及胶原蛋白可促进微循环，50～59岁是人体微循环由盛到衰的转折期，骨骼老化速度快，多喝骨头汤可收到药物难以达到的功效。

（3）鱼汤防哮喘。鱼汤中含有一种特殊的脂肪酸，它具有抗炎作用，可以治疗呼吸道炎症，预防哮喘发作，对儿童哮喘病最为有效。

另外，急性病人要喝鱼汤，慢性病人不仅要喝鱼汤，也要喝牛肉汤；癌症病人不仅要喝鱼汤和牛肉汤，而且要喝牛筋汤；糖尿病和血黏稠的病人不仅要喝鱼汤和牛肉汤，还要吃肉皮冻等。

我们要想健康，就一定要先喝汤后吃饭。但需要注意的一点是，饭前喝汤并不是说喝得多就好，要因人而异，一般午餐和晚餐前以半碗汤为宜，而早餐前可适当多些，因经过一夜睡眠后，人体水分损失较多。喝汤时间以饭前20分钟左右为好，吃饭时也可缓慢少量进汤。

总之，喝汤以胃部舒适为度，饭前饭后切忌"狂饮"。

最后，我们还要知道怎么熬汤最科学合理。

（1）熬汤用陈年瓦罐熬制效果最佳。熬汤时，瓦罐能均衡而持久地把

外界热能传递给里面的原料，而相对平衡的环境温度，又有利于水分子与食物的相互渗透，这种相互渗透的时间维持得越长，鲜香成分溢出得越多，熬出的汤的滋味就越鲜醇，原料的质地就越酥烂。

（2）火候要适当。熬汤的要诀是：旺火烧沸，小火慢煨。这样才能把原料内的蛋白质浸出物等鲜香物质尽可能地溶解出来，使熬出的汤更加鲜醇味美。只有文火才能使营养物质溶出得更多，而且汤色清澈，味道浓醇。

（3）配水要合理。水温的变化，用量的多少，对汤的营养和风味有着直接的影响。用水量一般是熬汤的主要食品重量的3倍，而且要使食品与冷水共同受热。熬汤不宜用热水，如果一开始就往锅里倒热水或者开水，肉的表面突然受到高温，外层蛋白质就会马上凝固，使里层蛋白质不能充分溶解到汤里。此外，如果在熬汤的过程中往锅里加凉水，蛋白质也不能充分溶解到汤里，汤的味道就不够鲜美，而且汤色也不够清澈。

（4）熬汤时不宜先放盐。因为盐具有渗透作用，会使原料中的水分排出，蛋白质凝固，鲜味不足。

（5）熬制时间不要过长。长时间加热能破坏煲类菜肴中的维生素；加热1~1.5小时，就可获得比较理想的营养峰值，此时的能耗和营养价值比例较佳。

胃溃疡患者的自我保健和治疗

胃溃疡是一种多发病、慢性病，容易反复发作，因此要想治愈胃溃疡，是一个较为艰难持久的历程，这就需要患者在日常生活中做好自我保健。

日常生活自我保健法

注意饮食卫生	不注意饮食卫生、偏食、挑食、饥饱失度或过量进食冷饮冷食，或嗜好辣椒、浓茶、咖啡等刺激性食物，均可导致胃肠消化功能紊乱，不利于溃疡的愈合。注意饮食卫生，做到一日三餐定时定量，饥饱适中，细嚼慢咽，是促进溃疡愈合的良好习惯
避免精神紧张	胃溃疡是一种典型的心身疾病，心理因素对胃溃疡影响很大。精神紧张、情绪激动，或过分忧虑对大脑皮层产生不良的刺激，使得下丘脑的调节作用减弱或丧失，引起自主神经功能紊乱，不利于食物的消化和溃疡的愈合，因此，保持轻松愉快的心境，是治愈胃溃疡的关键
讲究生活规律，注意气候变化	胃溃疡病人生活要有规律，不可过分疲劳，劳累过度不但会影响食物的消化，还会妨碍溃疡的愈合。溃疡病人一定要注意休息，生活起居要有规律。溃疡病发作与气候变化有一定的关系，因此溃疡病人必须注意气候变化，根据节气冷暖，及时添减衣被

胃炎的拔罐疗法

胃炎是指胃黏膜的炎症，分急性和慢性两类。急性胃炎系由不同病因引起的胃黏膜急性炎症，凡致病因子经口进入胃内引起的胃炎，称外因性急性胃炎，凡有害因子通过血循环到达胃黏膜而引起的胃炎，称内因性胃炎。

单纯拔罐法（胃脘痛）

取穴：中脘、神阙。

治疗方法：采用单纯拔罐法，留罐10～15分钟。

疗程：每日1次。

大肠为传导之官，小肠为受盛之官

中医认为小肠为受盛之官，大肠为传导之官。怎么理解这个"受盛"呢？受盛就是"承受和兴盛"，就是小肠接受由胃传送下来的水谷，将其解析变化成精微物质，并大量吸收，使体内的精微物质非常富足，故称"兴盛"。这些精微物质就是"精"，精就是能兴盛人体脏腑功能和真阳元气的最基本的物质。

大肠是主传导的，水谷被小肠吸收后，那些糟粕和少量没有被吸收的水谷精微仍然是清浊混杂，但是浊的多清的少，这时就需要大肠的道路来传输。传输的过程就是要在大肠中进行最后的过滤以分别清浊。清者，包括一些营养和水最后被彻底吸收和利用；浊者，是那些糟粕就会被传送到魄门也就是肛门，被排出体外。

大肠经当令要排便

大肠经起自示指桡侧顶端，即挨着拇指的一侧，沿着示指桡侧上行，经过第一、二掌骨（示指和拇指延伸到手掌的部分）之间，进入两筋之中，向上沿前臂桡侧进入肘外侧，再沿上臂外侧上行，至肩部。其分支从锁骨上窝走向颈部，通过面颊，进入下牙槽，再绕回口唇两旁，在人中处左右交叉，上夹鼻孔两旁。

大肠经值班是在卯时，也就是早晨5～7点。为什么这个时候正是排便的时间呢？

一方面，一般5～7点天就亮了，也就是天门开了，与天门相对应的是地门，即人的肛门也要开，所以就需要排便。另一方面，这个时候，人体的气血也到达大肠，身体经过一夜的代谢，已将废物输送到大肠，这时如果不把废物排出体外，又会重新代谢吸收，所以，5～7点起床排便是最好的。没有养成习惯的人也可以在这段时间到厕所蹲一会儿，长期坚持对身体有好处。

小肠主管消化和吸收

小肠主要接受由胃传送下来的水谷，将其分解成精微物质，并大量吸收，使身体满足其所需的精微物质，要保养好小肠，平时应该从饮食上入手，通常情况下，在下午1~3点，此时是小肠经当令，也就是保养小肠的最佳时段。下午1点之前，一定要把中午饭吃完，这样到了小肠经当令的时候就可以最大化地吸收食物的营养。

午餐一定要吃好，饮食的营养价值要高、要精、要丰富。午餐以简单、重质不重量为原则，避免吃得过饱，否则整个下午都会觉得没有精神。午餐可以选择增强心脏功能的食物，如羊肉、牛肉、山楂、草莓、萝卜、胡萝卜、黄豆及胡椒、辣椒、紫苏等食物。不过羊肉含有较多脂肪，只能少量食用，牛肉也不宜吃得太多。

如果午餐吸收不好的话，就会在体内产生大量的垃圾。一些女性常长黄褐斑，有的医家认为其小肠有病，光靠美容是没用的，还要重视内部调养。

不可不知的人体之气——屁

我们吃进肚子里的食物有些未被分解，如果未被分解的部分包含纤维和糖类，就会成为大肠菌的食物。大肠菌饱餐后就会排气，这些气体在体内累积，产生一股气压，当压力太大时，就会被排挤出体外，形成屁。

屁的多少与人们的饮食习惯有关。有些人爱吃洋葱、甜食、豆类和面食，由于这些食物分解后可产生大量氢、二氧化碳和硫化氢等气体，所以食后往往会废气大增，不断放屁。屁的多少还与人的消化功能强弱有关。消化不良时，肠道细菌发酵快，容易产生气体而使人放屁。

科学家调查发现，一个人每天放屁大约14次，每个人每天释放的废气，大约500毫升。屁虽臭，但放屁是一种正常的生理现象，将对人身体不好的气体排泄出去，有利健康。如果一天到晚一个屁都没有放，极有可能是胃肠道出了毛病。在接受阑尾炎等腹部手术后，医生和家属常会询问病人"有没有放屁"，这是因为"放屁了"是手术后肠子没有粘连到周围组织，并且开始正常工作的证据。

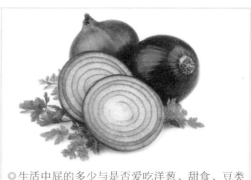

◎生活中屁的多少与是否爱吃洋葱、甜食、豆类和面食有很大的关系。

呵护膀胱，祛除体内毒素

膀胱是一个贮存尿液的器官，它的主要功能就是储尿和排尿。中医认为肾与膀胱相表里，《黄帝内经》上说"肾开窍于二阴"，说的就是这个道理。肾是作强之官，肾精充盛则身体强壮，精力旺盛；膀胱是州都之官，负责储藏水液和排尿。它们一阴一阳，一表一里，相互影响。所以说，如果撒尿有问题，就是肾的毛病。另外，生活中我们经常会说有的人因为惊吓，小便失禁，其实这就是"恐伤肾"，恐惧对肾脏造成了伤害，而肾脏受到的伤害又通过膀胱经表现出来了。

同样，肾的病变也会导致膀胱的气化失调，引起尿量、排尿次数及排尿时间的改变，而膀胱经的病变也常常会转入肾经。"风厥"多是由于膀胱经的病症转入了肾经所致。《黄帝内经》中说："巨阳主气，故先受邪，少阴与其表里也，得热则上从之，从之则厥也。"足太阳膀胱经统领人体阳气，为一身之表，外界的风邪首先侵袭足太阳膀胱经，膀胱与肾相表里，膀胱经的热邪影响到肾经，肾经的气机逆而上冲便形成了风厥。

从生活细节之处养护膀胱

膀胱需要我们在日常生活中做好养护，方法如下。

（1）多饮水：饮水量的多少，直接影响膀胱内尿液的浓度，对膀胱癌的发生有重要影响。饮水量少者膀胱中的尿液必然少，而致癌物质从肾脏排泄到膀胱后，在尿液中的浓度也相对较高。这些高浓度的致癌物质会对膀胱黏膜造成强烈的刺激。同时，饮水量少者，排尿间隔时间必然延长，这就给细菌（如大肠杆菌）在膀胱内繁殖创造了有利条件。膀胱癌患者，大多数是平时不喜欢饮水、饮茶的人。

（2）这样避孕损害膀胱：有的男士为了达到避孕效果，射精前用手指压住会阴部的尿道，不让精液射出。那精液流到哪里去了呢？精液发生倒流进入膀胱了，在房事后第一次排尿时会在尿液中发现有白色混浊物，就是精液。经常这样做除了会导致性功能障碍外，还容易发生逆行射精现象，就是即便不压迫尿道，也无精液射出。精液经常流入膀胱，会使尿道和膀胱产生憋胀和灼热等不适感，并容易引起尿道炎症。

（3）男士排尿时的注意事项：男士排尿时，尽量把裤子脱得足够低，以免压迫尿道，阻碍尿流。阴囊处是尿道最宽也最有可能积存尿液的地方，所以在排尿结束之前，最好在阴囊下面轻轻地压一压，使可能残存的尿液都排出来。否则，在排尿完毕后，有可能会有尿液流到内裤上。

摆脱尿多的困扰

正常成人每24小时的排尿量为1000～2000毫升，如果超过2500毫升，则为多尿。多尿可能是一些疾病的信号。

下面介绍一种补肾菜谱，让你轻松摆脱夜尿多的烦恼。

巴戟胡桃炖猪脬

材料：猪脬200克、巴戟天30克、核桃肉24克、盐3克

做法：

（1）将巴戟天、胡桃肉洗净，猪脬用粗盐擦洗净，用沸水烫过。

（2）把巴戟天、胡桃肉放入猪脬内，置于炖盅内，加开水适量，炖盅加盖，文火隔开水炖一小时，调味即可，随量饮用。

健康提示：肾病属肾气不足者，症见小便频数，夜尿多，或排尿无力，腰膝酸冷，或泌尿系结石久不能排，面色白，气弱，或遗尿等，肾病阴虚火旺者不宜饮用本汤。

尿频揭示了哪些疾病

有些人每天晚上起来上好几次厕所，不仅严重影响睡眠质量，而且更严重的是，这可能是某种疾病发出的信号。

尿频的人应该谨防的5种疾病

糖尿病	糖尿病能够引发夜间多尿、乏力等症状，消瘦者应尽早进行血糖含量的测试
尿道感染	尿道感染如尿道炎症、前列腺炎、膀胱炎等都会引起夜尿增多
肾虚	肾虚会引起尿频，并伴有精神萎靡、腰膝酸软、神疲乏力、失眠、多梦、嗜睡、性功能减退、遗精、夜尿频繁或头晕耳鸣、口干、盗汗、低热、手足心热等症状
前列腺增生、肥大	前列腺增生、肥大会引起夜尿频繁。在排尿问题上，主要表现为小便射程缩短、排尿乏力、尿后点滴不尽等症状。由于尿液的残留，前列腺肥大患者常会出现尿道感染，甚至导致肾炎
老年前列腺结石症	是老年男性的常见病，每每夜间尿频密或尿不畅，一检查才知道有前列腺肿大，但前列腺还会有结石。结石可以在前列腺内多年而无不适感，往往是在检查其他疾病时被发现。若结石较大时，会有尿频、尿急、血尿、排尿困难、疼痛等。有时还有性欲低下、血精或阳痿等，有些病人若出现前列腺脓肿，如任其发展可破坏尿道或直肠形成瘘管，后果不堪设想

脏腑的关系

　　人体各脏腑器官就像金銮殿上的皇帝与大臣之间的关系一样，互相协调，又各有分工，共同维持着人体的阴阳调和。正是各脏腑器官在人体内不停地工作，才使得我们能够正常吃饭，正常睡觉，正常工作。

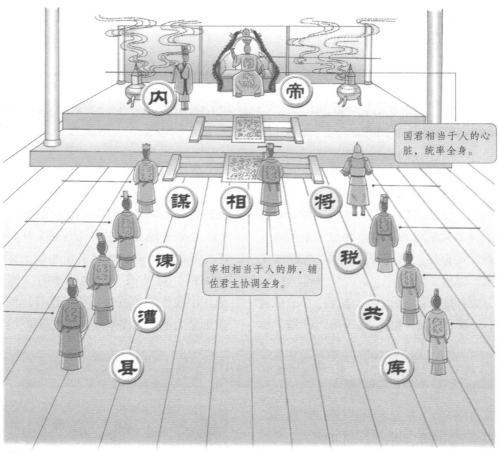

国君相当于人的心脏，统率全身。

宰相相当于人的肺，辅佐君主协调全身。

内	人的膻中相当于内臣，传达心的指示。
谋	人的肾相当于谋士，藏精壮骨。
谏	人的胆相当于谏臣，分辨营养与糟粕，排出体内垃圾。
漕	人的大肠相当于漕官，传导运输。
县	人的膀胱相当于县官，气化水液，排出多余水液。
将	人的肝相当于将军，主管疏泄，维持脏腑平衡。
税	人的小肠相当于税官，接受胃中的食物，进行再消化和吸收。
共	人的三焦相当于共工，疏通全身水道。
库	人的脾和胃相当于仓库之官，接受和消化食物。

腹部、腰部和背部

第四节

腹部是脏腑的"宫城"

在中医看来，人体的腹部为"五脏六腑之宫城，阴阳气血之发源"。脾胃为人体后天之本，胃所受纳的水谷精微，能维持人体正常的生理功能。脾胃又是人体气机升降的枢纽，只有升清降浊，方能气化正常，健康长寿。

腹部是以肚脐为中心，然后上下分成两腹，上面是大腹，指脾胃，下面为少腹、小腹，聚集水等东西。腹部为阴，所以绝不能受凉，尤其是夏天的时候，即使再热，睡觉时也要把腹部保护好，盖上薄被。

小孩子睡觉时，要让其穿上汗衫或背心，我国一些农村地区有给小孩子穿肚兜的习惯，这是很有科学道理的，值得提倡。半夜气候较凉时，要根据具体情况给孩子盖上毛巾被或薄被，防止腹部受凉。

透过腹部测健康

健康美丽、抗衰老的根本就在于腹部的保养。一项调查发现，过百岁的老人，凡面色红润，行动自如，身体健康者，其腹部温度都在36℃以上，而一些疾病缠身，整个人显得老态龙钟者，腹部温度则比较低，故从此可得出一个结论：人体腹部健康的判断标准就是温度的高低，也就是说，腹部的温度越低，人的健康就越差。

若是感觉腹部的温度比额头的低，就是腹部比较寒凉。我们可以这样理解：我

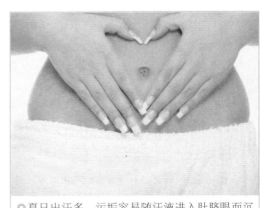

◎夏日出汗多，污垢容易随汗液进入肚脐眼而沉积，平时要对脐部进行清洁。

们的腹部经常会有衣服遮挡，热量的散发比较少，而额头经常露在外面，散发的热量比较多。腹部的温度比额头低的话，就说明腹部处在一种寒凉的状态。

腹部拍打就是一种简单的日常锻炼方法。此方法最好在洗澡后，当身体发热的时候，人平躺着，双手交替在腹部上拍打，力度以个人能够承受为度，最好有一点儿痛感才能起到最好的效果。拍打至皮肤潮红或感觉腹部发热即可。

女人一定要保护好肚脐眼

穿露脐装，腰部和腹部裸露在外，受到冷风吹或夏季室内空调的冷气侵入，就会刺激腰眼和肚脐眼，不但使皮肤、肌肉受到侵害，还会因冷热变化引起胃肠功能的紊乱，使消化系统功能受损，甚至病菌也会侵入，此时人就会出现呕吐、腹痛、腹泻等胃肠系统疾病。此外，脐部肌肉比较娇嫩，很易受损，肚脐眼袒露于外，容易汇集污垢，如不小心就会引起感染，发生脐炎。因此，人们在穿露脐装时，必须注意对脐部的保护。

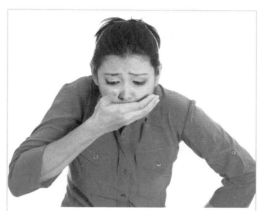

◎生活中经常穿露脐装久而久之可能就会出现呕吐、腹痛、腹泻等疾病。

脐部的保护注意事项

防止脐部意外损伤	肚脐周围都裸露，缺少衣着的保护，往往容易遭到意外损伤，如划伤、擦伤等，因而日常起居工作中要小心，动作幅度不宜过大、过猛
少穿露脐装	穿露脐装一定要在夏季天热时穿，不可因为急于展示魅力在天还有些寒冷时就穿上露脐装。深秋和初冬气温变化很大，也不适合穿露脐装，不要因为追求美丽而损害了健康
注意脐部卫生	夏日出汗多，身体上的污垢很容易随汗液进入脐眼而沉积，所以平时要对脐部进行清洁，每天用温热的清水加中性沐浴液擦洗脐周及肚脐眼，以清除污垢，防止病菌滋生。但是，擦洗时不宜用力搓擦，以免搓伤皮肤，发生感染
注意防"风"	脐周是胃肠部位，容易受凉，除不要在天寒冷时穿露脐装外，就是在夏季天热的时候，早、晚天气较凉或者阴雨天温度较低时，穿露脐装也会使肚脐和胃肠受凉，所以不宜穿露脐装。电扇、空调的凉风不要正对着脐部吹；晚间睡眠时不要让脐部当风而吹，必要时可在腹部盖上小被子
保护胃肠、腰部或肾部	胃肠、腰部或肾部有慢性病的女性，要保护好脐部，不宜穿露脐装，以免加重病情

按揉腹部可以延年益寿

揉腹部可通和上下，分理阴阳，祛外感之诸邪，清内生之百症。现代医学认为，揉腹可增加腹肌和肠平滑肌的血流量，增加胃肠内壁肌肉的张力及淋巴系统功能，使胃肠等脏器的分泌功能活跃，从而加强对食物的消化、吸收和排泄，明显地改善大小肠的蠕动功能，可起到排泄作用，防止和消除便秘，老年人尤其需要。

经常巧妙地按揉腹部，还可以使胃肠道黏膜产生足量的前列腺素，能有效地防止胃酸分泌过多，并能预防消化性溃疡的发生。经常按揉腹部，还可使人精神愉悦。睡觉前按揉腹部，能防止失眠。对于患有动脉硬化、脑血管疾病的患者，按揉腹部能平息肝火，使人心平气和、血脉通畅，起到辅助治疗的良好作用。

腹部按揉一般选择在夜间入睡前和起床前进行，排空小便，洗清双手，取仰卧位，双膝屈曲，全身放松，左手按在腹部，手心对着肚脐，右手叠放在左手上。先按顺时针方向绕脐揉腹50次，再逆时针方向按揉50次。按揉时，用力要适度，精力集中，呼吸自然。持之以恒，一定会收到明显的健身效果。

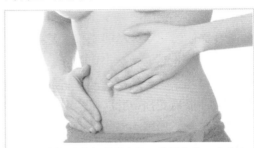

◎按揉腹部时先把手掌摩热，然后先按一个方向轻轻用力，这样可以有助肠胃蠕动。

腰为肾之府，力气的主要来源

腰是身体躯干胸腔底部和骨盆间的部分，对于一般人来说，更通俗的解释是系腰带的部位。健康人的腰围必须比臀围小，腰围与臀围比值越大的人，说明腰部积油越多，越容易得糖尿病、高血压、胆固醇过高症、乳腺癌和子宫内膜癌等慢性病。在中国，如果女性腰围尺寸超过80厘米，男性超过90厘米就意味着较高的危险。

腰部构成虽然简单，但极为重要。唐朝王冰注云："两肾在于腰内，故腰为肾之外腑。"人的两肾在腰部之内，而由于肾在人生命活动中的重要性，腰也便有了重要意义。所以养生家都重视腰部的保护和运动，如果腰部活动不灵，肾脏功能也就要产生问题了。女孩子腰部受寒和腹部受寒一样严重，也会引起月经疾患和不育的问题，男人的性功能更是跟腰部有关，所以更要护腰，把两手搓热，捂在腰眼上，非常有益。

腰部保健五部曲

在我国传统的养生防病理论中，历来非常重视腰部的保健和锻炼，素有"腰为肾之府"的说法。自古以来，锻炼腰部的方法不少，大多是通过松胯、转腰、俯仰等运动，来疏通腰部的气血运行，起到健肾强腰的作用。

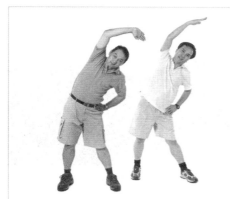

◎经常做腰部锻炼可以起到疏通腰部气血，健肾强腰的作用。

简便易行的腰部锻炼方法：

（1）交替叩击：两腿开立，与肩同宽，两腿微弯曲，两臂自然下垂，双手半握拳。先向左转腰，再向右转腰。与此同时，两臂随腰部的左右转动而前后自然摆动，并借摆动之力，双手一前一后，交替叩击腰背部和小腹，力量大小可酌情而定，如此连续做30次左右。

（2）双手攀足：全身直立放松，两腿可微微分开，先两臂上举，身体随之后仰，尽量达到后仰的最大限度。稍停片刻，随即身体前屈，双手下移，让手尽可能触及双脚，再稍停，恢复原来体位。可

连续做10~15次。注意身体前屈时，两腿不可弯曲，否则效果不好。老年人或高血压患者，弯腰时动作要慢些。

（3）拱桥式：仰卧床上，双腿屈曲，以双足、双肘和后头部为支点（5点支撑），用力将臀部抬高，如拱桥状。随着锻炼的进展，可将双臂放于胸前，仅以双足和后头部为支点（3点支撑）来进行锻炼，每次可锻炼10~20次。

（4）转胯回旋：两腿开立，稍宽于肩，双手叉腰，调匀呼吸。以腰为中轴，胯先按顺时针方向做水平旋转运动，然后再按逆时针方向做同样的转动。速度由慢到快，旋转的幅度由小到大，如此反复各做10~20次。注意上身要基本保持直立状态，腰随胯的旋转而动，身体不要过分地前仰后合。

（5）前屈后伸：两腿开立，与肩同宽，双手叉腰，然后稳健地做腰部充分的前屈和后伸各5~10次。运动时要尽量使腰部肌肉放松。

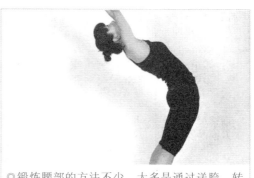

◎锻炼腰部的方法不少，大多是通过送胯、转腰、俯仰等运动来保健腰部的。

不良习惯会导致腰部疾病

检查一下自己在电脑前的姿势，如果你的身体是往前倾20°，并且长时间处于这种状态，那么你的腰椎间盘就会向后突出。因为这个姿势腰椎间盘内的压力最大，如果长期如此坐着，腰椎受压整体下沉缩短，身体的中轴线跟着后移，就会使椎间盘向后突出。

那么，在生活中除了坐在电脑前的不正确的姿势外，还有什么不良生活习惯导致你的腰部疾病呢？

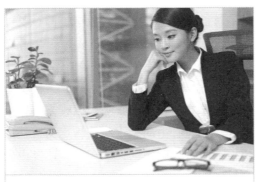

◎电脑前的姿势，如果身体是往前倾20°，时间长了那么腰椎间盘就会向后突出。

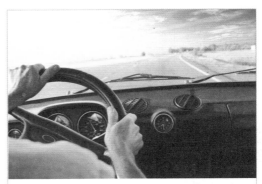

◎长时间开车会影响腰椎间盘的新陈代谢速度，会加速腰椎的退化、变形。

日常生活中有损腰椎的不良习惯

疲：错误坐姿，腰椎过度屈曲	在我们的日常活动中，腰椎大多处于屈曲状态，过度工作就等于增加腰椎屈曲的时间。统计表明，腰椎屈曲的频度一天中最高的可达3000～5000次。这种过多的、反复的屈曲是造成椎间盘病变最常见的原因
振：开车时考验腰椎，脊柱被反复拉伸	科学家们发现，腰骶部的固有频率和行车中座椅的振动在同一个低频范围，所以开车时腰椎很容易和汽车产生共振。这种共振意味着脊柱不断地被压缩与拉伸，同时使周围组织肌肉也跟着疲劳，影响腰椎间盘的新陈代谢速度，会加速腰椎的退化、变形
寒：露出小蛮腰，影响腰椎的营养供应	腰部特别怕冷。如果冬天露腰，为了抵御寒气，腰背部的肌肉痉挛，小血管收缩，使得局部血液循环不畅，会影响椎间盘的营养供应，椎间盘内压力升高，造成更多的伤害
猛：突受外力，易发腰扭伤	正常的腰椎间富有弹性和韧性，具有强大的抗压能力，可承担450千克的压力而毫发无伤。但这些力量必须和缓地从正面压下，如果突然受力或在缺乏运动后突然用力，很容易突破它的承受极限，引发腰扭伤

对症下药，5 种类型腰痛的治疗方法

腰痛是一个常见的症状，引起腰痛的原因很多。除运动系统疾病与外伤以外，其他器官的疾病也可引起腰痛。如泌尿系炎症或结石、肾小球肾炎、某些妇女疾病（盆腔炎、子宫后倾等）、妊娠、腰部神经根炎和某些腹部疾病皆可出现腰痛。腰为肾之府，又为冲脉、任脉、督脉、带脉之要会，诸经皆贯于脊而络于腰，故腰为肾之外候，肾病则腰痛。以下是5种类型腰痛的治疗方法。

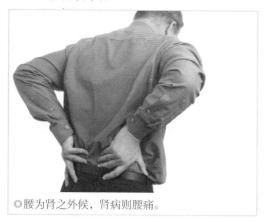

◎腰为肾之外候，肾病则腰痛。

（1）寒腰痛型：本型由于久居冷湿之地，或涉水冒雨、劳汗当风、衣着湿冷，感受风寒之邪，则腰痛，项背拘急，身痛恶寒，腰冷如冰，痛不可仰，得热痛减，遇寒痛甚，苔薄白等，取督脉、背俞、足太阳经穴，用平补平泻法。

穴位：风府、腰阳关、肾俞。

（2）湿腰痛型：本型亦为久居冷湿之地，或涉水冒雨，劳汗当风、衣着湿冷，感受寒湿之邪，见腰痛，冷如坐水

中，小便自利，饮食如故，口中不渴，脉沉涩等。取背俞、足太阳、太阳经穴，用平补平泻法。

穴位：腰俞、昆仑、阴陵泉。

（3）热腰痛型：本型因感受湿热之邪，或长夏之际，湿热交蒸，或寒湿蓄积日久，郁而化热，转为湿热，则腰痛、身重发黄、午后潮热、肢节烦痛、胸痞腹胀、大便溏薄、小便短涩、舌苔黄腻、脉濡数等。取足太阴、足太阳、足少阴经穴，用泻法或刺出血。

穴位：阳陵泉、委中、殷门。

（4）伤腰痛型：本型因跌仆外伤，损伤经脉气血，或因久病，气血运行不畅，或体位不正，腰部用力不当，屏气闪挫，导致经络气血阻滞不通，导致瘀血腰部，见疼痛，不可俯仰，转侧不能，呼吸牵引痛，痛处固定，舌质紫暗等。取肾俞、足太阳经穴，用平补平泻法。

穴位：委中、膈俞、次髎。

（5）阳虚腰痛型：本型因先天禀赋不足，加之劳累太过，或久病体虚，或年老体衰，或居室不节，以致肾精亏损，无以濡养筋脉而发生腰痛。若肾阴虚腰痛，则面色枯黄、颧赤少华、头晕目花、遗精遗尿、苔少等；若肾阳虚腰痛，则面色枯白、肢体寒冷、阳痿早泄、阴囊寒冷、下肢痿软、五更泄泻、脉沉微等。取肾俞、足少阴、足太阳经穴，用补法。

穴位：肾俞、太溪、志室。

第五节 躯干和四肢

性感的锁骨

脖子之下，双峰之上，两根凸起的横骨，让颈间妩媚流转。只要一吸气，风情锁骨就会展现无遗，在两肩前部形成两个窝。这个窝的中间有一个重要的穴位就是缺盆穴，五脏六腑的经络都要经过这里，这个地方也是心统领五脏六腑的通路。即使心这个君主能发布政令，假如通路受阻，也无法管好五脏六腑这些百姓，所以人体必须保证缺盆穴这条道路的畅通。那么，如何保证它畅通呢？按摩缺盆穴。

日常生活中要保护好我们的双肩

（1）按摩缺盆穴：把手心贴在缺盆处，慢慢地提捏，提捏的劲道采取"落雁劲"，就好像是大雁落沙滩那样，看似轻柔，但内带劲力。没事的时候多做这个动作，就可缓解肩膀疼痛。

（2）睡觉时护住肩膀：晚上睡觉的时候，一定要盖住肩膀。很多年轻的妈妈为了照顾孩子，跟孩子一起睡，盖一床被子，这样容易导致孩子的缺盆处受风，引起肩背痛。所以家长要注意这个问题。

（3）点肩井穴3～5分钟：肩井（肩井穴的位置在大椎与肩峰连线中点，肩部筋肉处，肩的最高处，前直乳中）在人体胆经上，是非常重要的强身穴。点按它对人体非常有益。如果感冒背痛，就抓揉提拿肩井穴3次，然后拍拍全身，会很有效。

（4）滋润肩部皮肤：选择滋润型的沐浴用品，如含有棕榈油、橄榄油等天然滋养成分的沐浴液。这样在洗澡的同时就能滋润肌肤。

洗澡后最好在皮肤水分挥发之前，立即涂上润肤的护肤品，让皮肤表层多一层保护膜。锁住皮肤水分，皮肤就不再感觉干燥紧绷。洗澡会令肌肤及身体内的水分流失，洗澡后慢慢喝1～2杯温水，及时补充体内水分。

教你如何塑造肩部完美线条

很多人认为，女人最美的部位，是脖子和肩膀间的优美曲线。狂欢派对上，如果你为自己准备了一件露肩的礼服，那你就更应该仔细塑造一下你的肩部线条了。

肩背线条变形走样，除了先天遗传因素外，80%是由于肥胖所致，也有少部分是由于姿势不良，造成骨骼弯曲、肌肉松弛，身体处于不平衡状态，使背部脂肪囤积。随着年龄的增长，身体新陈代谢的能力也开始减缓，此时腰、腹、臀、背、腿等部位，就会出现脂肪囤积，破坏原本匀称的身体曲线。特别是背部的脂肪囤积，给人壮硕的感觉，看起来比实际体重要重，且使人没有优美的肩背线条。

肩背上的赘肉是不易消除的，所以要多花时间努力运动，除了举哑铃或扭腰来紧实肌肉之外，还要多做肩背部伸展运动。下面介绍几套美肩方案，以供参考。

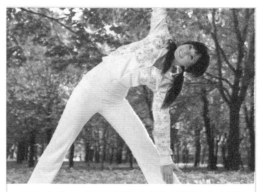

◎女性在空闲时间可以做做背部伸展运动来锻炼肩背，可以让肩部线条更加美丽。

美肩方案

方案一	（1）双脚分开站立，与肩同宽，双手拿哑铃。 （2）双手提高，手肘关节提至肩膀的高度。 （3）放下、提高，来回做20次
方案二	（1）膝盖微屈，上身向前弯，两手拿哑铃自然下垂。 （2）脸朝正前方，双手垂直向上提，身体保持弯曲
方案三	（1）先放一张有椅背的椅子在侧边，双脚分开站立与肩同宽。 （2）双脚保持不动，上身向侧转，双手放在椅背上，记住收缩背部肌肉
方案四	（1）屈膝站立，一手将哑铃举至肩膀位置，一手将哑铃举至头顶上方。左右手轮流做20次。 （2）屈膝站立，垂手握哑铃放两腿间。 （3）双手举起哑铃至腋下位置
方案五	手臂向上伸直，握拳，弯曲肘部，与肩平。每组重复20～30次
方案六	（1）仰面躺在地上，膝盖弯曲。右手拿一个哑铃，抬起手臂。把左手放在右边的三头肌上保持平衡，这时你会感受到肌肉的运动。 （2）慢慢把右臂向胸前弯曲90°，注意不要弯曲手腕，停止，然后伸直手臂

养血通络，和肩周炎说"再见"

颈肩痛主要痛点在肩关节周围，故称肩关节周围炎，简称肩周炎，俗称凝肩、漏肩风或冻结肩。起病多因肩关节周围组织，如肌腱、滑囊等受冷冻、外伤、感染所致。不少患者是由风湿病引起的。主要的病因是增生、粗糙及关节内、外粘连，从而导致肩关节疼痛和活动不便。本病的高发年龄在50岁左右，女性发病率略高于男性，多见于体力劳动者。

对抗疗法。此病主要是肩关节周围组织发生的病变，常致关节发生粘连。为此，功能锻炼和局部推拿、按摩、被动与主动肩关节运动等，是防止肩关节粘连、肌肉萎缩和恢复健康的根本办法。对抗疗法要持之以恒，以自我锻炼为主。

在饮食上，预防和治疗肩周炎都要多吃具有理气、活血、通络作用的食品和强壮筋骨的食物。肩周炎患者的饮食宜温，不宜生冷。可少量饮低度酒或黄酒。比如选择玉米、粳米等为主食，副食则可选择山楂、丝瓜、油菜、西瓜子、芝麻、羊肉、猪腰、韭菜、虾、核桃、黑芝麻、木瓜、当归等可调理气血、舒筋活络的食物。此外，应少吃生冷寒凉食物。

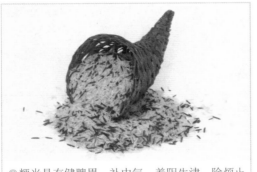

◎粳米具有健脾胃、补中气、养阴生津、除烦止渴、活气理气等作用，适宜肩周炎患者经常食用，但糖尿病患者应注意不宜多食。

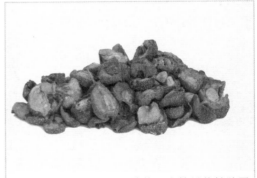

◎山楂果有重要的药用价值。山楂果能健脾开胃、消食化滞、活血化痰。

有助于缓解肩周炎的食谱

川乌粥	材料：生川乌头约5克，粳米50克，姜汁约10滴，蜂蜜适量。 做法：把川乌头捣碎，研为极细粉末。先煮粳米，粥快成时加入川乌末，改用小火慢煎，待熟后加入姜汁及蜂蜜，搅匀，稍煮即可。 功效：具有祛散寒湿、通利关节、温经止痛之效。适用于肩周炎风湿寒侵袭所致者
白芍桃仁粥	材料：白芍20克，桃仁15克，粳米60克。 做法：先将白芍水煎取液，约500毫升；再把桃仁去皮尖，捣烂如泥，加水研汁，去渣；用二味汁液同粳米煮为稀粥，即可食用。 功效：具有养血化瘀、通络止痛之效。适用于肩周炎晚期瘀血阻络者

看手指知健康

我们这里说的中医看手相与算命没有关系，而是从中医的阴阳论来讲的。人的一只手就是一个阴阳俱全的小宇宙，手掌为阴，手背为阳，五个手指刚好是阴阳交错。手指一般代表头，手掌一般代表内脏，手背一般代表我们的背部。内脏经脉的气出来首先到手指，所以手指非常敏感，一个人内脏的问题很快就可以在手上看出来。

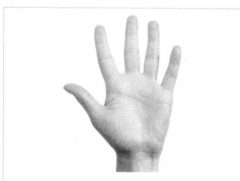

◎手指是人体上肢末端，经脉上阴阳交界地方，气血流注自始而复回，能反映健康问题。

1.看手指

（1）拇指：关联肺脾，主全头痛。指节过分粗壮，气有余便是火，心情偏激，易动肝火；扁平薄弱，体质较差，神经衰弱。拇指指关节缝出现青筋，容易发生冠心病或冠状动脉硬化。拇指指掌关节缝紊乱，容易发生心脏疾病。拇指掌节上粗下细者吸收功能差，身体一般较瘦弱；上粗下粗者则吸收功能好，减肥较难。拇指中间有横纹的，吸收功能较差，横纹越多对人的干扰越大。

（2）示指：关联肠胃，主前头痛。大肠经所过，所以示指上体现的主要是大肠的问题。正常的指尖应该是越来越尖，如果相反则是吸收转换功能比较差；如果示指很清白、弯曲、没有力，一般是脾胃的功能弱，容易疲劳、精神不振；如果在示指根部与拇指之间有青筋，则要注意会有肩周炎。

（3）中指：关联心脏，主头顶。心包经所过，主要管人的情志、神志。如果中指细且横纹较多，说明生活没有规律，往往提示有心脑血管方面的疾病；中指根部有青筋要注意脑动脉硬化，青筋很多有中风倾向。

（4）无名指：关联肝胆、内分泌，主偏头痛。无名指太短说明先天元气不足。

（5）小指：关联心肾，主后头痛。小指长且粗直比较好，一定要过无名指的第三个关节或者与第三关节平齐，如果小于第三关节或者弯曲，说明先天的肾脏和心脏都不是很好；如果小指细小且短，女性很容易出现妇科问题，如月经不调等；如果小指特别小，生育功能会出现障碍，男性容易出现肾亏、腰酸湿软等；如果其他四指都非常好，就是小指不好，说明先天不足。所以人的身体素质的保养关键看小指，平常应多揉小指。

2.观指形

（1）指的强弱：哪个手指比较差就说明与其相关联的脏腑有问题。

（2）指的曲直：手指直而有力，说明这个人脾气比较直。而我们经常说的"漏财手"，则是消化和吸收系统不好。

（3）指的长度：手指细长的人多从事脑力劳动，手指粗短的人多从事体力劳动。

（4）指的软硬：拇指直的人比较自信，但容易火气盛；拇指弯的人容易失眠多梦。

（5）指的血色：手指颜色较白说明气血不足，身体瘦弱，手脚比较怕冷；较红的人说明血气充足，但太红反而血气不畅，人容易疲劳。手指头自我对比特别红说明这个人特别累，而且血黏稠度高，血脂高；红得发紫发黑说明脑动脉供血不足，心肌梗死，非常危险；如果延升到整个手掌都发暗、没有血色，就要注意肿瘤的问题，应紧急排毒。手指中间特别青的人说明消化功能非常差。

了解了这些，看一下你的手指，对照你身体经常出现的一些症状，中医"看手相"是不是很有道理呢？

小小指甲显大病

我们身体有没有病总是凭借身体感觉来判定，其实，身体上某些部位的细微变化就有可能是某些疾病的征兆，如果能够掌握这些常识，对于预防某些疾病，有着很重要的意义。小小的指甲上就能如实反映出人体的健康状况。

指甲生长速度减慢，指甲增厚、变硬、呈黄色或黄绿色很可能有慢性呼吸系统、甲状腺或淋巴结疾病。指甲上出现纵向血条纹表明毛细血管出血，血条纹很多可能是慢性高血压、银屑病、对生命有潜在危险的亚急性细菌性心内膜炎的征兆。银屑病患者大多数都有这种不规则深洼的指甲。指甲基部新月状处呈蓝色，这说明可能有如下疾病：血液循环受到损害、心脏病、手指和脚趾动脉痉挛，这通常是极度寒冷所致，有时也与风湿性关节炎或自身免疫性疾病红斑狼疮有关。

指甲凹陷、扁平或呈勺状，这与缺铁性贫血、梅毒、甲状腺疾病、风湿热有关。

指甲背向上隆得很高，而指甲周围往下弯，呈弧形。这种形状的指甲可能表明有肺气肿、溃疡性结肠炎、肝硬化。

双色指甲：接近指甲尖那一半呈粉红色或褐色，而接近护膜那一半呈白色，这种指甲可能是慢性肾衰的征兆。指甲上有平行的深沟，这是营养不良或阻止指甲生长的严重疾病引起的，如麻疹、流行性腮

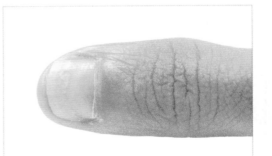

◎如果在拇指上出现黄铜制品的颜色，很可能体内出现了免疫性疾病。

腺炎、心脏病以及腕管综合征。

指甲的深洼很像用铁锤锤打而成的黄铜制品，其原因是簇状脱发——一种导致局部和全部脱发的自身免疫性疾病。两种颜色的指甲，尤其是从指甲扩大至其周围组织都是棕色或黑色的指甲，可能与恶性黑色素瘤有关。它们可能是一个大斑或一片小斑点。拇指和大脚趾上最可能出现这种症状。

指甲下大部分皮肤呈白色，指尖部正常的粉红色区域减少而呈带状，这种指甲可能表明有肝硬化。

捏捏手指也可预防疾病

人的手指上有许多穴位，每个穴位都对应着某些器官。我们在日常生活中可以根据自身的需要养成经常捏手指的习惯，这样可以辅助治疗一些疾病。

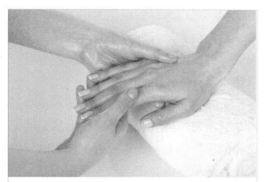

◎在日常生活空闲的时候，经常捏捏手指，可以起到养护内脏的作用。

不同疾病的捏手方法

皮炎	可捏双手示指的根部
眼睛疲劳	可捏右手中指的第3个关节
糖尿病	可捏左手拇指的第2个关节
肝痛	可捏右手拇指的第2个关节
高血压	可捏左手小指的根部
心脏病	可捏左手小指第3个关节的内侧
耳鸣	可捏双手无名指的第3个关节

手是力量与智慧的象征，是一个精密的机械结构。当我们的胚胎长到5周左右时，手就如同鱼的鳍一般出现了。在随后的发育中，手指慢慢开始生长，手指之间的蹼渐渐退化。到了11周的时候，手的关节、肌肉，甚至指甲都已经发育完全。

新生儿出生后两手紧握拳头在空中挥舞，很难把手对准自己的嘴，这是因为大脑皮层还未发育成熟，还不能指挥自己的手。到了两三个月时，随着大脑皮层的发育，婴儿学会了两个动作，一是盯着自己的手，二是偶尔碰着脸部就转头用嘴吸吮手。开始是吸吮整只手，到最后是灵巧地吸吮一个手指，说明了婴儿支配自己行为的能力有了提高，这是个很大的进步。通过吸吮手指的动作，婴儿促使眼和手协调行动，为5个月左右学会准确地抓握玩具的动作打下基础。

无疑，手是人体上最有特色的器官之一。科学家认为，手是使人能够具有高度智慧的重要器官之一。对手的崇拜可以追溯到人类的穴居时期。当时，那些原始人中的艺术家会在洞穴深处的石壁上用赭色或黑色的粉末印上自己的手印。可见，双手是智慧的象征。

手的日常养护方法

爱美的女孩子在日常生活中，要给双手做好防御措施，避免成为"主妇手"。倘若待双手出现毛病时才抢救，可能为时已晚。所以在生活中一定要保护好自己的双手。

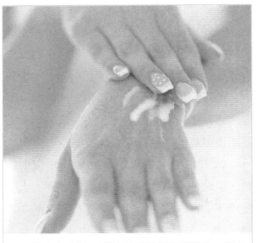

◎爱美的女孩子，要给双手做好防御措施，避免成为"主妇手"。

（1）别把手当作清洁布。在清洗碗盘锅灶时不妨使用长柄的刷子，这样可以减少手与化学清洁剂的接触；或是在洗刷碗盘时，将碗盘放在热水或清洁液内先浸泡30分钟左右，然后再用冷水冲洗，这样可以比较省力地除去污渍油垢。

（2）戴副手套。做清洁工作时，不论是否会碰到水，戴上手套可以有效避免接触清洁剂。手套应宽松些，这样不容易引起刺激。

（3）仔细阅读清洁剂说明书。有的清洁剂虽然价格较贵，去污作用较强，但是对手部皮肤的脱脂能力和刺激性很大。所以在购买此类产品时，应仔细阅读说明书，最好选择植物表面活性剂为原料的中性配方的清洁剂。

（4）给手抹点儿保湿霜。在完成了清理工作后，不要忘了抹上防护型的护手霜，这类产品一般含有天然胶原及维生素E等修复性元素，其中的果酸等成分对碱性物质的侵害有较强的修复能力。如果觉得手部干燥，缺乏水分，需要给予额外的滋润时，可以选择保湿型的护手霜。涂抹双手后，内含的保湿因子能深入肌肤加以保湿，及时改变手部干燥的状况。平时可以使用具有活肤功能的护手霜。

（5）经常进行手部活动。手的美观关键是要使手指灵活柔软，做好手部运动是必要的，可以利用坐车或看电视的时间做一做这种简单的指部运动。从指尖开始按摩到手指底部，动作要坚定而柔和，按摩时先涂上润肤霜，以增加柔润感。

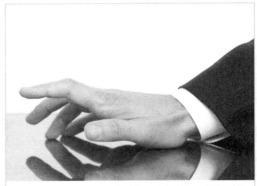

◎手的美观关键是要使手指灵活柔软，做好手部运动是必要的。

日常生活中的美腿经

1.饮食中的美腿经

（1）维生素E帮助消除水肿：血液循环不好，很容易导致脚部水肿。含维生素E的食物，可帮助加速血液循环，预防腿部肌肉松弛。含丰富维生素E的食物包括杏仁、花生、小麦胚芽等。

（2）B族维生素加速新陈代谢：维生素B_1可以将糖分转化为能量，而维生素B_2则可以加速脂肪的新陈代谢。含丰富B族维生素的食物有冬菇、芝麻、豆腐、花生、菠菜等。

（3）少吃盐去水肿：经常吃多盐的食物，容易令体内积存过多水分，形成水肿，容易积聚在小腿上。饮食除了要减少盐的吸收外，也可多吃含钾的食物，因钾有助于排出体内多余盐分。含钾的食物有番茄、香蕉、西芹等。

2.运动中的美腿经

（1）运动：合理正确的运动对健美腿部很有效，如步行、跳绳、游泳、慢跑、跳健美操等运动，可以帮助腿部肌肉变得结实有弹性，其中最有效的是游泳。游泳可运动全身肌肉尤其是双腿，对改善双腿曲线特别有效。如果时间条件有限，在办公室或家中也可进行美腿运动。

（2）按摩：也能起到塑造美好腿部曲线的作用。体重合适而腿部脂肪较多的女性，可购买具有减脂、紧肤功能的瘦身产品，配合按摩，达到健美双腿的目的。按摩有助于加强身体新陈代谢，除去多余脂肪并增加皮肤弹性，促进淋巴循环，预防橘皮组织形成。

（3）体霜或美体霜：每天沐浴后，在脂肪集中的小腿、大腿和臀部，涂上纤体霜或美体霜，以打小圆圈的按摩手法进行按压，螺旋状由下往上推进，用点儿力，尤其腿部两侧及小腿肚，重点按摩，可以促进脂肪分解，令身体毒素、废物及时排出体外，避免松弛水肿现象以及橘皮组织产生。

当然，除了玲珑的曲线，小腿的美丽也离不开晶莹润泽的肌肤。腿部肌肤也需要日常呵护保养，清洗、调理、营养三管齐下。沐浴时进行腿部大清理，一周做两次，将磨砂膏涂在腿上，用洗澡巾以小圆圈方式按摩，膝盖、脚踝处多做几次，再用清水冲洗干净，可刺激细胞更新生长；泡在温水里，轻轻擦、揉、拍打腿部肌肉；沐浴后，擦干身体，将乳液或芳香植物精油涂在腿部肌肤上，用手掌轻揉，以防皱纹，改善粗糙肌肤，补充营养。

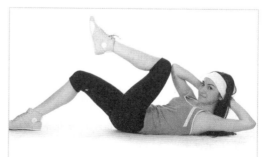

◎运动可以让腿部肌肉变得结实有弹性，更能让双腿看起来曲线更加美丽。

"春捂"的关键就是腿和脚

从中医理论讲，"春捂"既是顺应阳气生发的养生需要，也是预防疾病的自我保健良方。那么，"春捂"应该捂哪里呢？重点就是腿和脚。由于北方屋子里有暖气，所以很多人习惯减衣服时先减掉裤子。

春捂注意事项

把握时机	冷空气到来前一两天预备。气象学家发现，许多疾病的发病高峰与冷空气南下和降温持续的时间密切相关。比如感冒、消化不良，早在冷空气到来之前便捷足先登。而青光眼、心肌梗死、中风等，在冷空气过境时也会骤然增加。因此，捂的最佳时机，应该在冷空气到来之前一两天
持续时间	1~2周恰到好处。捂着的衣衫，随着气温回升总要减下来。但减得太快，就可能"一向单衫耐得冻，乍脱棉衣冻成病"。医学家发现，气温回升后，得再捂7天左右，体弱者或高龄老人得捂14天以上，身体才能适应
注意温差	日夜温差大于8℃是捂的信号。春天的气温变化无常，前一天还是春风和煦、春暖花开，刹那间则可能寒流涌动，日夜温差大于8℃时是捂的信号
把握气温	15℃是"春捂"的临界温度。研究表明，对多数老年人或体弱多病而需要"春捂"的人来说，15℃可以视为捂与不捂的临界温度

温暖腿部最好的运动

冬天，人们的户外活动减少了，人也变懒了，手脚也时常冰凉冰凉的。要想保暖，除了多穿衣服外，多动腿是最好的制"冻"方式。多动腿可以促进血液循环，增强心肺功能，让血液流动到身体的末端，是最好的保暖运动。

（1）跑步：跑步可增强心血管和呼吸系统的功能，促进肌肉、神经的健康，提高机体的抗病能力。冬季气温较低，持续性小步伐地跑步可刺激机体保护性反应，促进血液循环，增大脑部血液流量，调节大脑体温中枢的功能。室外跑步时，把舌头抵在上牙的里端，防止冷空气进入体内；跑步时用鼻子吸气，嘴呼气，正确的呼吸方法是两步一呼两步一吸；尽可能选择较软有弹性的路面跑步，防止外伤和减少跑步对关节、骨骼的冲击。

（2）跳操：跳有氧操非常适合冬季在室内进行，它是全身性的运动，大肌肉群和小肌肉群都能参与运动。高冲击有氧操（双脚同时离地的跳跃）能更好地锻炼心肺功能，加快血液循环。跳操时的防震很重要，最好选择多功能运动鞋，即鞋子的前掌和后掌都有气垫，以减缓上下跳跃时对关节的冲击。

（3）跳绳：手臂的摆动、双腿的跳跃，让四肢充分运动，是促进血液循环理想的运动，特别适宜在气温较低的季节做热身运动。蹦跳中脚落地时，应脚掌着地，而不是脚跟着地；胖人宜采用双脚同时起落的方式跳绳。同时，上跃也不要太高，以免关节受伤。

足疗的注意事项

饭前：饭前半小时内，饭后1小时内不要按摩。

皮肤有伤：凡足部有外伤、感染、溃烂或癣症，应避开此处施术，严重者不用本法。如因操作不当引起局部肿胀、瘀血，须待局部恢复正常后再行施术。

骨骼：进行足部施术时，应尽量避开骨骼突起处，以防损伤骨膜。对一些敏感的反射区和穴位也应避免重刺激。

施术时间：每次施术时间以30～45分钟左右为佳，不宜过长，一般不超过60分钟。小孩（14岁以下）及年老体弱者时间适当缩短，力度轻一些，双足不超过20分钟。

补温开水：施术后半小时内应喝温开水300～500毫升，不应喝茶、酒或其他饮料。

服药：在足疗治病期间，凡是长期服药的患者，不可突然停药。需等病情确实缓减后再逐渐减量。

浸泡双足：凡足部长期接受刺激、足部穴位或反射区敏感度减弱者，可在操作前用1：100比例的温盐水浸泡双足30分钟，或让其休息2～3天后再接受操作。

时间：中午12点左右，是大气污染最为严重之际，所以，不要进行刺激较好，按摩结束后将脚胫和脚趾不停地回转。单脚各二三分钟左右。

补水：按摩全部终了后，喝一两杯微温开水。借由刺激，将废物浮出而集中于肾脏，因而以此中和形成尿排出，挤些柠檬汁于温水中也可以。

手部清洁：按摩治疗前要将指甲剪短，以防在治疗中刺伤皮肤，用肥皂将双手和患者的双脚洗净，在按摩的反射区内均匀地涂上按摩膏，能起润滑皮肤和清热解毒、活血化瘀作用。

病症注意：心脏病、糖尿病、肾脏病患者，按摩时间每次不宜超过15分钟，有严重心脏病、癫痫、肝功能异常者，应配合其他方法治疗。

按摩时：风扇不宜直接吹到患者双脚部，按摩结束后，患者在1小时内不宜用冷水洗脚，施术者亦不可马上用冷水洗手，应休息片刻后再用温水涂肥皂洗净双手。

慢性病：如是慢性病，在足部反射区治疗期间，一般可停服抗生素、止痛片、镇静剂之类药物，其他病症可按照医师处方服药同时进行足部按摩，待病情好转后再逐渐减少药量直至完全康复而停药。

按摩治疗后：有的患者在接受按摩治疗后，可能出现低热、腹泻等全身不适症状，甚至暂时病情加重或出现尿液颜色变深、气味加重，大便变黑等现象，这是按摩后出现的一些反应，可继续坚持治疗，数日后上述情况即可消失而恢复正常。

足部疗法的要领和技巧

足部按摩治病保健作用的机制就是以对反射区的良性刺激，而达到调整组织器官生理功能的作用，使体内产生自愈力。所以对多数反射区来说刺激强一点儿，痛感重一点儿，效果就较好，不痛则无效果。对骨骼系统的疾病治疗，必须用强刺激才能取得明显效果，而严重心脏病患者的心脏反射区、肝脏病患者的肝脏反射区以及淋巴和坐骨神经反射区，力度就应减弱，按摩处只要有轻微痛感就可以了。

按摩有补泻两种手法，按照"实者泻之，虚者补之"的原则，也就是说，对实证、体质较好的患者，力度可适当加大，采用强刺激手法；而对心脏病等虚证及老年人、儿童、女性和重病体弱者则用弱刺激手法，延长疗程，使患者的内部功能逐渐恢复。还有，对敏感性强的反射区力量不能过大，而对那些敏感性弱的反射区应适当加大力度。总之，要区别对待。

足部疗法的治疗时间和技巧

治疗的时间	在进行按摩治疗时，要根据患者的病情及体质，掌握好按摩的时间。一般来说，对单一反射区的按摩时间为3～5分钟，但对肾、输尿管、膀胱反射区必须按摩到5分钟，以加强泌尿功能，从而把体内的有毒物质排出体外。而总体按摩时间应控制在30～45分钟，对重病患者，可减为10～20分钟，按摩时间过长或过短都不利于恢复健康。另外，重症、急症病人，每日按摩1次，慢性病或康复期间可隔日1次或每周2次，一般以7～10次为1个疗程，休息几日，再进行第2个疗程，直至痊愈为止
按摩的顺序	如果进行全足按摩，一般先从左脚开始，按摩3遍肾、输尿管、膀胱三个反射区，然后再按脚底、脚内侧、脚外侧、脚背。由脚趾端向下依次按摩，即总体按摩方向是向心性按摩，沿着静脉、淋巴回流的方向按摩。如记忆不清，可将足反射区图放在旁边，按图索骥进行较方便，一般情况下每个反射区按摩3次，必要时可增至6次。 重点按摩时，大致上可按照基本反射区→病变反射区→相关反射区→基本反射区的顺序进行。按摩结束后，无论是全足按摩还是重点按摩，都应将按摩完毕的脚踝先按顺时针方向再按逆时针方向分别摇转4～6次，才可结束。 在按摩时，关键点是要找准敏感点，这样不需要用多大力量，被按摩处就会感到酸痛，才会有疗效；如果找不到敏感点而蛮干一通，只会全无效应而白费力气
按摩的力度	在进行足部反射区按摩时，按摩力度的大小是取得疗效的重要因素，力度过小无效果，反之则人体无法忍受，治病不成反增病。所以，按摩一定要适度、均匀。所谓适度，是指以按摩处有酸痛感，即以"得气"为原则。而所谓均匀，是指按摩力量要渐渐渗入，缓缓抬起，并有一定的节奏，不可忽快忽慢，时轻时重。快节奏的按摩一般适用于急、重症和疼痛严重的疾病，慢节奏的按摩主要适用于慢性疾病

手心搓脚心及下肢操的养生智慧

《五言真经》中说："竹从叶上枯，人从脚上老。天天千步走，药铺不用找。"说明人的健康长寿始于脚。同时，脚心是肾经涌泉穴的部位，而手心是心包经劳宫穴的部位，如果经常用手掌搓脚心，既疏通了肾经，又活络了心包经，可谓一举两得，有健肾、理气、益智的功效。

按摩方法：晚上，用热水泡脚后，用左手握住左脚趾，用右手心搓左脚心，来回搓100次，然后再换右脚搓。

另外，可以常做下肢操。

身体直立，两脚分开，比肩稍宽，两手叉腰，两眼平视正前方。

动作1：左脚向前抬起，脚尖由里向外（顺时针）旋转16圈，再由外向里（逆时针）旋转16圈。然后，再换右脚做同样的动作。

动作2：上体前屈，两手扶膝，两膝弯曲，先两膝同时按顺时针方向旋转16次，再按逆时针方向旋转16次；两膝分别同时由外向里旋转16次，再分别由里向外旋转16次。

动作3：两脚交替向前各踢16次，踢时脚趾下抠；两脚交替向前各蹬16次，蹬时脚跟突出。

动作4：两腿交替向前高踢腿各16次；两腿后踢，后脚跟踢至臀部，各踢16次。

动作5：两脚跟离地，屈膝下蹲，蹲时上下颤动8次，慢慢起立，脚跟落地，反复做5次。

动作6：原地上下跳跃，共跳16次。跳动时，上肢可随之上下摆动，上至头高，下至小腹，手指并拢呈单掌。

经常用手心搓脚心，再加上常做下肢操，坚持下去，对身体健康大有帮助。

日常生活中的护脚大法

除了泡脚外，还可以通过其他的按摩或运动双脚的方式来保护双脚，达到养生保健的目的。以下是几种有效护脚方法。

倒立或勾脚：倒立或勾脚的目的都是让血液回流，促进全身血液循环。如果当天走路走得比较多，在晚上睡觉前可以先在床上躺上半个小时，把脚垫高，这样可以让血液回流，再输送新的血液到脚上。

但是不要这样躺着睡着了，否则第二天起来，你就会有黑眼圈了。

捶脚、搓脚：用一根棒槌或直接用手握拳轻轻捶击脚心，一直到产生酸、麻、热、胀的感觉；用光滑的球状物或直接用手掌（要先将双手搓热）来回搓脚底、脚板，一直到搓热为止，怕痛或者怕搓破皮的可以在脚底擦一些按摩膏或按摩油。

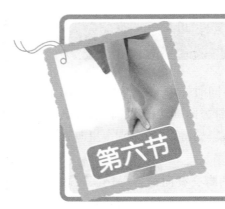

皮肤、肌肉和骨骼

第六节

护肤第一步，辨清自己的皮肤类型

每个人都想拥有完美的肌肤，但由于肤质不同，每个人也都会遇到各种各样的皮肤问题。根据皮脂腺分泌油脂的多少，我们将皮肤分为5种类型：中性、油性、干性、混合性以及敏感性皮肤。

1.中性皮肤

特征：清洁面部后6~8小时出现面油，皮肤细腻有弹性，不发干，天热时

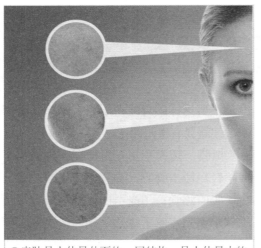

◎皮肤是人体最外面的一层结构，是人体最大的一个器官。

可能出现少许油光，很少长痘痘，比较耐晒，也不易过敏。中性皮肤可以说是比较好的皮肤类型。

护理方法：中性皮肤的养护以保湿为主，如果处理不得当，也很容易因缺水、缺养分而转为干性肤质。应该使用锁水保湿效果好的护肤品，好好保养。

2.油性皮肤

特征：清洁面部1小时后开始出现面油，平时肌肤较为粗糙，泛油光，天气转冷时易缺水，很容易生暗疮、青春痘、粉刺等。

护理方法：油性皮肤的日常养护以清洁、控油、补水为主。要定期做深层清洁，去掉附着在毛孔中的污物。特别是在炎热的夏天，油性肌肤的人每天应该多洗几次脸，洗脸后以收敛水收敛粗大的毛孔。不偏食油腻、辛辣的食物，多吃蔬菜、水果和含B族维生素的食物。另外，少用手触摸脸部，如果有痘痘，就更不能经常用手触碰，以免感染。

3.干性皮肤

特征：清洁面部后12小时内不出现面

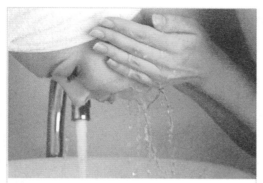

◎干性肤质的人在生活中要注意保养补水，防止肌肤干燥缺水，同时洗脸要动作轻柔。

油，面部显得干燥缺水，换季时更有紧绷、脱皮等现象出现，容易被晒伤，也容易长皱纹。

护理方法：干性肤质的保养以补水、营养为主，防止肌肤干燥缺水、脱皮或皲裂，延缓衰老。洗脸时动作要轻柔，选用高保湿的乳液。另外，冬季室内因为暖气的关系，湿度较小，干性肌肤更容易因失水而变得粗糙，因此室内宜使用加湿器。日常饮食可增加一些脂肪类的食物。

4.混合性皮肤

特征：清洁面部后2～4小时后T形部位出现面油，其他部位则更晚才会出现。T形部位易生粉刺、痘痘等。其他部位却因缺水而显得干涩，比较耐晒，缺水时易过敏。所谓混合性，就是T形部位油性和其他部位干性的混合。

护理方法：混合性皮肤的日常护理以控制T形区分泌过多的油脂为主，而干燥部位则要滋润，所以护理上要分开。选用性质较温和的洁面用品，定期深层清洁T形部位，洁面后以收敛水帮助收敛毛孔，干燥部位则以一般化妆水滋润。要特别注意干燥部位的保养，如眼角等部位要加强

护养，防止出现细纹。总之，混合性肌肤的保养要遵循"分别对待，各个击破"的原则，不要怕麻烦。

5.敏感性皮肤

特征：皮肤较薄，面部容易出现红血丝，换季或遇冷热时皮肤容易发红，易起小丘疹，使用洁肤化妆用品很容易因为过敏而产生丘疹、红肿，易晒伤。

护理方法：这类皮肤最需要小心呵护，在保养品的选择上避免使用含有香料、酒精的产品，尽量选用配方清爽柔和、不含香精的护肤品，注意避免日晒、风沙、骤冷骤热等外界刺激。涂抹护肤品时动作要轻柔，不要用力揉搓面部肌肤。值得注意的是，这类皮肤的人在选用护肤品时，应先做个敏感测试：在耳朵后、手腕内侧等地方试用，确定有没有过敏现象。一旦发现过敏症状，应立即停用所有的护肤品，情况严重者最好到医院寻求专业帮助。

在做皮肤护理之前，每个人都应该先认清自己的肤质属于哪种皮肤类型，然后针对自己皮肤的特点采取对应的护理措施，这样才能收到事半功倍的效果。

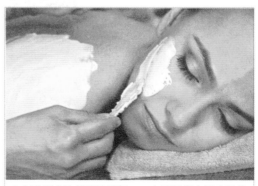

◎在进行皮肤护理的时候，一定要根据自己皮肤特点来做出选择，这样才能起到有效护理的效果。

从皮肤的颜色来辨别疾病

中医讲究"病在里必形之于表"，就是说身体内部的疾病会在外表有所显现。对人体来说，皮肤是人体的护卫屏障，也是人们进行健康自查自测的一面镜子。

皮肤的颜色因年龄、日晒程度以及部位的不同而有所区别，主要由3种色调构成：黑色有深浅，由皮肤中黑色素颗粒的多少而定；黄色有浓淡，取决于角质层的厚薄；红色的隐现与皮肤中毛细血管分布的疏密及其血流量的大小有关。

观察皮肤颜色的变化，对判断疾病有很大帮助。一般正常的人，皮肤是红润的。如果一个人的肤色在短期内变化较大，并排除了正常的外来影响，就要考虑疾病发生的可能性。下面就让我们一起从皮肤的颜色开始，看看我们身体中可能存在着哪些危机。

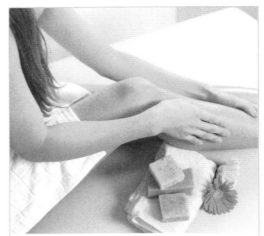

◎对人体来说，皮肤是人体的护卫屏障，也是人们进行健康自测的一面镜子。

1.皮肤苍白

贫血者往往有不同程度的皮肤黏膜苍

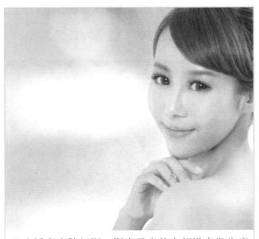

◎生活中皮肤红润，则表示身体内部没有发生病症，一切都是健康的。

白。寒冷、惊恐、休克或主动脉瓣关闭不全等，通常会导致末梢毛细血管痉挛或充盈不足，引起皮肤苍白。雷诺氏病、血栓闭塞性脉管炎等疾病因肢体动脉痉挛或阻塞，也会表现为肢端苍白。

2.皮肤发红

皮肤发红是由于毛细血管扩张充血、血流加速以及红细胞数量增多所致。在生理情况下见于运动、饮酒时。疾病情况下见于发热性疾病，如大叶性肺炎、肺结核、猩红热等；某些中毒，如阿托品等药物中毒；红细胞数量增多，如真性红细胞增多症等也可引起皮肤发红。

3.皮肤呈樱桃红色

十有八九是煤气或氰化物中毒。煤气中毒的病人，其血红蛋白与一氧化碳结合成碳氧血红蛋白，失去携氧能力，造成机体缺氧。当碳氧血红蛋白达到30%～40%

时，病人的皮肤就会呈樱桃红色。

4.皮肤暗紫

由于缺氧，血液氧合血红蛋白含量升高。当还原血红蛋白升高到每100毫升血液5克以上时，血液就会变成暗紫色，此时病人的皮肤、黏膜出现发绀。皮肤出现暗紫的情况常见于重度肺气肿、肺源性心脏病、发绀型先天性心脏病等。

5.棕色或紫黑色

多半为亚硝酸盐中毒，大量食用后，肠道细菌能将硝酸盐还原为亚硝酸盐，亚硝酸盐是氧化剂，能夺取血液中的氧气，使血红蛋白失去携氧能力，从而造成组织缺氧，使低铁血红蛋白变成高铁血红蛋白，血液就变为棕色或紫黑色，患者的皮肤黏膜表现为发绀。

6.皮肤发黄

当血液中胆红素浓度超过34.2微摩尔／升，皮肤、巩膜、黏膜就会发黄。过多食用胡萝卜、南瓜、橘子汁等食品饮料，也可使血中胡萝卜素含量增多，当其超

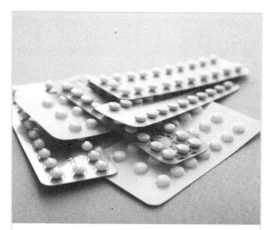

◎色素大面积沉着，除了疾病导致，还有可能是由于药物副作用，如由砷剂、搞癌药引起的皮肤色素不同程度地沉着。

过2500毫克／升时，即导致皮肤黄染。长期服用带有黄色素的药物如米帕林（阿的平）、呋喃类药物等，亦可导致皮肤黄染。

正确区别皮肤发黄的程度及发生的部位，可以鉴别是否患有疾病及疾病的严重程度：胡萝卜素含量过多，皮肤黄染发生在手掌、足底、前额及鼻部皮肤，一般不发生于巩膜和口腔黏膜。黄色素过多以角膜缘周围最明显，离角膜缘愈远，黄染愈浅。溶血性黄疸患者的皮肤常呈柠檬色。黄绿色或褐绿色常为持久的肝内胆汁淤积、肝内或肝外胆管梗阻所致。橙黄色常见于重症肝炎。皮肤黄染进行性加深多为胰头癌、胆管系统癌肿或原发性肝癌。

7.色素沉着

肝硬化、肝癌晚期、黑热病、疟疾以及服用某些药物如砷剂、抗癌药等亦可引起程度不同的皮肤色素沉着。若仅在口唇、口腔黏膜和指、趾端的掌面出现小斑点状的色素沉着，往往见于胃肠息肉病。

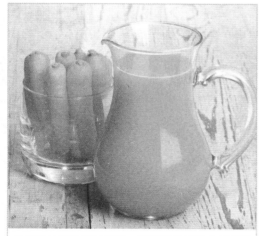

◎如果是皮肤暂时发黄，很可能是最近吃多了胡萝卜、南瓜、橘子汁等食品引起的。

"肌"和"肉"的含义

日常生活中，我们经常会说到"肌肉"这个词，那么从根本上来讲"肌"和"肉"是一个意思吗？徐文兵先生同样在《字里藏医》做出了阐述，他认为"肌""肉"是近义词，而不是同义词。他引用了《黄帝内经》开篇《黄帝内经·素问·上古天真论》中的一段话："黄帝曰：余闻上古有真人者，提挈天地，把握阴阳，呼吸精气，独立守神，肌肉若一，故能寿敝天地，无有终时，此其道生。"这里提到"肌肉若一""肌"和"肉"好像都合为一体，这就说明，"肌""肉"本身并非一体，是有区别的。

相对来说，"肉"的内涵还要广泛一些，不仅指动物的肌肉组织，也泛指蔬菜、瓜果、初生树木的皮下肥厚的纤维组织，我们经常说的"果肉"就是这个意思。明白了"肉"的这层含义，就不难理

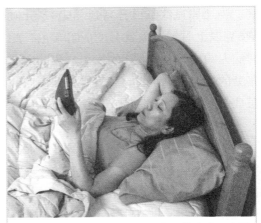

◎生活中如果肌肉时刻都处于紧绷状态中，久了就会引起失眠、焦虑等症状。

解"肌"和"肉"的区别了。简单来说，肌就是绷紧、刚硬、发力的肉，肉就是松弛、放松、柔软的肌。

现代人都认为肌肉是力量和美的象征，所以很多人都会去参加一些健美运动，特别是在国外，有人还会进行特殊饮食甚至服用药物，为的就是练出一身"疙瘩肉"。其实这些做法都是在伤害身体。这些人即便是在身体休息、睡眠的时候，肌肉也是僵硬紧绷的，难以放松，这样长期、过度地使肌肉处于紧张状态，就会导致柔软的肉先是成为绷紧的肌，久之僵硬，进而出现纤维化、条索状，严重的还会压迫神经、牵引关节。人若总是处于这种紧张状态，也会影响心理、情绪、精神，出现紧张、焦虑、失眠，甚至加速死亡、衰老。所以，千万不要为了好看而盲目地去进行一些锻炼。

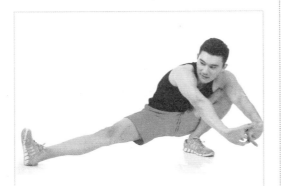

◎狭义的"肌肉"是指能收缩的人体组织。肌肉分为骨骼肌、心肌和平滑肌三种，其功能皆为产生力并导致运动。心肌和平滑肌的收缩不由意识控制且为生存所必需，例如心脏的收缩或是肠胃道的蠕动等。

肌肉对于人体的重要作用

肌肉是人体运动系统的重要组成部分，起着支撑人体、协调人体动作的作用。人体的肌肉有3种：长在骨骼上的骨骼肌、分布在内脏组织上的平滑肌和组成心脏的心肌。人体的各种生命活动以及心脏的跳动都是在这些肌肉的收缩中完成的。如果肌肉坏死或者发生萎缩，人的活动就会受限。

肌肉还能保护人体的健康。人在生病时，如果外界能量供应不足，肌肉就可以充当储备量的角色，人体可以通过分解肌肉中的蛋白来提供机体运转所需要的能量。所以，当人生病时，肌肉越多，战胜疾病也就越容易。而且，一般来说，肌肉越多的人，身体也越健康强壮，患病的概率也相应减少。

具体到全身各部位的肌肉，因其所处部位不同，具体作用也有区别。比如：颈部的肌肉可以保持头部的正确姿势，保证该部位血液循环畅通。现在上班族经常出现的颈部疼痛就是因为颈部长期保持一种姿势、肌肉缺乏运动、血液循环不畅导致的。

胸部的肌肉有保护胸腔的作用，如果胸部肌肉松弛、萎缩，就会导致呼吸无力。经常深呼吸和做一些恰当的胸部运动，可以起到锻炼胸部肌肉的作用。

脊椎病现在也很常见，经常锻炼脊柱两侧的肌肉，不仅有利于骨髓的发展，还可以调节交感神经系统，对脾、肾、胰的保健也很有益处。

锻炼腹部肌肉不仅有利于身体的健美，还可以促进肠胃的蠕动，有利于新陈代谢的正常进行。

如果肌肉发生病变，长期不愈，同样也会影响到脾的健运，而脾的功能受到影响，人的后天之本都得不到保障了。

◎颈部肌肉如果缺乏运动，血液循环不畅，就会导致颈部出现疼痛僵硬。

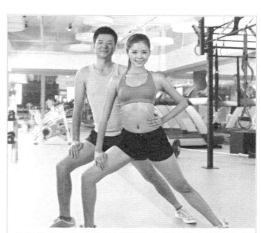

◎经常参加体育锻炼可能让全身的肌肉得到营养和预防身体产生疾病。

肌肉的日常保养方法

徐文兵先生在《字里藏医》一书中提到了几种比较常见的肌肉问题。

长期暴饮暴食、饮食不节的人，就会使胃平滑肌抽搐、痉挛，出现难以愈合的黏膜溃疡、萎缩，甚至生长息肉、癌瘤；人们有时因为劳累或者冰冷出现的抽筋，也就是肌肉挛缩；服用壮阳药，导致阴茎长久充血等，这些都使本来柔软、温暖、生动活泼的肌肉变成生冷坚硬的皮囊。这就是有肌无肉，是肌肉不一的一种表现，古人称为肌痹或者死肌。

针对这些肌肉方面的问题，《伤寒论》中专设了桂枝汤、葛根汤、芍药甘草汤、干姜甘草汤等"解肌"的方剂来治疗。对于肌痹、死肌，一般采取活血化瘀、通络散结的方法治疗。《神农本草经》也记载了很多"去死肌"的药物，比如白术、乌梅、蛇等。针刺、艾灸、按摩的效果比内服中药更快一些，静坐、站桩也是辅助缓解紧张的有效方法。

与此相反，那些过于安逸、缺乏锻炼的人会出现肌肉松弛、无力甚至萎缩，尤其在一些瘫痪的病人身上比较常见，像是现在常见的肌萎缩，古人称之为肉痿，也就是有肉无肌，弛而不张。阴茎不能勃起，或者举而不坚，坚而不久，被称为阳痿。这就是有肉无肌，是肌肉不一的另外一种表现。

治疗肌肉萎缩的主要方法是服用补益气血、升举阳气的中药，以加强消化和吸收功能。配合现代医学的康复锻炼也是有效的方法。中医的导气引气方法，比如五禽戏、太极拳、八段锦、形意拳等，也都有助于恢复元气，调养气血。

徐先生认为，肌肉放松的时候，经络通畅，气、意、神容易沟通，反应迅速，力由足起，气由脊发，指尖发梢，缠绵持久，旋转穿透，劲道极强，进可攻敌，去疾治病，退可守身，化气避邪。而在肌肉紧张的时候，气血郁闭，容易激发短暂暴力，伤人也伤己，更谈不上用巧。所以，我们这里还是要强调：一张一弛，文武之道。肌肉也是如此，要有张有弛，不要让肌肉总是处于一种状态，长期的紧张或松弛都是有害无益的，需要适当的锻炼和休息来调节，这样才能拥有健康的肌肉。

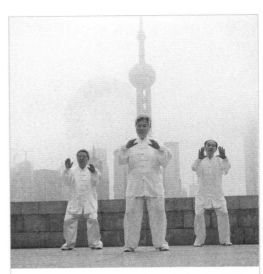

◎日常保养肌肉可以采用中医的导气引气方法，如太极拳、形意拳等。

骨骼，人体血液的制造厂

关于骨骼的功能，相信大家从中学的生物课本中已经有了初步的了解，诸如：骨骼构成骨架，支撑身体姿态；骨骼能保护人体内部器官，如颅骨保护脑、肋骨保护胸腔；骨骼中贮存着身体所需的重要矿物质，像钙和磷……但我们这里要讲的是骨骼的另一项重要功能：造血功能。

一个生命诞生以后，骨骼就成为其体内最大的造血机构，可以制造出红细胞、白细胞、血小板等各种血细胞。脾脏和淋巴组织也会协助造血，但它们制造的只是少量的单核细胞和淋巴细胞。随着年龄的增长，人体内的骨骼会逐渐分化成两种，一种是红髓，负责全身造血；另一种是黄髓，由脂肪组织组成，它不能造血，但依然保留着潜在的造血功能，是红髓不足时的替补队员。在人衰老的过程中，红髓是慢慢减少，黄髓是慢慢增多的，也就是说，人体自身的造血功能会逐渐下降。

为了更好地提供新鲜的血液细胞，骨髓中具备了非常复杂的血管网络。各种造血物质和刺激物质都要经过血管进入骨髓中，才能实现造血功能。所以，骨髓能不能造血，血管的因素也很重要。

骨骼、关节容易出现的问题

一般情况下，有 3 种人比较容易受到骨骼关节问题的青睐，他们是中年女性、青年人、老年人。

先说中年女性，时代改变了，女性的责任不再只是"相夫教子"，各行各业涌现出了大批的女强人，她们肩上的担子越重，健康问题就越突出。因此，在每个中年女性的身上都能或多或少地找到疾病的身影，比如颈椎病、肩膀痛、腰椎病、髋关节不适、膝关节痛及阵发性小关节痛等。

再说青年人群，随着生活节奏的不断加快，IT时代在给人们带来巨大的物质财富的同时，也给人们带来了"富贵病"。许多年轻人经常久坐不动，肌肉没有机会伸缩，又压迫神经和血管，不论坐得歪斜还是笔直，长久下来都会腰酸背痛，造成重复性机械运动损伤。因此，他们的骨骼关节就容易出问题。

人们对老年人骨骼关节问题似乎已经司空见惯，甚至有人列出了这样的式子：老年人=骨骼关节疾病。并且有调查结果显示，老年人身体功能总体上的衰退是导致老年人骨骼关节出现问题的主要因素。

专家指出，针对不同人群的骨骼关节疾病，目前尚没有根治的办法，但是骨骼关节疾病是可以预防的，比如职场白领多给自己点儿时间，可以喝喝茶、找朋友聊聊天，减轻自己的压力。

养护骨骼关节的"四大基石"

骨骼关节的健康与"四大基石"有密切联系，正确而合理地运用这"四大基石"，才能为骨骼奠定坚实的健康基础。

骨骼关节健康四大基石

合理膳食	痛风是一种与饮食习惯密切相关的疾病；女性的骨骼关节痛多与摄入过量的所谓"优质蛋白"有关；低钙食品可能造成骨质疏松；控食减肥会严重地伤骨；女性的血液黏稠会造成骨骼代谢功能障碍等
参加合理的骨负荷锻炼	根据不同的人群、不同的体质特征，开展专门的骨负荷锻炼。骨关节在运动负荷中会产生"泵"的效应，使关节滑液渗透加速，使关节内软组织表面获得充足的营养，而深层营养则会滋养骨骼
控制致病因素	控制疾病对于降低骨骼关节的发病率十分重要。如糖尿病是骨骼关节疾病的一大"杀手"，许多与代谢功能有关的疾病都会伤害骨骼。另外，人体激素水平也是一个重要的问题，如女性的雌激素、男性的雄性激素的变化，都会影响骨骼健康
适量参加体力劳动和运动	社会的进步造成了骨骼关节的质量问题的低龄化。现在的生活发展模式省时、省力、便捷、舒适，人们本应承受的体力支出大幅度缩减，而运动又被很多人视为可有可无。因此，骨骼问题正在向年轻人靠拢

防止骨骼衰退

人的骨骼必须足够坚强，才能承担起人的体重和保证人的运动。

骨骼本身是由很多很密的网状组织构成的，包含：蛋白质、矿物质（钙）含量，骨骼本身是由很多很密的网状组织构成的，包含蛋白质、矿物质（钙）等。如果某些原因导致骨骼含有的矿物质逐渐减少，发展到一定程度，骨骼就会变得很软弱，无法承担身体活动产生的压力，并且容易折断，严重影响人的正常生活。可见，骨骼健康在人体健康中有着举足轻重的作用。

骨骼退化是一种自然规律，但是现在人们的体力劳动很少，平时又不注意锻炼，导致四肢躯干的功能退化明显加快，其中废退性的骨骼关节疾病是目前的主要问题。

其实，不管出现什么样的骨骼关节问题，都是在表明全身骨骼开始出现问题。有些人可能因为伤病等某种原因，即刻停止了肢体的运动，但是伤病好了之后，失用性造成的骨骼关节问题又带来了新的麻烦。

预防骨骼衰退，预防骨骼衰退的一个有效办法就是经常进行锻炼，中年人加强背部肌肉的锻炼可预防年老时椎骨变得脆弱和容易骨折。

此外，补钙也是老年人预防骨骼衰退的有效方法。

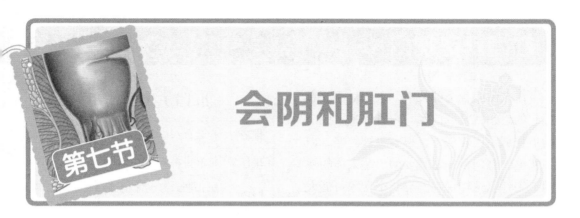

第七节　会阴和肛门

正确认识会阴和肛门

一位肛肠科的医生说，这些年一直和病人打交道，他发现了一件让人十分吃惊的事情，甚至有些情况让他感到震惊。比如，一位大肠癌患者，还不到40岁，之前竟然一直认为自己得的是轻微的便秘。还有一位女患者，对于便秘难以启齿求医，又没有正确的用药知识，就滥用便秘药，结果不得不做结肠手术。像这样的情况数不胜数，作为医生，看到那些因肠道和肛门疾病而备受折磨的患者，痛心可想而知。他想告诉那些正在接受治疗的患者，尤其是那些明明知道自己的会阴或肛门有症状，却置之不理的患者，便秘、痔疮等并不是让人羞耻的疾病，会阴和肛门也是我们身体的一部分，而且非常重要，需要我们去爱惜。

其实，会阴和肛门并不是我们身体最脏的部位，我们不能轻视它们，它们有了症状，也不能不拿它们当回事儿。比如，阴部出现黑斑，可能是外阴癌的征兆，及早就医则90%可治愈，但若耽误病情，

则可能致命。再有阴部出现肿块，则可能是毛囊炎皮腺堵塞，极少情况下会是外阴癌。如果两周之后肿块仍不消失，就要及时就诊。每月做一次阴部自检可有效保护会阴。

如果肛门出现异常现象，更不可忽视，因为它对于消化系统的正常功能、新陈代谢和健康长寿，都起着极为重要的作用。因此，每个人都应该对会阴和肛门重视起来，尽量避免因不重视或知识缺乏滥用药物而导致的"健康悲剧"的发生。

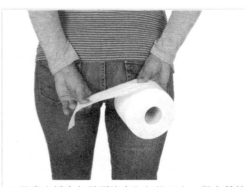

◎日常生活中如果不注意肛门的卫生，很容易就会出现异常现象，如痔疮、肛裂等。

肛门就是魄门

在人体的各个部位中，人们最不愿意提起的恐怕就是肛门了。一直以来，肛门的地位似乎比较低下，很容易被忽略，但事实上，肛门是非常重要的，是人体的魄门，为什么这样说呢？有一个现象可能大家不曾注意到。在正常死亡的情况下，人在弥留之际，都会最后一次大便，其实从肛门出来的也不是大便，而是肠里的物质因为括约肌失去了力量而"泻"了出来，因此，医生见了这样的人大都只能摇头了。可见，肛门是人体的魄门。

人体的肛门对于消化系统的正常功能、新陈代谢和健康长寿，都有着极为重要的作用。因此，在平时应该注意健康排便。

首先，要养成定时排便的习惯，最佳时间是早餐后20分钟左右，一日一次。要多吃蔬菜、水果及粗粮，尽可能少吃辛辣刺激性食物和控制饮酒。

排便时宜集中注意力，不能看书读报，也不宜谈话和思考。每次排便宜控制

肛门主要的作用

排遗	释放出人体中的废气，即排遗
排移	排泄出人体中的废物，即排移
门控作用	阻止肠内容物不自主溢出体外，同时阻止外界的气体、液体等异物进入肠腔

在7～10分钟，排尽即起，不要养成坐马桶或空蹲坑的恶习。手纸宜用柔软纸，便后尽可能将肛门擦干净。

痔疮患者如果有条件可以在便后用温水坐浴5～10分钟，另外还可顺便做一下肛门保健操。方法是：用示指（右）涂少量红霉素软膏，先在肛门口按摩10～20下；然后，慢慢伸入肛内，到不能伸入为止，将伸入肛内的示指向前、左、右、后4个方向撑大肛管，尽可能撑大，操作2～3分钟；最后，擦干肛门后，挤入适量痔疮药膏，站起后，肛门用力向上提缩20～30下即可。

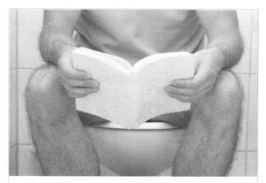

◎日常生活中应注意一些小细节，比如在排便的时候不要看书报，这样会给肛门带来伤害。

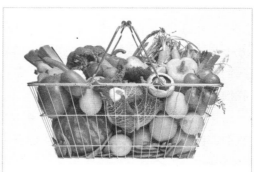

◎痔疮患者平时要多吃蔬菜、水果及粗粮，由于痔疮容易反复，所以尽量少吃辛辣刺激性食物和控制饮酒。

会阴部的养护方法

（1）用好关元穴：关元穴在肚脐下3寸，就是四指。对于男女生殖保健来说，这个穴位很关键。中医认为，关元穴具有培元固本、补益下焦之功，凡元气亏损均可使用。适用于各种生殖系统疾病，尤其擅长治疗不孕不育、阳痿、遗精、早泄、痛经、月经不调等症。现代医学研究也证实了关元穴在调节内分泌，治疗生殖系统方面疾病的作用。

刺激关元穴的常用方法是按揉法和震颤法。震颤法是双手交叉重叠置于关元穴上，稍加压力，然后交叉之手快速地、小幅度地上下推动。刺激关元穴不分时间、地点，随时可做，需要注意的是不可过度用力，做到局部有酸胀感即可。

（2）坚持提肛术：提肛术，又叫回春术。为什么说提肛术有利于会阴部位的养护呢？这是因为肛门附近有3条经脉：督脉、任脉和冲脉。这3条经脉都起于会阴，分别主管着人体的气、血和性。而气、血、性是人的根本，决定着人的生老病死。通过提肛术，我们可以经常疏通这3条经脉，达到养护会阴的目的。

（3）灸法：灸法是一个传统的养生大法，它是利用艾绒通窜力强的特性来灸治身体的疾病。比如，隔姜灸可治疗老年腹泻；艾附暖宫丸可治疗女性痛经、月经不调；隔附子饼灸神阙穴对解决腹泻或中气下陷都有好处。另外，还有一种瘢痕灸，就是直接用艾绒在皮肤上烧灼，这个方法曾在古代很受欢迎。瘢痕灸很痛，但是如果能坚持一段时间，你会明显感觉身体素质大有好转。瘢痕灸还可治疗卵巢囊肿、子宫肌瘤等妇科病。

古代有一句话："要想身体棒，三里常不干。"意思就是：想要身体好，就要经常灸足三里。足三里是人体很重要的养生大穴，属胃经，经常灸治足三里，胃的功能会不断好转。"脾胃为先天之本"，脾胃强壮了，对人的身体素质也是有好处的。

古代还有一个灸法叫节气灸，就是在不同的节气针对经脉使用灸法，其中最重要的节气就是冬至。在冬至前后各4天加上冬至这9天之中，每天以艾条灸肚脐周围的腹部。腹部为太阴，灸法就是用热性的东西来加速它的循环，促进人体气机生发。这样的灸法对身体非常有好处，甚至第二年都很少生病。

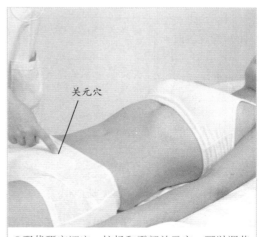

关元穴

◎现代研究证实，按揉和震颤关元穴，可以调节内分泌，从而达到治疗生殖系统疾病的目的。

提升阳气，治疗脱肛的好方法

前面说过肛门是人体的魄门，而气虚下陷，长时间腹泻不愈、久病卧床伤气、大便干结，就会出现脱肛。中医认为，脱肛是人体阳气衰弱导致的。现代人由于工作、生活压力过大，造成了下焦阳气衰弱，不能收摄住，或者中气下陷，而这两种状况的外在表现就是脱肛。

每天收缩肛门10～20次可以让中脉更加畅通，常常提肛则能够升提阳气，气归丹田，温煦五脏而益寿延年，并能防治肛肠疾病。如果采用针灸疗法，可针灸百会穴，病久加足三里穴。

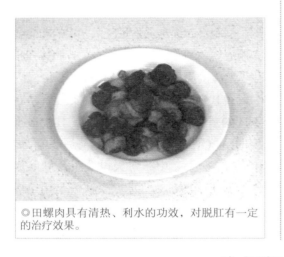

◎田螺肉具有清热、利水的功效，对脱肛有一定的治疗效果。

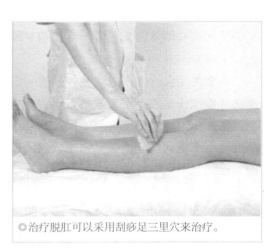

◎治疗脱肛可以采用刮痧足三里穴来治疗。

治疗脱肛的药膳

田螺炖猪肉	田螺肉120克，猪肉120克。将洗干净的田螺肉、猪肉入锅共炖。每日1剂，分4次服食
黄花木耳汤	黄花菜（又名金针菜）100克，木耳25克，白糖5克。将黄花菜、木耳洗净去杂质，加水煮1小时，原汤加白糖调匀服食
鲫鱼黄芪汤	鲫鱼150～200克，黄芪15～20克，枳壳9克（炒）。将鲫鱼去鳃、鳞、内脏，先煎黄芪、枳壳，30分钟后下鲫鱼，鱼熟后取汤饮之，可加适量生姜、盐调味
石榴皮五倍子水	石榴皮90克，五倍子30克，明矾15克，加水1000毫升。文火煎30分钟，滤去药渣，趁热先熏后洗，同时将脱出的部分轻轻托上。每日早晚各1次，一般5～10天可治愈
何首乌煲鸡	何首乌30克，母鸡1只（约500克）。将鸡宰杀，去毛及内脏，以白纱布包何首乌末，纳鸡腹内。加清水适量，放入锅内，煲至鸡肉离骨。取出何首乌末，加盐、油、姜、酒调味，饮汤食鸡肉。日内分2次服完

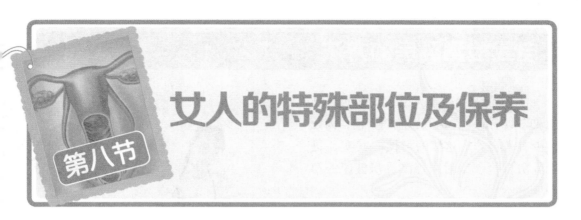

女人的特殊部位及保养

第八节

如何让乳房发育得更完美

中医学认为，女性进入青春期后，由于肾气逐渐充盛，从而"天癸至，任脉通，太冲脉盛，月事以时下"。"肾气"在这里主要是指人体的生长发育和主生殖的生理功能；"天癸"是一种类似西医所说的性激素的物质；任脉和冲脉则是两条下与内生殖器官相接、上与乳房相连的经脉，同时冲脉还有存贮血液的作用，因而称之为"血海"。当血海满溢的时候，则上可化为乳汁，下可形成月经，并按时来潮。

因此，乳房的发育是与肾气和血是否充足密切相关的。如果肾气不充沛，最终导致气血不足，乳房便不能充分发育，以致停留在青春期前的幼稚状态。

懂得了女性乳房发育的原理，也就懂得了如何才能使乳房发育好。现在市场上的丰胸产品五花八门，令人目眩，但大多是治标不治本，并不能从根本上解决女性乳房发育的问题。其实，要让自己的乳房发育得更好、更美，方法很简单。

乳房养护注意事项

补肾	根据中医理论，白色食品润肺，黄色食品益脾，红色食品补心，青色食品补肝，黑色食品补肾。而"肾为人先天之本"，通过以"黑补肾"，即可达到强身健体、补脑益精、防老抗衰的作用。乳房的发育是与肾气和血是否充足密切相关的。 那么，什么是"黑色食品"呢？"黑色食品"包含两方面的内容：一是黑颜色的食品；二是粗纤维含量较高的食品。常见的黑色食品有黑芝麻、黑豆、黑米、黑荞麦、黑枣、黑葡萄、黑松子、黑香菇、黑木耳、海带、乌鸡、黑鱼等
补血	根据女性乳房发育的原理，可以知道血对于乳房发育的重要性，而血又依赖于脾胃。脾胃为人的后天之本，人体能否健康发育是由脾胃来决定的。如果脾胃的消化吸收功能强，吃了食物之后，生化出的营养物质就多，血也就多
休息好	良好的生活习惯是人体发育的保障，只有休息好，血气才能充足，元气才能充足，乳房才可以良性发育

自我检测乳房的方法

对于大多数东方女性来讲，触摸自己的双峰似乎是一件极其尴尬的事情，因此很少有人会养成这样的习惯。其实，进行乳房自检，绝对是保障乳房健康的第一步。

你可以选择有镜子的、温暖的、光线柔和的洗浴间，脱去上身的衣服，站在镜子前面，仔细打量乳房并触摸。

乳房自检注意以下事项。

（1）过程：在自我检查的过程中，应当仔细观察每一侧乳房的外观，大小、皮肤颜色或者乳头颜色的变化，乳房是否有湿疹，或者皮肤是否出现凸痕，两个乳头高度的差别，乳头有无液体或者血液流出。如果乳房有明显变化，你就要注意了。

（2）异物：抬起一侧手臂，看另一侧乳房是否像正常一样随之抬起。检查乳房上部与腋下结合部有无异常。双手举过头顶，身体转向一侧反复观察乳房的侧面。用同样的方法观察另一侧。双手平稳地放在臀部，用力按压觉得胸部的肌肉紧张起来，然后进行观察，看乳房是否有不同以往的线条（如有异物突起）。

（3）顺序：上身前倾，继续寻找皮肤的凸痕或皱纹、乳房轮廓的变化或者乳头的回缩。先摸乳房，再摸腋下，用中指和示指的指腹，顺着一个方向全面检查乳房。

（4）方法：将右臂放在头底下，胳膊下面的乳腺组织会移向胸部的中央，用左手检查右侧的乳房是否有肿块，触摸时

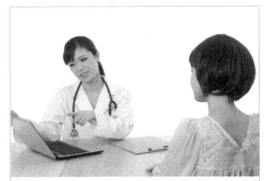

◎女性应重视乳房自检，发现异常肿块后应立即到医院进行专业检查。

稍微用力，这样你的手将更接近乳腺组织并更容易进行触摸。用同样的方法检查左侧的乳房。如果你的乳房过大，可在左肩下垫一个枕头。

乳房自检常存在两个极端，有的女性自检出肿块后，就异常紧张，容易造成紧张情绪，反而对自身健康不利。另有一些女性，发现肿块后没有及时就医，最终延误治疗，造成遗憾。

（5）时间：乳房自我检查的时间应在月经来潮后的第9～11天，淋浴时也可进行，因皮肤湿润时更容易发现乳房问题。对于初学乳房自我检查的女性，可在一个月内几个不同的时间进行检查，这样你就会了解乳房的硬度，皮肤肌理会发生怎样的周期性变化。之后再改为每月一次例行检查。如果发现两侧乳房不对称，乳房有肿块或硬结，或质地变硬，乳房皮肤有水肿、凹陷、乳晕有湿疹样改变，应立即去医院请专科医生检查。

日常生活中保护乳房的方法

健康源于日常的保养，乳房的健康源自每天的呵护。要想乳房健康，避免乳房疾病，就要做到以下几点。

1.保持愉悦的心情，避免抑郁

第一，女人要性格开朗。"药补不如食补，食补不如神补。"所谓的神补就是调神，关键点就是要"调理神明"，使五脏的神变得更好。调神就要求女人的心要宽一点儿，尽可能不生气或者少生气。

第二，培养爱好，加强修养。女人要有点儿事做，如果丧失了自我追求，很容易在小事情上想不开，从而影响情志，患乳房疾病。所以，要多培养爱好，让自己有事情做。

2.保持正确的身姿

脊柱伸直，肩部后压，收腹——真令人难以置信，在这种姿势下，乳房竟然立刻抬高了好几厘米。坐与行时，注意自己的姿势，哪怕仅仅是出于体形的考虑，

也是值得的。况且，这还会带来额外的好处：胸部组织的负重明显减轻，伸直的上身使胸部的一部分重量落在了肋骨上。如果想以弯腰驼背的姿势去掩盖过大或过小的胸部，那就大错特错了。

3.营养要充足，不要挑食、偏食

遵循"低脂高纤"饮食原则，多吃全麦食品、豆类和蔬菜，控制动物蛋白的摄入，同时注意补充适当的微量元素。不要挑食和偏食，否则你的乳房就会"缩水"。

4.合适的胸罩很重要

根据自己乳房的情况戴质地柔软、大小合适的胸罩，使乳房在呈现优美外形的同时，还能得到很好的固定和支撑作用。

5.保持乳房的清洁

要经常清洗乳房，特别是乳头、乳晕部位，对于先天性乳头凹陷者来说尤为重要，因为如果内藏污物，久而久之就会产生炎症。

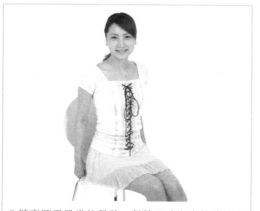

◎健康源于日常的保养，保持正确坐姿是养护乳房的重要方面。

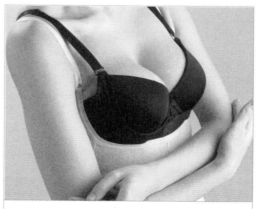

◎根据自己乳房的情况戴质地柔软、大小合适的胸罩。

子宫：生命的摇篮

女性的子宫是孕育生命的摇篮，每个人都曾是子宫里的一粒"种子"，慢慢长大，最后伴随着一声啼哭，降临到人世间……

子宫如此重要，却非常脆弱。据统计：与子宫有关的疾病竟占妇科病的1/2，即每两个妇科病人中，就有一人的子宫在遭难。

子宫疾病

良性子宫肌瘤	伴有下腹或腰背痛的月经量多、出血时间延长或不规则出血，这些症状提示子宫肌瘤的发生（良性子宫肌瘤）
子宫脱垂	大、小便困难，当大笑、咳嗽、腰背痛时出现尿外溢，这可能提示子宫脱垂
子宫癌	月经周期间出血或者绝经后出血，这些症状有时提示有子宫癌
功能失调性子宫出血	慢性、不正常的绝经前出血，被称为功能失调性子宫出血
急性盆腔炎或子宫内膜异位症	下腹急性或慢性疼痛，可能有子宫肌瘤或者其他严重的盆腔疾病，例如急性盆腔炎或子宫内膜异位症，应立即去看医生
其他子宫疾病	月经量过多，导致贫血，这也可能是子宫肌瘤、功能失调性子宫出血、子宫癌或其他子宫疾病的症状

子宫日常保健

选择健康科学的分娩方式	子宫的受损与分娩不当有着密切的关系，因此，必须做到"三不"，即一不要私自堕胎或找江湖医生进行手术，这样做的严重后果是，子宫破损或继发感染甚多；二不要滥用催产素药，在一些偏远农村，当孕妇分娩发生困难时，滥用催产素的情况时有发生，这相当危险，可导致子宫破裂等；三不要用旧法接生，少数农村仍沿用旧法接生，这对产妇和胎儿是一种严重的威胁
注意性生活的卫生	不洁的性交，最容易引起子宫内膜炎、宫颈糜烂。女性性生活放纵或未婚先孕、早孕，将会对自己的身心健康造成损害，常是宫内感染、宫颈糜烂以及子宫癌发病的直接原因。不洁的性生活，还包括男性龟头包皮垢对宫颈的刺激，也是导致子宫疾病的因素之一
切忌早婚早育	女性过早婚育，由于子宫发育尚未完全成熟，不但难以担负起孕育胎儿的重任，不利于优生，而且易使子宫不堪重负，进而罹患多种疾病。比如少女生育比成年女性更易发生难产，子宫破裂的概率显著增大，产后也更易出现子宫脱垂
绝经期的子宫保健	女性进入绝经期后，表明子宫已经退役，但此时的保健工作依然不可松懈。一般说来，老年期遭受癌症之害的可能性会大大增加，表现在老年女性身上就是宫颈癌发病危险系数增大。故老年女性仍需注意观察来自生殖系统的癌症信号，如"老来红"、性交出血等

阴道：关乎女人一生的幸福

阴道是女人体内一个很重要的器官，它是女性的性交器官及月经血排出与胎儿娩出的通道，关系着女人一生的幸福。所以，女人要给自己的阴道最贴心的关怀。

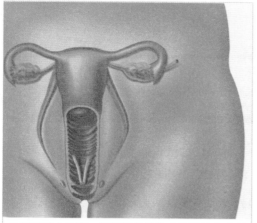

◎阴道是由黏膜、肌层及外膜构成的肌性空腔器官，长约11厘米，直径约2.5厘米。

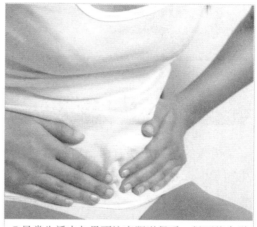

◎日常生活中如果不注意阴道保暖，很可能会引起痛经症状。

阴道养护注意事项

注意保暖	很多阴道及宫颈疾病都是由于受寒导致的，特别是下半身的寒凉会直接导致女性宫寒，不仅会造成手脚冰凉、痛经，还会引起性欲淡薄。而宫寒造成的瘀血，也会导致白带增多，阴道内卫生状况下降，从而引发盆腔炎、子宫内膜异位症等。另外，中医还常说"暖宫孕子"，很多女人的不孕症就是宫寒造成的，只要子宫、盆腔气血通了，炎症消除，自然能怀上宝宝
健康饮食	女人在饮食上要当个"杂食动物"。每天4种以上水果和蔬菜，每星期吃两次鱼。另外，在早餐时摄取各类谷物和奶制品，适当补充纤维素、叶酸、维生素C和维生素E
不要穿太紧的衣裤	紧身的塑身衣和太紧的牛仔裤会让下半身的血液循环不畅，也不利于女性私处的干爽和透气，而私处湿气太重，则容易导致霉菌性阴道炎
适度的性生活	适度的性生活能适当滋润阴道，可以看作是给私处最好的SPA
不要久坐	下半身缺乏运动会导致盆腔瘀血，对心脏和血管也没有好处，还会导致女性乳房下垂。坚持锻炼，加强腰腹肌力量，对保持身材、预防盆腔炎等各种妇科病都有很好的作用，还可以提高性生活质量

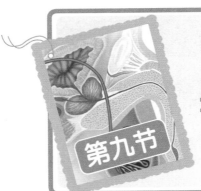

男人的特殊部位及保养

第九节

男人，保护好你的"弹丸之地"

男人的睾丸主要有两个功能，一是产生精子，二是产生雄性激素，这是大家都了解的。这里我们要讲的是：男人应该怎样保养自己的睾丸。

日常睾丸养护注意事项

内裤要宽松透气	现在很多男性朋友都爱穿那种很小很紧的内裤，外面的牛仔裤也是瘦瘦的，这样看起来很酷，但是包裹过紧，会使睾丸透不过气来，总是处于潮湿闷热的状态，不利于睾丸的健康。所以，男性在选择内衣和裤子时，最好选择比较宽松舒适的，而且平角裤比三角裤更适合男性穿着
减少脂肪性食物	脂肪含量高的饮食会干扰睾丸激素的产生，不利于睾丸的正常发育。总之，男性朋友应养成健康的生活习惯，多运动，尽量不要吸烟喝酒，少熬夜，更要注意保持身体的清洁，这些都是睾丸的保养之道
自查睾丸	健康的睾丸摸起来应该像一个坚实的煮鸡蛋，光滑而结实，但不坚硬，任何肿块和坚硬区都可能意味着疾病的发生，一旦发现，绝对不可忽视
"坐"班族要加强体育锻炼	上班时间总是坐着的男性会使睾丸经常处于被挤压的状态。研究表明：每天坐着超过10小时的男人更容易得睾丸癌

当睾丸受到打击后会反射性收缩至紧贴会阴处，如果疼痛很快缓解，一般也就没有什么问题，但如果受力过重，疼痛不止，或尿中混有血液，就应立即去医院泌尿科进行检查，以免错过治疗良机，导致出现并发症，后悔终生。

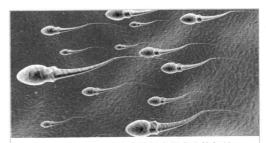

◎精子的质量和数量与睾丸的健康程度直接相关。

阴茎是男子最敏感的器官

阴茎也是男子至关重要的一个器官，近些年来，随着人们观念的开放，关于生殖系统疾病的讨论也越来越多，现在比较常见的关于男性阴茎的疾病主要有：阴茎勃起障碍、勃起无力等。其实这些都不是阴茎本身的毛病，而是与肾有关的问题。这里我们着重讲一下阴茎的日常保养。

最简单的阴茎锻炼的方式是坚持做缩肛运动和坐浴，这两种方式除了都能改善会阴部的血液循环外，前者还能使臀部的肌肉和韧带强度得到增强。

另外，国内有性学者专门制订了一套阴茎锻炼操，如果坚持练习，将受益匪浅。

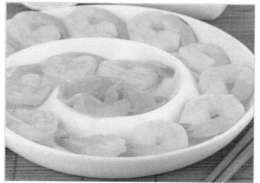

◎阴茎勃起无力患者日常应多食海鲜、鱼虾等助阳填精食品。更要戒酒，避免辛辣刺激。

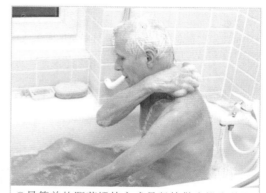

◎最简单的阴茎锻炼方式是坚持做坐浴和缩肛运动。

阴茎锻炼操

下腹部摩擦	临睡前，将一只手放在脐下耻骨上的小腹部位，另一只手放在腰上，然后一面按住腰，一面用手在下腹部由右向左慢慢摩擦，以自觉腹部温热为度
大腿根部按摩	临睡前，将两手放于两侧大腿根部，以掌沿斜方向轻轻按摩36圈，可每周按摩1次，对增强性欲有一定作用
摩揉睾丸	将双手搓热，先用右手握住两睾丸，使右侧睾丸位于手掌心，左侧睾丸位于拇指、示指及中指螺纹面上，然后轻轻揉动，向右转30～50次，再向左转30～50次，以略有酸胀而无痛感为度，然后再以左手如上法轻轻按。亦可用摩擦法操作，即先用一手拉紧阴囊，固定外肾，再用另一手掌心置于睾丸上，而后轻轻摩擦，以睾丸微热为度。此法又名"兜囊外肾"法
强化阴茎反应	早上勃起时，在小便前用手指轻压距离阴茎前的1/3处，把阴茎往下按，如此阴茎会接近挺立状态，然后用指尖贴在阴茎上，感觉它的反应，一面紧闭肛门，一面把阴茎往上推，重复此运动，大约做1分钟

阴囊常患的皮肤病

男性阴囊的皮肤很松、很薄，无比娇嫩，而且由于局部不通风、湿度大，在炎热的夏季，再加上汗水浸渍潮湿，极易产生多种皮肤疾病。

夏季阴囊常见病

湿疹	这是常见的阴囊皮肤病，主要是由汗水、不洁刺激引起的。表现为皮肤红肿、起水疱、渗液、结痂，甚至增厚粗糙，奇痒难忍。治疗方法为内服抗组胺类药物，如氯苯那敏（扑尔敏）、阿司咪唑（息斯敏）等，病变区皮肤清洗干净后涂氟轻松（肤轻松）、曲安西龙（去炎松）尿素软膏等，每日1～2次
皮炎	起因可能与饮食中缺乏B族维生素有关，其症状为皮肤潮红、渗液、脱皮，甚至起水疱，又痛又痒。预防的主要措施是，多吃新鲜瓜果蔬菜和杂粮，补充维生素B2、维生素B6等营养素。发病后应保持病变区皮肤清洁，可涂氧化锌软膏等
癣	阴囊部位的癣常与患者其他部位的皮肤癣相关，阴囊发病部位的皮肤潮红，起丘疹或水疱，继而脱皮屑，病变部位常呈环状损害，痒得厉害。防治方法是，患部外涂治癣药膏如达克宁霜、皮康王、克霉唑软膏等（刺激性强的癣，不宜使用药水），同时治疗身体其他部位的癣症如手癣、脚癣、股癣等，以防再度感染

前列腺的日常养护

前列腺是男性特有的性腺器官，可以说它是人体最小的器官之一，重量仅约20克。前列腺腺体的中间有尿道穿过，就是说，前列腺扼守着尿道上口，如果前列腺有病，排尿首先受影响。

实用的前列腺保健小秘方

洗温水澡	洗温水澡可以缓解肌肉与前列腺的紧张
少吃刺激性食物	远离咖啡因、辛辣食物与酒精
多喝水	浓度高的尿液会对前列腺产生较多的刺激，多喝水可以稀释尿液的浓度，减少对前列腺的刺激
多放松	生活压力可能会增加前列腺肿大的机会，临床显示，生活压力减轻，通常前列腺症状也会减轻
规律的性生活	临床显示，每周3次或更多的规律性生活可以缓解前列腺疾患，而让前列腺排空的最佳方法莫过于规律的性生活。许多中年夫妻通常会慢慢失去性生活，这对于前列腺保健十分不利

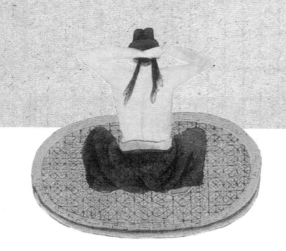

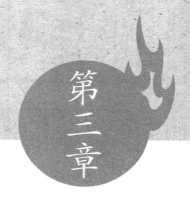

第三章

手到病自除

——养生祛病不求人

● 经络由经和络组成，经就是干线，络就是旁支。人体有12条主干线，也叫作"十二正经"，还有无数条络脉。经和络纵横交错，在人体里构成了一张大网。

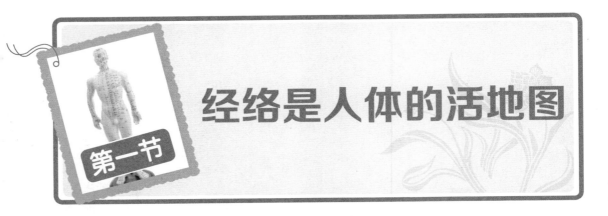

经络是人体的活地图

第一节

认识你身上的经络地图

经络由经和络组成，经就是干线，络就是旁支。人体有12条主干线，也叫作"十二正经"，还有无数条络脉。经和络纵横交错，在人体里构成了一张大网。这张网就是人体的活地图，它内连脏腑，外接四肢百骸，可以说身体的各个部位，脏腑器官、骨骼肌肉、皮肤毛发，无不包括在这张大网之中。下面就带大家认识一下我们身上的这张"网"。

1.经脉——谨防身体旱涝灾害

经脉是经络的主体，分为正经和奇经两类。正经有十二条，奇经有八条，如果说十二正经是奔流不息的江河，那么奇经八脉就像个蓄水池。平时十二正经的气血奔流不息时，奇经八脉也会很平静地正常运行；一旦十二正经气血不足流动无力时，奇经八脉这个蓄水池中的水就会补充到江河中；如果十二正经气血过多，过于汹涌，水池也会增大储备，使气血流动和缓，只有这样，人体正常的功能才会平衡。

（1）十二经脉。正经有十二条，即手足三阴经和手足三阳经，合称"十二经脉"，是经络系统的主体。它们分别隶属于十二脏腑，各经用其所属脏腑的名称，结合循行于手足、内外、前中后的不同部位，并依据阴阳学说，给予不同的名称。十二经脉的名称为：手太阴肺经、手厥阴心包经、手少阴心经、手阳明大肠经、手少阳三焦经、手太阳小肠经、足太阴脾

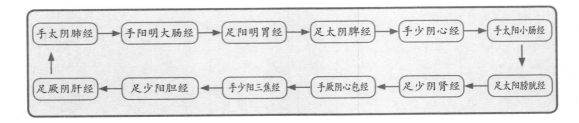

经、足厥阴肝经、足少阴肾经、足阳明胃经、足少阳胆经、足太阳膀胱经。

十二经脉是气血运行的主要通道。通过手足阴阳表里的连接而逐经相传，构成了一个周而复始、如环无端的传注系统。就像奔流不息的河流，气血通过经脉可内至脏腑，外达肌表，营运全身。其流注次序如上页箭头图。

（2）奇经八脉。奇经八脉是任脉、督脉、冲脉、带脉、阴跷脉、阳跷脉、阴维脉、阳维脉的总称。它们与十二正经不同，既不直属脏腑，又无表里配合关系，其循行别道奇行，故称奇经。其功能是：沟通十二经脉之间的联系，对十二经气血有蓄积渗灌等调节作用。

（3）十二经别。十二经别，是从十二经脉别出的经脉，主要是加强十二经脉中相为表里的两经之间的联系。由于它通达某些正经未循行到的器官与形体部位，因而能补正经之不足。

2.络脉——警惕气血交通堵塞

络脉是经脉的分支，有别络、浮络和孙络之分，起着人体气血输布的作用。

（1）十五络脉。十二经脉和任督二脉各自别出一络，加上脾之大络，共计十五条，称为十五络脉，分别以十五络所发出的腧穴命名。具有沟通表里经脉之间的联系，统率浮络、孙络，灌渗气血以濡养全身的作用。

（2）孙络。从别络分出最细小的分支称为"孙络"，它的作用同浮络一样输布气血，濡养全身。

（3）浮络。在全身络脉中，浮行于浅表部位的称为"浮络"，它分布在皮肤表面。主要作用是输布气血以濡养全身。

这样一分析，人体经络运行图仿佛一张城市道路交通图一样，呈现在眼前，清晰明了，经络就不是多么复杂的事情了。

经络是合格的疾病报警器

前面我们讲了，经络是人体的活地图，像一张大网一样把身体的各个部位都包括其中了，所以身体哪里有病，这张网上就会有相应的铃铛响起来向我们报警求救。我们只要察看一下是哪条经的铃铛在响，就可以知道是哪个脏腑器官出了问题。这在中医里有句术语，叫"诸病于内，必形于外"。

人可以通过经络感能现象获得疾病信息。因为经络是联系人体脏腑的桥梁。例如，心经属于心脏，络于小肠；肝经

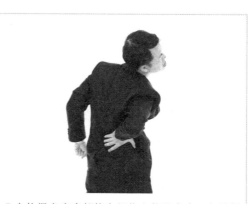

◎人体很多疾病都能在经络上体现出来，如果肾有毛病了，那么往往肾经就会出现异常。

属于肝脏，络于胆；肺经属于肺脏，络于大肠；肾经属于肾脏，络于膀胱；心包经属于心包，络于三焦；胃经属于胃，络于脾；大肠经属于大肠，络于肺；小肠经属于小肠，络于心；胆经属于胆，络于肝；三焦经属于三焦，络于心包；膀胱经属于膀胱，络于肾等。阴经和阳经就这样交通相连，成为纵横交错的网络。如果身体上的哪个部位出现问题，相对应的经络也会出现问题，也就是说，当脏腑功能失调，经络就会出现堵塞，不通则痛，就会导致身体产生压痛点。

经络感能现象把内脏的病症通过与之相通的经络沿线反映出来，具体是出现酸、麻、胀、痛或热感、冷感，或者是出现红线、白线、痘疹带、汗带或其他感觉异常现象，如过敏线、湿疹、痣等。据报道，甲状腺癌患者在手术之前，经络感能可到颈部甲状腺区，手术后开始消失。用经络测定仪是可以感觉肿瘤的。

经络感能还存在着这样的现象，即兴奋的病如高血压、甲亢、过敏性疾病及躁狂症会增强敏感性，反之，抑制性疾病就会降低敏感度，如低血压、甲状腺功能减退症、肾功能减退症、抑郁症等，可见经络感能现象的个体差异很大。

另外，清晨刚睡醒状态下可以加强对经络感能的敏感度，所以如果清晨发现上述经络感能信息，应去医院进行检查。

通过脸色看一个人的身体状况也是经络预测疾病的最好证明。因为心主血脉，其华在面，面部血脉丰盛，人身"十二经脉，三百六十五络，其血气皆上于面而走空窍"。也就是说，面部的色泽是血气通过经络上注于面而表现出来的，气血的盛衰及运行情况，必定会从面色上反映出来。在中国，健康人的面色通常是微黄，红润而有光泽；如果红润而无光泽，说明身体血足，但缺乏运动；脸上有光泽但没有血色，说明身体气足，但睡眠不足。

脸色苍白是贫血、慢性肾炎、甲状腺功能减退等疾病的征兆；脸色发黄是脾虚的表现，如果突然出现脸色变黄，则很可能是肝胆"罢工"的迹象，急性黄疸型肝炎、胆结石、急性胆囊炎、肝硬化、肝癌等患者常会发出上述"黄色警报"；脸色发黑是肾虚的表现，应适当多吃一些补肾的食物，如核桃、黑芝麻、枸杞等。

人体的各个器官，每时每刻都在运行变化着，一旦发生疾病就会通过种种症状在经络的行走路线上，向我们发出报警信号，如果我们能够关注经络，重视这些信号，就能够及早预防和治疗疾病，从而减少疾病对我们生命的威胁，保证我们的身体健康和正常生活。

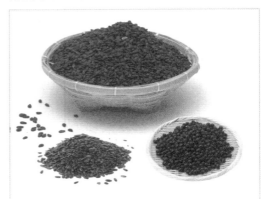

◎如果脸色在一段时间里发黑，或者发黑后一直延续，那么就是肾虚了，应多吃一些补肾食物，如黑芝麻、黑豆、紫米等。

经络就是用来"决生死，处百病"的

中医认为经络就是运行气血的路线，它分布在全身的上下里外。如果说我们的身体是一座摩天大厦的话，那么经络就是隐藏在大厦墙里的电线网络。大厦灯火通明与否，全依仗这些电路，一旦电路出现故障，大厦就会陷入黑暗之中。人体也是如此，经络不通，身体随之会出现问题。

《黄帝内经》里对人体经络的作用推崇备至，经络是"人之所以生，病之所以成，人之所以治，病之所以起"的根本。也就是说，人生下来、活下去、生病、治病的关键都是经络，可以说是"决生死，处百病"。

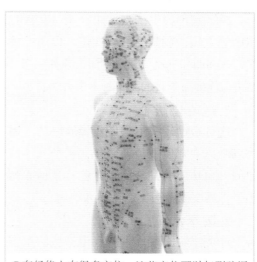

◎在经络上有很多穴位，这些穴位可以起到疏通经络的作用。

经络的作用

运行气血，营养脏腑	天然气需要用管道输送到各个地方，同样，气血也要通过经络输送到身体各处，滋润全身上下内外。这是经络的第二个作用。每个人的生命都要依赖气血维持，经络就是气血运行的通道。只有通过经络系统把气血等营养输送到全身，人才能有正常的生理活动
抗御病邪，保卫机体	外部疾病侵犯人体往往是从表面开始，再慢慢向里发展，也就是先从皮肤开始。经络内外与皮肤相连，可以运行气血到表面的皮肤，好像砖瓦一样垒成坚固的城墙。每当外敌入侵时，经络首当其冲，发挥其抵御外邪、保卫机体的屏障作用
刺激经络，调整气血	人的潜力很大，我们的肝脏只有1/3在工作，心脏只有1/7在工作……如果它们出现问题，我们首先要做的是激发、调动身体的潜能。按照中医理论，内脏跟经络的气血是相通的，内脏出现问题，可以通过刺激经络和体表的穴位调整气血虚实。这也是针灸、按摩、气功等方法可以治疗内科病的原因
反映内在，以表知里	疾病也有从内而生的，"病从口入"就是因为吃了不干净的东西，使身体内的气血不正常，从而产生疾病。这种内生病首先表现为内脏的气血不正常，再通过经络反映在相应的穴位上。所以经络穴位还可以反映人内在的毛病，中医称之为"以表知里"
联络脏腑，沟通全身	经络可以把人的内脏、四肢、五官、皮肤、肉、筋和骨等所有部分都联系起来，就好像地下缆线把整个城市连接起来一样。通路通畅，身体才能保持平衡与统一，维持正常的活动

经络养生的常用办法

经络穴位养生法是运用针刺、艾灸、按摩等方法，刺激经络、穴位，以激发精气，达到调和气血、旺盛代谢、通利经络、增进人体健康等目的的一种养生方法。

1.针灸疗法

这是通过经络治病最直接的办法，通过刺激体表穴位，疏通经气，调节人体脏腑的气血功能。针灸比较专业，普通人做不了，需要专业医生的帮助才能施行。

2.按摩法

针灸疗法比较难，但利用一些简单容易操作的按摩手法来保健养生和治疗常见病，普通人都能做，而且效果非常好。简单有效的按摩手法有以下3种。

（1）点揉穴位。用手指指肚按压穴位。不管何时何地，只要能空出一只手来就可以。

（2）推揉经络。推法又包括直推法、旋推法和分推法。所谓直推法就是用拇指指腹或示、中指指腹在皮肤上作直线推动；旋推法是用拇指指腹在皮肤上作螺旋形推动；而分推法是用双手拇指指腹在穴位中点向两侧方向推动。比如走路多了，双腿发沉，这时身体取坐位，双手自然分开，放在腿上，由上往下推，拇指和中指的位置推的就是脾经和胃经。脾主肌肉，推脾胃经可以疏通这两条经的经气，从而达到放松肌肉的效果。

（3）敲揉经络。敲法就是借助保健锤等工具刺激经络的方法。用指端、大鱼际或掌根，吸定于一定部位或穴位上，作顺时针或逆时针方向旋转揉动，即为揉法。这种方法相对推揉来说刺激量要大些，有人甚至提出敲揉比针灸效果还好。

3.灸法

利用艾草给皮肤热刺激的一种经络刺激法。此法是一种补法，主要应用于慢性病的治疗上。

在实施灸法的时候，先用一点儿水把皮肤弄湿，在穴位上放上上面所说的灸，如此艾草才容易立起来。然后点燃线香，引燃艾草，在感到热时更换新的艾草。若没有特殊状况，一个穴道用上述的灸进行三"状"到五"状"的治疗（烧完一次艾草，称一"状"）。

除了直接燃烧艾草，最简单的灸疗法是线香灸。准备一根线香，点上火，将线香头靠近穴道，一感到热，便撤离。一个穴道反复5~10次。

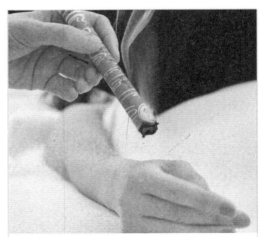

◎艾灸能疏通经络、提高机体的免疫功能，增强机体的抗病能力。

经穴疗法的注意事项

1.如何找准穴位

找穴位最重要的，就是找对地方。在这里，我们介绍一些大家都能够使用的最简单的找穴道的诀窍。

（1）找反应。身体有异常，穴位上便会出现各种反应。这些反映包括：压痛，用手一压，会有痛感；硬结，用手指触摸，有硬结；感觉敏感，稍微一刺激，皮肤便会很痒；色素沉淀，出现黑痣、斑点；温度变化，和周围皮肤有温度差，比如发凉或者发烫；在找穴位之前，先压压、捏捏皮肤看看，如果有以上反应，那就说明找对地方了。

（2）记分寸。大拇指的指节宽度是1寸，把4指并拢，从指尖数的宽度就是3寸。比如，"足三里"这个穴位，找的时候只要从外膝眼处往下横4指，然后再往

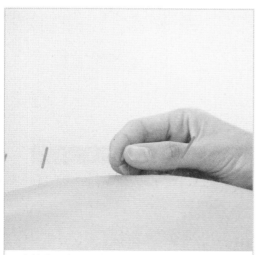

◎身体有异常，针灸相应穴位时会在穴位上出现各种反应。

外一横拇指就找到了。

2.学会利用身边的器物

把五六支牙签用橡皮条绑好，以尖端部分连续扎刺等方式刺激穴道；刺激过强时，则用圆头部分。此法可出现和针灸疗法相同的效果。

不喜欢针灸的朋友，可以用吹风机的暖风对准穴道吹，借以刺激穴道。这算是温灸的一种。

体质虚脱的孩子，肌肤容易过敏，此时可利用柔软旧牙刷以按摩的方式刺激穴道。

以手指作按压的时候，想省劲一些的话，可以用圆珠笔代替。方法是用圆珠笔头压住穴道，此法压住穴道部分的面积广，刺激较缓和。

脊椎骨的两侧有许多重要的穴道，一个人无法刺激它们。如果有软式棒球，即可轻易地达成目的。身体仰卧，将球放在背部穴道的位置，借助身体的重量和软式棒球适度的弹性，使穴道获得充分的刺激。

3.使用穴位时要注意

（1）刺激穴位要在呼气时。呼气时刺激经络和穴位，传导效果更快更佳。

（2）最好不要吸烟。香烟中所含的致癌物质很多，如果在穴位治疗前抽烟，尼古丁一旦进入体内，就会造成交感神经紧张，血管收缩，血液循环不畅通，会影响疗效。

络脉的功能

　　络脉是人体经络系统的重要组成部分，络脉由阴经走向阳经，由阳经走向阴经，使得表里两经脉得以沟通和联系。络脉通过对其他小络的统率，加强了人体前、后、侧面的统一联系。从络脉分出的孙络和浮络遍布全身，将经脉的气血输送到全身。

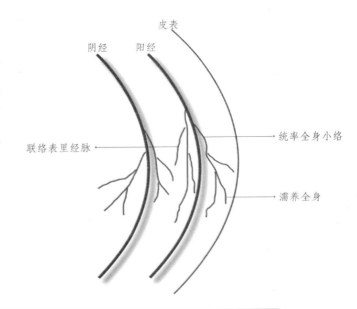

阴经　阳经　皮表

联络表里经脉

统率全身小络

濡养全身

观察鱼际的络脉，判断身体病变

　　人体有经脉、络脉和孙脉，浮于体表肉眼可见的为络脉。通过观察手掌鱼际部络脉的颜色变化，可以了解自己身体的健康状况。

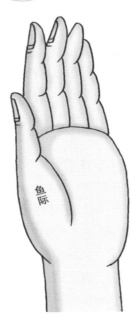

鱼际

络脉颜色	所主病症
青	寒邪凝滞产生疼痛
赤	有热象
突然呈现出黑色	留滞已久的痹病
兼有赤、黑、青三色	寒热错杂的病症
颜色发青且脉络短小的	元气衰少的征象

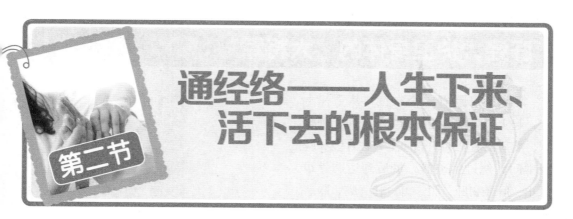

通经络——人生下来、活下去的根本保证

第二节

胆经，排解积虑的"先锋官"

足少阳胆经是目前很火的一条经，很多人都在强调它的好处，敲胆经几乎成了"万金油"。足少阳胆经从人的外眼角开始，沿着头部两侧，顺着人体的侧面向下，到达脚的第四、五趾，几乎贯穿全身。

《黄帝内经》中说："肝者，将军之官，谋虑出焉。胆者，中正之官，决断出焉。"意思是说，肝是个大将军，每日运筹帷幄，决胜千里之外；胆则是一个刚直不阿的先锋官，随时准备采取行动。

每天敲胆经300下，胆经顺畅了，人所有的忧虑、恐惧、犹豫不决等都随着胆经的通畅排解出去了，该谋虑时谋虑，该决断时决断，那么，我们的肝胆必定会日益强壮而没有无谓的损耗，身心也会健康快乐。

另外，胆经上有很多特效穴位：阳陵泉治两胁疼痛，光明穴可治老花眼，悬钟治落枕，风市可治各种皮肤痒疹。胆经上的穴位都气感明显而强烈，如能善加利用，都有极好的效果。

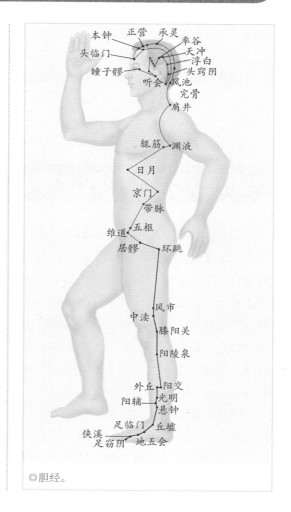

◎胆经。

肝经，护卫身体的"大将军"

足阙阴肝经有14个穴位，从下往上走，起于大脚趾内侧的指甲缘，向上到脚踝，然后沿着腿的内侧向上，在肾经和脾经中间，绕过生殖器，最后到达肋骨边缘止。肝经和肝、胆、胃、肺、膈、眼、头、咽喉都有联系，所以虽然循行路线不长，穴位不多，但是作用很大，可以说是护卫我们身体的大将军。

所谓"将军之官"的意思是指，将军不仅可以打仗，而且还是能够运筹帷幄的人。将军运筹帷幄的功能，就相当于肝的藏血功能，而"谋略出焉"，指的就是把肝气养足了才能够出谋略，才能让我们更聪明。

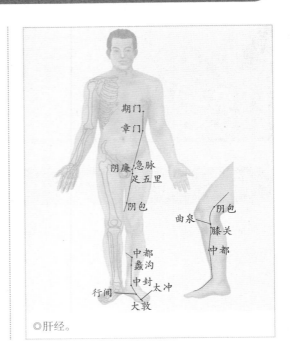

◎肝经。

肺经，人体内的"宰相"

手太阴肺经是人体非常重要的一条经脉，它起于胃部，向下络于大肠，然后沿着胃口，穿过膈肌，属于肺脏；再从肺系横出腋下，沿着上臂内侧下行，走在手少阴、手厥阴经之前，下向肘中，沿前臂内侧桡骨边缘进入寸口，上向大鱼际部，沿边际，出大指末端。它的支脉交手阳明大肠经。

宰相的职责是什么？他了解百官、协调百官，事无巨细都要管。肺是人体内的宰相，它必须了解五脏六腑的情况，所以《黄帝内经》中有"肺朝百脉"，就是说

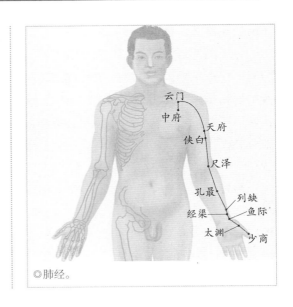

◎肺经。

全身各部的血脉都直接或间接地汇聚于肺，然后敷布全身。所以，各脏腑的盛衰情况，必然在肺经上有所反映，而中医通过观察肺经上的"寸口"就能了解全身的状况。寸口在两手桡骨内侧，手太阴肺经的经渠、太渊二穴就处在这个位置，是桡

动脉的搏动处，中医号脉是在观察肺经。

按摩肺经的最佳时间应该是早上3～5点，这个时辰是肺经经气最旺的时候，但这时候也正是睡觉的时间，所以可以改在上午9～11点脾经旺时按摩，也能取得同样的效果。

大肠经，肺和大肠的"保护神"

手阳明大肠经起于示指末端的商阳穴，沿示指桡侧，通过合谷、曲池等穴，向上会于督脉的大椎穴，然后进入缺盆，联络肺脏，通过横膈，入属于大肠。

"循行所过，主治所及"，是说经络从哪里经过就能治哪里的病，因此，从大肠经的循行路线我们可以看出，肺和大肠都与大肠经关系密切，所以，疏通此经气血就可以预防和治疗呼吸系统和消化系统的疾病。虽然，肺和大肠看起来是两个毫

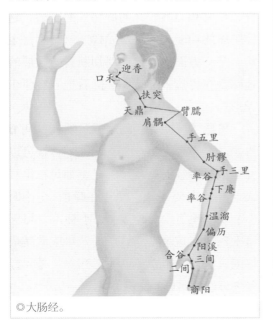

◎大肠经。

不关联的内脏，但是它们通过大肠经互相联系、互相影响，也就是说，肺与大肠相表里。所谓表里，指一种内外关系，就好像夫妻。丈夫在外边忙着的时候，妻子就应该把家里的事务管理好；丈夫如果在外面特别忙，那妻子也相对比较忙。

在人体中，气血是维持生命活动的基础，《黄帝内经》上说："阳明经多气多血。"手阳明大肠经与足阳明胃经所属的肠胃是人体消化、吸收以及排出废物的器官。人体的体质由先天和后天决定，先天部分是遗传于父母的，我们无法改变，后天部分就来源于我们的食物。肠胃消化吸收功能正常，体内生成的气血充足，抵抗疾病的能力自然会增强；胃肠排泄功能正常，体内产生的垃圾就能及时排出，不在体内堆积，那么由内在原因引起的疾病自然会减少。所以，手阳明大肠经是人体中重要的经络，平时一定要注意疏通。

什么时候按摩大肠经最好呢？大肠经当令的时间是早上5～7点运行最旺盛，按摩效果也最好。大肠经很好找，你只要把左手自然下垂，右手过来敲左臂，一敲就是大肠经。敲时有酸胀的感觉。

胃经，多气多血的"勇士"

足阳明胃经是人体前面很重要的一条经脉，也是人体经络中分支最多的一条经络，有两条主线和4条分支，主要分布在头面、胸部、腹部和腿外侧靠前的部分。

它起于鼻旁，沿鼻上行至根部，入于目内眦，交于足太阳膀胱经；沿鼻外侧下行至齿龈，绕口唇，再沿下颌骨出大迎穴；上行耳前，穿过颌下关节，沿发际至额颅。它的支脉从大迎穴下行，过喉结入锁骨，深入胸腔，穿过横膈膜，归属胃，并与脾相络。它的另一支脉直下足部二趾与中趾缝，此支又分两支，一支自膝膑下3寸分出，下行至中趾外侧，一支从足背分出，至大趾内侧，交足太阴脾经。

从胃经的循行路线可以看出，与胃经关系最为密切的脏腑是胃和脾。脾胃是人体的后天之本，这是因为每个人在出生后，主要依赖脾和胃以运化水谷和受纳腐熟食品，这样人体才能将摄入的饮食消化吸收，以化生气、血、津液等营养物质，才能使全身脏腑经络组织得到充分的营养，维持生命活动的需要。

按摩胃经，一方面可以充实胃经的经气，使它和与其联系的脏腑气血充盛，这样脏腑的功能就能正常发挥，就不容易生病；另一方面可以从中间切断胃病发展的通路，在胃病未成气候之际就把它消弭于无形。

当然，按摩胃经的主要目的还是调节胃肠功能，所以饭后1个小时左右就可以开始按揉胃经的主要穴位了，如足三里、天枢等一定要按到；然后在睡前1个小时左右灸一会儿，灸完后喝1小杯水。每天早上7~9点这个时间按揉的效果应该是最好的，因为这个时辰是胃经当令，是胃经经气最旺的时候。

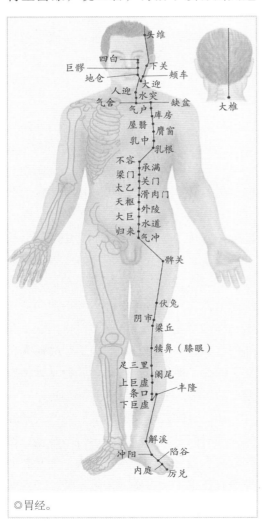

◎胃经。

脾经，治疗慢性病的关键

足太阴脾经主要循行在胸腹部及下肢内侧，即从足走头。它从大脚趾末端开始，沿大脚趾内侧脚背与脚掌的分界线，经踝骨，向上沿内踝前边，上至小腿内侧；然后沿小腿内侧的骨头，与肝经相交，在肝经之前循行，上膝股内侧前边，进入腹部；再通过腹部与胸部的间隔，夹食管旁，连舌根，散布舌下。其分支从胃部分出，上过膈肌，流注心中，经气接手少阴心经。

与脾经关系密切的脏腑有脾、胃和心。如果脾气虚弱，不能承担起这种约束功能，就会出现各种出血病症，如呕血、便血、尿血等。治疗脾虚引发的出血症状重点在于补脾气，中成药归脾丸就是治疗这类出血症的有效药物。

当脾经不通时，人体还会出现一些常见的慢性病：大脚趾内侧、脚内缘、小腿、膝盖或者大腿内侧、腹股沟等经络线路会出现冷、酸、胀、麻、疼痛等不适感，或者全身乏力、心窝下急痛，还有舌根发强、饭后即吐、流口水等。

以上症状都可以从脾经去治，最好在脾经当令的时候按摩脾经上的几个重点穴位：太白、三阴交、阴陵泉、血海等。上午9～11点正处于人体阳气的上升期，这时疏通脾经可以很好地平衡阴阳。

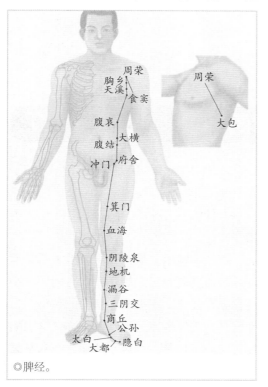

◎脾经。

心经，攸关生死的经络

手少阴心经主要分布在上肢内侧后缘，起始于心中，出属于心脏周围血管等组织（心系），向下通过横膈，与小肠相联络。它的一条分支从心系分出，上行于食管旁边，连系于眼球的周围组织（目系）；另一条支脉，从心系直上肺脏，然后向下斜出于腋窝下面，沿上臂内侧后边，行于手太阴肺经和手厥阴心包经的后面，下行于肘的内后方，沿前臂内侧后边，到达腕后豌豆骨部进入手掌内后边，沿小指的内侧到指甲内侧末端，接手太阳小肠经。

中医认为在五脏中，心为"君主之官"。君主，是一个国家的最高统治者，是全体国民的主宰者。相应的，心也就是人体生命活动的主宰，是脏腑中最重要的器官。所以，疏通心经，让它的气血畅通对身体的整体调节是非常重要的。

按摩心经的最佳时间应该是午时，即上午11点至下午1点，这个时候人的阳气达到最盛，然后开始向阴转化，阴气开始上升。这时人们最好处于休息的状态，不要干扰阴阳的变化。

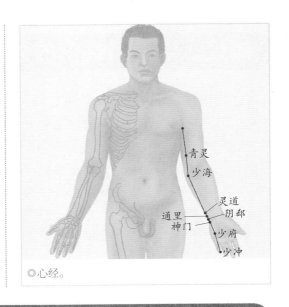

◎心经。

小肠经，心脏健康的"晴雨表"

手太阳小肠经的循行路线与大肠经比较相似，只是位置上要比大肠经靠后，从作用上来讲也没有大肠经那么广。它从小指的外侧向上走，沿着胳膊外侧的后缘，到肩关节以后向脊柱方向走一段，然后向前沿着脖子向上走，到颧骨，最后到耳朵。

为什么说小肠经是心脏健康的晴雨表呢？

心与小肠相表里，这种表里关系是通过经络通道联系起来的。心脏有问题，小肠就会有征兆。比如西医所说的颈椎病，开始只是肩膀酸，这就是告诉你：这里的气血已经不足了。然后是酸痛，酸痛是因为血少，流动缓慢而瘀滞，不通则痛。

所以，小肠经是心脏健康的晴雨表。

按摩小肠经的最佳时间是下午1～3点，这时小肠经当令，经气最旺，人体主吸收。所以这也是为什么我们总强调"午餐要吃好"的根源了。因此，应在午时1点前用餐，而且午饭的营养要丰富，这样才能在小肠功能最旺盛的时候把营养物资充分吸收和分配。

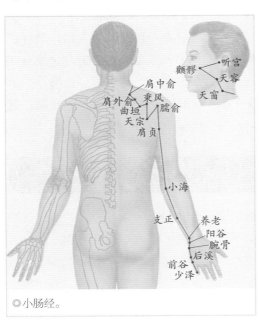

◎小肠经。

膀胱经，让身体固若金汤的根本

足太阳膀胱经是人体经脉中最长的一条，起于内眼角的睛明穴，止于足小趾尖的至阴穴，交于足少阳肾经，循行经过头、颈、背、腿、足，左右对称，每侧67个穴位，是十四经中穴位最多的一条经，共有一条主线，3条分支。

从前面的介绍中，我们得知膀胱经与肾经是相连的。《黄帝内经》上说"肾开窍于二阴"，就是指肾与膀胱相表里。

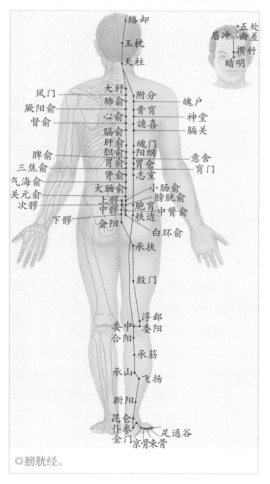

◎膀胱经。

肾是作强之官，肾精充盛则身体强壮，精力旺盛；膀胱是州都之官，负责贮藏水液和排尿。它们一阴一阳，一表一里，相互影响。所以说，如果撒尿有问题，就是肾的毛病。另外，生活中我们经常会说有的人因为惊吓，小便失禁，其实这就是"恐伤肾"，恐惧对肾脏造成了伤害，而肾脏受到的伤害又通过膀胱经表现出来了。同样，肾的病变也会导致膀胱的气化失司，引起尿量、排尿次数及排尿时间的改变。

膀胱经的涉及范围很广，不仅仅是因为它属于膀胱以及与其他脏腑有联系，更多的是因为它的循行路线。它在后背上有两条直线，线上分布着所有背俞穴，这些穴位和脏腑的分布位置相对应，是脏腑器官的反应点，就像现在耳穴足疗的发射区一样，具有调节脏腑的重要作用。

另外，膀胱经还是人体最大的排毒通道，无时不在传输邪毒，其他诸如大肠排便、毛孔发汗、脚气排湿毒、气管排痰浊，以及涕泪、痘疹、呕秽等虽也是排毒的途径，但都是局部分段而行，最后也要并归膀胱经。所以，要想驱除体内之毒，膀胱经必须畅通无阻。

足太阳膀胱经统领人体阳气，为一身之表，外界的风邪首先侵袭足太阳膀胱经，所以，膀胱经异常时人体会出现腰、背、肩的筋肉痛、关节痛等症状，同时还会影响呼吸循环，消化吸收。经常刺激膀胱经就可以改善这些症状。

肾经，关乎你一生幸福的经络

足少阴肾经起于足小趾下，斜走足心（涌泉），出于舟状骨粗隆下，沿内踝后，进入足跟，再向上行于腿肚内侧，出于窝内侧半腱肌腱与半膜肌之间，上经大腿内侧后缘，通向脊柱，属于肾脏，联络膀胱，出于前（中极，属任脉），沿腹中线旁开半寸、胸中线旁开两寸，到达锁骨下缘（俞府）。

肾经有两条支脉：

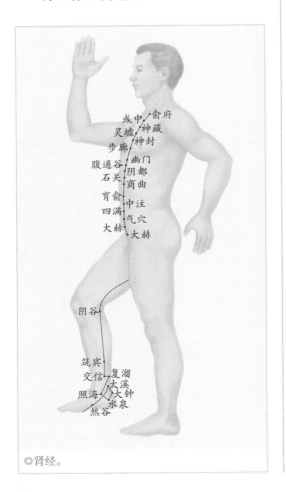

◎肾经。

（1）肾脏直行支脉：向上通过肝和横膈，进入肺中，沿着喉咙，至舌根两侧。

（2）肺部支脉：从肺出来，联络心脏，流注胸中，与手厥阴心包经相接。

从肾经的循行路线可以看出，虽然肾经穴位不多，只有27个，但它与肾、膀胱、肝、肺、心脏等都有联系，是与人体脏腑器官联系最多的一条经脉。它的作用也就变得非同一般了。

肾主藏精，这是肾的一个非常重要的功能。这里所说的精是维持人体生命活动的基本物质。肾藏精气有先天、后天之分，先天之精是从父母那里传承来的，是构成人体胚胎的原初物质；后天之精是出生后摄取的水谷精气及脏腑生理活动过程中所化生的精微物质，又称脏腑之精。先天之精是人体生长、发育的根本，后天之精是维持生命的物质基础，所以说，肾精是否充足与人的生老病死都有很密切的关系。

肾经如果有问题，人体通常会表现出口干、舌热、咽喉肿痛、心烦、易受惊吓，还有心胸痛，腰、脊、下肢无力或肌肉萎缩麻木，脚底热、痛等症状。

针对这些问题，我们可以通过刺激肾经来缓解。一种方法是沿着肾经的循行路线进行刺激，因为肾经联系着很多脏腑器官，通过刺激肾经就可以疏通很多经络的不平之气，还能调节安抚相连络的内脏器官。另一种方法是刺激肾经上的重点穴位，如涌泉穴、太溪穴等。

心包经，为心脑血管"保驾护航"

手厥阴心包经是从心脏的外围开始的，到达腋下3寸处，然后沿着手前臂中间的中线，经过劳宫穴止于中指。

心包是中医的概念，西医中并没有心包这个概念。从名称可以看出，心包经与心脏是有一定关联的，其实心包就是心脏外面的一层薄膜。心为君主之官，是不能受邪的。因此当外邪侵犯时，心包就要挡在心的前面首当其冲，"代心受过，替心受邪"。所以，很多心脏上的毛病都可以归纳为心包经的病。如果没有原因的感觉

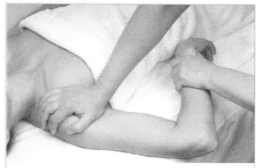

◎按摩心包经是循经按摩，不一定要找到正确的穴位，只要沿着这条线一点儿一点儿地按过去就可以了。

心慌或者心脏似乎要跳出胸膛，这就是心包受邪引起的，不是心脏的病。

经常刺激心包经对于解郁、解压的效果非常好。刺激心包经时，先找到自己腋下里边的一根大筋，然后用手指掐住拨动，这时你会感觉小指和无名指发麻。如果每天晚上临睡前拨十来遍，就可以排遣郁闷，排去心包积液，对身体是非常有好处的。

人过了35岁以后，敲心包经更是必要。敲击心包经就可以使血液流动加快，使附着在血管壁上的胆固醇剥落，排出体外。

按揉心包经的最佳时间应该是晚上7～9点，这时心包经当令，气血运行最旺，所以按揉的效果最好。这段时间也是吃过晚饭应该促进消化的时候，但是不要在晚饭后立刻按揉心包经，因为那样会影响气血的运行，所以最好在饭后半小时后开始按揉。

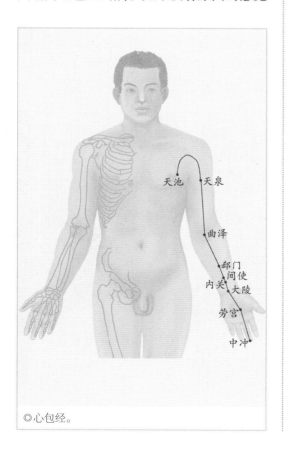

天池　·天泉

·曲泽

·郄门
·间使
内关·　·大陵

劳宫

中冲

◎心包经。

三焦经，人体健康的"总指挥"

三焦是一个找不到相应脏腑来对应的纯中医的概念，用通俗的话来说，三焦就是人整个体腔的通道。古人把心、肺归于上焦，脾、胃、肝、胆、小肠归于中焦，肾、大肠、膀胱归于下焦。按照《黄帝内经》的解释，三焦是调动运化人体元气的器官，负责合理地分配使用全身的气血和能量。具体说来，三焦的功能有两方面：一是通调水道，二是运化水谷。

三焦经主要分布在上肢外侧中间、肩部和头侧部。循行路线是：从无名指末端开始，沿上肢外侧中线上行至肩，在第七颈椎处交会，向前进入缺盆，络于心包，通过膈肌。其支脉从胸上行，出于缺盆，上走颈外侧，从耳下绕到耳后，经耳上角，然后屈耳向下到面颊，直达眼眶下部。另一支脉，从耳后入耳中，出走耳前，与前脉交叉于面部，到达眼外角。

三焦经的终点叫丝竹空，就是我们的眼外角，鱼尾纹就长在这个地方，这个地方容易长斑，所以经常刺激三焦经就可以减少鱼尾纹和防止长斑。三焦经绕着耳朵转了大半圈，所以耳朵上的疾患如耳聋、耳鸣、耳痛等都可通过刺激本经穴位得到缓解。三焦经从脖子侧后方下行至肩膀小肠经的前面，可以和小肠经合治肩膀痛，还能治疗颈部淋巴结炎、甲状腺肿等发生在颈部的疾病。此经顺肩膀而下行到臂后侧，又可治疗肩周炎，再下行通过肘臂、腕，因此还可治疗网球肘和腱鞘炎。

◎三焦经。

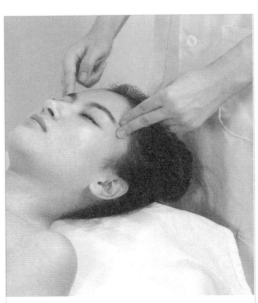

◎如果是因生活中压力过大，心烦失眠，可以按摩三焦经上的丝竹空来进行治疗和缓解。

十二经脉气血循环

如右图所示，十二经脉气血是按照肺经→大肠经→胃经→脾经→心经→小肠经→膀胱经→肾经→心包经→三焦经→胆经→肝经→肺经……依次流行不止、环周不休的。《黄帝内经》认为，当经脉脏腑发生病变时，正气常借该脏腑气血旺盛之时与邪气交争，正邪交争而病作，疾病在不同部位发作会有不同表现。

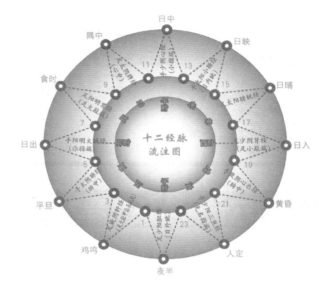

十二经脉流注图

日月运行对人体气血变化的影响

古代医学家在长期的实践中，总结出一个道理：人体的气血会随着月亮的圆缺而变化；随着月亮越来越圆，体内气血越来越充盛，反之则越来越弱。他们用这一理论指导医疗实践。

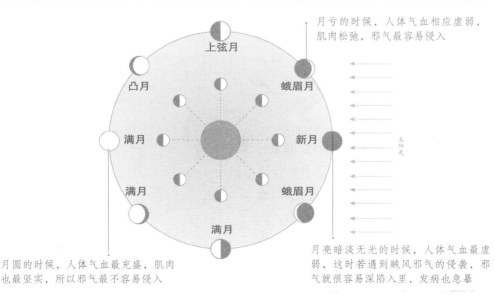

月亏的时候，人体气血相应虚弱，肌肉松弛，邪气最容易侵入

上弦月
凸月
蛾眉月
满月
新月
满月
蛾眉月
满月

太阳光

月圆的时候，人体气血最充盛，肌肉也最坚实，所以邪气最不容易侵入

月亮暗淡无光的时候，人体气血最虚弱，这时若遇到贼风邪气的侵袭，邪气就很容易深陷入里，发病也急暴

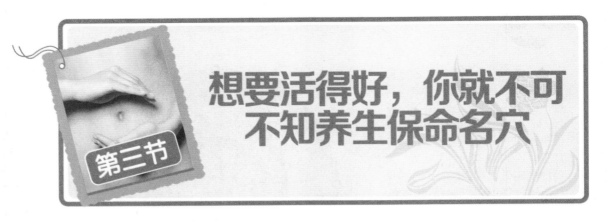

想要活得好，你就不可不知养生保命名穴

第三节

涌泉穴——人体长寿大穴

我们每个人都有多个"长寿穴"，涌泉穴就是其中之一。若常"侍候"这个穴位，便可以身体健康，延年益寿。

涌泉穴为全身腧穴的最下部，乃是肾经的首穴。中医认为：肾是主管生长发育和生殖的重要脏器，肾精充足就能发育正常，耳聪目明，头脑清醒，思维敏捷，头发乌亮，性功能强盛。若肾虚精少，则记忆减退，腰膝酸软，行走艰难，性能力低下，未老先衰。因此，经常按摩此穴，有增精益髓、补肾壮阳、强筋壮骨之功，并能治疗多种疾病，如昏厥、头痛、休克、中暑、偏瘫、耳鸣、肾炎、阳痿、遗精等。

涌泉穴与人体生命息息相关。涌泉，顾名思义就是水如泉涌。水是生物体进行生命活动的重要物质，水有浇灌、滋润之能。据现代人体科学研究表明，人体穴位的分布结构独特，功用玄妙。人体肩上有一肩井穴，与足底涌泉穴形成了一条直线，二穴是"井"有"水"上下呼应，从"井"上可俯视到"泉水"。有水则能生气，涌泉如山环水抱中的水抱之源，形成了一个强大的气场，维护着人体的生命活动。

涌泉穴的保健手法主要是按摩。睡前端坐，用手掌来回搓摩涌泉及足底部108次，要全面搓，以感觉发烫发热为度，搓毕，再用大拇指指肚点按涌泉49下，以感觉酸痛为度，两脚互换。末了，再用手指点按肩井穴左右各49次即可。

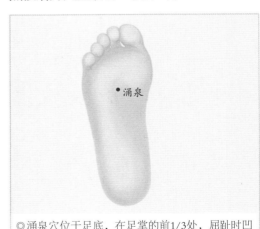

◎涌泉穴位于足底，在足掌的前1/3处，屈趾时凹陷处便是。

气海（下丹田）——人体"性命之祖"

喜欢读武侠小说、看武侠剧的朋友们对"丹田"这个词肯定不会陌生，丹田的概念原是道教内丹派修炼精气神的术语，现在已被各派气功广为引用。人身虽有三丹田、五丹田之说，但实际练功时，除特殊情况之外，一般所说意守丹田，都是指意守下丹田。

下丹田位于身体前正中线上，肚脐正中下1.5寸。古人认为下丹田和人体生命活动的关系最为密切。它位于人体中心，是任脉、督脉、冲脉三脉经气运行的起点，十二经脉也直接或间接通过丹田而输入本经，再转入本脏。下丹田是真气升降、开合的基地，也是男性藏精、女性养胎的地方。《黄帝八十一难经》认为：下丹田是"性命之祖，生气之源，五脏六腑之本，十二经脉之根，阴阳之会，呼吸之门，水火交会之乡"。所以气功家多以下丹田为

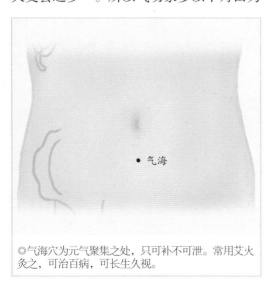

◎气海穴为元气聚集之处，只可补不可泄。常用艾火灸之，可治百病，可长生久视。

锻炼、汇聚、储存真气的主要部位，因此也被称为"气海"。

人的元气发源于肾，藏于丹田，借三焦之道，周流全身，以推动五脏六腑的功能活动。人体的强弱，生死存亡，全赖丹田元气之盛衰，所以养生家都非常重视保养丹田元气。丹田元气充实旺盛，就可以调动人体潜力，使真气能在全身循环运行。意守丹田，就可以调节阴阳，沟通心肾，使真气充实、畅通八脉，促进身体的健康长寿。

刺激丹田穴可用按揉或艾灸的方法，还可以通过腹式呼吸达到保健功效。日常生活中，人们采用的多是靠胸廓的起伏达到呼吸的目的，即胸式呼吸，这样肺的中下部就得不到充分的利用，同时也限制了人体吸入的氧气量。而腹式呼吸是加大腹肌的运动，常有意识地使小腹隆起或收缩，从而增加呼吸的深度，最大限度地增加氧气的供应，就可以加快新陈代谢，减少疾病的发生。正确的腹式呼吸应首先放松腹部，用手抵住气海，徐徐用力压下。在压时，先深吸一口气，缓缓吐出，缓缓用力压下，6秒钟后再恢复自然呼吸。如此不断重复，则可强身健体、延年益寿。

本穴主治性功能衰退，对妇科虚性疾病，如月经不调、崩漏、带下，或者男科的阳痿、遗精等都有很好的防治作用，特别对中老年人有奇效。

神阙穴——最隐秘、最关键的要害穴位

神阙穴，即肚脐，又名脐中。所谓"神"，是指神气、元神、生命力，"阙"指门楼、牌楼、宫门等。对神阙穴名称的解释，主要有两种：一种是指神之所舍其中，即生命力所在处；另一种是指神气通行出入的门户，是胎儿从母体获取营养的通道，并维持胎儿的生命活动。

神阙穴位于命门穴平行对应的肚脐中。神阙为任脉上的阳穴，命门为督脉上的阳穴，二穴前后相连，阴阳和合，是人体生命能源的所在地，所以，古代修炼者把二穴称为水火之官。中医认为，任脉属阴脉之海，与督脉相表里，共同司管人体诸经之百脉，所以脐和诸经百脉相通，为十二经之发源地，通过任、督、冲、带四脉而统属全身经络，内连五脏六腑、脑及胞宫。因此，神阙穴是人体生命最隐秘、最关键的要害穴。

同时，神阙穴亦是人体的长寿大穴。人体科学研究表明，神阙穴是先天真息的唯一潜藏部位，它与人体生命活动密切相关。我

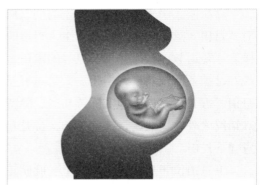

◎神阙穴其实就是肚脐的地方，胎儿在母体中的时候，胎儿神阙与母体神阙用脐带相连用来呼吸。

们知道，母体中的胎儿是靠胎盘来呼吸的，属先天真息状态。婴儿脱体后，脐带即被切断，先天呼吸中止，后天肺呼吸开始。人体一旦启动胎息功能，就犹如给人体建立了一座保健站和能源供应站，人体的百脉气血就随时得以自动调节，人体也就健康无病。经常对神阙穴进行锻炼，可启动人体胎息，恢复先天真息能，可使人体真气充盈、精神饱满、体力充沛、面色红润、轻身延年，并对腹痛肠鸣、水肿膨胀等有独特的疗效。

神阙穴的保健方法

揉中法	每晚睡前空腹，将双手搓热，双手左下右上叠放于肚脐，顺时针揉转（女子相反），每次360下
聚气法	端坐，放松，微闭眼，用右手对着神阙空转，意念将宇宙中的真气能量向脐中聚集，以感觉温热为度
意守法	放松，盘坐，闭目，去除杂念，意念注于神阙，每次半小时以上，久之则凝神入气穴，穴中真气发生，胎息则慢慢启动

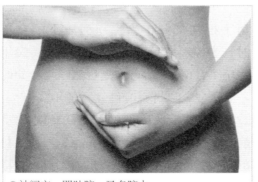

◎神阙穴，即肚脐，又名脐中。

命门——人体生命的根本

命门穴是人体督脉上的要穴，位于后背两肾之间，第二腰椎棘突下，与肚脐相平对的区域。取穴时采用俯卧的姿势，命门穴位于腰部，当后正中线上，第二腰椎棘突下凹陷处。指压时，有强烈的压痛感。

命门穴，是人体的长寿大穴。命门的功能包括肾阴和肾阳两个方面的作用。现代医学研究表明，命门之火就是人体阳气，从临床看，命门火衰的病与肾阳不足多属一致。

掌擦命门穴可强肾固本，温肾壮阳，强腰膝固肾气，延缓人体衰老。

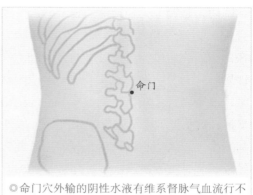

◎命门穴外输的阴性水液有维系督脉气血流行不息的作用，为人体的生命之本，故名命门。

命门穴的锻炼方法

意守法	用掌擦命门穴及两肾，以感觉发热发烫为度，然后将两掌搓热捂住两肾，意念守住命门穴约10分钟即可
采阳消阴法	方法是背部对着太阳，意念太阳的光、能、热，源源不断地进入命门穴，心念必须内注命门，时间约15分钟

会阴穴——人体任脉上的要穴

经常按摩会阴穴，能疏通体内脉结，促进阴阳气的交接与循环，对调节生理和生殖功能有独特的作用。同时，还可治疗痔疮、便血、便秘、妇科病、尿频等症。

会阴穴的保健方法

点穴法	睡前半卧半坐，示指搭于中指背上，用中指指端点按会阴108下，以感觉酸痛为度
意守法	姿势不限，全身放松，将意念集中于会阴穴，守住会阴约15分钟，久之，会阴处即有真气冲动之感，并感觉身体轻飘飘的，舒适无比
提肾缩穴法	取站式，全身放松，吸气时小腹内收，肛门上提（如忍大便状），会阴随之上提内吸，呼气时腹部隆起，将会阴肛门放松，一呼一吸共做36次

百会穴——人体督脉上的要穴

百会穴位于头部，在两耳郭尖端连线与头部前后正中线的交叉点上。它与脑联系密切，是调节大脑功能的要穴。百脉之会，贯达全身。头为诸阳之会、百脉之宗，而百会穴则为各经脉气会聚之处。穴性属阳，又于阳中寓阴，故能通达阴阳脉络，连贯周身经穴，对于调节机体的阴阳平衡起着重要的作用。

百会穴既是长寿穴又是保健穴，此穴经过锻炼，可开发人潜能，增加体内的真气，调节心、脑血管系统功能，益智开慧，澄心明性，轻身延年，是治疗多种疾病的首选穴，医学研究价值很高。

百会穴的保健方法有3种。

（1）按摩法：睡前端坐，用掌指来回摩擦百会至发热为度，每次108下。

（2）叩击法：用右空心掌轻轻叩击百会穴，每次108下。

（3）意守法：两眼微闭，全身放松，心意注于百会穴并守住，意守时以此穴出现跳动和温热感为有效，时间约10分钟。

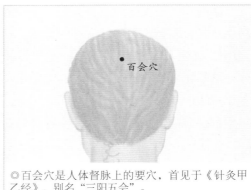

◎百会穴是人体督脉上的要穴，首见于《针灸甲乙经》，别名"三阳五会"。

太冲、鱼际、太溪——春季的保肝重穴

春季养肝有一个绝妙的办法，就是每天按揉两侧太冲、鱼际和太溪3个穴位，每穴3分钟。具体步骤是：早晨起床后先按揉肝经上的太冲穴，肺经上的鱼际穴和肾经上的太溪穴3分钟；晚上临睡前用热水泡脚，然后依次按揉鱼际、太冲和太溪穴，每次每穴3分钟，再加按肺经上的尺泽穴。

春季养肝除了要按揉穴位之外，还要注意饮食调养，多吃些韭菜等温补阳气的食物。韭菜又叫阳草，含有丰富的营养物质，春天常食韭菜，可增强人体脾、胃之气。此外，葱、蒜也是益肝养阳的佳品。大枣性平味甘，养肝健脾，还可适当吃些荞麦、荠菜、菠菜、芹菜、莴笋、茄子、马蹄、黄瓜、蘑菇等，这些食物均性凉味甘，可润肝明目。适时服用银耳之类的滋补品，能润肺生津、益阴柔肝。常饮菊花茶，可以平肝火、祛肝热。少吃酸味、多吃甘味的食物以滋养肝脾两脏，对防病保健大有裨益。

阴陵泉、百会、印堂——夏季的养心大穴

在五行中，夏季属火，又因火气通于心，火性为阳，所以，夏季的炎热最容易耗伤心气。于是，很多人在炎热的夏天常常出现全身乏力、昏昏欲睡等症状，甚至被中暑、腹泻、心肌梗死等疾病困扰。因此，夏季养生重在养心，这不仅可以为以后积蓄"长"的能量，还可以保护心气。

养护心脏最重要的是坚持每天按揉阴陵泉、百会和印堂。其中，每天坚持按揉阴陵泉3分钟，可以保持整个夏天脾胃消化功能正常运转，还可以把多余的"湿"去掉，为秋天的健康打好基础；按揉百会可以大大提升人体的阳气，让人神清气爽；按揉印堂可以使大脑清醒，眼睛明亮，它在两眉中间的位置，每天用拇指和示指捏起眉间的皮肤稍往上拉100次，只要每天坚持就能达到养心的目的。

除此之外，在夏季还要特别注意饮食。夏天要多喝水，水为阴，喝水可以直接养阴生津，是夏天养生的第一良方；多吃清暑利湿之品，如西瓜、西瓜翠衣等；多吃"苦"味食物，如苦瓜、莲子心等，因为苦味入心，能祛心火；多吃酸性的食物，如小豆、肉类、韭菜等，可以收敛心气。

鱼际、合谷等穴——秋季的护肺宝穴

在秋季的前半段，我们可以采用穴位按摩法，每天按揉鱼际、曲池和迎香穴。

鱼际可以不拘时间、地点进行按压，每天至少3～5分钟，但要长期坚持。

曲池有很好的清热作用。当屈肘成直角时，在肘横纹外侧端与肱骨外上髁连线中点即是曲池穴，每天中午1～3点按揉这个穴位效果最好，因为这段时间是阳气最盛的时候，按揉此穴位可以使阳气降下来。

迎香穴就在鼻翼两侧，属手阳明大肠经。"不闻香臭从何治，迎香二穴可堪攻"，顾名思义，如果鼻子有毛病，例如因为感冒或鼻子过敏等引起鼻腔闭塞，以致不闻香臭，治本穴有直接效果。每天双手按在两侧迎香穴上，往上推或反复旋转按揉2分钟，鼻腔会明显湿润，通畅很多。

坚持按揉这3个穴位，就可以滋养肺气，有效预防鼻炎、咳嗽等呼吸系统疾病。

在秋季的后半段，热气渐消，早晚天气都很凉了，于是"燥"又同"凉"遇到了一起，形成了凉燥。这时候我们就要用"温润"来保养我们的身体了。首选的穴位除了鱼际和迎香外，就是合谷了。

合谷穴是大肠经上的穴位，每天早上出门前先按揉两侧迎香穴至鼻子内湿润，然后全天不定时地按揉两侧合谷和鱼际，每次每穴3分钟。这样就可以还肺一片清凉，将肺炎等秋季易发病统统挡在身外。

秋季护肺除了要按揉以上4个穴位之外，还要注意饮食上的调养。

阴陵泉、关元、肾俞——冬季的补肾精穴

冬季是四季中最冷的季节，《黄帝内经》中有"诸寒收引，皆属于肾"的记载，因此，冬季的寒气最容易伤的是肾，如不注意保养，就会出现周身骨骼拘急、抽搐、活动不利等中风症状，这些相当于西医的脑溢血、脑缺血等病。寒气伤肾，还能引起各种虚寒性的性功能障碍。另外，肾主骨，骨质增生、骨骼钙化等病也可以从肾上预防。冬季主"藏"，为春季的生发积蓄能量，所谓"瑞雪兆丰年"，就是说冬季藏得越好，下一年才能生机勃勃，获得大丰收。对人体来说，如此良性循环，自然能延年益寿。所以，冬季注意对肾脏的保养是十分重要的。

我们同样可以采取按摩穴位的方法养护我们的肾脏，但是由于我国南北方的冬季在气候特点上有所不同，因而对肾脏的养护也要区别对待。

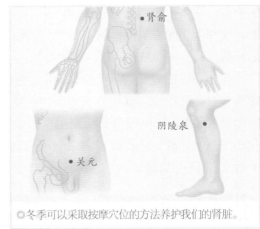

◎冬季可以采取按摩穴位的方法养护我们的肾脏。

不同地方养护方法

南方	南方冬季寒湿之气较重，宜以温阳化湿为养生的原则，可每天坚持刺激阴陵泉、关元、肾俞这3个穴位。 具体操作方法是：每天晚上艾灸关元穴5分钟，喝一小杯温开水，然后在两侧肾俞上面拔罐5分钟，起罐之后按揉2分钟。肾俞穴不必天天使用，每周拔罐2～3次就可以了，其余的时间按揉；两侧阴陵泉还是用按揉的方法，每次每穴3分钟即可。 在饮食上，南方人在冬季要停掉所有的寒凉之物，多吃温热的东西，如羊肉、辣椒等
北方	北方冬季与南方的寒湿气候不同，往往在寒气里面夹杂着一点儿燥气，因此，宜以温阳滋阴为养生的原则，可每天坚持刺激关元、太溪、肾俞这3个穴位。 具体操作方法是：每天晚上临睡前，先泡脚1小时，按揉两侧太溪穴，每穴5分钟；然后艾灸关元穴5分钟，再艾灸两侧肾俞5分钟。 在饮食上，北方人要在补阳的同时多吃一些滋阴的东西，如枸杞茶、枸杞粥等

另外，肾在五色中与黑色相合，黑色的食物入肾；肾五行属水，宜食辛，因为辛属金，金生水，多吃辛味食物即可养肾；除了辛辣之品外，小米、鸡肉、桃子、葱等都是辛味的，而且性味平和，在此强力推荐；肾病忌甘，甘属土，土克水，所以甘味的食物会压制肾脏。

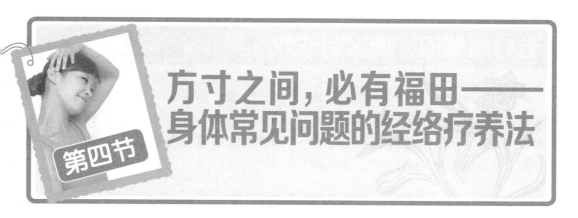

第四节

方寸之间，必有福田——身体常见问题的经络疗养法

久坐后肩背酸痛，敲敲小肠经

长期坐在办公桌或电脑前的上班族们肯定都有过这样的体会：只要坐的时间一长，颈肩部就会发紧、发酸、疼痛，后背肌肉僵硬、酸痛，站起来活动活动，敲敲疼痛的地方就会好一些。但这只是暂时的，过一会儿疼痛照旧。

这就是患上了所谓的"颈肩综合征"。主要是由于长期伏案工作，肌肉关节软组织得不到锻炼，而且经常一个姿势保持很久，造成部分肌肉长期紧张，得不到应有的休息，而另外一些肌肉又长期休息，得不到锻炼，本来的相互协调变得不协调而造成的。

那么怎么治愈颈肩综合征呢？首先，沿着手三阳经按揉、推捋和拿捏。因为手三阳经的走向是从手到头，循行的路线经过颈肩部，所以循经按揉拿捏可以很好地疏通这些经的经气，放松沿行的肌肉等软组织，消除肌肉的僵硬感。其次，可以点揉穴位：曲池有通经活络的作用；然后就是肩井，按压肩井可以很好地缓解颈肩部的肌肉紧张；还有天宗，点揉天宗能够放松整个肩胛部的紧张感和疲劳感。如果方便的话，最好两个人再相互推一下背部，基本上是沿着足太阳膀胱经的循行路线由一侧从上往下推，然后从对侧从下向上按摩，力量可以由轻到重。注意从上往下推时力量可以加重，从下往上按摩时力量一般不需太大。这样反复操作5分钟左右，就能感觉到整个背部有一种温热感直透到皮下，肌肉紧张造成的酸痛感觉很快就消失了。

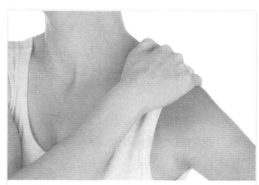

◎颈肩综合征主要是由于长期伏案工作，肌肉关节软组织长时间得不到锻炼造成的。

若时感胸闷，请敲消泺穴

现代的上班族们，由于工作紧张，压力大或者饮食不当，可能会有胸闷、心悸的现象，如果你有这种症状请不用慌，只要你每天坚持敲消泺穴就能治愈。因为胸闷是上焦气郁而成，而消泺穴正是三焦经的一个穴位，所以如果平时感到胸闷，可以按摩或者敲击此穴位，它会使你的胸闷消失。

胸闷形成的原因

情志失调	忧思恼怒，气机失常，脾不化津，聚湿生痰，肝气郁结，气滞血瘀，痰淤交阻，胸中气机不畅，则为胸闷。情绪不好、爱生气的人常有此症
饮食不当	过食膏粱厚味、肥甘生冷，损伤脾胃，运化失常，聚湿生痰，痰阻脉络，气滞血瘀而成胸闷
其他病所致	冠心病、胸膜炎、肺气肿等疾病可出现胸闷

按压太阳穴，让你远离抑郁的困扰

现代社会竞争日益激烈，生活节奏也逐渐加快，处于生活和事业重压下的职场精英们极容易受到情绪困扰，其中抑郁症最具普遍性，故被人形象地称为"情绪的感冒"。

抑郁症高发年龄为21～36岁，其中女性患抑郁症的比例是男性的2～3倍。喜怒哀乐本是人的基本情绪，每一个人都经历过伤心、焦虑、沮丧和抑郁等消极情绪，这些消极情绪往往可以随着时间的流逝而得到自我治愈，而按压太阳穴则可以加快恢复正常情绪的速度。

太阳穴位于眉梢与眼外眦之间向后1寸许的凹陷处。当人们患感冒或头痛的时候，用手摸这个地方，会明显地感觉到血管的跳动。这就说明在这个穴位下边，有静脉血管通过。因此，用指按压这个穴位，对脑部血液循环会产生影响。不光是烦恼，对于头痛、头晕、用脑过度造成的神经性疲劳、三叉神经痛，按压太阳穴都能使症状有所缓解。

按压太阳穴时要两侧一起按，两只手十指分开，两个大拇指顶在穴位上，用指腹、关节均可。顶住之后逐渐加力，以局部有酸胀感为佳。产生了这种感觉后，就要减轻力量，或者轻轻揉动，过一会儿再逐渐加力。如此反复，每10次左右可休息较长一段时间，然后再从头做起。

暴饮暴食不舒服，就找极泉来解决

暴饮暴食是我们生活中较为常见的现象，上班族们每天除了工作还有很多应酬，许多人整天泡在酒局、饭局中，暴饮暴食，生活极度不规律。还有的人总是难以抗拒美食的诱惑，一不小心就会吃太多。而吃得太多后，身体会有很多不舒服的症状，如胃胀、胃酸、胃疼、打嗝等，遇到这些情况，该如何处理呢？我们只要按摩刺激左侧极泉穴，这些不适症状就可以很快缓解并消失。

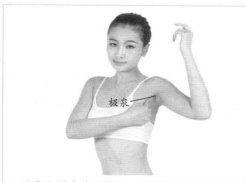
◎日常生活中感觉胃胀、胃酸等不适症状的时候，可以按摩极泉穴来缓解和治疗。

中医认为"胃如釜"，胃能消化食物，是因为有"釜底之火"。这釜底之火是少阳相火。显然人体的少阳相火不是无穷的，大量的食物进入胃里后，使得人体用于消化的少阳相火不够，于是人体便调动少阴君火来凑数，即"相火不够，君火来凑"。可惜少阴君火并不能用于消化，其蓄积于胃首先是导致胃胀难受。所以，要想消除胃胀，就得让少阴君火回去。左侧极泉穴属于手少阴心经上的穴位，刺激

这个穴位，就可以人为造成心经干扰，手少阴心经自身受扰，就会赶紧撤回支援的少阴君火以保自身。当少阴君火撤回原位了，胃胀自然就顺利解除了。

具体操作方法（选择一种或多种）。

（1）用右手在穴位处按压、放松，再按压、再放松，如此反复5分钟左右。

（2）用筷子的圆头在穴位处按压、放松，反复进行，至少5分钟。

（3）用小保健锤在该穴位处敲打，至少5分钟。

暴饮暴食也是疾病之根，一般在暴饮暴食后会出现头昏脑涨、精神恍惚、肠胃不适、胸闷气急、腹泻或便秘等症状，严重的还会引起急性胃肠炎、胃出血，甚至还有可能诱发多种疾病，如胆囊炎、急性胰腺炎、心脏病、脑梗死等。因此体质虚弱者尤其要小心，要控制饮食，少吃油腻食物，多吃富含纤维的食物，如韭菜、芹菜等，有助于消化和排便。

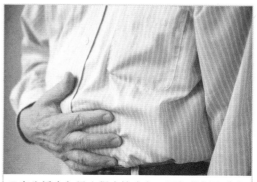
◎在生活中如果吃得太快太急，不加节制地进食往往会引发胃胀、胃酸等症状。

按揉指尖可以赶跑"瞌睡虫"

只要你做下面的几个小动作，就可以把午后"瞌睡虫"赶跑。

当困倦袭来时，反复按揉位于中指指尖正中部的中冲穴，或用中指叩打眉毛中间部位（鱼腰穴），反复数分钟。

赶走午后"瞌睡虫"还有一个绝妙的办法，就是不捶胸，要顿足，因为足底有很多穴位，站起来，使劲跺几下脚可以振奋精神。

在饮食上，维生素是真正的清醒剂，不妨多吃些胡萝卜、大白菜、马铃薯、柑橘之类富含维生素的食物。碱性食物能中和肌肉疲倦时产生的酸性物质，使人消除疲劳，例如苹果、海带及新鲜蔬菜。

赶走午后"瞌睡虫"的方法

指压内关、合谷	指压内关、合谷穴，每次每穴120下，每天早晚各1次
下蹲	做两条腿下蹲运动，每次50个，每天早晚各1次
腹式呼吸	做腹式呼吸5分钟，每天早晚各1次。晚上临睡前做效果最好

这样按摩可以缓解你的精神压力

李先生在一家外企做主管，加班是家常便饭，他说："没办法，工作逼得你不得不加班，每天从早9点到晚9点，一天都忙个没完，连饭也没个准点儿。"李先生的状态其实也是众多中青年上班族的状态，在紧张的压力之下，一般人的感觉首先是疲劳乏力，紧接着便是失眠、头痛。

这种状态持续下去，就会影响内分泌，导致内分泌系统紊乱，身体功能失调，引发更大的疾病。

除此之外，压力大的上班族们最好多吃抗压食物，如糙米、牛奶、瘦肉等含维生素B_1的食物和洋葱、大蒜、海鲜等含硒较多的食物，每天补充一粒维生素C。

缓解精神压力按摩经络手法

反射区按摩	选取攒竹穴，手部腹腔神经丛反射区，耳部的心、神门、皮质下、脾等进行快速搓按
按揉百会、涌泉	按揉百会、膻中、涌泉穴各1分钟
搓面部两侧	以搓热的双手分置于面部两侧，上下来回搓热，然后从前发际向后发际梳理头发20次

点揉承山和涌泉，就可缓解小腿静脉曲张

小腿静脉曲张，主要是由于长期久坐或久立造成的，血液蓄积下肢，在日积月累的情况下破坏静脉瓣膜而产生静脉压过高，造成静脉曲张。像老师、外科医师、护士、发型师、专柜小姐、厨师、餐厅服务员等需长时间站立的职业都是静脉曲张的高危人群。

中医认为，小腿静脉曲张是长期血液淤积堵塞膀胱经造成的，因此，在治疗时也要有长期的打算，循序渐进，一点儿一点儿把经络打通才能最终把病治好。

在人体经络系统中，治疗小腿静脉曲张的首选穴位当然非承山和涌泉莫属了。

要治疗小腿静脉曲张就要每天坚持点揉两侧承山穴，没有四季和具体时间的限制，但是一定要坚持，欲速则不达，所以首先要打消追求速效的念头。

涌泉穴就在人的足底，按揉时一定要握拳，用指间关节点，这样才有力量。

具体操作方法：每天用热水泡脚20分钟，然后点按两侧涌泉穴，每穴3分钟，以有胀痛感为度；然后趴在床上，让家人从脚踝开始沿着小腿后面往上推，要有一定的力度，要用掌根，推的时候要让被推者感到一种酸胀感，单方向反复做15次。最后再点按双侧承山穴3分钟。

为配合治疗，每天要慢步一会儿，以不感觉累为度。

另外，走路、游泳、骑脚踏车等较缓和的运动，除能改善血液循环外，还能降低新的静脉曲张发生的速率。在饮食方面，应多吃高纤、低脂饮食及加强维生素C、维生素E的补充。

在日常生活方面，则应控制体重，避免服用避孕药，避免穿过紧的衣服及高跟鞋、跷二郎腿及久坐、久站。

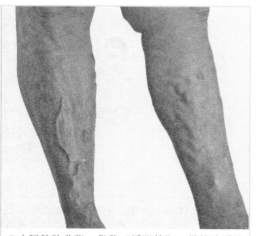

◎小腿静脉曲张，俗称"浮脚筋"，是静脉系统最常见的疾病。

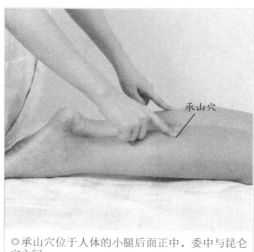

承山穴

◎承山穴位于人体的小腿后面正中，委中与昆仑穴之间。

治牙痛，人体自身的穴位比消炎药更管用

俗话说"牙疼不是病，疼起来真要命"，相信受过牙痛折磨的朋友都对这句话有深刻的体会。

牙痛主要由风热侵袭、胃炎上蒸、虚火上炎三种原因造成的，在治疗时，弄清牙痛的病因，对症治疗就可以了。

牙痛的分类与治疗

风热侵袭	风热侵袭，火郁牙龈，淤阻脉络，故牙齿疼痛。宜疏风清热、消肿止痛。 临床表现：牙痛突然发作，阵发性加重，得冷痛减，受热加重，牙龈肿胀；形寒身热，口渴；舌红苔白或薄黄，脉浮数。 选穴：前三齿上牙痛取迎香、人中，下牙痛取承浆；后五齿上牙痛取下关、颧突四下处，下牙痛取耳垂与下颌角连线中点、颊车、大迎。以指切压，用力由轻逐渐加重，施压15～20分钟
胃炎上蒸	足阳明胃经循行到牙齿，由于胃火炽盛，循经上蒸到齿龈，"人身之火，唯胃最烈"，故牙齿痛，牙龈红肿比较严重。宜清胃泻热、凉血止痛。 临床表现：牙痛剧烈，牙龈红肿或出脓血，得冷痛减，咀嚼困难；口渴口臭，溲赤便秘，舌红苔黄燥；脉弦数或洪数或滑数
虚火上炎	肾阴虚，虚火上炎，结于齿龈，故牙齿隐隐作痛或微痛，午后阳明经气旺盛，更助虚火上炎，因此午后疼痛较重。宜滋阴益肾、降火止痛。 临床表现：牙痛隐隐，时作时止，日轻夜重，牙龈暗红萎缩，牙根松动，咬物无力；腰膝酸软，五心烦热；舌嫩红少苔，脉细数。 选穴：每天刺激双侧合谷、手三里、太溪穴。其中，太溪宜在每天晚上泡脚后按揉，每次5分钟，合谷和手三里不定时地按揉可以帮助减轻疼痛 合谷穴　　手三里　　太溪穴
注意事项	牙痛患者平时还应注意饮食调节，饮食不宜过温、过冷，并宜食清淡食物，忌辛辣煎炒及过酸、过甜。要注意口腔卫生，每日早晚刷牙，除去牙面和牙间隙中的污垢及食物碎屑。保持牙齿洁净，是防治牙病的重要措施

三穴齐攻治疗胃下垂

每次饭后总觉得胃胀、胃痛，或者反胃、胃灼热、有下坠感。时间一长，就更不想吃东西，常常几天都不大便。这些都是胃下垂的典型症状。

祖国医学虽无"胃下垂"病名的记载，但认为此病是由于中气不足、气虚下陷造成的。脾胃为后天之本，气血生化之源。胃主受纳，以降为顺；脾主运化，以升为和。两者一纳一运，一升一降，互相配合，在心肺的作用下，将水谷精微输布于全身，以维持机体的正常功能活动。由于禀赋不足、机体素弱、七情内伤、饮食劳倦等，均可导致脾胃运化失常，升降失调，脾气不升，反而下陷，从而导致胃下垂和其他脏器下垂。

因此，治疗此病的最好方法就是补中气，在人体经络系统中，足三里、脾俞、胃俞是补中气的特效之穴。我们知道，足三里是胃经上的要穴，脾俞则是补脾的要穴，胃俞虽属足太阳膀胱经，却是胃的背俞穴，具有和胃健脾、理中降逆的功效。所以，治疗胃下垂从这3个穴位上找出路是最好不过了。

具体操作方法：每天要坚持按揉足三里至少两次，每次不低于3分钟，两侧都要进行，力量由轻到重，一定要按到有酸、胀、疼的感觉才行。两侧脾俞、胃俞则用拔罐的方法，每天晚饭后半小时给脾俞和胃俞同时拔罐，每次不少于10分钟。这样三穴齐攻，坚持3个月，胃下垂就能有根本性的好转。

胃下垂还可以采用药物治疗的方法，补中益气丸是针对病因治疗的，所以吃这个药是不会错的。

内脏下垂还要在生活中各个方面注意调养。首先，饮食一定要清淡，少吃生冷油腻的东西；注意休息，工作或者活动时间不要太长，本来脾气就虚弱了，一定要给它休养恢复的机会和时间；如果是产妇，一定要注意多休息，不要劳累。

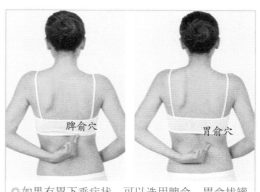

◎足三里在小腿前外侧，当犊鼻下3寸，距胫骨前缘一横指（中指）。

◎如果有胃下垂症状，可以选用脾俞、胃俞拔罐的方法，来进行治疗和缓解。

预防血管硬化，敲肝经是最好的方法

随着年龄的增长，人体的血管不断地在发生退行性改变，不加以改变，就有发展为血管硬化的趋势，因此，血管硬化不是病，而是人体慢慢变老的一种表现。血管发生退行性改变可导致血管脆性增强，致使血管破裂。如若血管腔隙狭窄，产生供血障碍，将有可能形成脑溢血、脑梗死、冠心病、高血压等疾病。因此，保护血管弹性应引起人们足够的重视。

一般情况下，老年人血管硬化的发生率比较高，到一定程度血管就会破裂，很容易脑出血，也就是中风。现在，血管硬化趋向年轻化，很多人40多岁就中风了，生活苦不堪言。中医认为，血管老化是因为饮食内伤、劳累伤身、情绪不佳使身体内产生各种废物堆积在血管，同时如果人体血液总量不够，肝脏就会不清洗或清洗不够，血液就变得越来越脏，腐蚀血管，使血管变得又硬又脆，从而埋下健康的隐患。

因此，从经络医学的角度来讲，只要对自身的经络进行精心的调养，老化的血管是可以恢复弹性的。敲肝经就是预防血管硬化的最好方法。因为肝主筋，血管是筋脉的一种，所以肝经软化血管的作用毋庸置疑。

具体操作方法：握拳沿着腿内侧线敲，每天敲肝经15分钟，特别是那些生活习惯不好的人，更要坚持，力度以感觉酸疼舒适为最好。

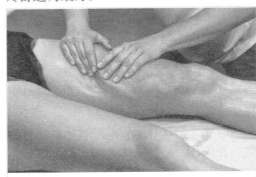

◎老化的血管是可以恢复弹性的。按摩或敲肝经就是预防血管硬化的最好方法。

养成良好的生活习惯

戒烟戒酒	限制烟酒，减少其对血管的损坏，帮助血管恢复弹性
定期测血压	定期测量血压，检查动脉和血脂状况，对于有高血压、高血脂倾向的，应给以相应的治疗
保持心情舒畅	保持心情舒畅，也是使血管健康的秘诀
适当运动	生命在于运动，经常锻炼，适当运动，如行走、跑步、做操、舞剑、练太极拳等，对改善血管弹性的状态，恢复血管弹性有很大帮助
合理饮食	饮食应以清淡为宜，即低脂、低盐的饮食
血管检测	加强血管弹性检测，观察血管弹性的变化，做好预防

低血压——足底按摩将血压升高

刚吃饱就想睡、刚睡醒就觉得累、心慌手脚冰冷……自我诊断既没发热又不是低血糖，跑到医院大夫让量血压，一量，低了。原来这些都是血压低惹的祸。

低血压是指成年人血压长期低于11.9/17.9千帕（90/60毫米汞柱）的情况，中医认为低血压是脾肾阳气亏损所致，多见于脾胃虚弱者、脑力劳动者，或脆弱的老年心脏病人，因此在治疗上应注重温脾肾，升阳气。

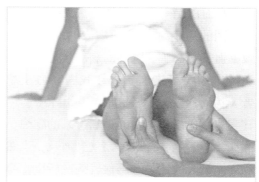

◎生活中经常按摩足底，能够有效地治疗和缓解因低血压引起的各类不适症状。

足底按摩治低血压

两足	用拇指轻揉患者两足，对在按摩中疼痛明显的区域继续按揉5分钟。坚持每日按摩
足掌	每日揉压足掌3～4次，每次15分钟左右。尤其是对涌泉穴，须用大拇指朝患者脚后跟的方向揉压10～15分钟
足心	用拇、示指揉搓患者两大脚趾、第三趾各5分钟，再上下摩擦脚掌5分钟，然后揉压足心5分钟，每日2次
足跟	医者利用自己的足跟、足底前部跖趾处对患者足跟施以节律性的压踩10～20分钟，每日1次

患者在接受以上治疗的同时，还可以用空可乐瓶或拳头轻轻敲打足底15～20分钟，每日1次；用发卡或牙签刺激足跟15～20分钟，每日2次；旋转足踝15～20分钟，每日2次。

有生理性低血压状态的年轻人，如果没有明显症状，一般无须吃药。平时多吃高营养、易消化和富含维生素的食品，适当饮茶，例如用肉桂、甘草和人参泡开水当茶饮；起居中变换体位时动作要缓慢些；因其他疾病求医时，应主动告诉医生自己有低血压，以避免使用明显降低血压的药物。

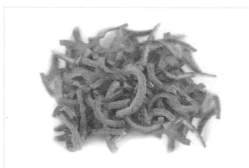

◎肉桂具有散寒止痛、活血通经的功效。低血压患者可以用肉桂日常泡开水当茶饮。

高血压——太冲、曲池是最好的降压药

高血压是一种世界性的常见疾病，世界各国的患病率高达10%～20%，并可导致脑血管、心脏、肾脏的病变，是危害人类健康的主要疾病。现在我国高血压患者大约有1亿多，大多都在服用降压药。其实，高血压最可怕的是它带来的隐患，比如，心、脑、肾最容易受到波及，当然危害性最大的还是心脑血管病。所以，得了高血压之后，最重要的是从日常生活入手，防止疾病的进一步发展，控制好血压。这样的话，即使血压没有降到正常值，身体的各个器官也会适应这种状态，重新达到一种新的平衡，人一样能够健康地生活。

高血压一般分肝阳上亢和肝肾阴虚两种证型。肝阳上亢的人经常脸色发红，脾气相对也比较暴躁，特别容易着急，这种人血压的波动比较大。肝肾阴虚的人经常会觉得口渴、腰酸腿软、头晕耳鸣等，一般血压波动不大。

但是，不管什么类型的高血压患者，都要好好地利用我们人体自身快速降血压的3个关键穴位——太冲、太溪和曲池。因为，不管是什么证型，肝阳上亢或者肝肾阴虚，都是肝、肾两脏的问题，前者是实证为主，后者主要是肝肾阴虚。肝五行属木，主藏血，性升发；肾属水，水生木。肝木如果没有肾水的滋润，它就升发太过，血管的压力会加大，血压就会升高；如果肾水充足的话，就可以以柔克

刚，把肝的那份"刚性"给中和一下，血管也会变得相对柔韧，血管弹性变好了，就能大大减少心脑血管病发病的概率。

太冲穴可以疏肝理气，平肝降逆，不让肝气升发太过；肾经上的太溪穴补肾阴就是给肝木浇水；大肠经上的曲池穴可以扑灭火气，降压效果最好。如果坚持每天按揉这3个穴位3～5分钟，每次不低于200下，两个月就会有效果。

用中药泡脚也是比较简易有效的降压方法：取钩藤30克剪碎，放到盆里煮，不要用大火，10分钟以后端下，稍微凉一点儿的时候加一点儿冰片，然后把双脚放进去，泡20分钟。长期坚持，就会有明显的降血压作用。

在饮食上，高血压患者一定要戒掉一切寒凉的食物，多吃补肾、补肝的食品。平时保持心情舒畅、豁达，也能让心经、心包经畅通，有助于血压的控制。

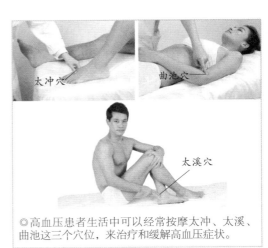

◎高血压患者生活中可以经常按摩太冲、太溪、曲池这三个穴位，来治疗和缓解高血压症状。

敲胃经和肾经能根治足癣

足癣是一种传染性皮肤病，俗称"脚湿气"，脚趾起小水疱，脱皮，微痒。多发生在足底和趾缝间，致病菌为红色癣菌、石膏样癣菌、絮状表皮癣菌等，是最常见、最顽固的皮肤真菌感染。

在我国，足癣的发病率甚高，患者以青壮年为最多。运动员和体力劳动者长时间穿不透气的胶鞋、长筒靴等会使足汗蒸发不畅，局部温暖潮湿而形成真菌易于繁殖的良好环境。不经常洗脚换袜，使用公用生活用具如脚盆、拖鞋、浴盆、毛巾等是足癣感染的重要因素，而游泳池、浴室等公共场所则是足癣传播的常见地方。足癣也是自身体股癣、手癣、甲癣的传染源。足癣还与季节有关，多在夏秋季严重。

足癣为什么会传染呢？是因为脚上的小水疱，当小水疱破了里面会有黏黏的浆水出来，而这浆水里有少量的蛋白，细菌就趁机在此"生儿育女"了。要使细菌无法生存下去，光灭菌是不行的，小水疱才是问题的症结所在，如果没有了细菌的生存条件，你请它来它也不会来。

那这些小水疱又是怎么形成的呢？中医认为，这些水疱是因为经络不通畅造成的，以至于经络里的积液带不出去，就形成了水疱。在人体经络系统中，通往脚上的经络有6条，而经常有问题的是胃经与肾经。脚趾是以胃为主，脚跟是以肾为主，当胃与肾的情况改善了，也就是它们的经络保持较通畅的状态，脚上的小水疱也就没有了。细菌是与我们共存的，没有条件它们就无法繁殖，也就不会产生足癣了。

所以，当你感染了足癣后，只要每天坚持敲胃经和肾经，让它们始终保持通畅状态，就能从根本上解决足癣问题。

足癣治愈后，务必切断真菌的感染源：对使用过的鞋袜等物品进行消毒；勤换袜子，不要与其他人共用毛巾、浴盆等；在公共场所，要特别注意个人卫生，养成良好的卫生习惯。

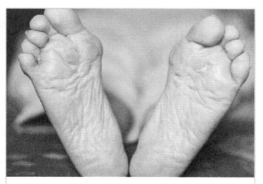

◎足癣是一种传染性皮肤病，俗称"脚湿气"，脚趾起小水疱，脱皮，微痒。

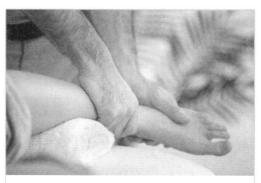

◎当你感染了足癣后，只要每天坚持按摩或敲胃经和肾经，让它保持通畅状态，就能好起来。

用推拿疗法治疗半身不遂效果最好

半身不遂又叫偏瘫，是指一侧上下肢、面肌和舌肌下部的运动障碍，它是急性脑血管病的一种常见症状。轻度偏瘫病人虽然尚能活动，但走起路来，往往上肢屈曲，下肢伸直，瘫痪的下肢走一步画半个圈，我们把这种特殊的走路姿势，叫作偏瘫步态。严重者常卧床不起，丧失生活能力。

中医认为，偏瘫的原因是由于湿痰内盛，气血亏虚，以致肝阳上亢、肝风内动而导致机体的气血阴阳失调。中医把凡是偏瘫又见昏迷的叫中脏腑；颜面局部或颜面与肢体的偏瘫，但无昏迷的叫中经络。推拿治疗多适用于后者。其临床常见症状是：半身肢体不遂，口眼歪斜，语言障碍，口角流涎，吞咽困难，并伴有颜面、手足麻木，肢体沉重或手指震颤等。

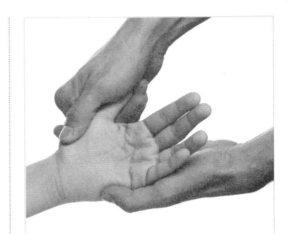

◎半身不遂患者的家人可以使用推拿疗法针对患者不同的症状，采用不同部位进行治疗。

穴位疗法

对上肢半身不遂的患者	穴位按摩以点揉法最好，用力拉其患肢，抖其臂，并活动其肩关节、肘及腕后，再捏合谷穴10余下。然后用手托患肢，用一只手拨动腋窝下大筋，使其有麻木感，可传到手指部，再揉搓十指，使血贯通到指尖。最后用双手搓其臂百余下，至皮肤发热为止。每天上下午各施治一次，健肢及患肢一同进行。在施治中对患肢要根据病情做适度的按摩
对于下肢患者	其操作次序基本相同，仍先施治穴位，后进行拉、抖及转动屈伸其上中下关节，但着重于血脉及膝眼四脉的按摩
扣法按摩血根四脉	用两手大拇指按住血根二脉（在膝肌内前面皮肤上面，左右距离约1寸多），并在腿后侧用示指或中指对准上血根二脉位置扣紧，和下血根二脉两筋正中的穴位，迫使血液在筋脉血管中得到逐步流畅，促使患肢血液循环畅通无阻。每一穴位轻重点揉各6次，共36次，以加至108次为准则。应以患者体质强弱来增减活动次数，每天上下午各施治一次为宜。同时可轻轻拍打患肢，使萎缩塌陷的肌肉兴奋膨胀并继续发育

肾俞、肺俞、中极，治疗遗尿的关键穴位

遗尿对于幼儿来说是正常的现象，但对于成年人来说，如果还经常出现遗尿的情况，就必定是身体出现问题了。

祖国医学认为，遗尿与脏腑功能发育不完善有关，如膀胱发育延迟，功能弱，特别是脾、肾、肺虚弱而引起。

肾虚遗尿。肾为人体生命的根源，故称先天之本，肾藏精，主发育、生殖、生髓、通脑。肾与膀胱相表里，肾阳气足可温热膀胱、行气化水，膀胱固摄有权，开合有度。但是如果肾阳气虚，则命门火衰，阴气极盛，膀胱也就出问题了，就会导致遗尿。

脾虚遗尿。脾为后天之本，气血生华之源，脾阳健旺，自可制水，升清降浊。脾阳虚则胃蠕动减少，胃排空时间延长，致胃分泌值降低，唾液淀粉酶及胰淀粉酶减少，致胃纳不佳，水谷运化不良，气血生化无源而不能涵养先天之本，致肾虚、膀胱虚而遗尿。

肺虚遗尿。肺主气，又为上水之源，具有宣通肃降的功能，如肺气虚则失宣降，水液运行泛滥致膀胱失约而自遗；如肺火上炎必然灼伤阴液致升腾之水不能下降，必致下焦炽热，导致大便干燥、膀胱湿热、小便短少，素有痰湿内蕴，入睡沉迷不醒，呼叫不应，常可遗尿。

了解了遗尿的病因后，就可以对症治疗了，这时肾俞、肺俞、中极的作用就凸显出来了。

肾俞是补肾的要穴，前面多次讲过，这里就不多说了，只要每天早晚按揉5分钟就可以了。

中极在肚脐正下方4寸处，是膀胱经的募穴，是膀胱之气在胸腹部集中的穴位，直接对应膀胱，可以说是治疗遗尿的特效穴位。每天用手指按揉此穴，每次1分钟，晚上临睡前用艾条灸此穴5分钟，然后再按揉5分钟，对膀胱功能的恢复有很好的治疗作用。

肺俞是补充肺功能的首要穴位，它在背部膀胱经上面，当第三胸椎棘突下，左右旁开2指宽处。每天早上起床后和晚上临睡前各按揉5分钟，就可以加强肺主气的功能和肃降的作用，从而增强对水的控制，治愈遗尿症。

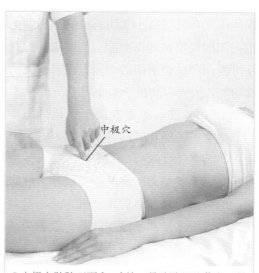

◎中极在肚脐正下方4寸处，是膀胱经的募穴，是膀胱之气在胸腹部集中的穴位。

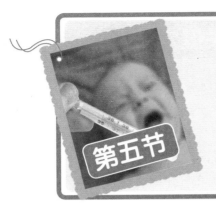

增强孩子体质和智力的经络疗法

第五节

摩腹和捏脊可以改善孩子的体质

两个孩子吃了同样的东西，一个生病，而另一个却没事。很多父母对这种情况都不理解，其实，之所以出现这种情况，是因为孩子的体质存在差异，体质好，对疾病的抵抗力就强；反之，就容易生病。作为父母，首先要增强孩子的体质。

中医认为，"脾胃为后天之本""百病生于气"，提高小儿防病抗病能力就需重视调理气机和脾胃功能。而摩腹和捏脊便可能调理脏腑阴阳的平衡，改善小儿消化功能，大大提高孩子的体质。

（1）摩腹：摩腹起源于唐代孙思邈的养生之道，他在其巨著《千金要方》中说："摩腹数百遍，可以无百病。"摩腹，实际上就是对肚脐的一种按摩。肚脐附近的丹田，是人体的发动机，是一身元气之本。经常给孩子按摩肚脐，能刺激孩子的肝肾之经气，达到祛病的目的。具体方法如下。

在孩子进食以后30分钟开始摩腹，顺时针进行，注意力量一定要轻柔，稍微带动皮肤就可以了，速度不要太快，每分钟30圈就可以了。如果孩子出现腹泻，就要改变摩腹的方向，要做逆时针方向的按摩。

（2）捏脊：孩子的身心健康和发育是父母最关心的问题。捏脊是促进孩子生长发育、防治多种疾病的妙法。具体操作方法如下。

让孩子取俯卧位，父母用双手的拇指、中指和示指指腹捏起脊柱上面的皮肤，轻轻提起，从龟尾穴开始，边捻动边向上走，至大椎穴止。从下向上做，单方向进行，一般捏3~5遍，以皮肤微微发红为度。

捏脊能很好地调节脏腑的生理功能，特别是对胃肠功能有很好的调节作用，可提高孩子的抵抗力。但给孩子捏脊时一定要注意以下几点。

（1）应沿直线捏，不要歪斜。

（2）捏拿肌肤松紧要适宜。

（3）应避免肌肤从手指间滑脱。

孩子得了夜啼症，推拿经络就会好

许多父母可能有过这样的体会，孩子白天好好的，可是一到晚上就烦躁不安，哭闹不止。年轻的父母没有经验，不知道孩子到底是哪儿不舒服，只有干着急，整宿睡不好觉，被孩子弄得疲惫不堪，以致睡眠不足，精神萎靡，脾气也越来越不好。

这样的孩子就是得了夜啼症，一般见于3个月以内的幼小婴儿。中医认为小儿夜啼的发生与心脾有关，多由脾胃虚寒、乳食积滞、心火亢盛、遭受惊吓所致。采

用经络推拿法可有效治疗夜啼症，让孩子踏踏实实睡到大天亮，也还父母一个安稳的睡眠。

具体操作方法：补脾经、清心经、清肝经各200次；让患儿取仰卧位，家长用掌心顺时针摩腹、揉脐各3分钟；按揉足三里穴1分钟。

在临床上，夜啼的具体病因又分为多种，如脾虚型、心热型、惊恐型、食积型等，当父母们明确了孩子的确切病因后，就可采取更为有针对性的经络疗法。

夜啼症经络疗法

脾虚型	临床表现：夜间啼哭，啼哭声弱，腹痛喜按，四肢欠温，食少便溏，面色青白，唇舌淡白，舌苔薄白。 常用手法： （1）揉板门300次，推三关50次。 （2）掐揉四横纹10次。 （3）摩中脘穴3分钟
心热型	临床表现：夜间啼哭，哭声响亮，面红目赤，烦躁不安，怕见灯光，大便干，小便黄，舌尖红，苔白。 常用手法： （1）清天河水、推六腑各200次。 （2）清小肠300次
惊恐型	临床表现：夜间啼哭，声惨而紧，面色泛青，心神不安，时睡时醒，舌苔多无变化。 常用手法： （1）按揉神门、百会穴各1分钟。 （2）揉小天心100次，掐威灵5次。 （3）掐心经、肝经各50次
食积型	临床表现：夜间啼哭，睡眠不安，厌食吐乳，嗳腐反酸，腹胀拒按，大便酸臭，舌苔厚腻。 常用手法： （1）揉板门、运内八卦各100次。 （2）清大肠300次。 （3）揉中脘3分钟
注意事项	治疗小儿夜啼，除采用经络疗法外，日常生活调理也非常重要，首先应从生活护理上找原因如饥饿、太热等，其次应排除其他疾病如发热、佝偻病等。还应培养孩子按时睡眠的良好习惯，平时要寒暖适宜，避免小儿受惊。喂养小儿要有时有节，定时定量，以防食积

按揉穴位，是治愈小儿鹅口疮的好方法

鹅口疮又名"白口糊"，是由白色念珠菌感染引起的。鹅口疮主要发生于长期腹泻、营养不良、长期或反复使用广谱抗生素的婴幼儿。也可经消毒不严被污染的食具如奶瓶、奶头感染而得病。临床表现为口腔黏膜附着一片片白色乳凝状物，可见于颊黏膜、舌面及上颌等处，有时可蔓延至咽部，不易擦掉，强行揩去，容易出血。如病变累及食管、气管、支气管、肺泡时，会出现吞咽困难、恶心呕吐、咳嗽、呼吸困难、声音嘶哑等症状。

中医认为，脾开窍于口，口部的疾病多由脾功能失调引起。所以孩子得了鹅口疮，父母可以给孩子按摩清天河水300次，推六腑300次，清肝经300次，清心经300次，清胃经50次，揉板门50次。然后，从横纹推向板门20次，按揉大椎穴1分钟。这也是治疗孩子鹅口疮的常用手法。

如果孩子有如下症状：口腔黏膜布满白屑，白屑周围红晕较甚，伴心烦口渴、面赤、口臭、大便干结、小便短赤、舌尖红、苔黄，则说明孩子心脾郁热，按摩时要用常用手法加清脾经200次，清心经加至500次，推下七节骨300次，按揉心俞、脾俞各1分钟。

如果孩子有如下症状：口腔黏膜布满白屑，周围红晕色淡，伴面色白、身体瘦弱、四肢欠温、口唇色淡、大便溏薄、小便清长、舌质淡、苔白腻，则是脾虚湿盛，按摩时要用常用手法加摩中脘5分钟，补脾经300次，揉板门加至100次，按揉脾俞、胃俞穴各1分钟，按揉足三里穴1分钟。

此外，父母要注意孩子的口腔卫生，喂母乳的妈妈，喂奶前把乳头擦洗干净，食具应严格消毒。多让孩子饮水，不要给其食用过冷、过热及过硬的食物，以减轻对口腔黏膜的刺激。

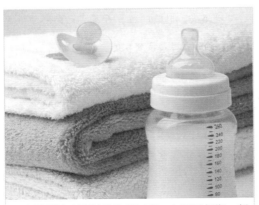

◎食具不洁也可以导致鹅口疮，如通过奶瓶、奶嘴感染而得病。

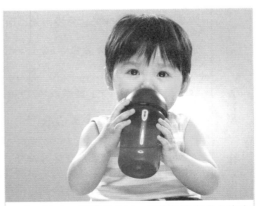

◎中医认为，脾开窍于口，口部的疾病多由脾功能失调引起，治疗时应让孩子多喝水。

孩子得了疳积，针挑四缝最管用

小儿疳积是脾胃消化功能障碍引起的脏腑失养，形体消瘦，饮食减少，影响小儿生长发育，为病程较长的一种慢性疾病。民间又称"奶疳""饭疳"等。临床以腹泻或便秘、呕吐、腹胀为主要症状，多见于1～5岁儿童。

中医治疗小儿疳积最有效的方法就是针挑四缝穴。四缝穴是经外奇穴，位置在示指、中指、无名指及小指中节，是手三阴经经过之处，与三焦、命门、肝和小肠有内在联系，针刺四缝穴能健脾和胃、通畅百脉、消食导滞、化痰祛湿、调和脏腑、通畅百脉、解热除烦。现代医学研究证明，针刺四缝，还可改善胃肠血液循环，刺激胃液分泌，可使肠中胰蛋白酶、胰淀粉酶和胰脂肪酶的含量（消化强度）增加，加强胃肠道蠕动，促进肠黏膜的吸收等作用。

具体操作方法：取一根三棱针（或圆利针、缝衣针），先用高压消毒，或煮沸20分钟消毒，把患儿的手掌洗净，在四缝穴处消毒，然后用针对准四缝穴，快速地向中心方向斜刺一分深度，稍提摇，然后出针，针口可见少许黏黄液体（也有清稀液体渗出量多），用指挤压，把黏液挤尽，一直到看见鲜血为止。患儿两手的8个手指的四缝穴都要挑刺，挤尽黏液。

健康、饮食正常的小儿针刺四缝穴后是挤不出黏液的。厌食、疳积患儿针刺四缝穴后往往能挤出白色或黄色的黏液。

病情轻者，能挤出黏液的指数少，黏液量不多，黏液质清稀透明无色，不能牵丝；病情重者，能挤出黏液的指数多，黏液量多，黏液质稠浊，色黄或灰白，能牵丝。因而，刺四缝能否挤出黏液，可作为诊断厌食、疳积的指征，根据黏液的量、质地、色泽可判断病情的轻重。

疳积患儿在接受刺四缝，挑疳积治疗后，随着患儿食欲改善，饮食增多，再刺四缝穴时，能挤出黏液的指数减少，黏液量减少，黏液质由稠浊变清稀。待患儿饮食正常，再刺四缝穴时，是挤不出黏液的，这表明患儿的疳积已经治愈了。

治疗中应注意饮食调理，疳积患儿必须忌口一个月，如豆类制品、麦类制品、糕饼，以及各类零食如花生、瓜子、芝麻、冷饮、巧克力等，以免胀气；鱼肉以清蒸为宜，易于消化；增加新鲜蔬菜、水果；补充营养，保证充足睡眠，经常进行户外运动，多晒太阳，增强体质。

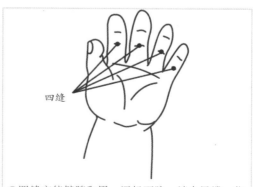

◎四缝穴能健脾和胃、通畅百脉、消食导滞、化痰祛湿、调和脏腑、通畅百脉、解热除烦。

捏三提一，有效治疗孩子的厌食症

现在，电视广告中总是说，孩子不爱吃饭、挑食、厌食就是缺锌。其实，这种说法是非常片面的。从中医角度讲，小儿厌食就是脾出现了问题，因为只有脾气健旺了，孩子的食欲才会好。

我们知道，胃负责食物的接纳和初步的消化，随后的消化和营养的输送都是脾的任务。所以，当孩子厌食的时候，调节脾的功能才是最根本的解决办法。捏三提一就是调节脾功能的一种行之有效的好方法。

具体操作方法：让小儿俯卧在床上或大人的大腿上，脱去上衣，暴露整个背部。对从未进行过捏脊的宝宝，建议家长先抚摩宝宝背部，使宝宝适应一下，肌肉达到放松状态，当宝宝感觉舒适时

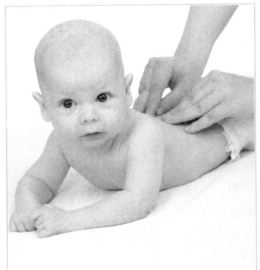

◎捏脊可以增强孩子的脾胃功能，改善孩子厌食的症状，从而增强孩子体质。

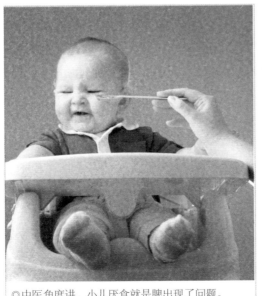

◎中医角度讲，小儿厌食就是脾出现了问题。

即可进行捏脊。捏脊时沿脊椎两旁二指处，用两手示指和拇指从尾骶骨（长强穴）开始，将皮肤轻轻捏起，然后将皮肤慢慢地向前捏拿。就这样一边捏一边拿，一直推到颈下最高的脊椎部位（即大椎穴）算作一遍。由下而上连续捏拿3～5遍，此才算作一次。第2或第3遍时，每捏3下必须将皮肤向斜上方提起一下。如提法得当，可在第2至第5腰椎处听到轻微的响声。推捏最后，再用双手拇指在腰部两侧的肾俞穴（在第2、3腰椎棘突之间旁开1.5寸）上揉按一会儿。此法最好在晨起进行，每日一次。

捏脊可以改善孩子的体质，增强孩子的脾胃功能，加快胃肠蠕动，促进消化吸收，能很好地改善孩子厌食情况。

小儿咳嗽可以试试推拿

听到孩子咳嗽，父母总是很揪心，又没有什么一吃就灵的特效药，只能看着干心疼。咳嗽是小儿的常见病症，这是因为小儿脏腑娇嫩，所以极易受到外感、内伤等的侵袭而使肺脏受伤，最终导致咳嗽。换句话说，咳嗽也是机体对抗侵入气道的病邪的保护性反应。因此，年轻的父母们不必担心，只要掌握了一套经络推拿法，自己在家就可以治好孩子的咳嗽。

外感咳嗽

症状：咳嗽有痰，鼻塞，流涕，恶寒，头痛。若为风寒者，兼见痰、涕清色白，恶寒重而无汗。若为风热者兼见痰、涕黄稠，汗出，口渴，咽痛，发热。治疗应健脾宣肺，止咳化痰。

推拿手法主要有如下几种。

（1）推坎宫：眉头起至两眉梢成一横线为坎宫穴。操作时，术者用两拇指自眉心向两侧眉梢做分推，30～50次。有疏风解表、醒脑明目的作用，常用于治疗外感发热、头痛等。

（2）下推膻中：膻中穴位于两乳头连线中点，胸骨正中线上，平第四肋间隙。操作时，术者用示指、中指自胸骨切迹向下推至剑突50～100次。具有宽胸理气、止咳化痰的功效，适用于治疗呕吐、咳嗽、呃逆、嗳气等疾病。

（3）揉乳根：操作时，术者以拇指螺纹面按揉两侧乳根穴各30～50次。具有宣肺理气、止咳化痰的功效，适用于治疗

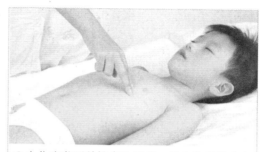

◎小儿咳嗽可以推拿乳根穴，其穴位于乳头直下，乳房根部，第5肋间隙，距前正中线4寸。

咳嗽、胸闷、哮喘等疾病。

（4）揉肺俞：肺俞穴位于第三胸椎棘突下，督脉身柱穴旁开1.5寸。操作时，于两侧的肺俞穴上按揉50次左右。具有益气补肺、止咳化痰的功效，能调肺气，补虚损，止咳嗽，适用于一切呼吸系统疾病。

（5）揉丰隆：丰隆穴位于外踝尖上8寸，胫骨前缘外侧，胫腓骨之间。操作时，揉50次左右。具有和胃气、化痰湿的功效，适用于治疗痰涎壅盛、咳嗽气喘等病症。

若是风寒者可加推三关，风热者可加清天河水，痰多者可加揉小横纹。

内伤咳嗽

症状：久咳不愈，身微热，或干咳少痰，或咳嗽痰多，食欲不振，神疲乏力，形体消瘦。治疗应健脾养肺，止咳化痰。

推拿手法主要有如下几种。

（1）补肺经：肺经穴位于无名指末节螺纹面。操作时，术者以拇指螺纹面旋推患儿此穴100～300次。具有补肺气的功效，适用于治疗虚性咳喘、自汗、盗汗等

病症，常与补脾土合用。

（2）运内八卦：内八卦位于手掌面，以掌心为圆心，从圆心至中指根横纹2/3为半径，所做圆周。操作时，术者以拇指顺圆周推动，100~500次。具有宽胸理气、止咳化痰、行滞消食的功效，主要用于治疗痰结咳嗽、乳食内伤等病症。

（3）揉乳根、乳旁：乳旁穴位于乳头外旁开0.2寸。揉两侧此穴30~50次。能宽胸理气、止咳化痰，适用于治疗胸闷、咳嗽、痰鸣、呕吐等病症。

（4）揉中脘：中脘穴位于前正中线，脐上4寸。操作时，患儿仰卧，术者以掌根揉此穴100~200次。具有健脾和胃、消食和中的功效，适用于脾胃升降失调所致诸症，如呃逆、胃痛、腹胀等。久咳体虚可加用推三关、捏脊，阴虚咳嗽可加用揉上马，痰吐不利可加用揉丰隆。为配合经络疗法，父母在孩子的饮食上也要多加注意，多给孩子吃清淡的食物，一切寒凉、甜酸的食物都不要吃。孩子咳嗽时需忌发物，父母不能给其吃鱼、海鲜等，也不能给孩子吃补品。

推拿经络可以帮助孩子退热

小儿发热是婴幼儿十分常见的一种症状，许多小儿疾病在一开始时就表现为发热。发热是机体的一种防卫反应，它可使单核吞噬细胞系统吞噬功能、白细胞内酶活力和肝脏解毒功能增强，从而有利于疾病的恢复。因此，对小儿发热不能单纯地着眼于退热，而应该积极寻找小儿发热的原因，治疗原发病。

肺经位于无名指末节螺纹面，推拿时采用清法，即由手指末端向指根方向直推，连续200~300次；太阳穴位于眉梢后凹陷处，推拿时采用揉法，即以双手中指端按揉此穴，连续30~50次；天河水位于上肢前臂正中，推拿时用示指和中指，由腕部直推向肘，连续100~200次；推脊是指用示指和中指在脊柱自上而下作直推，连续100~200次。通过这些手法，可以疏通经络，清热解表，从而达到退热目的。

对小儿长期低热，中医认为是由于久病伤阴而产生的虚热。治疗可采用揉内劳宫、清天河水、按揉足三里、推涌泉等推拿方法。内劳宫位于手掌心，推拿时采用揉法，连续100~200次；清天河水方法同上；足三里穴位于下肢胫骨前嵴稍外处，推拿时用拇指端在该穴按揉，连续50~100次；涌泉穴位于足掌心前正中，推拿时用拇指向足趾方向直推，连续50~100次。通过这些推拿方法，可以调节脏腑功能，引热下行，清退虚热。

推拿方法简便，患儿没有痛苦，没有任何副作用，家长可以自己操作。在小儿发热时，建议家长不妨试一试。

老年人经络养生经

若要老人安，涌泉常温暖

我国现存最早的医学著作《黄帝内经》中说："肾出于涌泉，涌泉者足心也。"意思是说：肾经之气犹如源泉之水，来源于足下，涌出灌溉周身四肢各处。所以，涌泉穴在人体养生、防病、治病、保健等各个方面都显示出了它的重要作用。经常按摩这个穴位，能活跃肾经内气，引导肾脏虚火及上身浊气下降，具有补肾、疏肝、明目、颐养五脏六腑的作用。可以防治老年性哮喘、腰腿酸软无力、失眠多梦、神经衰弱、头晕、头痛、高血压等50余种疾病。

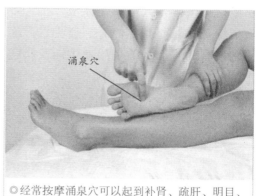

涌泉穴

◎经常按摩涌泉穴可以起到补肾、疏肝、明目、颐养五脏六腑的作用。

涌泉穴常用保健防治方法

热盐水	用热盐水浸泡双侧涌泉穴，热水以自己能适应为度，加少许食盐，每日临睡觉前浸泡15～30分钟
艾灸	用艾灸或隔药物灸，每日一次，至涌泉穴有热感上行为度
用按摩手法推搓、拍打涌泉穴	如每晚用热水洗脚后坐在床边，将腿屈膝抬起放在另一条腿上，膝心歪向内侧，先用右手按摩左脚心，再用左手按摩右脚心，转圈按摩，直到局部发红发热为止。按摩时动作要缓和连贯，轻重要合适，刚开始时速度慢一点儿，等适应后逐步加快和加长时间。另外，也可以将双手搓热，然后搓两脚心，横搓、竖搓均可以，搓80～108下，也可更多一些。哪怕在洗脚或睡觉时两脚脚面与脚心交叉搓摩，也有一定的作用。当然以第一种正规的方法收效最好。但无论用哪种搓法，都要注意两脚按摩的次数和程度的均衡

助养天年的"三一二"经络保健锻炼法

张大爷快70岁了,但身体依然很健康,精神矍铄,耳不聋、眼不花,腰腿硬朗,爬山比小伙子爬得还快,不少亲友、邻居都向他请教养生秘诀。张大爷也很慷慨,把自己的保健秘诀传授给了大家。

张大爷的保健秘诀就是"三一二"经络保健锻炼法。这是他从众多健康、长寿、健身法中精选出来的,非常符合中医"内病外治"的医学原理。10多年坚持下来,张大爷不但体检合格,各项指标正常,而且吃饭香、睡觉香,连原来患有的胃痛、前列腺增生症及脂肪肝,居然也不药而愈。"三一二"经络

保健锻炼法,不啻一剂灵丹妙药。

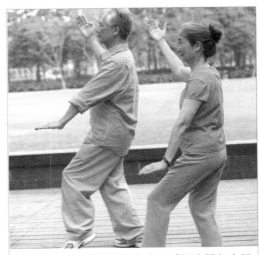

◎老年人可根据自己的体力和爱好选择打太极拳、各种健身武术、散步等健身运动。

"三一二"具体操作方法

每天按摩"三"个穴位	"三"个穴位即合谷、内关、足三里。按经络学说原理,合谷是大肠经上的原穴,内关是心包经上的络穴,而足三里是胃经的要穴,也是人体重要的保健大穴,经常按摩这三个要穴,可以激发相关经络,促进五脏六腑健康运转,有病治病、无病防病。张大爷每天早晚坚持按摩这3个穴位,直至穴位有酸、麻、胀的感觉。每次按摩后,顿觉气血通畅,浑身舒适
每天进行"一"次腹式呼吸	腹式呼吸除了活跃小腹部的九条经络、充实先天后天之气外,还能增加肺泡通气量和直接对腹腔的自然按摩作用,从而促进这些脏器的经络气血的活动,增强这些脏器的功能。进行腹式呼吸锻炼时宜取坐位,全身放松,舌舔上颌,双目微闭,鼻吸口呼,排除杂念。每分钟呼吸5次左右,坚持5~10分钟。然后缓缓睁开双目,双手搓面数十次。长期坚持,定会觉得浑身轻松舒畅
多参加以"二"条腿为主的体育锻炼	进入中老年后,最好采取一种以两条腿为主的适合于个人的体育活动,使人体维持健康水平。因为人的两腿各有足三阴、三阳六条正经运行。这12条经脉,加上奇经八脉,包括主管人体活动的阴跷和阳跷,主管阴阳平衡的阴维和阳维等。两条腿的活动,自然地激发了这近20条经脉的经气。另外,腿部的肌肉运动也必须通过神经的反射作用引起上肢躯干和全身运动,并刺激心血管呼吸中枢,增加心脏的输出量和肺的通气量,使全身气血的畅通,脏腑的功能达到一种产析的平衡

按压内关穴就可以治疗冠心病

冠心病是中老年人的一种常见病，是冠状动脉粥样硬化性心脏病的简称。它是由于脂肪物质的沉积，使冠状动脉管腔变窄或梗死，影响冠状动脉的血液循环，使心肌缺血、缺氧而造成的高血压、高血脂、内分泌疾病，气候变化等，均可诱发本病，此外也与遗传有关。临床上主要表现为心绞痛、心律失常、心力衰竭、严重时发生急性心肌梗死或突然死亡（猝死）。

按摩内关穴对症状的缓解和消除有一定的作用。

具体操作方法：以一手拇指指腹紧按另一前臂内侧的内关穴位（手腕横纹上3指处，两筋间），先向下按，再做按揉，两手交替进行。对心动过速者，手法由轻渐重，同时可配合震颤及轻揉；对心动过缓者，用强刺激手法。平时则可按住穴位，左右旋转各10次，然后紧压1分钟。

按压内关对减轻胸闷、心前区不适和调整心律有帮助，摸胸和拍心对于消除胸闷、胸痛有一定效果。

做两腿下蹲运动，每次5～10分钟，就可以调动全身经脉；增加腹式呼吸的次数，可降低交感神经兴奋性，减少收缩血管物质的产生，对改善冠状动脉的血液供应和促进侧支循环，有重要的作用。

当突发心律不齐时，拇指、示指同时从手掌的正、反两面按住劳宫穴，用力向下压，左右手交替进行，各60～80次，心律会很快恢复正常。

按摩心俞穴对心肌炎有很好的疗效

老年人身体虚弱、免疫功能下降，患感冒后病毒侵入心肌，导致心肌炎，甚至出现心绞痛、心衰等致命疾病。若抢救不及时，就会危及生命。这时，只要快速按摩心俞穴，就可起到缓解病情的良好疗效。

心俞穴是膀胱经上的重要穴位，主治心肌炎、冠心病引起的心绞痛、心内膜炎、心膜积液、心包炎、胸痛等疾病。因此，患心肌炎时按摩此穴是对症施治的。

具体操作方法：患者脱掉上衣后，趴在平板床上，双下肢并拢，双上肢放入肩平横线上。术者或家属可利用双手大拇指直接点压该穴位，患者自觉局部有酸、麻、胀感觉时，术者开始以顺时针方向按摩，坚持每分钟按摩80次，坚持每日按摩2～3次，一般按摩5次左右，可起到明显疗效，再按摩2～3天可起到治疗效果。

在治疗期间，患者应杜绝烟酒及任何辛辣刺激性食物，可以多吃些新鲜蔬菜和水果及豆制品和海产品。另外，坚持每晚用热水泡脚25分钟，可促进身体早日康复。

穴位按摩，糖尿病遇到了天敌

糖尿病是继恶性肿瘤、心血管病之后又一危害人类健康的重大疾患，是由于胰岛功能减退而引起碳水化合物代谢紊乱的代谢障碍性疾病。主要特点是血糖过高、糖尿、多尿、多饮、多食、消瘦、疲乏。糖尿病治疗时间长，并发症多，对身体危害极大。

目前，全世界各个国家的糖尿病患病率都在明显上升，在中国这一问题尤为严重。如何让困扰人们的糖尿病得到及时和行之有效的治疗是人们所关注的问题。药物降糖和饮食降糖虽有一定的作用，但受到药量、种类的限制，而且多数降糖药有不同程度的毒、副作用。因此，人们很自然地倾向于非药物疗法，而自己可以操作的自我按摩疗法，则越来越被人们所认可。

通过自我按摩可达到调整阴阳、调和气血、疏通经络、益肾补虚、清泄三焦燥热、滋阴健脾等功效。

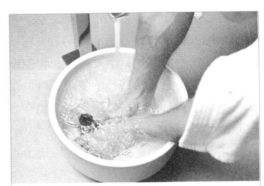

◎泡脚可以起到调和气血、疏通经络的作用，配合按摩效果更好。

泡脚和泡腿配合按摩效果会更好，可以起到加强按摩的作用。

下面为大家介绍用穴位按摩治疗糖尿病的具体手法。

抱腹颤动法：双手抱成球状，两个小拇指向下，两个大拇指向上，两掌根向里放在大横穴上（位于肚脐两侧一横掌处）；小拇指放在关元穴上（位于肚脐下4个手指宽处）；大拇指放在中脘穴上（位于肚脐上方一横掌处）。手掌微微往下压，然后上下快速地颤动，每分钟至少做150次。此手法应在饭后30分钟，或者睡前30分钟做，一般做3～5分钟。

叩击左侧肋部法：轻轻地叩击肋骨和上腹部左侧这一部位，约为2分钟，右侧不做。

按摩三阴交法：三阴交穴位于脚腕内踝上3寸处，用拇指按揉，左右侧分别约做2～3分钟。

以上疗法每天做1～2次。只要能长期坚持就能有效防治糖尿病。

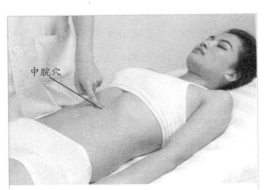

中脘穴

◎中脘穴取穴时，可采用仰卧的姿势，位于人体的上腹部，前正中线上。

敲肾经 + 热水泡脚就能解决骨质增生

骨质增生是中老年的常见病和多发病，40岁以上的中老年人发病率为50％，60岁以上为100％，也就是说，每个人进入老年阶段都将罹患此病。而且，近年来骨质增生发病趋向年轻化，30岁左右的青年患有骨质增生的已为数不少。

严格说来，骨质增生不是一种病，而是一种生理现象，是人体自身代偿、再生、修复和重建的正常功能，属于保护性的生理反应。单纯有骨质增生而临床上无相应症状和体征者，不能诊断为骨质增生症。只有在骨质增生的同时，又有相应的临床症状和体征，且两者之间存在必然的因果关系，才可诊断为骨质增生症。

骨质增生症属中医的"痹证"范畴，亦称"骨痹"。

中医认为"肾主藏精，主骨生髓"，若肾经精气充足则身体强健，骨骼外形和内部结构正常，而且不怕累，还可防止小磕小碰的外伤。而"肝主藏血，主筋束骨利关节"，肝经气血充足则筋脉强劲有力，休息松弛时可保护所有骨骼，充实滋养骨髓；运动时可约束所有骨骼，避免关节过度活动屈伸，防止关节错位、脱位。如果肾经精气亏虚，肝经气血不足，就会造成骨髓发育不良甚至异常，更厉害的会导致筋脉韧性差、肌肉不能丰满健硕。没有了营养源泉，既无力保护骨质、充养骨髓，又不能约束诸骨，防止脱位，久之，关节在反复

的活动过程中，便会渐渐老化，并受到损害而过早、过快地出现增生病变，所以防治骨质增生就要常敲肝肾两经。

骨质增生是肾经所主的范围，肾经起点在足底。中医认为热则行，冷则凝，温通经络，气血畅通，通则愈也。敲肾经及热水泡脚就可以产生温通经络、行气活血、祛湿散寒的功效，从而达到补虚泻实、促进阴阳平衡的作用。所以敲肾经及热水泡脚是预防和辅助治疗骨质增生的好方法。

另外，除了常敲经络，平时还要注意避免长期剧烈运动。因为，外伤是造成人体组织增生的重要因素。人体有了外伤，其外伤部位的软骨组织同样会受到伤害，并有可能导致软骨组织的病变或坏死，致使骨端裸露而增生。

走路是预防骨质增生症的主要举措，走路可以加强关节腔内压力，有利于关节液向软骨部位的渗透，以减轻、延缓关节软骨组织的退行性病变，以达到预防骨质增生症的目的。但应避免做以两条腿为主的下蹲运动，对于老年人膝关节来说摩擦力太大，易于使骨刺形成，骨刺刺激关节囊，很容易引起关节肿胀。

还要注重日常饮食，平衡人体营养的需要。专家认为，阴阳平衡、气血通畅是人体进行正常生理性新陈代谢的基础。人体正气虚弱，经络不畅，势必导致气血凝涩而成病变。

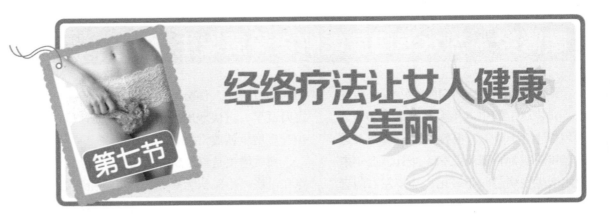

经络疗法让女人健康又美丽

第七节

按按列缺就可以让皮肤细腻光滑有弹性

《黄帝内经·素问·五脏生成》中这样记载肺的功能："肺之合皮也，其荣毛也。"意思是说，肺管理汗孔的开合。我们知道，皮毛包括皮肤、汗腺、毫毛等组织，为一身之表，依赖肺宣发卫气和津液温养、润泽，是机体抵抗外邪的屏障。如果肺功能不好，汗孔就不能正常开关，体内代谢的垃圾就不能随着汗液排出体外，而是在毛孔处堆积，渐渐的，就把毛孔堵住了，所以会在那儿起小疙瘩。因此，要想消除这些烦人的小疙瘩，就要想办法调理肺的功能，让汗液顺利排出来，这时列缺穴当然是首选的穴位了。

这个穴位也很好找，把两手虎口自然平直交叉，一手示指按在另一手桡骨茎突上，指尖下凹陷中即是。

具体操作方法：每天用示指按压此穴3分钟就可以。时间最好是在凌晨3～5点，因为这个时间段里肺经运行最旺盛，但凌晨3～5点也正是人们睡得正熟的时候，为不影响睡眠，我们可以把时间改在上午9～11点，为什么可以改在这个时间段呢？因为上午9～11点是脾经运行最旺盛的时候，而脾经跟肺经最亲近，它们是同名经，一个在手，一个在足，所以按压的效果也是很理想的。当然，除了指压法，我们还可以采用艾灸法，或者用热毛巾敷列缺穴，效果也很不错。

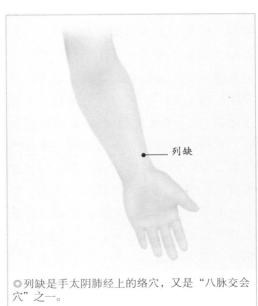

列缺

◎列缺是手太阴肺经上的络穴，又是"八脉交会穴"之一。

双唇永葆红润光泽找神阙和关元

女人除了迷人的双眼，嘴唇也是非常吸引人的地方，哪个爱美的女士不想拥有红润而富有光泽的双唇呢？可是总有些女士的双唇不尽如人意，要么就是干裂，要么就是发暗，甚至偏紫色，毫无光泽可言，她们的手脚总是冰凉的，如果赶上下雨或者刮风，唇色会变成暗紫色。

现在有很多女性的体质天生就偏寒，所以手脚容易发凉，再加上现在流行的露脐装、低腰裤和超短裙，使女性的身体更加寒凉。中医学讲，寒主凝滞，体内太寒，血液流动太慢，就会形成血瘀，血行变慢，新鲜的血液，也就是动脉血不能及时补充，所以会表现出静脉血的颜色是暗红色的，而动脉血是鲜红色的，所以受寒的女性的唇色会发紫和发暗。要祛寒就要温阳，就要点燃身体内的小火炉，最简便的方法就是灸神阙穴和关元穴。

神阙穴就在肚脐眼的地方，我们可以

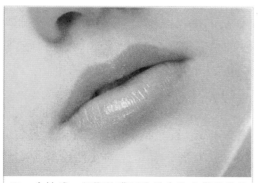

◎一个性感、红润的嘴唇往往会给人带来美的享受。

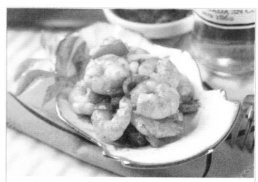

◎虾仁属温热食物，适宜体质寒凉的女性食用，此外还可多食用羊肉、韭菜等。

取少量的盐放在肚脐内，上面放一块硬币大小的生姜片，再放满艾绒，点燃，但要注意的是，当你感觉很烫的时候，把姜片拿下来，绕着肚脐上下左右移动。每天睡觉之前灸，因为此时阳气最少。

关元穴在肚脐正下方四横指的地方，每天要灸10分钟，可以隔着姜灸，也可以只用艾条灸。除了灸神阙穴和关元穴之外，还可以刺激血海，因为刺激血海可以活血化瘀，用大拇指点揉或者按揉，直到感到疼痛为止。

建议你每天坚持灸神阙穴和关元穴10分钟，然后按揉血海2～3分钟，直到感觉浑身暖和为止。只要你长期坚持，相信，你的双唇会如樱桃般鲜嫩红润，富有光泽。

另外，寒凉体质的女性最好多晒太阳，多运动，时刻注意保暖，还要多吃一些温热性的食物，如牛羊肉、虾仁、生姜、韭菜等。

祛"黑头"——按揉阴陵泉与足三里

不少女孩子长得很漂亮，可你仔细一看，就会发现鼻头上的点点瑕疵——黑头，而且还油油的，毛孔粗大，皮肤干燥，破坏了整体的美感。愁坏了不少"视面子为生命"的女士们。

黑头主要是由皮脂、细胞屑和细菌组成的一种"栓"样物，阻塞在毛囊开口处而形成的。加上空气中的尘埃、污垢和氧化作用，使其接触空气的一头逐渐变黑，所以得了这么一个不太雅致的称号——黑头。

如果将痘痘比喻为活火山，那么黑头就好比死火山，虽然危险性不足以引起我们特别的关注，但它的确是拥有凝脂般肌肤的女性之大敌。中医认为，黑头是由于脾湿造成的。《黄帝内经》说："脾热病者，鼻先赤。"从五行看，脾胃属土，五方中与之相对的是中央，而鼻子为面部的中央，所以鼻为脾胃之外候。脾土怕湿，湿热太盛时就会在鼻子上有表现。季节，与脾土相对应的正是长夏，所以黑头在

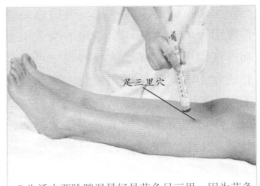

◎生活中要除脾湿最好是艾灸足三里，因为艾灸的除湿效果会更好。

夏季表现最突出。所以要除黑头就要除脾湿，而除脾湿的最好穴位就是阴陵泉穴和足三里穴了。

阴陵泉穴在膝盖下方，沿着小腿内侧骨往上捋，向内转弯时的凹陷就是阴陵泉穴的所在。每天坚持按揉阴陵泉穴10分钟，就可以除脾湿。

对于足三里，要除脾湿最好是艾灸，因为艾灸的效果会更好，除脾湿的速度会更快。

建议你空闲的时候按揉阴陵泉穴，每天坚持10分钟，晚上睡觉前，用艾条灸两侧的足三里5分钟，只要长期坚持，就可以除脾湿，使黑头都消失。

另外，若你也有用手挤压黑头的习惯，赶快住手吧，那会严重损伤你的皮肤结缔组织。而且指甲内易藏细菌，容易引起皮肤发炎。有黑头的女性最好少吃甜食，如糕点、糖果、冰淇淋等，还要少吃油腻食物，多吃新鲜的蔬菜、水果。

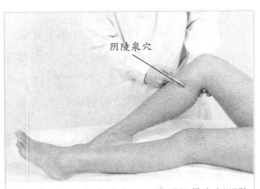

◎阴陵泉穴位于小腿内侧，膝下胫骨内侧凹陷中，与阳陵泉相对。

消除眼袋，睡前的按摩功课最重要

所谓眼袋就是指下眼睑水肿，由于眼部皮肤很薄，很容易发生水肿现象，遗传是一个重要的因素，而随着年龄的增长会愈加明显。此外，肾脏不太好、睡眠不足或疲劳都会造成眼袋。这种现象容易使人显得苍老憔悴。睡前喝水，第二天也容易造成眼部水肿。对于年轻女性来说，熬夜、睡前喝水则是造成眼袋的罪魁祸首。

中医认为，眼袋的形成与人体的脾胃功能有着直接的关系，尤其是脾脏功能的好坏，直接影响到肌肉功能和体内脂肪、水分的代谢。眼睑处皮肤很薄，再加上休息不好，过度疲劳，水湿会很容易淤积在这里。从实际经络经穴的解剖来看，眼袋产生的位置又恰好是足阳明胃经发起之处，因而启动胃经穴，平时对胃经的穴位如足三里等常加按摩，

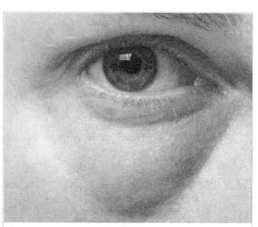

◎眼袋的形成有诸多因素，遗传是重要因素，而且随着年龄的增长愈加明显。

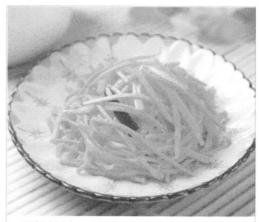

◎要想生活中远离眼袋的困扰，那么在平时就要多吃一些含维生素A和B族维生素的食物，如胡萝卜。

对提高脾胃功能，消除眼袋是非常有意义的。

《景岳全书》中说："水唯畏土，故其制在脾。"所以要克水湿，就要健脾。健脾的穴位要选阴陵泉和足三里，还要配合治水要穴——水分。

"水分"是任脉上的穴位，顾名思义，可以调理水分的代谢。它在肚脐上一横指，睡前用按摩仪放在水分穴上方，按摩10分钟左右，可治皮肤水肿。

具体操作方法：睡觉之前按摩足三里和水分穴10分钟，按揉两侧阴陵泉穴3～5分钟。

在饮食上还要注意多吃富含维生素A和B族维生素的食物，比如胡萝卜、马铃薯、豆制品、鱼类和动物的肝脏；少吃甜腻的东西；早上尤其是起床后多喝水，晚上10点后不要喝太多水。

关元穴让月经风调雨顺

一到月经要来的时候，很多女性都会烦恼不已，它不是提前了，就是推后了，要不就是量过多或过少，甚至会引发乳房胀痛、腰酸腿痛，其实，这些都是月经不调的表现。

以指压法治疗月经不调，穴位都集中在小腹。首先是关元穴，其次是气海、中极、子宫等穴。从位置上来说，关元穴靠近阴部，又处在任脉（分布于人体前正中线，起于会阴，止于头部承浆）上。因此，对关元等穴进行按压，就可以作用于阴部，从而对生殖系统产生好的影响。

一般来说，女性的小腹都有较厚的脂肪，内部的子宫也有较强的抗外力结构，因而对关元等穴加以按压，不妨力量大一些，时间长一些，不用担心会对内脏器官造成伤害。

点按关元穴时，每次可达10～15分钟，每日1～2次。气海、中极、子宫等穴，也可按此法施行。

点按关元等穴的同时，也可用手掌施行旋转推揉，从肚脐开始，由下至上顺时针方向进行，反复进行2～4分钟。

对于缺乏穴位知识，或者不能掌握穴位确切位置的人，只要用手掌在小腹部反复揉推，也可以治疗月经不调。

按揉穴位让痛经不再折磨你

凡在行经前后或在行经期间出现腹痛、腰酸、下腹坠胀和其他不适，影响生活和工作者称为痛经。疼痛一般位于下腹部，也可放射至背部和大腿上部。痛经分为原发性和继发性两种，前者是指生殖器官无实质性病变引发的痛经，后者是由于生殖器官某些实质性病变引起的痛经。

当痛经发作比较剧烈，疼痛难忍时，应按压气海穴。气海穴在肚脐正下方1.5寸的地方，再下边是关元穴、中极穴。这三个穴位对于痛经都有抑制作用。

待疼痛感有所缓解后，可按如下方法进行腹部按揉。

自上腹部至下腹部，又从下腹部至上腹部来回抚摸。当将腹壁抚摸得有明显的松弛度时，再从右下腹开始向上、向左，再向下顺时针方向按摩，如此反复。

在进行上述按摩的同时，或在此之后，可以拳或掌有节奏地敲击骶部，使震动力传至骨盆区内的脏器。

在足底与足背临泣穴相对的地方，有一个调经穴，刺激它也可以治疗痛经。一般来说，自我按压时多用大拇指；而为别人按压时，除了拇指外，也可用示指指面或关节。另外，用保健锤代替手指进行按压，不仅省力，效果也格外好。

按揉心俞和神门让你经期有个好情绪

众所周知，许多女性在月经周期中存在情绪波动问题，尤其是在月经前和月经期，情绪十分低落、抑郁或脾气暴躁，主要表现为烦躁、焦虑、易怒、疲劳、头痛等。其实，这全是心血不足惹的祸，有些女性本身心血不足，月经时大量气血又被派到冲任，心血更虚了。心主管神志，心自身都衰弱了，怎么能好好地管制神志呢？所以女性会产生情绪上的波动、低落或焦虑。可见，要想避免经期的情绪波动就要补充气血，安神定志。其中有效、便捷的方法就是按揉心俞穴和神门穴。

心俞穴位于人体背部，在第五胸椎旁约1.5寸的位置，大约两指的宽度，此部位是心功能的反应点。心血不足时心俞按起来又酸又疼，平时按揉这个部位就能补心。

神门穴在手腕的横线上，弯曲小拇指，牵动手腕上的肌腱，肌腱靠里就是神

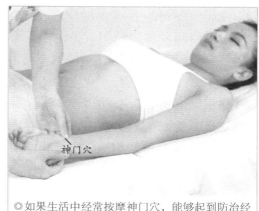

◎如果生活中经常按摩神门穴，能够起到防治经期各类不适症状的作用。

门穴的位置。神门穴是心经的原穴，可以补充心脏的原动力，每天坚持按揉此穴能补心气、养心血，气血足了，神志自然就清醒了。

建议你每天早晚按揉两侧神门穴2～3分钟，然后再按揉两侧心俞穴2～3分钟，只要长期坚持下去，女性可以在经期有个好情绪，轻松愉快地度过经期。

另外，在饮食上摄入足够B族维生素，也能使女性在经前保持情绪的稳定。这是因为B族维生素能帮助合成提升情绪的神经传递素。如果和镁制剂一起服用的话，B族维生素还能缓解经前焦虑。

月经，又称作月经周期，是性成熟女性的一种正常的生理现象，因多数人是每月出现1次而称为月经，它是指有规律的、周期性的子宫出血。但若女性年龄超过18岁，仍无月经来潮（除暗经外）；或已形成月经周期而又中断达3个月以上者

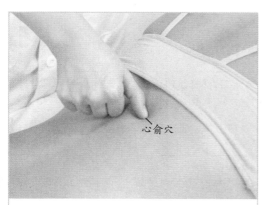

◎在经期来临的时候，可以按摩心俞穴，能够起到补充气血、安神定志的作用。

（妊娠或哺乳期除外），则是患上了闭经。临床兼见形体瘦弱，面色苍白，头昏目眩，精神疲倦，腹部硬满胀痛，大便干燥，忧郁恼怒等症。

中医将闭经称为经闭，多由先天不足，体弱多病，或多产房劳，肾气不足，精亏血少；大病、久病、产后失血，或脾虚生化不足，冲任血少；情态失调，精神过度紧张，或受刺激，气血郁滞不行；肥胖之人，多痰多湿，痰湿阻滞冲任等引

起。现代女性由于生活、工作压力过大，以及创伤、手术等，也可引起月经不调，甚至闭经。

女性在闭经后，千万不要紧张，只要每天坚持按揉关元、气海、三阴交、足三里、血海等穴位就可以缓解病症。但必须与早期妊娠鉴别。如患者是由严重贫血、肾炎、心脏病、子宫发育不全、肿瘤等引起的闭经，应采取相应的治疗措施。

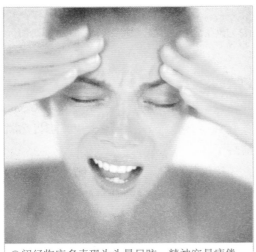

◎闭经临床多表现为头晕目眩，精神容易疲倦，面色苍白，忧郁恼怒等。

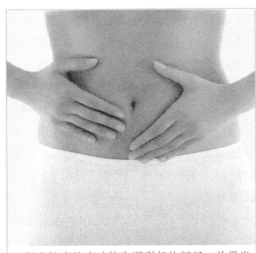

◎经穴按摩治疗功能失调引起的闭经，效果尚佳，但必须与早期妊娠鉴别。

按摩的具体操作方法

仰卧位	（1）点按关元、气海、三阴交、足三里、血海，每穴约1分钟。 （2）摩法。医者两手掌指相叠，以肚脐为中心，沿着升、横、降结肠，按顺时针方向按摩5分钟，以腹部有热感为宜。 （3）拿提法。医者两手掌指着力，分别置于腹部两侧，自上而下、自外向内沿任脉将腹部肌肉挤起，然后两手交叉扣拢拿提，反复施术7次
俯卧位	（1）点按肝俞、肾俞、膈俞、胃俞，每穴约5分钟。 （2）推揉法。医者两手指掌分别置于背、腰骶部膀胱经和督脉上，边推边揉反复施术3分钟。 （3）擦法。医者两手交替进行，一手全掌着力置于腰骶部及八穴处，反复擦摩至皮肤微红、有热感为宜

太冲和膻中是乳腺疾病的克星

乳腺疾病是现阶段危害女性健康的主要疾病之一，尤其是乳腺癌严重威胁妇女的生命。

从中医的角度看，乳腺系统疾病都是肝经惹的祸。肝经经过乳房，当情绪不好，肝气郁结，影响乳络，各种乳腺病就发生了，比如乳腺炎甚至是癌变等。因此，治疗乳腺疾病首先要疏通肝经。

（1）乳腺炎：乳腺炎的症状，一般以初产妇较多见，发病多在产后3～4周。如不及时处理，则易发展为蜂窝组织炎、化脓性乳腺炎。

如果你不小心得了乳腺炎，一定要及时采用按摩和辅助疗法进行治疗，以防疾病恶化。

具体操作方法：坚持每天下午3～5点按揉太冲和膻中穴3～5分钟，然后捏拿乳房，用右手五指着力，抓起患侧乳房，一抓一松揉捏，反复10～15次，重点放在有硬块的地方，坚持下去就能使肿块柔软。

按摩之外，还有热敷疗法。将仙人掌或者六神丸捣碎加热后外敷硬块之处5分钟。

女性朋友还要常备逍遥丸。感到乳房胀痛时，吃上一袋。平时用橘核或者玫瑰花泡水喝，也可以疏理肝气。

此外，哺乳时期的新妈妈要穿棉质内衣，因为鲜艳夺目的尼龙化纤材料的内衣，掉下的微小线头非常容易钻到乳头里面去，引起炎症。

（2）乳腺增生：很多患了乳腺增生的女士非常紧张，生怕和乳腺癌挂上钩。其实，大可不必这么紧张，由乳腺增生演变成癌症的概率很小，只要注意调整自己的情绪，舒缓压力，再配合一些按摩治疗，乳腺增生是不会威胁健康的。

具体操作方法：每次月经前7天开始，每天用手指按压两侧行间穴2分钟，或者从行间向太冲推，临睡前按揉膻中穴2分钟，或者沿着前正中线从下向上推。月经来后停止。可以解除乳房胀痛，防止乳腺增生。

防止乳腺增生除了按摩预防之外，还要注意改变生活中的一些环境行为因素，从根本上防止乳腺增生的进一步发展。如调整生活节奏，减轻各种压力，改善心理状态；注意建立低脂饮食、不吸烟、不喝酒、多活动等良好的生活习惯；注意防止乳房部的外伤等。

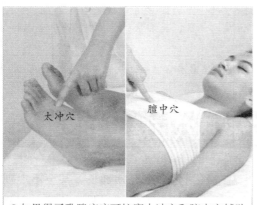

太冲穴　膻中穴

◎如果得了乳腺疾病可按摩太冲穴和膻中穴辅助治疗。

气海、关元和血海，治疗慢性盆腔炎

小雪和丈夫结婚两年了，感情一直很好。可这段日子，也不知是怎么了，她总觉得自己对丈夫的缠绵有些吃不消了。不知是从什么时候开始，下腹总是隐隐作痛，有时还腰部酸痛。晚上洗澡的时候，经常发现自己白带很多，而且还有股难闻的异味。几天后，小雪的月经来了，这次来的月经量特别多。为了应付这些，她总是累得全身乏力，晚上睡不好，精神也很萎靡。最后，小雪去看医生。医生的诊断结果是：她患上了慢性盆腔炎。

慢性盆腔炎是一种较为常见的妇科疾病，临床表现为低热、易疲乏，病程较长时，有神经衰弱症状，如精神不振、周身不适、失眠等，还有下腹部坠胀、疼痛及腰骶部酸痛等症状，常在劳累、性交后及月经前后加剧。此外，患者还可出现月经增多和白带增多。

慢性盆腔炎可以通过穴位特效疗法来缓解和治疗，具体方法是：

患者仰卧，双膝屈曲，先进行常规腹部按摩数次，再点按气海、关元、血海、三阴交各半分钟，然后双手提拿小腹部数次。痛点部位多施手法。

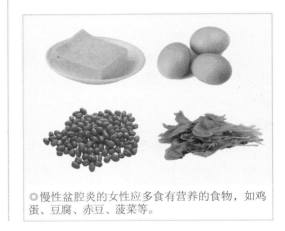

◎慢性盆腔炎的女性应多食有营养的食物，如鸡蛋、豆腐、赤豆、菠菜等。

盆腔炎患者的注意事项

注意个人卫生	加强经期、产后、流产后的个人卫生，勤换内裤及卫生巾；避免受风寒，不宜过度劳累；尽量避免不必要的妇科检查，以免扩大感染，引起炎症扩散
多喝水，多吃清淡的食物	多食有营养的食物，如鸡蛋、豆腐、赤豆、菠菜等。忌食生、冷和刺激性的食物
经期避免性生活	月经期忌房事，以免感染。月经垫要注意清洁卫生，最好用消毒卫生纸

功能失调性子宫出血——按压穴位是重中之重

功能失调性子宫出血，简称功血，是指内外生殖器无明显器质性病变，由于神经内分泌系统调节紊乱而致月经周期紊乱、经量过多、经期延长，甚至不规则阴道流血，属中医学"崩漏"范畴。主要表现为月经周期紊乱，经期延长，出血量多。经血量多，暴下如冲者为崩；经血淋漓不尽，持续出血者为漏。

中医认为其病因为虚、热、淤。青春期女性先天不足，肾气稚弱；更年期肾气渐衰，房劳多产或不当之手术伤肾；久病及肾，肾气虚则封藏失司。其病机为冲任损伤，不能约制经血，按压疗法可根据不同病症表现选取组穴。

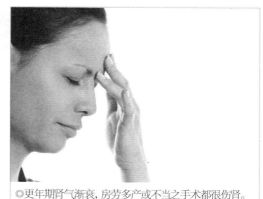

◎更年期肾气渐衰，房劳多产或不当之手术都很伤肾。

不同病症的按压疗法

气不通血	经血量多，骤然下血，或淋漓不断，色淡质稀红。伴神疲气短，面色㿠白无华，舌淡白，脉沉弱。 按压穴位疗法：取任脉、足太阴脾经穴进行治疗。 按压手法要求：力度逐渐加大，动作平稳和缓，抵患处或穴位深处，每穴按压时间要稍长，可持续按压30~60秒，并可逆时针揉动，穴下刺激感要小，以达补虚祛病之效。 选用穴位：关元、隐白、脾俞、足三里、三阴交
肾阴亏虚	经乱，血时少时多，色鲜红、质稍黏稠。伴头晕耳鸣，心悸失眠，五心烦热，舌红苔少，脉细无力。 按压穴位疗法：取任脉、足少阴肾经穴进行治疗。 按压手法要求：力度逐渐加大，动作平稳和缓，抵患处或穴位深处，每穴按压时间要稍长，可持续按压30~60秒，并可逆时针揉动，穴下刺激感要小，以达补虚祛病之效。 选用穴位：肾俞、关元、三阴交、太溪、阴谷、内关、次髎
血热内扰	经血量多，色深红或紫红，质稠。伴烦躁易怒，面赤头晕，口干喜饮，尿黄便结，舌红苔黄，脉数。 按压穴位疗法：取任脉、足厥阴肝经穴进行治疗。 按压手法要求：用力略大，时间要稍短，每穴按压时间约持续5~30秒。浅表处穴位可采用间歇按压法，即一压一放，各2~3秒，穴下要有较强的刺激感，可顺时针点压揉动。 选用穴位：关元、太冲、然谷、血海、水泉。血热甚者，发热恶寒，加大椎、曲池泻热
瘀滞胞宫	经血漏下淋漓，或骤然血崩、量少色暗有瘀块。伴小腹刺痛、痛有定处，舌紫暗，脉涩。 按压穴位疗法：取任脉、足阳明胃经经穴进行治疗。 按压手法要求：用力略大，时间要稍短，每穴按压时间约持续5~30秒，浅表处穴位可采用间歇按压法。即一压一放，各2~3秒，穴下要有较强的刺激感，可顺时针点压揉动。 选用穴位：关元、气冲、太冲、地机、交信。腹痛拒按者，加合谷、中极、四满。 除了穴位按摩外，要预防功能失调性子宫出血，就要避免精神过度紧张，保持情绪愉快，做到有劳有逸，既不可过劳，又要适当参加体育锻炼；饮食当富含营养、多样化，不可偏嗜过嗜，尤其是寒凉、辛燥、肥甘之品

带下病用带脉治

带脉是人体奇经八脉之一，也是人体上唯一横向走的，它跟腰带一样，围腰一周，约束其余纵行的经脉。妇科病都发生在带脉以下，所以又叫"带下病"。

青春期后的女性，由于激素的原因，会分泌白带滋润阴道，这时白带应该是透明、色微白、无异味，没有任何不适的感觉，一般在月经结束后的量比较大，这些都是正常的。但是如果阴道分泌物明显增多，色、质、气味出现异常，很可能患上了带下病。带下病是女性健康的晴雨表，如不及时治疗会引发多种妇科炎症，如盆腔炎、宫颈炎、附件炎、子宫内膜炎等。

中医认为，带下病多是由饮食不节，劳倦过度，或忧思气结，损伤脾气，或房事不节，年老久病，损伤肾气，脾肾不能运化水湿，带脉失约，以及恣食厚味酿生湿热，或情志不畅，肝郁脾虚，湿热下注，或感受湿毒、寒湿等引起。因此在治疗时主张根据不同病症表现选取不同的组穴，按压穴位以健脾益肾、清热利湿的目的。当然，不管引起带下病的原因是什么，在治疗时都离不开带脉和足太阴经穴。

对带下等女性疾病，重点还是在于预防。除洁身自爱、调畅情志、避免不洁性行为、定期进行妇科检查外，重点应注意个人卫生，养成良好的卫生和生活习惯。

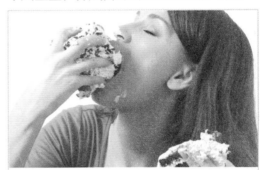

◎中医认为，带下病多是由饮食不节，劳倦过度，或忧思气结等状况引起的。

不同类型带下病的症状及选穴

湿热下注	带下量多，色黄绿如脓，或挟有血液，或混浊如米泔，臭秽；阴中瘙痒，口苦咽干，小便短赤；舌红苔黄，脉滑数。 选取穴位：中极、阴陵泉、下髎
肾阳亏虚	带下清冷，量多，色白，质稀薄，终日淋漓不断；小腹冷，大便溏薄，小便清长，夜间尤甚；舌淡苔白，脉沉迟，尺脉尤甚。 选取穴位：肾俞、关元、命门、次髎
脾虚湿困	带下量多，色白或淡黄，质黏稠，无臭味，绵绵不绝；伴面色萎黄，纳少便溏，精神疲倦，四肢倦怠；舌淡苔白腻，脉缓弱。 选取穴位：气海、脾俞、阴陵泉、足三里
阴虚挟湿	带下量不甚多，色黄或赤白相兼，质黏稠或有臭气；阴部干涩不适，或灼热感，五心烦热，腰膝酸软，头晕耳鸣，失眠多梦；舌红，苔少或黄腻，脉细数。 选取穴位：肾俞、太溪、次髎、阴陵泉

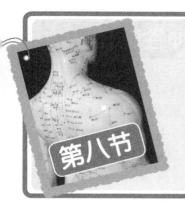

男人读懂经络——
阳气升腾，生龙活虎

第八节

按摩可以治愈慢性前列腺炎

慢性前列腺炎是泌尿外科最常见的疾病，发病率非常高，患者甚多，尤其在一些特殊人群如酗酒者、过度纵欲者、性淫乱者、汽车司机、免疫力低下者中存在高发现象。该病病因、病理改变、临床症状复杂多样，并对男性的性功能和生育功能有一定影响，严重地影响了患者的生活质量，使他们的精神与肉体遭受极大的折磨，甚至有人丧失治愈的信心。

其实，此病并非不可治愈，下面就向大家介绍一种操作简便的按摩疗法，以求促进患者病体早日康复。

除按摩疗法外，慢性前列腺炎患者还要养成健康的生活习惯，在饮食方面要注意多吃富含维生素的食品，多吃新鲜蔬菜和水果，饮食清淡易消化，并注意少食多餐，保持能量的供给，戒烟酒及刺激性食物。

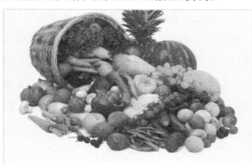

◎慢性前列腺炎患者应多吃新鲜蔬菜和水果，饮食清淡易消化，并注意少食多餐。

具体按摩操作方法

医生帮助按摩	便后，清洁肛门及直肠下段即可行按摩治疗。患者取胸膝卧位或侧卧位，医生用示指顺肛门于直肠前壁触及前列腺后，按从外向上、向内、向下的顺序规律地轻柔按压前列腺，同时嘱患者做提肛动作，使前列腺液排出尿道口，并立刻小便
自我按摩	患者取下蹲位或侧向屈曲卧位，便后清洁肛门及直肠下段后，用自己的中指或示指按压前列腺体，方法同前，每次按摩3～5分钟，以每次均有前列腺液从尿道排出为佳。按摩时用力一定要轻柔，按摩前可用肥皂水润滑指套，以减少不适。每次按摩治疗至少间隔3天以上。如果在自我按摩过程中，发现前列腺触痛明显，囊性感增强，要及时到专科门诊就诊，以避免病情加重

指压肩外俞和手三里可以治愈精神性阳痿

生活在现代社会中的人们，每天要面对各种压力性问题。在不安、焦虑中生活，是现代人的特征，而神经衰弱可说是现代病的一种。精神性阳痿就是典型性例子。

精神性阳痿有以下一些特点：夫妇感情冷淡、焦虑、恐惧、紧张，对性生活信心不足，精神萎靡、性交干扰及过度疲劳等。

患精神性阳痿者，城市人数远比农村中要多，三四十岁的人更易患此病，但是现在连二十几岁的青年人也有很多患精神性阳痿的。人类为何会患精神性阳痿？

这是因为，人类各种各样的精神因素和心理因素问题都会干扰大脑活动中枢的正常反射过程。大脑皮质的高级神经中枢大部分时间处于抑制状态，以保证人的其他正常活动，如果大脑皮质抑制作用增强，可以累及性功能的全部环节，也可以只影响性功能的某一个特定的阶段和部位。若累及勃起中枢，就表现为阳痿。

因此，治疗精神性阳痿必须除去焦躁，身体血液畅通无阻，身体和精神都舒畅，指压肩外俞和手三里就可奏效。

肩外俞位于背部第一胸椎和第二胸椎突起中间向左右各4指处。指压此处对体内血液流畅、肩膀僵硬、耳鸣非常有效。指压要领是保持深吸气状态，用手刀劈。在劈的同时，由口、鼻吐气，如此重复20次。

手三里位于手肘弯曲处向前3指。指压此处除对精神镇定有效之外，对齿痛、喉肿也很有效。要领同前，重复10次。

另外，指压上述两穴时，最好先将手搓热，以便收到治疗精神性阳痿的效果。

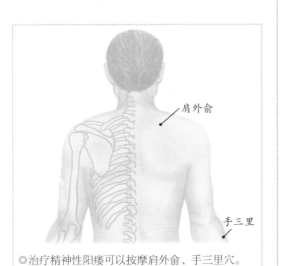

◎治疗精神性阳痿可以按摩肩外俞、手三里穴。

肩外俞

手三里

◎治疗精神性阳痿必须除去焦躁，身体血液畅通无阻，身体和精神都舒畅才行。

穴位疗法从根本上治愈男性早泄

许多人都把早泄与阳痿相提并论，甚至报刊及广告宣传上说有种药既治阳痿又治早泄，实际是既卖矛又卖盾。阳痿真正的学名是"勃起障碍"，治疗主要是解决勃起问题。而早泄是射精过快或称早发性射精，一般指男子在阴茎勃起之后，进入阴道之前，或正当纳入、刚刚进入而尚未抽动时便已射精，阴茎也自然随之疲软并进入不应期的现象。

中医学认为，早泄的原因虽然很多，不过最根本的原因还是虚损（肾、心、脾虚）和肝胆湿热。当然，如果是心理性早泄，则不在这个范围之内，因此中医提倡的穴位疗法其实也是针对这些早泄的根本原因入手的。

早泄，无论是功能性的还是器质性的，治疗都重在预防。夫妻双方要加强性知识的教育，了解女性性高潮较男性出现较晚的生理性差异。偶然发生早泄，不要埋怨男方，夫妻之间要互相体谅，积极治疗。

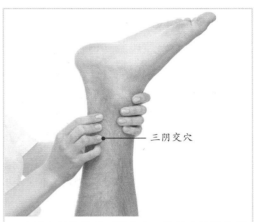

————三阴交穴

◎生活中经常按摩三阴交穴，能够有效防治男性早泄病症的发生。

穴位疗法治疗早泄

针刺穴位疗法	（1）针刺足少阴肾经的穴位和任督二脉的穴位，比如涌泉、肾俞、气海、关元、三阴交、命门。由于针刺有比较明显的痛感，因此每日即可，也可以隔日1次，每次留针30分钟。以上穴位可轮流应用，10～14次为1个疗程。 （2）耳针疗法。耳针可取肾、神门、精宫、内分泌等穴，每次选用2～3穴，用皮内针埋藏，3～5天更换1次。耳针早泄疗法不如第一种有效，不过也推荐早泄患者尝试
家庭穴位按摩法	（1）自我保健法：点按两侧三阴交，轮流进行，点按时做收腹提肛动作。每日1～2次，每次30～40分钟。 （2）坐式疗法：患者取坐式，闭目放松，取上星、百会、通天、肩井、中府、神门、劳宫等，手法采用点、按、揉、拿、震颤等手法，每次30～40分钟。 （3）俯卧式疗法：患者取俯卧式，腰带松开，闭目，全身放松。取穴为心俞、肝俞、肾俞、命门、阳关、环跳、昆仑、委中。手法应用点、按、揉搓、拍打、震颤等手法。每日治疗30～40分钟，每周5次，坚持治疗1个月。 （4）仰卧式疗法：患者取仰卧式，闭目，全身放松。取穴为中脘、气海、关元、中极、天枢、足三里、三阴交、涌泉。采取点按、点揉、搓拿、点切等手法。每次30～40分钟，每周5次，1个月为1疗程

治疗遗精，可以试试这几招

遗精是指男子不因性交而精液自行泄出的症状，有梦遗与滑精之分。梦遗是指睡眠过程中有梦，醒后发现有遗精的症状。滑精又称"滑泄"，指夜间无梦而遗，甚至清醒时精液自动滑出的病症。成年未婚男子或婚后夫妻分居者，每月遗精1~2次属正常生理现象。但是，若未婚青年频繁遗精，或婚后在有性生活的前提下仍经常遗精，或中老年男子白日滑精，那就是病态了。频繁遗精会使人精神萎靡不振，头昏乏力，腰膝酸软，面色发黄，影响身心健康。

经络疗法对增强体质、调整神经功能、治疗遗精有独特的功效。

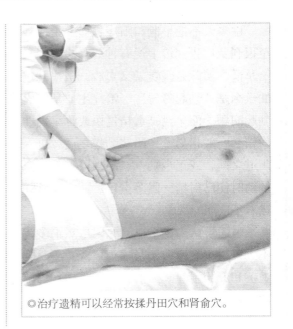

◎治疗遗精可以经常按揉丹田穴和肾俞穴。

经络疗法治疗遗精

按摩丹田和肾俞穴	用双手手指分别依顺时针与逆时针方向反复轻轻按摩丹田穴和肾俞穴，通过按摩这两个穴位，可以帮助调整和改善性功能
常做提肛运动	每天晚上临睡前，不妨做做收缩肛门的动作，酷似强忍大便的样子，每次做48~64次。收缩时吸气，放松时呼气，动作宜柔和，缓慢而富有节奏，用力均匀。持之以恒，长期坚持下去必有效果
练练站桩的功夫	众所周知，站桩是练习武术的基本功，可以锻炼腿部力量，但是站桩能治病恐怕有些人就不知道了。下面就教给大家具体的练习方法：挺胸直腰，屈膝做1/4蹲（大腿与小腿之间的弯曲度为120°~140°），头颈挺直，眼视前方，双臂向前平举，两膝在保持姿势不变的情况下，尽力向内侧夹，使腿部、下腹部、臀部保持高度紧张，持续半分钟后走动几步，让肌肉放松后再做。如此反复进行6次。每天早晚各做一回。随着腿力的增强，持续时间可逐渐延长，重复次数亦可逐渐增加

这里必须指出，此疗法治疗遗精不是几次就能奏效的，只有树立恒心，坚持不懈，才能收到良好的效果。同时，还要注意培养广泛的兴趣爱好，多参加集体活动，制订合理的生活制度，养成良好的生活习惯，如戒除手淫、早睡早起、用热水洗脚、内裤要宽松、不要憋小便等。须知，这些方面也是减少遗精不可缺少的。

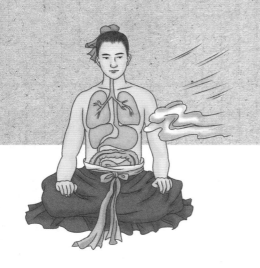

第四章

手到病自除

——利用全息反射区养生治病

● 反射区往往能反映出人体病灶器官的很多病。刺激人体的反射区就能激活人体的自愈力，让人做到不存病。

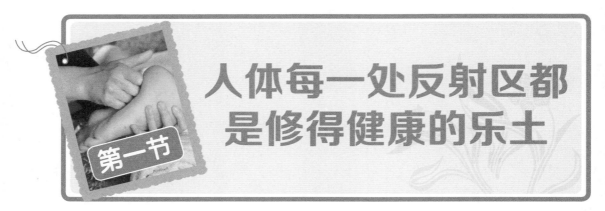

第一节

人体每一处反射区都是修得健康的乐土

认识反射区，打开一扇新的健康之门

在现实生活中，我们要定时关心身体。

有些人可能就要问了，我怎么关心呢？我天天吃降压药，肝、肾都不舒服；我经常抽烟，肺不太好，总不能让我剖开肚子去摸摸我的肝、我的肺吧？

当然不用，现给大家推荐一种反射区疗法，让大家轻轻松松防病治病。

那么，究竟什么是反射区呢？举个例子大家就明白了。比如，一个人住在18层06室，我们在楼下按1806的门铃，这个人的门铃就会响，而其余的1107、1803等都不会有反应。反过来，你如按1107，1806和1803也不会有反应。人体反射区就像这些数字，我们的脏腑器官就是住户和门铃，它是一个准确对应的关系。比如，我们足底就有肾的反射区，刺激足底的相应部位，那么肾就有感应，它家的"门铃"响了，它就知道：哦，我有毛病了，该调理了。这样就相应地把肾的自愈潜能给调动起来了。

可能有的人又要问了，那为什么足底会有肾的反射区呢？这种反射区疗法有什么科学的原理吗？当然有。实际上，反射区疗法的原理与针灸疗法的原理比较类似，都依赖于人体的经络气血。我们知道，如果身体的某个重要器官出现了病变，那么气血便会主要集中这些器官进行"免疫斗争"，这可能会造成两种不良后果：第一，会使其他器官得不到充足的气血产生其他病变；第二，免疫斗争会造成血管因白细胞太多而堵塞。我们身体的反射区，如足底反射区，都处于气血流通的末尾部分，这时候便很难得到气血，而当我们按压它们的时候，不仅使这一部位的神经受到刺激，把身体内部的气血调动起来，而且按压本身也可以对人体起到补气的功效，从而使身体更快康复。

事实上，这种反射区疗法自古便是中医的组成部分，比如刮痧、拔火罐等砭石疗法便是反射区疗法的实际应用。

全息学说对反射区疗法的贡献

反射区疗法在中国古代就已经存在了，比如我们过去通常所说的"耳穴疗法"，实际上耳穴并不是穴位，而是人体的反射区。那么，为什么直到现在反射区疗法才被人们普遍认可并广泛应用呢？其实，这与"全息理论"的出现有很大的关系。

17世纪英国科学家胡克首次看到了植物细胞。150年后，德国科学家施莱登和施旺确立了伟大的细胞学说。细胞学说明确地指出，细胞是生物体统一的结构单位和功能单位，一切生物都是由细胞组成，细胞经过分裂而产生了新的细胞。但是，生物体是极其复杂的，除了细胞之外，还有没有别的统一结构和功能单位呢？

20世纪80年代，山东大学张颖清教授经过长期的观察和深入的研究，提出了全息胚学说，创立了全息生物学。全息胚学说提示了生物体上存在着另一种统一的结构和功能单位，这就是全息胚。

全息胚学说认为，一切动植物都是由全息胚组成的，它包含着生物整体的全部信息。以大蒜为例，种一瓣蒜到土里，收获的时候就会变成一头蒜；同样，把土豆的一个芽眼种下去能长出一个完整的土豆。事实上，全息胚就相当于那一瓣蒜，或者土豆的芽眼。另外，我们知道一个鸡蛋的蛋黄是鸡的卵细胞，受精的鸡蛋能够孵化出小鸡。生物的受精卵或起始细胞都是包含有生物体的全部信息能够发育成新的生物体。

后来，张颖清教授又将全息理论引入到人体。他发现，在人手部第二掌骨侧存在着一个新的有序穴位群，他称之为"第二掌骨侧的全息穴位群"。第二掌骨的远心端是头部，近心端是足部，其骨侧的穴位分布结果，恰恰是像整个人体在这里的缩影，也就是说第二掌骨侧包含着人的整体各个部位的生理、病理信息。我们生病之后，对这些部位进行按摩刺激，就可以起到调解治疗的效果。

除手掌之外，我们身上还有很多全息胚，比如耳朵、足底、面部、腹部、背部，等等，这些全息胚上都有完整的五脏六腑的反射区，每一个全息胚就相当于一个缩小的人体，里面处处都有健康的慧根。这些全息胚就是使人体健康的种子，平时只要你好好浇灌，它就能结出健康的硕果。

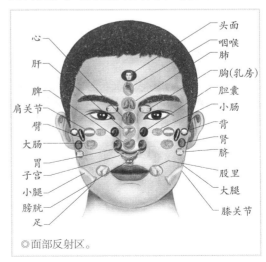

◎面部反射区。

利用反射区治病，目的就是根治痼疾

用全息反射疗法治病，主要是能让人做到不存病。一般人在生病之后到医院进行确诊的时候，实际上已经错过了治病的最佳时期。中医一向倡导"良医治未病"，当我们身体的某些部位受到伤害、出现病变之后，都会在其相应的反射区显现出来，最初虽然不会太明显，但已经是身体对我们发出了警告，这时候只要利用反射区疗法，就可以把疾病消灭于萌芽状态，根本不让它有发展的机会。

比如，你可能几天没有大便了，这说明出现了便秘问题，这时候赶紧在小肠和大肠反射区上刺激一番，就不会等到胃下垂、胃溃疡、肠癌的时候再去找医生。另外，如果男同志经常感觉腰痛，可能就说明你的肾上有问题，这时候赶紧刺激肾的反射区，把气血调动过来解决问题，就不会出现阳痿、早泄，甚至早衰等问题了。总之，只要学会了反射疗法，你的手到身体哪里，哪里就没病没灾。

学中医的入门之法是足底按摩，人的脚是一面镜子，人体的五脏六腑都在这面镜子里。当身体里的脏腑器官发生问题时，这面镜子就以痛感或其他方式显示出来，然后按摩这些敏感部位，疾病就解除了，就这么简单。对于有些疾病，足底按摩法独领风骚，立竿见影。在我们的足底，只有一个穴位，那就是涌泉穴，其他的都是反射区。所以，从理论上来说，我们平常广泛推广的足疗保健，实际上就是足底反射区疗法的科学应用。由此可知，足疗对人体的功效，也正是反射区疗法对人体的功效，即"让人做到不存病"。

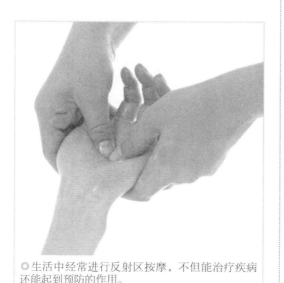

◎生活中经常进行反射区按摩，不但能治疗疾病还能起到预防的作用。

◎日常生活经常进行足底按摩，可以疏通五脏六腑，提高人体抗病能力。

全息反射区疗法的优点

在现代社会，人们对健康问题越来越重视，各种各样的养生方法如雨后春笋一般冒出来，但是我们为什么要倡导反射区疗法呢？

1.反射区疗法便于操作

针灸疗法是中医的传统疗法，但相对于针灸疗法来说，反射区疗法却更加便于操作。我们知道，如果要想应用针灸疗法，必须对人体的穴位了如指掌，而穴位本身又是一门很难掌握的学问，因此一般只有去找专业中医师才能够使用。而人体反射区的数量比穴位要少得多，记起来没那么麻烦。如果这几十个反射区你还记不住的话，有一个最直接的方法就是：你的脚、耳朵、小腿等处，只要有硬疙瘩或按上去感觉疼、酸，那就是反射区，操作起来非常方便。

2.反射区疗法效果很明显

反射区疗法的效果是可以看到、可以感觉到的。以脚为例，脚在身体的最低处，由于地球引力的作用，当人体新陈代谢的东西或者垃圾沉积在脚底后，脚底的这些反射区就会发出身体不健康的信号，我们在脚上很容易就能发现它。像脚上的子宫反射区，如果一摸这里感觉酸痛或有疙瘩，就知道是子宫出了问题。这时候我们揉一揉、推一推、按一按，把这个疙瘩给捻开，化解掉垃圾，就能让全身的循环重新通畅。垃圾没了，路通了，病就好了。效果可以明明白白地看出来。

3.不入虎穴，也可得虎子

实际上，这就是我们上面所说间接疗法的好处。我们知道，反射区疗法不是直接作用于患处，而是作用于与患处相应的部位，间接影响患病部位，使其自愈。还以肾结石为例，无论是药物治疗将结石从尿道排出，还是用手术直接取出，必然会对身体造成危害，尤其是手术，最伤人体的元气，而如果是刺激肾的反射区，调动肾功能，把结石化成微粒，每天下来一点儿点儿，对身体不会带来丝毫危害。

4.反射区遥控治病很准确

我们身体哪里不适，必定会在相应反射区上显现出来，找到反射区相应的痛点，只要用力按压或使用按摩棒等，就可以把身体相应部位的症状精准消除。比如，一个人有肾结石，按压脚底上肾的反射区，身体就会有明确的感应，只要每天刺激相应部位，把身体的气血调动过去，就可能把结石化掉。不过，值得注意的是，反射区疗法是一种间接作用的疗法，需要一定的时间，必须坚持下去才能收到疗效。

5.反射区疗法的费用极小

采用反射区疗法，只要买一个按摩棒，甚至直接用双手就能解决了，还有什么方法比这个更省钱的呢？

激发反射区潜能的疗法

一般来说，全息反射区的手法与我们的经络按摩类似，只不过比它更简便一些，共分为按、揉、推、刮4种手法。我们知道，反射区不像穴位那么小，也不像经络那么长，它是一小块，比如子宫的反射区，就是内踝里侧一片梨形的区域。不过，也有特别的，如小脑脑干反射区，就是大脚趾内侧的一个点，跟穴位差不多。那么，在具体治疗的时候，区域比较大的，比如足底或者面部的反射区，我们就可以用大拇指去按揉，或者用手掌去推刮。然而，如果是区域比较小的，如手部的反射区，用手掌和大拇指按揉可能就不太方便，那就直接用手指的指肚来点按。而如果是更加小的，如耳部反射区，它总共就那么一块，那么就可以借助米粒来按揉，如果条件允许的话，也可以采用传统中医使用的王不留行籽。

那么，我们怎么来判断身体是不是有问题呢？其实很简单，用以上 4 种按摩手法就可以判断出反射区是不是酸痛或有疙瘩，从而可以判断其所对应的器官是不是有毛病。一般作为平时的保健或者针对比较轻的病，都可以用这个四位一体基础法来做，不要太死板，怎么方便怎么快就怎么来。这个方法非常有效，也比较容易坚持下来。

值得注意的是，上面的手法都是起到一个以指代针的作用，即用按摩来代替针灸，虽然针没有进去，但是那个力度进去

了，或者说那种治疗效果进去了。可以说是殊途同归，都达到了一个调节的目的。

不过，虽然以指代针非常方便，但时间长了就会感觉非常累，不信你看那些按摩师傅的手指大部分都是变形的。这时候，我们可以选择使用按摩棒，相对来说它比手指头更省力，还更准确。除此之外，我们还可以"以石代针"，也就是用砭石作为工具。

砭石是中医的两大医疗器械之一。中医认为，砭石有安神、调理气血、疏通经络的作用。用现代医学手段检测，砭石可以发出许多对人体有益的远红外射线和超声波脉冲，促进微循环、调理新陈代谢，相当于远红外治疗仪加对声波治疗仪。

当然，我们这里说的只是4种反射区按摩的最基本的手法，而对于不同部位的反射区按摩，还应相应地采用一些其他手法。

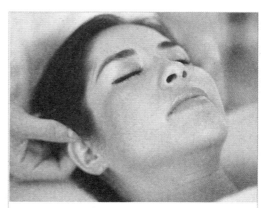

◎耳部反射区保健，我们可以采用按、揉的方法进行刺激按摩。

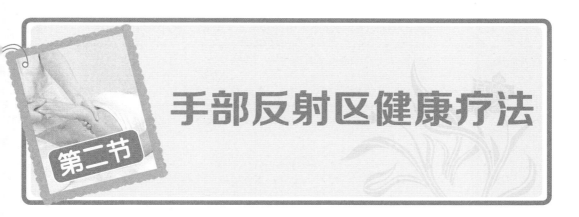

手部反射区健康疗法

第二节

手到病自除，了解手部反射区全息图

手是人体一个相对独立的部分，显示着人体气血的枯荣、正邪交争的消长、疾病演变过程中的预后判断等。在中医理论中，对双手非常重视，并做了深入的研究与探讨。

手部是独立的全息胚，人体的各脏腑器官、四肢孔窍在手部均有其对应的部位。当脏腑器官出现病理改变时，手部的同名全息穴区也会出现气色形态的相应改变。手部全息按摩法，是通过对手部的脏腑器官全息穴区，施以特定的、有效的按摩刺激以疏通局部气血，调整脏腑虚实，达到治病防病、养生、健体目的的方法。

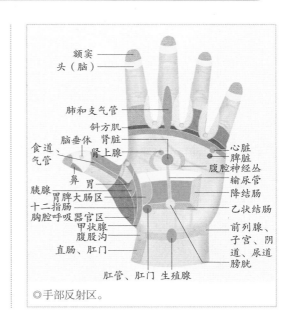

◎手部反射区。

手部反射区

心脏区	在拇指根横纹下部。主治各种心血管疾病等
肝脏区	在掌侧拇指与掌相交的上部。主治肝胆疾病
脾脏区	在小鱼际中上部。主治皮肤病、脾胃疾病
膀胱区	位于手掌心肾区桡侧部。主治膀胱炎、尿道炎和泌尿系结石等

肾脏区	位于中指横纹至腕部横纹连线之下部。主治肾病、生殖系统疾病
胃区	位于中指横纹至腕横纹连线之中部，掌心位置。主治胃炎、胃神经官能症
食道区	位于中指横纹至腕横纹连线之中部，胃反射区之下。主治食道炎等
膈肌区	位于中指横纹肾上腺区
胆囊区	位于次指横纹至腕横纹连线之中部，掌心偏右。主治胆囊炎、胆结石
肾上腺区	位于中指横纹至腕横纹连线之中偏下部。主治风湿性关节炎、心律不齐、肾上腺皮质功能不全等
肺脏区	在环指（无名指）近指关节内侧，环指下横纹下为左胸肺部，小指根下横纹下为右胸肺部。主治肺部疾病，如肺炎、气管炎、支气管炎
横结肠区	位于手背侧，腕横纹尺侧上部，接升结肠的上部。主治消化系统疾患，如腹泻、腹痛、肠炎、便秘等
十二指肠区	位于胃部位置之下方。主治十二指肠溃疡及小肠疾病
口腔区	鼻部反射区位置之下部位。主治口角炎等
胰腺区	位于中指横纹至腕横纹连线之中部偏下。主治胰腺炎
小肠大肠区	在中指下横纹至腕横纹连线中下部肾区之上。主治便秘、腹泻等消化道疾病
升结肠区	位于手背侧，腕横纹尺侧上部。主治消化系统疾患，如腹泻，腹痛、肠炎、便秘等
降结肠区	位于手掌侧，腕横纹尺侧上部，接横结肠的下部。主治便秘、腹泻、腹痛、肠炎等
阑尾区	位于腕横纹尺侧之上方。主治阑尾炎
生殖器区	位于手腕关节横纹之中央上方。主治生殖系统疾病
脑区	位于中指末节横纹下，头部反射区两侧。主治脑部疾病
乙状结肠区	位于手掌侧，腕横纹尺侧上部，接降结肠的下部。主治乙状结肠及直肠疾患，如炎症、息肉、腹泻和便秘等
颈椎区	位于大拇指末节赤白肉际内侧处。主治落枕、颈项强硬酸痛、颈椎骨质增生以及因颈椎病引起的手麻、臂痛等
肘区	位于示指第二指间关节横纹桡侧及小指第二指间关节横纹尺侧。主治肘关节受伤、酸痛、肘关节炎和网球肘等
眼区	位于中指根横纹下，左为左眼，右为右眼。主治近视、远视、花眼等眼部疾病
鼻区	在头部反射区之下即为鼻部。主治急慢性鼻炎、鼻窦炎等上呼吸道疾病

续表

耳区	在鼻部反射区位置之两侧，左为左耳，右为右耳。主治耳鸣、耳聋等耳部疾病
支气管区	在两肺部位之间。主治肺部及支气管疾患，如肺炎、支气管炎、哮喘等
腕区	位于示指末节横纹桡侧及小指末节横纹尺侧。主治腕部疾病
头区	位于中指指关节腹部，左为头左部，右为头右部。主治头部疾病
腰椎区	在大拇指掌指关节与腕关节桡侧之间赤白肉际内侧处，胸椎之下。主治枕背酸痛、腰椎间盘突出、腰椎骨质增生和腰椎其他疾患及腹腔脏器病等
骶骨区	在大拇指掌指关节与腕关节桡侧之间赤白肉际内侧处，腰椎之下。主治骶骨骨质增生、骶骨受伤、骶髂关节伤、坐骨神经痛、盆腔脏器疾患等
尾骨区	在骶骨部位之下。主治坐骨神经痛、尾骨受伤后遗症和生殖系统疾患
肩部区	在示指掌指关节横纹桡侧为左肩，小指掌指关节横纹尺侧为右肩。主治肩部疾病
肘区	位于示指第二指间关节横纹桡侧及小指第二指间关节横纹尺侧。主治肘关节受伤、酸痛、肘关节炎和网球肘等
腕区	位于示指末节横纹桡侧及小指末节横纹尺侧。主治腕部疾病

手疗可应用于各种疾病的治疗

手疗法对人体功能性疾病、各器官的功能障碍和慢性炎症，以及各个部位的软组织损伤，均有很好效果。另外，严重感染、出血、恶性肿瘤等要慎用。

手疗可治疗的疾病

神经系统	如头痛、耳鸣、失眠、神经官能症、坐骨神经痛、腓总神经麻痹等
消化系统	如胃部不适、胃痛、胃溃疡、胃肠功能紊乱、腹泻、便秘、痔疮等
泌尿系统	如尿急、尿频、遗尿、遗精、阳痿、泌尿系感染、老年性膀胱炎等
循环系统	如心悸、气喘、高血压、低血压等
妇科疾病	如月经不调、痛经、闭经、慢性附件炎、更年期综合征等
呼吸系统	如感冒、咳嗽、流涕、哮喘、慢性咽炎、咽痛等症
运动系统	如关节、关节紊乱、梨状肌损伤综合征、手足麻木等症

常见病手部反射区自愈处方

常见病的手部反射区自愈方法

1.胃灼热

（1）健理三针区和胃肠功能有着密切关系，如果用圆珠笔芯和发夹刺激健理三针区，既可抑制胃肠功能，又可减少胃酸分泌。

（2）胸腹区和三焦经、肝经、心包经有关，对三焦经、心穴、肝穴等穴位实施强刺激，则有助于抑制胃酸的分泌。

值得注意的是，与只有经过强刺激才可抑制胃酸的分泌相反，轻轻地压揉手背，反而会促进胃酸的分泌。

2.腰痛

手部反射区治疗腰痛有3个关键。第一，偏于示指一侧的腰腿点，是腰痛和坐骨神经痛的有效穴位；第二，偏于无名指一侧的腰腿点，是专治闪腰的特效穴位，手疗刺激应以柔为宜；第三，位于小指与无名指交界处手臂侧有一个穴位叫作坐骨神经点，是专治坐骨神经痛的特效穴位。

具体方法：指压按摩，压1秒钟，松一下再压，反复多次，治疗腰痛。

3.老花眼

治疗老花眼的有效反射区（兼穴位）即位于手掌上的心包区，示指上的商阳，小指上的少泽，还有老眼点和养老穴。

具体方法：对每个反射区（或穴位）指压按揉，尤其应在养老穴和老眼点各做10～15次指压、按、揉，疗程1～3个月。刺激法多种多样，如指压法、圆珠笔尖刺激法、烟灼法和艾灸法等。

4.腹泻

（1）指压位于手背胸腹区的下痢点，对止泻有奇效。治疗方法：用拇指摁住下痢点反复揉压，顷刻会有明显效果。

（2）除了下痢点之外，还有位于示指掌侧的第一指节上的大肠区和小指掌侧第一指节的肾区，无论用手指按压或用烟头熏灼都有明显疗效。

（3）位于手心上的健理三针区对于控制腹泻也很有效，充分压揉这一反射区，可改善胃肠的功能，促进消化吸收能力。

5.哮喘

（1）咳喘点是治疗哮喘病的特效反射区，哮喘发作时，首先刺激此外。具体方法：用烟灼法。将香烟点着灼熏咳喘点，当患者的手感到灼热时抬离一下，然后再进行下一次烟灼。每次持续3～5分钟为1个疗程。反复多次，疗效显著。

（2）刺激呼吸区和肺穴。呼吸区位于手掌拇指丘外侧，刺激方式与咳喘点稍有不同，只需轻柔按摩，指压等。这两个反射区对预防哮喘非常有效。

6.高血压

高血压的手疗法要因地制宜，辨证论治，以降压为唯一目标。方法是刺激手背上的血压反应区，必须按以下步骤进行。

（1）早期高血压降压穴位是"血压反应区"下端小指侧的阻谷穴。

（2）血压升高到180毫米汞柱时，降压穴位反应区升至音谷穴。

第三节 足部反射区健康疗法

万事始于足下——足部反射区全知道

人的双脚是离心脏最远的人体器官，血液供应少，血流缓慢，表层脂肪薄，因而新陈代谢所产生的有害物质容易在脚底积聚。这些有害物质包括钙盐、钙酸、乳酸、尿酸结晶体，等等，长期积聚于脚底会侵犯反射区，并间接危害到各反射区所对应的其他组织器官。久而久之，人体就会产生各种疾病。可以对脚底进行按摩，以揉碎脚底累聚的有害物质，加快血液循环，使废物排出体外，使人体恢复健康。

下面，就为大家介绍足部相对应人体各个器官的反射区分别在什么部位。

（1）肾脏区：位于双脚脚掌距脚趾约1/3中央凹处。在通常情况下，此区不参与脚部的运动。按摩此部位能加快肾脏的血液循环，提高其工作效率。按摩后，在1～6周内尿液颜色变成黄、黄褐或红褐色，并带明显恶臭味。

（2）心区：在左脚掌第四跖骨与第五跖骨间，在肺反射区下方。

（3）脑（头部）区：位于双脚拇指，头的右半球反射区在左脚，头的左半球反射区在右脚。

（4）肺、支气管区：在脚底前部，右侧的在左脚，左侧的在右脚。

（5）眼区：位于脚底肉球处至第二、三脚趾的腰部，右眼反射区在左脚，左眼反射区在右脚。

（6）耳区：位于脚底肉球上部至第四、第五脚趾的腰部，右耳反射区在左脚，左耳反射区在右脚。

（7）小脑和脑干区：位于两脚大脚趾趾腹根部，左半侧小脑及脑干反射区在左脚，右边反射区在右脚。

（8）喉区：在脚背大脚趾根部和第二脚趾连接处。

（9）胃区：位于足弓的前部，相当于拇趾大小。双脚均有，胃的一半反射区在右脚，另一半在左脚。

（10）肝脏和胆囊区：肝的反射区位于右脚掌第四跖骨与第五跖骨区，在肺反射区的下方。胆囊的反射区在右脚，在肝的反射区内。

（11）肾上腺区：在肾脏反射区之上，位于脚掌部所形成的人字形交叉点下方，右肾上腺反射区在左脚，右侧则在左脚。

（12）脑垂体区：位于左、右脚大脚趾趾底正中。

（13）甲状旁腺区：在脚内侧，接近大脚趾关节的根部、脚底和脚侧之间。

（14）胸（乳房）区：在脚背第二、三、四跖骨之间。

（15）子宫区：在两脚跟内侧。

（16）卵巢区：在脚跟外侧，右侧的卵巢（或睾丸）反射区在左脚，左侧的在右脚。

（17）膀胱和尿道区：膀胱反射区位于脚的内侧，正好在脚跟前内侧下部。尿道反射区位于膀胱反射区向上并向后，正好位于脚跟的内侧。

（18）输尿管区：位于两脚掌自肾脏、膀胱的反射区至膀胱之间的线状区域。

（19）胰脏区：位于两脚掌胃与十二指肠反射区的交接处，如扁豆状。

（20）小肠区：位于两脚掌心凹陷区域。

（21）盲肠区：位于右脚掌跟骨前缘靠近外侧，与小肠上行结肠连接。

（22）直肠和肛门区：直肠反射区位于左脚掌跟骨前缘，呈带状。肛门反射区位于左脚掌跟骨前缘直肠反射区的末端。

（23）升结肠、横结肠、降结肠、乙状结肠区：右脚的反射区是升结肠和横结肠的前半段，左脚的反射区是横结肠的后半段以及降结肠和乙状结肠。

（24）淋巴结区：上身淋巴结的反射区在双脚外侧踝骨前略凹陷处；下身淋巴结反射区在双脚内侧踝骨前略凹的区域；胸淋巴结反射区位于双脚的第一和第二跖骨之间。

（25）脾脏区：在左脚，位于心区之下。

（26）脊椎区：在脚弓内侧，只要记得脚上最像脊椎形状的部位即可。

（27）肩关节区：在脚底紧靠第五趾根，第四与第五跖骨间的肉球部。

（28）髋关节区：位于内外踝的下部。

（29）膝关节区：在两脚外侧的凹陷处。

（30）肘关节区：位于两脚外侧第五跖骨与楔骨的关节凸处。

（31）内耳迷路区：位于两脚背第四与第五趾骨间。

（32）腹腔神经丛区：在两脚掌中心，分布在胃的反射区附近。

（33）额窦区：在10个脚趾的趾端，右边额窦在左脚，左边的在右脚。

（34）甲状腺区：在脚底第一和第二跖骨之间。

（35）上腭和下颌区：上腭反射区位于脚跟处第一关节向前0.5厘米处。下颌反射区位于拇指第一关节与第二关节间0.5厘米处。注意，头部的反射区是左右互换的，右腭在左脚拇指，左腭在右脚拇指。

（36）颈椎区：在大脚趾与脚连接处底面内侧。

（37）扁桃体区：在大脚趾上面腰部，肌腱的左、右两边。

（38）横膈膜区：位于两脚背中央部位，是横跨脚背处的带状区域。

（39）三叉神经区：在两大脚趾边一侧的上角，左侧三叉神经在右脚，右侧在左脚。

足部反射区的应用原则

足部反射区的选用原则，主要是根据病变所在的部位，即受累的脏腑器官，而不是根据具体的病症。所以，同一器官、同一系统的各种病症，应选取大致相同的反射区。反之，同一反射区可用以治疗不同的病症。

肾、输尿管和膀胱这3个反射区，是足部按摩中极其重要的区域，故称之为"基本反射区"。其作用是增强排泄功能，将"毒素"或有害物质排出体外，因此，每次按摩开始和结束时都要连续按摩这三个反射区各4～5遍。

在选取基本反射区的基础上，再选取与病变器官相对应的反射区，如：

各种眼病——眼反射区。

各种耳病——耳、内耳迷路反射区。

颈部疾病——颈椎、颈项等反射区。

肾脏疾病——肾反射区。

胆病——肝、胆囊反射区。

肝病——肝、脾、胃、肠等反射区。

肺病——肺及支气管、喉与气管、心等反射区。

食管疾病——食管、胃、胸等反射区。

支气管疾病——肺及支气管、鼻、扁桃体等反射区。

小肠疾病——小肠、腹腔神经丛、甲状旁腺等反射区。

大肠疾病——小肠、回盲瓣、盲肠、升结肠、横结肠、降结肠、乙状结肠及直肠、肛门、腹腔神经丛等反射区。

各种鼻病——鼻、额窦、扁桃体、肺及支气管等反射区。

胃及十二指肠疾病——胃、十二指肠、腹腔神经丛、甲状旁腺等反射区。

前列腺症——前列腺、尿道、垂体、甲状旁腺、生殖腺、肾上腺等反射区。

垂体病症——脑垂体（垂体）、头部（大脑）等反射区。

甲状腺病症——甲状腺、垂体、肾上腺、小脑及脑干等反射区。

甲状旁腺病症——甲状腺、甲状旁腺反射区。

另外，由于人体的结构和功能是统一的，所以除选取病变器官相对应的反射区外，还应根据不同性质的病症，和脏腑器官的相关性质去选取同一系统的相关反射区，疗效会更显著，例如：

肺部：除已选取的反射区外，还应增加鼻、咽喉、扁桃体、胸部淋巴结等反射区。

各种炎症：应选取脾、淋巴结（依患病部位而选取）、肾上腺、甲状旁腺、扁桃体等反射区来配合。

脑血管病：除选取头部（大脑）、小脑及脑干、额窦等反射区外，还应增选心等反射区。

各种癌症：应选取脾、淋巴结（依患病部位而选取）、肾上腺、甲状腺、甲状旁腺等反射区相互配合以增强免疫力。

常见病足部反射区自愈处方

前面为大家介绍了进行足部反射区治疗的一般常识，下面再为大家介绍几种常见病的足部反射区的按摩方法。其实，足疗非常简单，相信大家都能很快掌握，并通过这种方法给自己和家人带来健康。

常见病足疗方法

感冒	（1）用示指关节刮压基本反射区（指肾、输尿管、膀胱3个反射区，下同）各1～2分钟。 （2）用拇指推压或按揉前额、大脑、鼻、三叉神经等反射区各30次。 （3）对伴有头痛者，前额头痛加强按揉前额反射区；偏头痛者加强按揉三叉神经反射区；全头痛者，加强按揉大脑反射区；对伴有鼻塞流涕者，加强推压鼻反射区。 （4）对伴有发热者加强按揉脾、头颈淋巴结、胸部淋巴结、上下身淋巴结、扁桃体、前额等反射区。 （5）用拇指按揉咽喉、气管、甲状旁腺等反射区各50次，并用示指关节刮压肺、支气管反射区各50次。 （6）推压脊椎反射区1～2分钟。 （7）重复刮压5个基本反射区各1～2分钟
失眠	（1）用示指关节刮压基本反射区3～5分钟。重点刮压肾、腹腔神经丛等反射区。 （2）用拇指指腹按揉前额、大脑反射区各2～3分钟。 （3）用示指关节点按或按揉垂体、小脑、脑干、甲状旁腺、甲状腺等反射区各30～50次。 （4）用拇指腹推压胃肠道、子宫（男性为前列腺）、生殖器、脊椎、膈反射区各30～50次。 （5）用示指关节点按心、脾、肝、胆、各淋巴结反射区各30～50次。 （6）用示指关节按揉失眠点2～3分钟。 （7）重复刮压5个基本反射区各1～2分钟
头痛	（1）用示指关节刮压基本反射区各1～2分钟。 （2）用拇指按揉前额、大脑、垂体、小脑、脑干、三叉神经、头颈淋巴结各1分钟。 （3）用拇指按揉颈项、颈椎各30次。 （4）用拇指按揉胸部淋巴结、上下身淋巴结各1分钟。 （5）前头痛者应加强按揉前额、胃、胰、十二指肠、小肠等反射区和足三里穴；偏头痛、三叉神经痛者重点加强按揉三叉神经反射区和足窍阴、太冲穴；头顶痛者应重点按揉前额、肝、胆、胸部淋巴结等反射区和太冲穴；后头痛者应重点按揉小脑、脑干、颈项、颈椎等反射区和至阴穴；全头痛者应重点按揉肾、大脑、前额等反射区和涌泉穴。 （6）重复刮压基本反射区各1～2分钟

续表

疲劳	（1）用示指关节刮压基本反射区各1～2分钟。 （2）用拇指腹按揉大脑、前额、小脑、脑干、垂体、眼、耳、颈项、甲状腺、甲状旁腺反射区各30次。 （3）用示指关节刮压斜方肌、肺、腹腔神经、小肠反射区各30～50次。 （4）用示指关节点按心、脾、肝、胆反射区各30次。 （5）用拇指指腹按揉生殖腺反射区30次，拇指指腹推压脊椎反射区共2～3分钟。 （6）用拇指指腹推压坐骨神经、肩、肘、膝、肩胛部、髋关节、膈、肋反射区各30次。 （7）用示指关节按揉各淋巴结反射区各20～30次。 （8）重复刮压5个基本反射区各1分钟
心脏病	（1）用示指关节刮压基本反射区各1分钟。 （2）用示指关节按揉或推压大脑、小脑、脑干、垂体、血压点、甲状腺、肺、胃、胰、十二指肠、小肠、肝、胆等反射区各30次。 （3）重点用拇指按揉心反射区3～5分钟、胸部淋巴结反射区2～3分钟。心律过缓者加按肾上腺反射区1～2分钟。 （4）用拇指按揉脾、各淋巴结、生殖腺、胸、胸椎反射区各30次。 （5）重复刮压5个基本反射区各1分钟
糖尿病	（1）用示指关节刮压5个基本反射区各1～2分钟。 （2）用拇指按揉或刮压前额、大脑、小脑、脑干、三叉神经、眼、耳、颈项、血压点、甲状腺、甲状旁腺等反射区各30～50次。 （3）用拇指按揉胰腺、血糖代谢等反射区各5～7分钟。 （4）用拇指点按垂体反射区1～2分钟。 （5）用拇指点按心、肺、脾、肝、胆等反射区各30～50次。 （6）用示指关节刮压或拇指推压胃、十二指肠、大肠、小肠、各淋巴结、子宫（前列腺）、生殖腺、膈等反射区各30～50次。 （7）重复刮压5个基本反射区各1～2分钟
高血压	（1）足部按摩基本反射区：肾，输尿管，膀胱。 （2）关联反射区：垂体，腹腔神经丛，甲状腺，甲状旁腺，生殖腺，上、下身淋巴结，前列腺或子宫，内耳迷路。 （3）重点反射区：大脑，三叉神经，小脑，心，颈项，肾，肾上腺。 （4）中等力度手法刺激基本反射区和关联反射区各10次，约20分钟。 （5）用重手法刺激2点反射区各20次，约10分钟。 （6）按摩脚后跟的生殖腺反射区偏上处的失眠点，以及按摩小趾根部内侧的失眠点各5分钟，以加强缓解失眠的作用。 （7）足部反射区按摩完毕，应用热水洗脚20分钟，擦干，用按摩棒轻轻锤击颈项、甲状腺和甲状旁腺反射区所围成的区域20下，巩几固降压的疗效。喝200 —500 克的温开水。每天做一次足部按摩，10天为一个疗程

耳部反射区健康疗法

第四节

耳部反射区全知道

我们的耳朵就像一个头朝下、臀向上倒缩在母体子宫中的"胎儿缩影"，其分布规律是头面部相对应的全息反射区在耳垂及其邻近，与上肢对应的全息穴区在耳舟；与躯干或下肢相对应的全息反射区在对耳轮和对耳轮上、下脚；与内脏相对应的穴位集中在耳甲艇与耳甲腔；消化系统在耳轮脚周围环形排列。

下面为大家详细介绍耳部对应人体各个器官的主要反射区分别在什么部位。

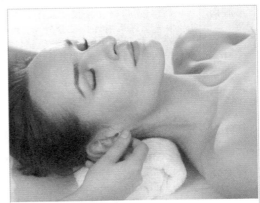

◎耳朵就像"胎儿的缩影"，上面有很多的反射区，揉揉按按能治疗很多病症。

耳部相对应人体各个器官的主要反射区

输尿管区	肾、前列腺连线的中外1/3交界处。主治输尿管结石
阑尾穴区	大、小肠穴之间。主治急、慢性阑尾炎
胰胆区	肝、肾两穴之间。主治胰腺炎、糖尿病、胆道疾病
艇中区	耳甲艇中央。主治脐周疼痛
十二指肠区	耳轮脚上方外1/3处。主治十二指肠溃疡
内耳区	在额区下面。主治耳聋、耳鸣、失眠、眩晕
贲门区	耳轮脚下方外1/3处。主治恶心、呕吐、胸痛。阳性反应多为恶心、呕吐

续表

颈区	颈椎内侧缘，近耳甲腔缘。主治落枕、颈部扭伤、单纯性甲状腺肿
额区	对耳屏外侧面前下方下缘中点。主治头痛、头晕、嗜睡、记忆力减退
皮质下	对耳屏内侧面。主治神经、心血管、消化系统等疾病。可协助诊断消化、神经、心血管系统疾病
内生殖器点区	三角窝凹陷处前缘。主治月经不调、痛经、闭经、功能性子宫出血、性功能减退等
交感区	对耳轮下脚内1/3的内上方。主治循环、消化系统功能失调，哮喘、痛乏等
内分泌区	耳甲腔底部，屏间切迹内0.5厘米处。主治泌尿、生殖、消化、内分泌系统疾病
心脏点区	渴点、外耳连线中点。主治心脏病。该穴和皮质下均呈阳性反应则提示心动过速
腹区	腰骶椎内侧缘、近耳腔缘。主治腹痛、腹泻等腹部疾病及消化系统、妇科疾病
垂前区	在耳垂中央。主治失眠
臀区	对耳轮下脚外1/3处。主治坐骨神经痛
神经衰弱区	颈椎与枕顶穴之间。主治神经衰弱
大肠区	耳轮脚上方的内1/3处。主治痢疾、泄泻、便秘、咽痛等
咽喉区	耳屏内面上1/2中点。主治咽喉肿痛、扁桃体炎
外耳区	在屏上切迹前凹陷中。主治眩晕、耳聋、耳鸣
睾丸（卵巢）区	对耳屏内侧前下方。腮腺穴向下0.2厘米处。主治生殖系统疾病、头痛。阳性反应多提示睾丸病变，如伴有盆腔、肾、内分泌反应阳性提示阳痿
肾区	对耳轮上、下脚分叉处下方。主治肾炎、腰膝酸软、神经衰弱、耳鸣、眼疾、水肿。肾、内分泌、肾炎点呈阳性反应提示肾小球肾炎。肾、尿道阳性反应则提示肾盂肾炎
脊柱区	从轮屏切迹至对耳轮下、上脚分叉处。共分5份，自上而下依次为：上1/5为骶椎，上2/5为腰椎，下2/5及中3/5为胸椎，上1/5为颈椎。主治相应部位疾病
胸区	胸椎内侧缘、近耳甲腔缘。主治胸痛、肋间神经痛、带状疱疹
胃区	耳轮脚消失处。主治恶心、呕吐、胃痛、消化不良等。诊断胃部疾病
小肠区	耳轮脚上方中1/3处。主治消化不良、腹泻、腹胀、口舌生疮
乳腺区	胸与胸椎连线中点为对侧乳腺；胸椎与肋胁连线中点为同侧乳腺。主治乳腺炎、乳腺增生、少乳
食道区	耳轮脚下方中1/3处。主治食道炎、梅核气、呼吸不畅、恶心、呕吐。强阳性伴触痛提示食道肿物
肺区	心区的上、下方。主治呼吸系统疾病、皮肤病、水肿等。肺、内鼻、咽喉呈阳性提示感冒；肺、支气管平喘穴、过敏区呈阳性反应揭示哮喘

耳部反射区疗法所用的器具

我们知道，相对于其他人体全息胚来说，耳部反射区是最小的。因此，要想有针对性地进行耳疗，必须借助一些工具进行耳部按压。

耳疗的工具

耳豆板	如果按压耳部反射区的部位比较多，可以准备一块耳豆板。选用0.3厘米厚的有机玻璃加工成14厘米×16厘米，然后再划成0.6厘米×0.6厘米的小方块，每一画线深约0.2毫米，在每一方块中央钻成1～2个1～1.5毫米深、直径为1.5～2毫米的小凹陷。将贴压的药物铺满小凹中，用与有机玻璃板同样大小的胶布封贴上面，以切割刀按画线的大小切割开后备用
胶布	将医用胶布（讲究美观时可选用肉色的胶布）剪成0.6厘米×0.6厘米的小方块，将贴压药物黏附在胶布中央，逐块排列在纱布上，供治疗时取用
按压的药物	耳部反射区疗法所用材料可因地制宜，植物种子、药物种子、药丸等都可以，只要是具有表面光滑、质硬无副作用、适合贴压耳部反射区、体积大小相当等特性的物质均可选用。如：王不留行籽、磁珠、油菜籽、六神丸、绿豆等植物、药物种子和小药丸
其他	可以准备一把蚊式血管钳（或镊子），以夹取上述准备好的贴压胶布并贴到耳穴上；准备适量的75％乙醇和棉签来消毒和擦拭耳朵

耳部疗法的注意事项

所谓"健康在于细节"，虽然我们的耳朵很小，但它却关系着全身健康的大问题，一点一滴都马虎不得。

耳部反射区疗法注意事项

力度适当	在进行耳疗的时候，力度一定要把握好，不要搓破耳部皮肤。另外，在进行完耳部反射区疗法之后，患者千万别再揉搓，以免搓破耳部皮肤，造成细菌感染
保障卫生	防止胶布潮湿和污染，避免贴压物贴数张力低和皮肤感染。对氧化锌胶布过敏者，可改用其他膏药贴压，同时配合刺激肾上腺、风溪等耳穴
孕妇慎用	孕妇在进行耳疗时，最好用轻刺激手法，习惯性流产者尤应慎用，一般避免应用子宫、盆腔等耳穴
疼痛处理	在进行耳疗的过程中，如果疼痛比较严重，则只要局部稍放松一下胶布或移动位置就可以了
穴位数量	在进行耳疗时，耳部反射区一次不宜选用过多，一般以3～8个比较合适
注意季节	夏季多汗，所以耳疗的时间不宜过长。耳郭有冻疮、炎症时不宜进行耳部反射区疗法

耳部疗法的反应

我们的耳朵有着丰富的神经血管，又是经络之气汇聚的场所，故在耳朵上给予各种不同的刺激，均能导致全身或局部出现各种不同的反应。这些反应的产生常与患者经络的敏感性、机体的反应性有着密切的关系，属于治病过程中的正常反应，因此我们不必过于担心。

耳部疗法的反应

适应反应	部分患者在长期治疗中，开始效果较好，但后来逐渐对刺激产生了适应性，疗效停滞不前。因此，疗程需要间隔数天或更长一些时间，继续治疗达到一定强度时才好转
迟钝反应	少数患者耳郭的病理性敏感点匮乏或无反应。治疗无得气感，这类患者的治疗效果差，不宜用此法。垂危患者亦出现这种现象，双耳用耳穴探测仪检查时毫无反应，故耳穴疗法只作辅助
患部反应	当刺激耳穴相应部位后，机体的相应患部或内脏可出现热流、舒适之感觉，有的患部肌肉出现不自主的跳动
全身反应	接受耳部反射区治疗的患者，有些会反映精力旺盛、抵抗力增加。即达到了调整"精、气、神"的作用
"闪电"反应	刺激某一耳部反射区时，患部或内脏某一症状似按电铃式接通线路的感觉，症状即刻获得缓解甚至消失
经络反应	刺激耳部反射区后，部分病例呈现与体表十二经络相同的放射循行路线，沿着经络方向有酸、麻、蚁行感等。出现经络放射感应者，往往收效较速，疗效显著
连锁反应	用耳部反射区按压治疗患者某一病症时，往往使其他一些病症同时获得痊愈或缓解
延缓反应	治疗即时或疗程结束时，临床疗效不佳或无效。在停止治疗后，却见症状有好转或显著改善
耳部反应	多数耳部反射区有痛、酸、麻、胀、凉等感觉。刺激后局部或整个耳郭可见到充血、发热，属于"得气"反应，多数得气后疗效较好。个别敏感性患者，刺激耳部反射区后，耳朵呈现一种弥漫性无菌性的红肿现象，通常无须进行处理，停止治疗或休息数日可自行消肿
其他反应	在治疗过程中，可能会出现反作用，原有症状不仅没有改善，反而加重，这可能是由于患者的精神紧张，治疗中取穴过多，刺激过强等因素诱发，这种反应一般属一时性反射性变化，稍加调整和适应后即可消失，大部分患者仍可继续治疗。但是，如果这种反应持续出现，则应停止治疗或更换其他刺激方法

耳部反射区疗法的流程及要领

一般来说，进行耳部反射区疗法，我们需要进行以下流程。

耳部探查：进行耳部反射区疗法之前，我们必须找到病变部位，因此需要对全耳进行疾病探查。一般来说，耳部探查分为观察与按摩两种。如果发现异常色泽，或者某部有异常凸起，则说明人体相应的部位有病变，需要进行按压。另外，即使没有发现异常，如果摸到耳部某一部位异常疼痛，也说明相应部位有病变，需要进行治疗。

耳部消毒：用75％的乙醇棉球擦洗并消毒耳郭，使胶布及贴压物易于贴牢。左手固定耳郭，右手持已粘好贴压物的胶布对准耳穴贴压好，亦可用血管钳（或镊子）夹持备好的贴压胶布置于耳穴上贴牢，按压片刻。

耳部贴压：耳部反射区贴压时要稍加用力，注意刺激强度，并注意耳部反射区的方向性、向轮性和低凹性，以使耳郭有发热、胀痛感（即"得气"）等为度。一般情况下，儿童、孕妇、年老体弱、神经衰弱等患者，刺激手法应当轻一些。而急性病、实热证、体质强壮者，以及室外作业者耳郭增厚，皮肤粗糙，刺激的手法则应相应重一些。

疗程：每次贴压一侧耳部反射区，两耳轮流来，3～7日即可更换1次，亦可双耳同时贴压。急性病可稍短，慢性病可稍长。每天患者可自行进行揉按4～5次，每次每个反射区1～2分钟。每5次为一个疗程，疗程间应当休息3～4天。

◎进行耳部反射区疗法之前，我们必须找到病变部位。

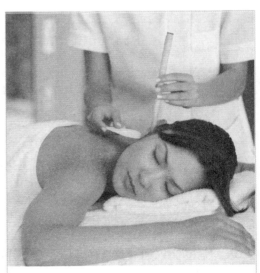
◎进行耳部反射区按摩的时候，找到痛点后再进行操作，最好是用按摩棒。

耳部反射区常用的刺激手法

一般来说，进行耳部反射区治疗，我们可以采用以下4种刺激手法。这4种手法具有各自不同的功效，每个人可以根据自己的情况选择适合自己的一种。

揉按刺激法：这是我们最常用的一种手法，方法很简单：用指腹轻轻将贴压物压实，以不损伤皮肤为原则，然后顺时针带动贴压物在皮肤上旋转，以贴压处有胀、酸、痛或轻微刺痛为度。每次每穴揉按3～5分钟，每天3～5次。这种方法属于补法，具有补虚的作用，一般人都可以使用，但如果是久病体弱、年老体衰及耳部反射区过敏者则必须选择此种方法。

对压刺激法：这是一种最简单的方法，具体操作如下：用拇指和示指置于耳郭的正、背面，相对压迫贴于耳朵上的贴压物，拇、示指可边压边左右移动或做圆形移动，寻找痛、胀较明显的位置，一旦找到，则最好持续按压20～30秒钟，使贴压处出现沉、重、胀、痛感。另外，还可以在耳郭前面和背面同时进行贴压，这种方法刺激会更大。每日按压3～5次。

值得注意的是，这种手法是一种强刺激手法，属于泻法，对于实证、年轻力壮的患者、内脏痉挛性疼痛、躯体露痛及急性炎症有较好的疗效，但不适合体质虚弱的人，如老人、儿童、孕妇等。

点压刺激法：用指尖一压一松、间断地按压耳穴，每次间隔0.5秒。本法不宜用力过重，以被按压处感到胀而略感沉重刺痛为度。视具体病症和本人耐受程度，每穴每次可点压20～30下，每日3～5次。这种手法是一种弱刺激手法，也属于补法，比较适用于各种虚证、慢性病，如神经衰弱、失眠、心悸、头晕等。

直压刺激法：以指尖垂直按压贴压物，至贴压处产生胀、痛感。持续按压20～30秒，间隔一会儿，重复按压，每穴区4～6次，每日按压3～5次。这种手法也是一种强刺激手法，强度弱于对压刺激法，仍属于泻法，其适应证同对压法。

值得注意的是，有些耳部反射区难以用对压法，如：交感、艇角、大肠等反射区，用泻法时，多用直压法。另外，耳甲腔、耳甲艇的反射区也常用直压法。

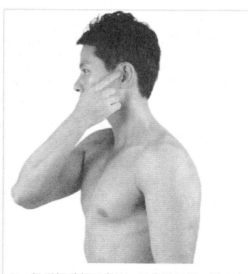

◎一般耳部反射区疗法，通常采用揉、压、点等，对痛点进行刺激治疗。

耳部反射区疗法的分类

我们知道，进行耳部反射区疗法需要借助如王不留行籽、磁珠等工具，因为相对于耳部反射区来说，我们的手指太大了，不能有针对性地刺激相关反射区。实际上，每种工具对耳部产生的效用也是不同的，我们可以根据自己身体的不同需要进行选择工具的种类。

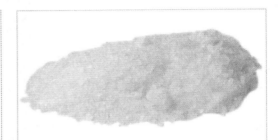

◎冰片具有开窍醒神、清热止痛的功效。可治热病神昏，常用于耳疗及痉厥、中风痰厥等症。

根据身体的需要选择耳疗工具

王不留行籽耳疗法	王不留行籽是一种中药，它可以入身体的肝、胃两经，具有行血通经、催生下乳、消肿敛疮等功效。采用这种方法，可以治疗妇女经闭、乳汁不通、难产、血淋、痈肿、金疮出血等症状
冰片耳疗法	冰片也是一种中药成分，其性味辛苦凉，入心、肺经，功用通话窍、散郁火、去翳明目、消肿止痛。采用这种方法，可以治疗中风口喋、热病神昏、惊痫痰迷、气闭耳聋、喉痹、口疮；中耳炎、痈肿、痔疮、蛲虫病
绿豆耳疗法	绿豆性味甘凉，入心、胃经，功用清热解毒、清暑利水。采用这种方法，可以治暑热烦渴、水肿、泻痢、丹毒、痈肿，解热、解药毒
油菜籽耳压法	油菜籽性味辛温，无毒，功用行血、破气、消肿、散结。采用这种访求，可以治产后血滞腹痛、血痢、肿毒、痔漏
六神丸耳疗法	六神丸是一种中成药方剂，由麝香、牛黄、冰片、珍珠、蟾酥、雄黄六味中药组成，功能解毒消肿止痛。采用这种方法，可以治疗烂喉丹痧、喉风、乳蛾、咽喉肿痛、咽下困难、痈疽疮疖等症
人丹耳疗法	人丹也是一种中药方剂，由薄荷脑、冰片、丁香酚、儿茶（或茶膏）及芳香健脾胃等药组成。采用这种方法，可以治疗眩晕、神经官能症、中暑等，并且对戒烟也非常有效
磁珠耳疗法	磁珠在市场上就有售卖，一般有30～150毫特斯拉（300～1500高斯）等不同规格，可随意选用，但磁体的面积和体积不宜过大。选用这种方法，可以促进新陈代谢，改善血液循环，调节神经功能，增强抗感染、抗炎等作用，能够消炎、消肿、镇痛、止痒、止喘，镇静、安神、降压、降血脂等
其他耳疗法	在临床应用可根据药物的作用而选用一些其他的药物种子来进行耳疗，以起到耳压与药物的作用。如白茶子用于呼吸道疾病，肥胖症，色觉障碍；酸枣仁用于失眠；草决明用于呃逆；莱菔子用于头痛；黄荆子用于治疗竞技综合征；菟丝子用于月经不调；急性子用于近视眼；黍米用于梅尼埃病

耳部反射区的提捏法

耳部约6厘米长短，其外形似贝壳，又好像是一个蜷缩在母腹子宫中的胎儿。它是听觉器官的组成部分，不仅能帮助收集来自各方面的声音，将声音传入耳道内，还可以帮助人们准确地判断声源的方向。事实上，耳的作用还不止这些，早在公元前，我国第一部医学著作《黄帝内经》中曾说："耳者，宗脉之所聚之地。"它认为，耳朵不是一个孤立的器官，它和全身经络及五脏六腑都存在着密切的联系。

现代医学研究把耳郭比喻为缩小的人体，它与各个器官组织都有一定的联系，人体各器官组织在耳郭的局部皮肤上都有相应的刺激点，一旦器官组织发生病变，耳上的某个特定部位就会产生一定的变化和反应。因此刺激某个耳穴时，就可以诊断和治疗体内相应部位的疾病。一些有经验的医学专家可以通过耳部皮肤颜色的深浅变化，有无凹凸变形、结节或脱屑，毛细血管是否充盈等协助诊断疾病。

耳部反射区按摩的方法

提拉耳尖法	用双手的拇指、示指捏耳上部，先揉捏此处，然后往上提揪15～20次，直至该处充血发热。此处主要有人体的盆腔、内外生殖器、足部、踝、膝等部位的反射区
上下按摩耳轮，并向外拉	以拇、示二指沿耳轮上下来回按压、揉捏耳轮，使之发热发烫，然后向外拉耳朵15～20次。耳轮处主要有颈椎、腰椎、胸椎、腰骶椎、肩、肘等部位的反射区
双手扫耳	以双手把耳朵由后向前扫，这时会听到"嚓嚓"的声音。每次20～30下，每天数次
下拉耳垂法	先将耳垂揉捏、搓热，然后向下拉耳垂15～20次，使之发热发烫。耳垂处的穴位有头、额、眼、舌、牙、面颊等部位的反射区
搓耳	握住双耳郭，先从前向后搓49次，再从后向前搓49次，以耳郭皮肤略有潮红、局部稍有烘热感为宜。每天早、晚各进行1次。搓过双耳后会有一种神志清爽、容光焕发的感觉
按压耳窝	先按压外耳道开口边的凹陷处，此处有心、肺、气管、三焦等部位的反射区，按压15～20下，直至此处发热发烫。然后按压上边凹陷处，此处有脾、胃、肝、胆、大肠、小肠、肾、膀胱等部位的反射区，来回摩擦按压15～20次
注意事项	基本上将耳部各处都按摩到了，按摩的程度一定要有发热发烫的感觉，这样可促进耳部的血液循环，治疗的信息就会通过体内的传导经络传导到相应的脏腑，改善相应脏腑的功能，起到治病和保健的作用

常见病耳部反射区自愈处方

下面将为大家介绍几种常见病的耳部反射区自愈处方。

1.晕船、晕车的耳部反射区自愈处方

（1）耳部反射区选用

主治反射区：晕点、内耳、皮质下、胃。

配用反射区：贲门、枕、风溪穴。

（2）反射区按揉方法

取以上2～3个主治反射区，必要时加配用反射区，一般用王不留行籽贴压，亦可用磁珠贴压，或麝香虎骨膏粘王不留行籽贴压。取双侧耳部反射区，以对压或直压手法按压，强刺激。一般多在乘车、船、机前30～60分钟开始贴压，到运行结束。

2.戒断综合征的耳部反射区自愈处方

（1）戒烟时以肺、神门、皮质下、胃为主反射区，每次取一侧耳穴的敏感点

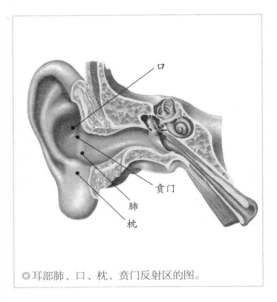

◎耳部肺、口、枕、贲门反射区的图。

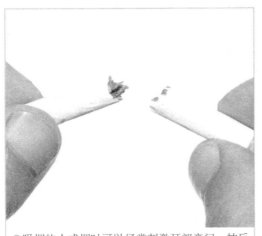

◎吸烟的人戒烟时可以经常刺激耳部贲门、枕反射区。

进行贴压。每天在早、中、晚及欲抽烟时进行按压，以局部疼痛、发热为度，保留3～5日后换反射区。本疗法对主动戒烟者的有效率在85％左右，一般在3～5日产生明显疗效。如能克制在劳累、紧张或旁人劝烟时产生欲烟的冲动，则可保证戒烟的远期疗效。

（2）戒酒时以醉点、胃、口、心、神门、内分泌、皮质下为主反射区，在双侧耳郭上寻找压痛敏感点1～4个，采用压丸法，每日在饭前或欲饮酒时按压3～5分钟，强刺激至痛不可忍为上，3日换穴1次，4～8次为1个疗程。耳穴戒酒的有效率在80％左右，对被动戒酒者无效。

（3）吸毒者在药物戒毒过程中常出现一系列戒断症状，如失眠，焦虑，易怒，疲乏，广泛性疼痛，心境恶劣等。尤

其在戒毒后期，药物用量少时，上述症状更为明显。耳穴疗法能有效地控制戒断症状，已成为配合药物来戒毒的有效手段之一。常取肺、口、神门、皮质下、交感、心、肾、内分泌等反射区，用王不留行籽进行按压，根据戒断症状的不同进行随症加减。

3.尿频的耳部反射区自愈处方

（1）耳部反射区选用

主治反射区：肾、膀胱、尿道、缘中。

配用反射区：皮质下、心、内分泌。

（2）反射区按揉方法

取主反射区，然后随证选1~2个配用反射区，用王不留行籽或磁珠贴压，以点压或按揉手法按压，每次取一侧耳穴，2~3日1换，左右交替进行，5次为1个疗程。

4.泌尿系结石的耳部反射区自愈处方

（1）耳部反射区选用

主治反射区：尿道、肾、膀胱、输尿管、交感、神门、庭中。

配用反射区：肝、皮质下、腰肌、腹。

（2）反射区按揉方法

按结石发生部位来辨证选取5~7个反射区，采用王不留行籽或磁珠贴压。以直压法和对压法为主，急性期疼痛剧烈时宜强刺激。每次贴压1侧耳穴，两侧交替进行，隔日1次，10次为1个疗程，疗程间隔3~5日。

5.过敏性鼻炎的耳部反射区自愈处方

（1）耳部反射区选用

主治反射区：内鼻、外鼻、肺、风溪、内分泌、额。

配用反射区：脾、肾上腺、肾。

（2）反射区的按揉方法

取主反射区和配用反射区3~5个。用磁珠或王不留行籽贴压。每次取一侧耳部反射区，双耳交替，每2~3日更换1次，10次为1个疗程。疗程间休息10日。发作频繁时贴双侧耳部反射区，3日换1次，2次治疗间休息1日。

6.扁桃体炎的耳部反射区自愈处方

（1）耳部反射区选用

主治反射区：扁桃体、咽喉、耳轮、口。

配用反射区：肺、胃、耳尖、肾上腺。

（2）反射区的按揉方法

选用王不留行籽、六神丸或磁珠，其中以磁珠贴压效果最好。用直压或对压手法，急性者用强刺激，每次取一侧耳穴，双耳交替，2~3日1换，5次为1个疗程。

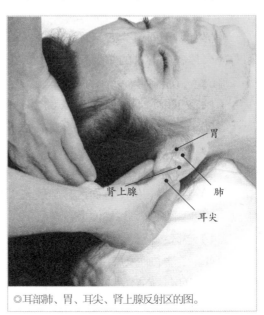

◎耳部肺、胃、耳尖、肾上腺反射区的图。

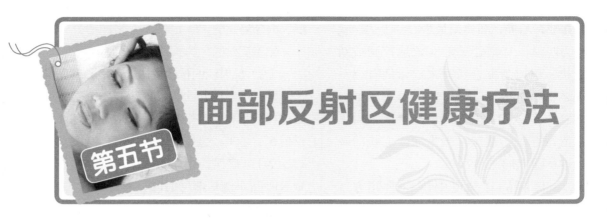

第五节

面部反射区健康疗法

面部反射区全知道

面部是人体的重要部位，上部为额头，中部为颧骨，两旁为颊。人体五官分布于面部。面部肌肉有发达的表情肌、咀嚼肌，有丰富的毛细血管和神经末梢分布其间，使面部对外界环境和内环境的刺激更加敏感。

和其他全息反射区一样，面部也是人体的一个全息胚，不同的部位对应着人体相应的器官。下面就为大家详细介绍面部相对应人体各个器官的主要反射区分别在什么部位。

（1）头面区：位于额正中点。主治输尿管结石、肾积水、排尿困难和毒血症等。

（2）肺区：两眉内端连线中点。主治感冒、咳嗽、哮喘等呼吸道疾病。

（3）咽喉区：位于首面区、肺区连线中点。主治咽喉肿痛、扁桃体炎、咳嗽等。

（4）心区：位于鼻梁上，两侧目内眦连线中点。主治心脏疾患，心肌缺血等。

（5）肝区：心区之下，两颧之间，鼻骨与鼻软骨交界处。主治黄疸、眩晕、胁痛、胆囊炎等。

（6）脾区：位于鼻尖处。主治食少、纳呆、泄泻、水肿、痰饮等。

（7）膀胱区、子宫区：人中沟中点。主治痛经、闭经、癃闭、淋证等。

（8）胆区（双）：肝区两旁。主治黄疸、胁痛、胆囊炎、恶心、呕吐、失眠等。

（9）胃区（双）：脾区两旁，胆区之下，在鼻翼中央处。主治胃痛、呃逆、呕吐等。

（10）胸（乳房）区（双）：位于心区与目内眦连线之中点。主治乳汁缺少、乳腺增生、胸闷等。

（11）小肠区（双）：胆区、胃区连线中点外方，瞳孔直下。主治泄泻、淋证等。

（12）大肠区（双）：目外眦直下方，颧骨下缘。主治便秘、腹泻、痔疮、痢疾等。

（13）肾区（双）：大肠区外方颊部。主治肾虚诸症以及尿痛、少尿、阳痿等。

（14）脐区（双）：位于肾区下3分处。主治腹痛、泄泻等。

（15）背区（双）：颊部中央外后方1

寸处。主治腰痛、颈背痛等。

（16）肩区（双）：目外眦直下方，胆区外方。主治肩臂疼痛、扭伤、肩周炎等。

（17）臂区（双）：位于肩区外与下关穴直上交点处。主治肩臂肿痛、痿软无力等。

（18）手区（双）：位于臂区下方，颧骨弓下缘处。主治手肿而痛、类风湿等。

（19）股里区（双）：口角旁开5分，近地仓穴。主治股内侧痛、肌肉拉伤等。

（20）大腿区（双）：位于耳垂与下颌角连线中上1/3交界处。主治大腿扭伤、坐骨神经痛等。

（21）膝区（双）：耳垂与下颌角连线中下1/3交界处。主治臃肿、风湿性膝关节炎等。

面部反射区疗法的注意事项

面部是人体的重要部位，上部为额头，中部为颧骨，两旁为颊。人体五官分布于面部。

因为面部离大脑非常近，面部反射区疗法需要格外谨慎，否则不仅疾病得不到根除，反倒把原有的健康破坏了。

面部反射区按摩保健法适应证广泛，内、外、妇、儿、五官、皮肤等科的一些病症均可使用面部反射区按摩法。

面部反射区疗法的注意事项

消毒	因面部居于身体首要部位，血管又非常密集，应注意严格消毒，防止感染；要避开瘢痕组织，以免引起出血或疼痛
清理面部	在进行面部按摩之前，最好先清理面部污垢，保持面部清爽，否则这些污垢可能在按摩过程中侵入皮肤，形成体内毒素
按摩介质	由于面部皮肤细嫩，按摩时最好采用按摩介质以减少对皮肤的损伤。
出汗	面部按摩不能在大量出汗之后进行
工具	面部神经丰富，非常敏感，面部反射区刺激方法以手部按摩为主，尽量不要使用其他工具
手法	面部反射区按摩刺激手法应尽量轻柔，避免手法过重和刺激过强，以减少疼痛，以患者适宜为度
疾病	面部反射区治疗比较重大的疾病的时候，不能急于求成，增加面部按摩幅度，否则可能产生不良后果
规律	进行面部反射区治疗，要有规律，并且要坚持下去，不能三天打鱼两天晒网，否则是没有效果的
环境	进行面部按摩之时，不应在寒冷的地方，否则寒邪可能会侵入人体
时间	面部反射区治疗，最好不要在晚上，因为刺激面部可能会让人兴奋，影响睡眠

面部反射区的作用

从中医学上讲，人的面部有人体五脏六腑的反射区。所以，从人的面部就可以诊断出人体五脏六腑哪里出了问题，以便及时做出调节，避免更严重的问题出现。

面部反射区按摩保健法的适应证大致体现在以下几个方面。

（1）对神经系统表现在头面部的疾患，如面瘫、面肌痉挛、眼睑下垂、三叉神经痛等病症，效果明显，尤其是周围性面瘫，通过面部反射区按摩，可以大大缩短其恢复时间。

（2）对神经官能症和各种功能性疾患，如失眠、更年期综合征、神经性呕吐、呃逆等，面部按摩疗法有良好的调整作用。

需要指出的是，面部反射区按摩保健法的作用主要体现在保健作用上，对一些器质性疾病或功能性疾病症状严重者，首先应予以明确诊断，防止误诊，耽误病情。面部按摩对人体生理功能的调节作用明显，但其调整范围有一定限度，因而往往在治疗疾病时将其作为主要辅助方法使用，不宜单独使用。

面部反射区与脏腑

心脏反射区	此处出现横纹或横纹比较明显，证明心律不齐或心脏状况不好
胃反射区	若鼻翼发红，是胃火，易饥饿、口臭。有红血丝且比较严重，一般是胃炎
脑反射区	此处出现竖纹，竖纹很深并且该部位发红，证明此人心脑血管供血不足、头痛、神经衰弱、多梦、睡眠不良、心悸、烦躁等
肝反射区	若这个部位发青暗或有斑，可能是脂肪肝。若这个部位有青春痘，证明此人肝火旺。若太阳穴处有斑，证明肝功能衰弱
肺反射区	若额头中间比较凹，且颜色晦暗，或发青或有斑，说明此人肺部有疾病；若两眉头部位有痣、瘊子或发白，则证明此人有咽喉炎，或扁桃体炎，或胸闷气短，或肺有病
脾反射区	若鼻头发红或酒糟鼻或者鼻头肿大，证明脾热或脾大，一般感觉身重、脸颊疼、心烦等。若鼻头发黄或白，是脾虚，会出现汗多、畏风、四肢懒动、倦怠、不嗜食等
胸（乳房）反射区	若男性此部位晦暗或发青，说明他胸闷气短。若女性此部位晦暗或发青，说明她经期时乳房胀痛
胆反射区	若此部位有红血丝状、青春痘，或早晨起床后嘴里发苦，说明胆部有了较微炎症；若有斑，可能有胆囊炎
肾反射区	若此部位有红血丝、青春痘，或有斑，证明此人肾虚，易倦怠，腰背及腿部酸疼。此部位有很深且大的斑，极有可能是肾结石
膀胱反射区	此部位发红，有红血丝、青春痘、生疮等，证明有膀胱炎，尿频尿急等症。鼻根发红，但尿不频且整个鼻梁骨发红，则是鼻炎

面部反射区疗法的宜忌

我们知道，头部是人体的司令部，对人体的健康来说非常关键，再加上头部反射区相对又非常敏感，因此有一些疾病不能通过面部反射区来治疗，否则可能就会带来不良的后果。

下面，我们就把哪些病适合面部反射区治疗，哪些病不适合面部反射区治疗告诉大家，希望大家能够认识到利害关系，不要盲目施治。

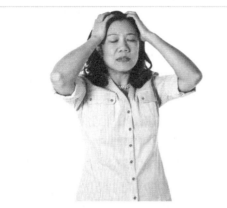

◎血管性头痛、高血压性头痛等适合采用面部反射区疗法来治疗。

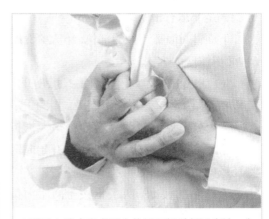

◎严重心脏病患者不宜使用面部反射区疗法。如需采用，手法要轻，防止强刺激。

面部反射区疗法宜忌

适宜疾病	（1）疼痛性疾病。 疼痛性疾病如神经性疼痛，包括血管性头痛、高血压性头痛、神经衰弱性头痛以及三叉神经痛、肋间神经痛、疱疹后神经痛、闭孔神经痛、坐骨神经痛等。创伤性疼痛，包括扭伤、挫伤、落枕、骨折、分娩性疼痛及各种手术后疼痛。炎症性疼痛，包括中耳炎、牙周炎、胆囊炎、阑尾炎、肿瘤压迫神经所致的疼痛。多种绞痛，包括结石引起的胆绞痛与肾绞痛、肠绞痛（属功能性的）等。 （2）功能性疾病。 功能性疾病如神经衰弱、性功能紊乱、多汗症、肠胃功能紊乱、瘫症、功能性心律失常、心胆综合征等。 （3）代谢性疾病。 代谢性疾病包括糖尿病、高脂血症、单纯性甲状腺肿、甲状腺功能亢进以及过敏性疾病
不适宜疾病	（1）严重心脏病患者不宜使用。如需采用，手法要轻，防止强刺激。 （2）面部穴点处如有红肿、疮疖或溃疡、外伤时，暂不宜按摩。 （3）孕妇在怀孕40天至3个月期间不宜按摩，以免引起流产，特别是生殖反射区，要减小刺激强度。 （4）如患有出血性疾病或有高热、心衰等病患者，宜慎用面部全息按摩疗法

面部反射区疗法的常用手法

面部是我们人体的一个全息胚，经常对面部进行按摩，不仅可以使我们的面部皮肤血管扩张、血液循环加强，面部温度升高，使皮肤有效地吸收养分，从而让皮肤光滑红润，减少皱纹，而且对我们整个的身体健康都是非常有帮助的。

下面针对面部不同的部位，给大家介绍5种面部按摩的方法。

（1）嘴部按摩。端坐，两手五指分开，掌心相对，两对大拇指按下颌处。用两手示指从人中处开始向两侧轻轻推摩至大拇指处，然后，又用示指从下巴处正中开始向两侧轻轻推摩做4个8拍。

（2）鼻部按摩。两手指按于两眼内角处，自上而下沿着鼻翼两侧向下轻轻推摩，做4个8拍。

（3）眼部按摩。端坐，两手掌心相对，大拇指按于两侧太阳穴；反过来用两手示指从内眼角处开始，沿着眼眶向两侧轻轻刮摩至太阳穴，做4个8拍。

（4）额部按摩。端坐，两手掌心相对，大拇指按于太阳穴，两手其他手指位于前额正中，手指从前额正中开始，分别向左右轻轻推摩至太阳穴，并用两手示指在太阳穴轻轻按摩4次。如此反复做4个8拍。

（5）面部按摩。端坐，两手掌心相对，大拇指位于下颌处，两手中指位于鼻翼两侧。两手中指向上推摩至前额正中，随后，向两侧推摩至太阳穴，用两手的示指和中指分别沿着自己的脸向下轻轻推摩至下颌处，共做8个8拍。

另外，按摩面部还应注意以下几点。

（1）按摩前应把手清洗干净，将指甲修齐。冬季按摩时，手温不能低于面部温度。

（2）按摩时应顺着肌肉纹路的方向。

（3）当按摩部位的皮肤出现损伤时，应暂停按摩。

（4）人处于饥饿状态时，不宜按摩。

◎经常对面部进行按摩，可以使我们的面部皮肤有效地吸收养分。所以面部反射区疗法除了能治疗疾病还有美容养颜的作用。

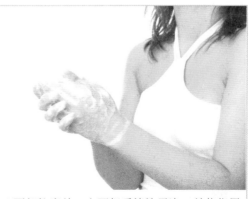

◎面部按摩前一定要把手清洗干净，并将指甲修齐。

常见病面部反射区自愈处方

下面是几则常见病的面部反射区自愈处方，使大家调出我们的面部大药，为健康保驾护航。

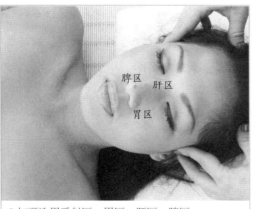

◎打嗝选用反射区：胃区、肝区、脾区。

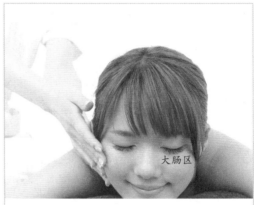

◎痔疮选用反射区：大肠区、肝区、胃区等。

常见病的面部反射区自愈处方

打嗝	（1）选用反射区：胃区、肝区、脾区。 （2）操作方法：在面部涂抹按摩介质，用拂法和拇指平推法使面部放松并产生温热感。中指揉、点胃区各3～5分钟，每分钟60～100次，至局部产生温热感。点按脾区、肝区各3～5分钟，每分钟100～200次，至局部产生酸痛感为度。做面部放松。结束治疗
眩晕	（1）选用反射区：头面区、心区、肝区、肾区、胸（乳房）区。 （2）操作方法：在面部均匀涂抹按摩介质。用拂法和拇指平推法使面部放松并产生温热感。中指揉、点头面各3～5分钟，每分钟60～100次，至局部产生温热感。点按心区、肝区、肾区各3～5分钟，每分钟100～200次。点揉胸（乳房）区各3～5分钟。做面部放松，结束治疗
胆结石	（1）选用反射区：胆区、肝区、脾区、胃区。 （2）操作方法：在面部均匀涂抹按摩介质。用拂法和拇指平推法使面部放松并产生温热感。中指揉、点胆区3～5分钟，每分钟60～100次，至局部产生温热感。点按肝区、脾区、胃区3～5分钟，每分钟100～200次，至局部产生酸痛感为度。做面部放松，结束治疗
痔疮	（1）选用反射区：大肠区、肝区、胆区、脾区、胃区。 （2）操作方法：在面部均匀涂抹按摩介质。用拂法和拇指平推法使面部放松并产生温热感。中指揉大肠区3～5分钟，每分钟60～100次，至局部产生温热感。点按肝区、胆区、脾区、胃区各3～5分钟，每分钟100～200次，至局部产生酸痛感为度。做面部放松，结束治疗

月经不调	（1）选用反射区：子宫区、肝区、脾区。 （2）操作方法：在面部均匀涂抹按摩介质，用拂法和拇指平推法使面部放松并产生温热感。中指揉、点子宫区3～5分钟，每分钟60～100次，至局部产生温热感。点按肝区、脾区各3～5分钟，每分钟100～200次，至局部产生酸痛感为度。做面部放松，结束治疗
妊娠呕吐	（1）选用反射区：子宫区、胃区、肝区、胆区。 （2）操作方法：在面部均匀涂抹按摩介质，用拂法和拇指平推法使面部放松并产生温热感。中指揉、点子宫区3～5分钟，每分钟60～100次，至局部产生温热感。点按胃区、肝区、胆区各3～5分钟，每分钟100～200次，至局部产生酸痛感为度。做面部放松，结束治疗
斜视	（1）选用反射区：首面区、肝区。 （2）操作方法：在面部均匀涂抹按摩介质，用拂法和拇指平推法使面部放松并产生温热感。中指揉、点头面区3～5分钟，每分钟60～100次，至局部产生温热感。点按肝区3～5分钟，每分钟100～200次，至局部产生酸痛感为度。做面部放松，结束治疗
慢性咽炎	（1）选用反射区：咽喉区、肺区、首面区、肝区、脾区。 （2）操作方法：在面部均匀涂抹按摩介质，用拂法和拇指平推法使面部放松并产生温热感。中指揉、点咽喉区3～5分钟，每分钟60～100次，至局部产生温热感。点按肺区、头面区、肝区、脾区各3～5分钟，每分钟100～200次，至局部产生酸痛感为度。做面部放松，结束治疗
眼圈青黑	（1）选用反射区：首面区、肾区、肝区。 （2）操作方法：在面部均匀涂抹按摩介质，用拂法和拇指平推法使面部放松并产生温热感。中指揉、点首面区3～5分钟，每分钟60～100次，至局部产生温热感。点按肝区、肾区3～5分钟，每分钟100～200次，至局部、产生酸痛感为度。做面部放松，结束治疗
脱发	（1）选用反射区：首面区、肾区、脾区、肺区。 （2）操作方法：在面部均匀涂抹按摩介质，用拂法和拇指平推法使面部放松并产生温热感。中指揉、点头面区3～5分钟，每分钟60～100次，至局部产生温热感。点按肾区、脾区、肺区3～5分钟，每分钟100～200次，至局部产生酸痛感为度。做面部放松，结束治疗

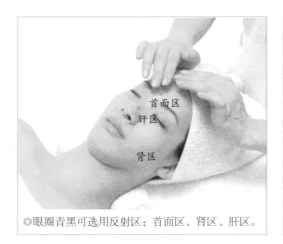

◎眼圈青黑可选用反射区：首面区、肾区、肝区。

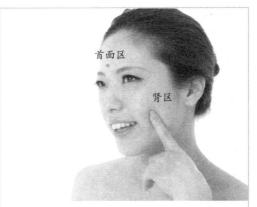

◎常按摩首面区、肾区可以预防脱发。

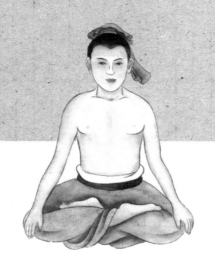

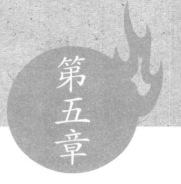

第五章

骨正筋柔而握固

——养好筋骨寿命长

●筋骨，其意是指筋肉和骨头，泛指体格。而在中国传统养生文化中，筋占据了重要的地位，古人修炼的很多武功都与筋有关。同样骨头是一个人成长、生存的基础，是我们的"主心骨"，所以一个人要想健康长寿，首先就要养护骨骼。

筋长一寸，寿延十年

第一节

"老筋长，寿命长"——练筋才能更长寿

在中国传统养生文化中，筋占据了重要的地位，古人修炼的很多武功都与筋有关，比如我们经常在影视剧里看到的分筋错骨手、分筋擒拿法、收筋缩骨法等，甚至还有一本专门的书是用来练筋的，那就是我们非常熟悉的《易筋经》。

为什么筋这样重要？我们还是先来了解一下什么是筋。《易筋经》云："筋乃人之经络，骨节之外，肌肉之内，四肢百骸，无处非筋，无处非络，联络周身，通行血脉而为精神之辅。"

筋附着在骨头上，起到收缩肌肉，活动关节和固定的作用，人体的活动全靠它来支配。可以说，如果人体没了筋，就会成为一堆毫无活力的骨头和肉。中医认为，肌肉的力量源于筋，所谓"筋长者力大"，筋受伤了自然使不出力气来，尤其是后脚跟这根大筋，支撑着身体全部的重量。

筋的最基本功能是伸缩，牵引关节做出各种动作，古代有许多功夫高手，能

够年过百岁而不衰，与练筋是分不开的。不过，需要注意的是，练筋还需要特殊的方法，我们平常所进行的跑步、登山等运动活动的主要是肌肉，由于肌肉组织的粗纤维之间有很多的毛细血管，其活动需要大量的供血来完成，这样会使脉搏加快，造成人体缺氧而呼吸急促，这时体内的筋还远远达不到锻炼的目的。

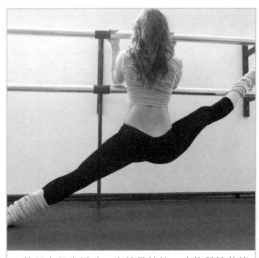

◎筋只有经常活动，也就是抻拉，才能保持伸缩力、弹性。

筋缩，让你不能弯腰下蹲的祸根

筋缩，也许对很多人来说还很陌生，即使偶尔听之也没有很深刻的认识。筋缩有怎么样的病症？是怎样引起的？如何治疗？什么人易得此病。下面将一一介绍。

古医典著将伤筋类分为：筋断、筋走、筋强、筋挛、筋翻、筋缩等，筋缩算是其中一个。临床试验并不多。

筋，是中医的称呼，在现代西医常将之称为肌腱、韧带、腱膜等。缩，有收缩和痉挛的意思。简单地说，筋缩就是筋的缩短，因此导致活动功能受到限制。筋受伤了，会产生反射性的收缩和痉挛；一些成天坐办公室的职场人士比较容易造成筋缩；还有些人，先天就不能弯腰，这也是筋缩。

古人常说："劳心者筋缩，劳力者筋健。"古时候交通不发达，人们行动就以步行为主，富贵人家的主子才坐轿子，不活动腿脚，时间长了就容易筋缩。这也极像现代人，出门车代步，电梯代楼梯。好多领导50多岁，就伸不直腿，弯不下腰了。还有就是办公室地方有限，没有很宽裕的地方摆放电脑，电脑桌下没有足够的空间让双脚伸张活动，加上不正确的坐姿，背腿的筋肌渐渐收缩，日子久了，便会造成一条或两条腿的筋缩。有些爱好运动的人也会筋缩，为此他们很不得其解。那要问下自己运动前有没有做热身运动？是否认真地做过拉筋舒展运动？还是在热身运动的时候随便动动手脚，转转腰背，挥挥手臂，几分钟了事。这已经算不错的了，很多人根本就不做热身运动。

一般而言，年轻人或成年人即使有筋缩，对生活一般也没有多大影响，但当他们感到腰、背痛时，也不会认为是筋缩，其实这正是筋缩的前兆。

筋缩可能会带来15种症状：颈紧痛，腰强弯腰，不能弯腰，背紧痛，腿痛及麻痹，不能蹲下，长短腿，转身不灵活，手不能伸屈，肌肉收缩或萎缩，脚跟的筋有放射性的牵引痛，步法开展不大，密步行走，髋关节的韧带有拉紧的感觉，大腿既不能抬举亦不能横展，手、脚、肘、膝活动不顺。

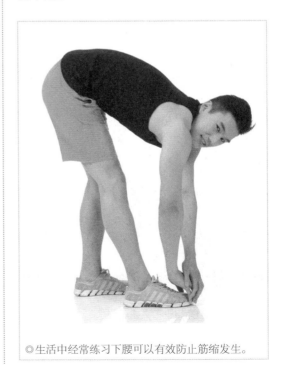

◎生活中经常练习下腰可以有效防止筋缩发生。

伤筋动骨，把筋养好才能活动自如

"伤筋动骨一百天"是中国民间的一种传统说法，意思是说，患者伤筋断骨后愈合起来大概需要一百天的时间，在这个时间内患者应该好好疗养，不能着急，更不能乱动。关于这种说法，自古以来就有很多争论，而争论的焦点则主要是骨折之后是否真的需要100天才能够痊愈。

有人认为，骨折愈合是一个连续不断的过程：第一期称为血肿机化期，指骨折后6~8小时内血肿开始形成凝血块，随后毛细血管及各相关组织、细胞等经过一系列的变化，使骨折断端初步连接在一起，全部耗时2~3周。第二期称为原始骨痂形成期，所谓骨痂，指骨头受伤后的伤痂，即皮肤愈合初的血痂。这一时期，骨折断端的纤维结缔组织，经过软骨细胞的增生、变性、钙化而骨

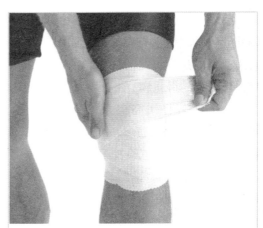

◎生活中一旦发生了伤筋动骨的情况，一定要静养，就算是要活动也要量力而行。

化，一共需要4~8周。第三期称为骨痂改造期，指原始骨痂进行改造，成骨细胞增生，相关骨组织也逐步完善，使骨折断端形成骨性连接，需要8~12周。就这样，历时大约3个月，骨折完成伤处愈合。所以人们常说"伤筋动骨一百天"，是有道理的。

然而，另外一些人则认为，骨折愈合过程受到许多因素的影响，如年龄、身体情况、损伤部位、损伤程度等，"伤筋动骨一百天"只不过是一种简单朴素的认识，不能一概而论，如股骨骨折的小儿一个月左右就可基本愈合，成年人则往往需要3个月以上才能愈合。有些骨折，如股骨颈骨折，患肢固定超过一百天也未必愈合，更谈不上活动了。

事实上，这些说法都是有道理的，但是没有抓住这句话的精髓。其实，

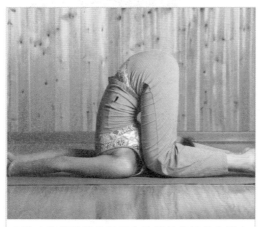

◎防止伤筋动骨的最好方法就是在日常生活中经常锻炼筋骨的承受能力。

"伤筋动骨一百天"的关键点不在骨，而在于筋。

前面已经说过，筋在人体中起到联系骨，组成关节和活动关节的作用，任何导致筋的位置、顺序、结构、走行方向异常的因素，均能使筋的作用失常或丧失，也就是所谓的"伤筋"。一般来说，骨折患者都会伴有伤筋，而相对于骨骼愈合来说，伤筋动骨之后，筋的修复则更加困难。

所谓"肾主骨生髓"，只要一个人的肾没有问题，那么骨头自己就可以愈合，可以生长，并且骨折的地方如果愈合得好，是会和原来一样的。然而，筋就不同了，它本身是不会愈合的，是需要增生出来的瘢痕把断裂或者撕裂的地方连接起来的，叫作瘢痕愈合。一般来说，伤筋动骨之后，患者很容易发生重力性水肿、肌萎缩、韧带松弛、关节僵直、创伤性关节炎等并发症或后遗症，这些都是由于筋没养好造成的。由于筋出现了问题，自然就会减缓骨的愈合，即使骨完全愈合了，没有筋的拉动、连接，也是不能自由活动的。

那么，伤筋动骨之后怎样养筋，才能让它在这一百天左右的时间里顺利恢复呢？这里我们给大家几点建议。

1.在4～6周内固定患肢

在医学上，人体韧带等软组织损伤的修复时间一般在4～6周。这段时间内患者应该固定患肢以促进损伤的修复，很多伤筋患者之所以留下后遗症，大都是因为在规定时间内没有严格固定患肢而导致

的。另外，患肢在4～6周后应该逐渐恢复正常活动，否则容易引起筋缩。

2.息怒养筋

中医认为："肝主筋，其华在爪"。肝的精气充足，方能养筋。反之，肝虚则筋气不舒，筋自然得不到滋养。另外，中医还认为，"怒伤肝"，所以我们在伤筋之后，一定要注意调节情志，不要动不动就发怒，这对身体的恢复极为不利。

3.合理膳食

强筋健骨首先需要合理膳食的保证。中医认为，"辛养筋"，伤筋之后，多吃一些姜是有好处的。另外，再给大家推荐一种"酒蟹"，在古代是皇帝的御用养筋方，养筋效果非常好。方法为：用清酒和盐把蟹浸一夜，拿掉螃蟹排出的脏物，再加上花椒和盐，另外在干净的器皿里加一些酒，倒入原来浸蟹的汁，一起烧开，冷却后倒入蟹中，汁必须将蟹完全浸没，这样就可以了。这种酒蟹可以佐餐食用，每次酌量。

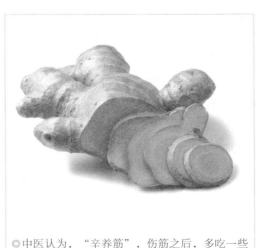

◎中医认为，"辛养筋"，伤筋之后，多吃一些姜是有好处的。

助你长寿的经典——生命十二式易筋经

生命十二式易筋经主要通过上肢运动而运气壮力、活血舒筋，影响全身。

练功时，早晨面向东立，消除杂念，聚精会神，通身不必用力，使"气"贯于两手。边做边默念数字。

第1式：两脚分开，距离同肩宽；两眼向前看，两肘稍屈，掌心向下；每默数一字，手指向上一翘，手掌向下一按；一翘一按为1次，共默数49次。

第2式：两手放在大腿前面，握拳，拇指伸直，两拇指指端相对；每默数一字，拇指向上一翘，4指一紧，一翘一紧，共默数49次。

第3式：两手拇指先屈于掌内，然后4指握拳，两臂垂于体侧，拳孔向前；每默数一字，将拳一紧，紧后即松，一紧一松为1次，默数49次。

第4式：两臂从下向前缓缓举起，高与肩平，两肘稍屈，拳心相对(1尺左右)；每默数一字，将拳一紧，紧后即松，一紧一松，默数49次。

第5式：两臂缓缓向上举，拳心相对，两臂稍屈；两臂不可紧靠头部，上举时两脚跟提起；每默数一字，将拳一紧，两脚跟一起一落，默数49次。

第6式：两臂左右平举，屈肘，两拳对两耳(距离1寸)，虎口对两肩；每默数一字，将拳一紧，紧后即松，一紧一松为1次，默数49次。

第7式：两臂左右侧平举，高与肩平，虎口向上，两肩略向后仰，胸部略向前，两臂上举同时脚趾离地，脚掌着地；每默数一字，将拳一紧，紧后即松，一紧一松为1次，默数49次。

第8式：两臂向前平举，高与肩平，两肘不屈，两拳距离5～6寸，虎口向上；每默数一字，将拳一紧，紧后即松，一紧一松为1次，默数49次。

第9式：两臂左右分开，屈肘至胸部，然后翻两拳向外至鼻前，两拳距离约2寸，拳心向外；每默数一字，将拳一紧，紧后即松，一紧一松为1次，默数49次。

第10式：两上臂左右平举，两前臂向上直竖，虎口对两耳；每默数一字，将拳一紧，紧后即松，一紧一松为1次，默数49次。

第11式：两臂落下，两掌翻转至脐下两旁，两拇指离脐1～2分；每默数一字，将拳一紧，紧后即松，一紧一松为1次，默数49次。

第12式：两手松开，两臂下垂，然后两臂前平举，手心向上，脚跟同时提起，脚跟落下时，两手还原，重复3次。

本法注重动静结合，即保持精神宁静的状态，全神贯注，呼吸自然；练静功时要"静中动"，即在形体外表安静的姿势状态下，保持气息运动的和谐。只有动静结合，意、气、体三者互相配合，才能炼精化气，内养脏腑气血，外壮筋骨皮肉。

拉筋治好了腰酸背痛腿抽筋

抽筋在医学术语上叫痉挛，这个在寒的属性里叫收引。收引，就是收缩拘急的意思。肌肤表面遇寒，毛孔就会收缩；寒邪进一步侵入经络关节，经脉便会拘急，筋肉就会痉挛，导致关节屈伸不利。因为寒是阴气的表现，最易损伤人体阳气，阳气受损失去温煦的功用，人体全身或局部就会出现明显的寒象，如畏寒怕冷、手脚发凉等。若寒气侵入人体内部，经脉气血失去阳气的温煦，就会导致气血凝结阻滞，不畅通。我们说不通则痛，这时一系列疼痛的症状就出现了，头痛、胸痛、腹痛、腰脊酸痛。

因此，我们在养生的时候，要特别注意防寒。寒是冬季主气，寒邪致病多在冬季。因而冬季应该注意保暖，避免受风。单独的寒是进不了人体的，它必然是风携带而入的。所以严寒的冬季，北风凛凛，我们出门要戴上棉帽，围上围巾，就是为了避免风寒。

值得注意的是，冬季外界气温比较低，人容易感受到寒意，在保暖上下的功夫也会大一些，基本上不会疏忽。而阳春三月，"乍暖还寒时候"，古人说此时"最难将息"，稍微一不留神，就会着凉，伤寒了。因而春季要特别注意着装。春天主生发，万物复苏，各种邪气在这时候滋生。

那么，炎炎夏日，人都热得挥汗如雨，也需要防寒吗？当然需要。夏天我们经常饮食凉的食物和饮料，冰镇西瓜、冰镇啤酒、冰棍等，往往又在空调屋里一待一天。到了晚上，下班出门，腿脚肌肉收缩僵硬，腿肚子发酸发沉，甚至连走路都会觉得别扭，感觉双腿不像是自己的。这时候寒邪就已经侵入你的体内了。

治疗腰酸背痛腿抽筋的小窍门

芍药甘草汤	腰酸背痛其实是肌肉酸痛，腿抽筋是筋脉痉挛。脾主肌肉，肝主筋脉，肌肉和筋脉有了问题，就要找准主因，调和肝脾。芍药性酸，酸味入肝，甘草性甘，甘味入脾，因而这味芍药甘草汤被誉为止痛的良药，并且一点儿都不苦口。芍药甘草汤配制容易，芍药和甘草这两味药在一般的中药店都能买到，取白芍20克、甘草10克，或用开水冲泡，或用温火煮，可当茶水饮用。注意，这里说的芍药、甘草一定得是生白芍、生甘草，不要用炙过的，炙过的药性就变了
按揉小腿	小腿抽筋的时候，以大拇指稍用力按住患腿的承山穴，按顺、逆时针方向旋转揉按各60圈；然后，大拇指在承山穴的直线上下擦动数下，令局部皮肤有热感；最后，以手掌拍打小腿部位，使小腿部位的肌肉松弛。几分钟甚至几秒钟后，小腿抽筋症状即可消失。不过，这个"标"虽然暂时除了，病根还在，由表及里，本还没有痊愈。敲打按揉一些经络穴位，固然可以散结淤阻、活络气血，但从病因根本上来论，还是要把寒彻底地从体内祛除，这样你才能身轻如燕，健步如飞

《易筋经》修炼图

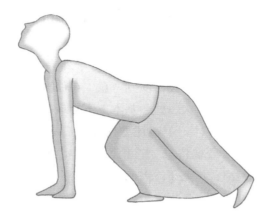

卧虎扑食势——足阳明经筋

桩势要领 图为左势，左足为虚步，重心在右足，双手十指并拢支地，双手与肩同宽，腰脊要直，头要抬，要有领起全身之意。注意，腰背要平，右膝不可过屈。

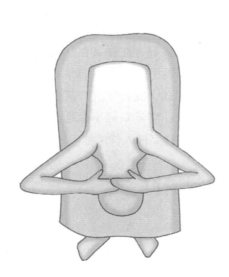

打躬势——足太阳经筋

桩势要领 图为右势，右足略前，重心在左足，双足相距约一横足宽。俯身下腰，双手十指交叉，手指交于对侧手的手背，置于头后，掌心向上。注意：双肘不要夹，要展开，前臂成一直线，腰脊要直，不可凸背，颈不可弯。

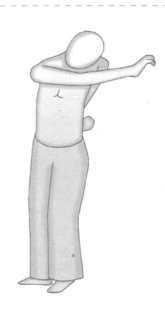

青龙探爪势——足少阳经筋

桩势要领 图为左势，左足在前，右足外摆，双足呈90°角，右掌推向左侧；左手半握拳，置于左胯旁，头歪向左侧。注意：头要领起，虽然是头歪的姿势，但颈部要保持正直。

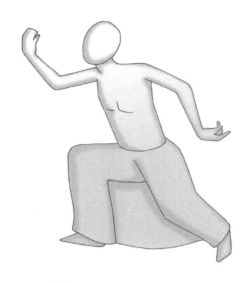

倒拽九牛尾势——足太阴经筋

桩势要领 图为左势，左足为虚步，足尖点地，足趾向左侧，足跟提起，重心在右足；右手拇指、示指指向自己的印堂，其余三指自然握拳，右手距头约一尺，右肘与肩同高。左手置于左胯后，小指、示指伸直，指向身后，中指、无名指回勾，拇指扣在示指指端，掌心向右。

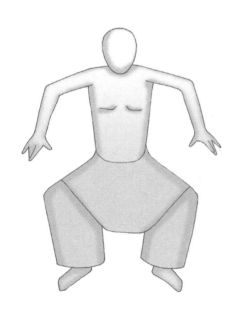

三盘落地势——足少阴经筋

桩势要领 图为右势，右足在左足前三寸许，双足之间相距约一尺，双足呈外八字。屈膝下蹲，收臀，腰脊要直，头要领起。双手置于两胯旁，五指自然张开，虎口向前，手心向下，双肘由后向外、向前翻拧，与双膝向后翻拧相对。右手比左手略向前寸许。

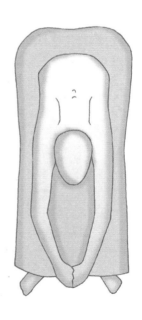

吊尾势——足厥阴经筋

桩势要领 图为左势，左足略在前三寸许，双足外分呈180°角，双足尖向外，足跟向里，双足跟相距约一尺，弯腰，抬头，双手十指交叉，手指交于对侧掌心而非掌背，掌心向下。
注意：膝不可弯曲，头不可低下。右势反之。

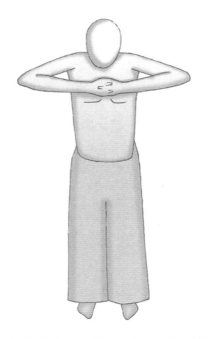

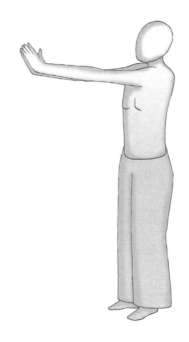

韦驮献杵第一势——手阳明经筋

桩势要领 图为左势，双足立定呈外八字，夹角呈90°，左足在右足前方三寸许，双肘与肩同高，双手心斜向相对，约呈60°角，左手比右手向前三寸许。站桩时背要裹圆，内腰脊要直。头领身松，目视前方。右势反之。

韦驮献杵第三势——手少阳经筋

桩势要领 图为右势，丁八步，右足比左足前三寸许，双臂前平伸，双手心向内(向自己的颈部)，指尖向上，注意腰背要直。

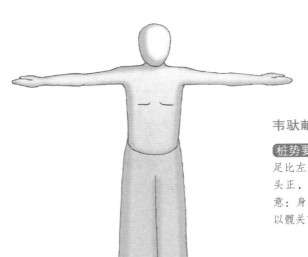

韦驮献杵第二势——手太阳经筋

桩势要领 图为右势，双足并拢呈外八字，右足比左足向前三寸许。上身前倾30°角左右，头正，目平视、双臂侧平举，掌心向上。注意：身体前倾时不可弯腰凸背，腰脊要直，是以髋关节为轴前倾上身的。

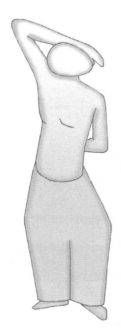

九鬼拔马刀势——手太阴经筋

桩势要领 图为左势，左足在右足前三寸许，右手置于头后，掌心向后，拇指侧在上；左手置于背后，拇指侧在下，掌心向前(向自身)，腰脊要直，头面向左上方。注意：双肘向后背，不可松懈向前。

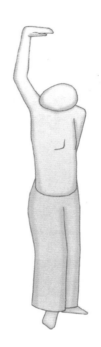

摘星换斗势——手少阴经筋

桩势要领 图为左势，左足向前三寸许，左手置于臀后，掌心向下，臂要伸直；右手置于头顶，掌心向上，臂要伸直。头面向右侧，下颏微抬起。右势反之。

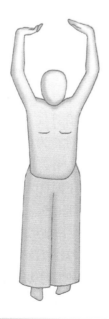

出爪亮翅势——手厥阴经筋

桩势要领 图为右势，右足在前三寸许。双手置于头顶，掌心向上，手指相对，右掌比左掌略在前寸许，腰脊要直，头要领，身要松。注意：双肩不可端，要沉肩。

铮铮铁骨，疑难杂症的克星

第二节

骨气即正气，一身骨气健康天年

骨头是一个人成长、生存的基础，是我们的"主心骨"，所以一个人要想健康长寿，首先就要养护骨骼。可以说，养骨是养生的头等大事。

伴随中医养生学的复兴，各种保健方法层出不穷，但相对于补肾、养胃、护心、润肺等养生法而言，很少有人会把目光放在养骨上。为什么会这样？主要有两个原因：一是传统养生学中关于养骨的方法本来就少，很多人懒得去开拓、创新，只是将一些过去的理念翻炒；二是因为养骨是一种"慢工"，短时间内很难见效。

事实上，骨骼对一个人健康长寿的重要意义，绝不亚于身体上的任何一个器官。在我们的身体里，全部的骨和它们的相关结构组成了一个庞大的骨骼系统，包括200多块骨头和300多个连接骨头的关节。这个强大的骨骼系统，像身着盔甲的战士一样，保护着我们的脑、内脏及体内器官；不仅使我们的身体可以储存矿物质，还帮助我们的身体进行造血。一旦

骨头出了问题，不仅会将其他器官暴露出来，很容易造成损害，还会影响人体的造血功能，导致人体气血不足，阴阳失衡，直接危及我们的生命。

说到养骨，我们不得不谈一谈"骨气"，这个词在日常生活中极为常见，但很少有人将其与养生长寿联系起来。在一般人看来，所谓"骨气"，其实就是我们平常所说的"正气"，指一种刚强不屈的人格。我们平常说一个人有骨气，骨头硬，就是指这个人不屈服，敢于站出来维护自己的主张。但是，你有没有想过，为什么有些人有骨气，有的人则没有？为什么古人把这种行为称为"有骨气"，而不是别的什么？骨气和人的健康长寿究竟有没有关系？下面就为大家解答这些问题。

在中医理论中，"气"是构成人体，维持延续各种生命活动的基本物质，它来源于摄入的食物养分以及吸入的清气，其作用是维持身体各种生理功能。所以，血有血气，肾有肾气，那么骨自然也就有骨气。正是由

于骨气的存在，才促使骨骼完成生血与防护的功能，人死后，虽然骨骼还在，但骨气已经没了。同样的道理，许多老年人正是因为骨气减弱了，才会很容易受伤。因此，我们也可以说，养骨实际上是在养骨气。

养骨对于一个人的长寿是至关重要的。至于如何养骨，后文将会详细介绍，这里只提醒大家"久立伤骨"。一个姿势站立久了，要寻找机会活动活动，或者找个地方坐下来休息一会儿，尤其是长期从事站立工作的人，如纺织女工、售货员、理发师等，更要注意身体调节，否则每天都要站立数小时，下班后筋疲力尽、腰酸腿痛，容易发生驼背、腰肌劳损、下肢静脉曲张等。这里，给大家一些建议：

首先，根据条件和可能，调节工作时间，或与其他体位的工作穿插进行，比如站立工作2小时，其他体位工作2小时，也可以工作2小时后休息几分钟。不能离开站立工作岗位时，可用左右两只脚轮换承受身体重心的办法进行休息，或者每隔半小时至1小时，活动一下颈、背、腰等部位，至少要让这些部位的肌肉做绷紧—放

松—绷紧的动作，每次几分钟。

其次，长期站立工作应穿矮跟或中跟鞋，以便使全脚掌平均受力，减轻疲劳。平跟鞋脚掌用不上劲，高跟鞋腿部用力过大，都会很快引起疲劳不适。

最后，长期站立工作时应做工间操，方法如下：原地踏步3分钟，提起双足跟，放下，再提起，或者左右足跟轮流提起，放下，每次3分钟。提起脚尖，让脚跟着地，双脚轮流进行，每次3分钟。轮流屈伸膝关节，也可同时屈膝下蹲，双上臂向前抬平，然后复原，每次3分钟左右。

益血养骨——莲藕红枣猪骨汤

材料：莲藕500克，红枣4个，绿豆、章鱼（可放可不放）适量，猪骨500克（要做飞水处理），若有广东新会陈皮，最好放三分之一块。

做法：

（1）红枣去核，绿豆，章鱼干，莲藕洗净。

（2）猪骨头先做飞水处理，就是烧开水，把骨头放到开水里烫去血沫。

（3）烧开水后，把洗干净的备用料和陈皮一起，慢火三小时后，下盐就可。

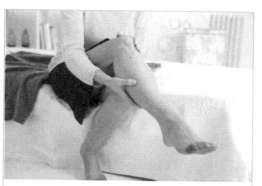

◎长期站立工作者可在站立工作2小时后坐一会儿，也可以工作2小时后休息几分钟同时按揉一下腿部。

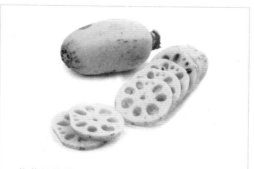

◎莲藕能清热生津、凉血止血，熟用有补益脾胃、益血生肌的功效。

补好肾，拥有个硬朗"骨架子"

中医认为，肾藏精。肾精充足，髓化生有源，骨质得养，则发育旺盛，骨质致密，坚固有力。

"肾主骨生髓"，这一理念中医很早就提出来了。《黄帝内经》就明确指出，骨骼起着支持人体的作用，是人身的支架，骨之所以有这样的作用，主要依赖于骨髓的营养，而骨髓则由肾精所化生。也就是说，肾藏精，精生髓，髓藏于骨腔之中，髓养骨，促其生长发育。因此，肾、精、髓、骨组成一个系统，有其内在联系。肾精充足，髓化生有源，骨质得养，则发育旺盛，骨质致密，坚固有力。反之，如肾精亏虚，骨髓化生无源，骨骼失其滋养。在小儿，就会骨骼发育不良或生长迟缓，骨软无力，囟门迟闭等；在成人，则可见腰膝酸软，步履蹒跚，甚则不能行动；在老

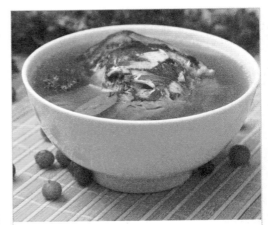

◎鲤鱼汤适用于老年骨质疏松、肾炎水肿、黄疸性肝炎、肝硬化腹水等。

年，则骨质脆弱，易骨折等。

肾主骨这一理论，现代医学通过实验研究，也进一步得到证实。例如研究发现，某些补肾药物，能增加骨的坚韧度，对于某些骨折的病人，采用补肾的药治疗，多能加速骨质愈合。近年来，中医根据肾主骨的理论，从治肾入手，治疗多种骨的病变，都取得满意疗效。以牙齿为例，"齿为骨之余"，牙齿是骨的一部分，所以也依赖于肾中精气所充养。肾精充足，则牙齿坚固、齐全。若精髓不足，则牙齿松动，甚或脱落。对于牙齿松动等病症，在临床上采用补肾的方法治疗，多能获效。

由此可见，壮骨的根源在于养肾，所以说健康的骨骼实际上是补出来的。下面给大家介绍几种常见又易做的壮骨食疗方，仅供参考。

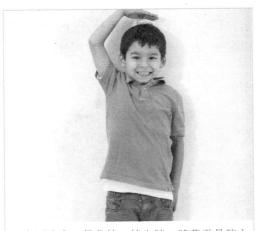

◎中医认为，肾藏精，精生髓，髓藏于骨腔之中，髓养骨，促其生长发育。

1.桑葚牛骨汤

材料：桑葚25克，牛骨500克，黄酒、白糖、生姜、葱各适量。

做法：将桑葚洗净，加黄酒、白糖少许蒸制；另将牛骨置锅中，水煮开锅后去浮沫，加入姜、葱再煮。见牛骨发白时，加入已蒸制的桑葚。开锅后去浮沫，调味后即可饮用。

功效：滋阴补血，益肾强筋。适用于骨质疏松症、更年期综合征，对肝肾阴亏引起的失眠、头晕、耳聋、神经衰弱等也有疗效。

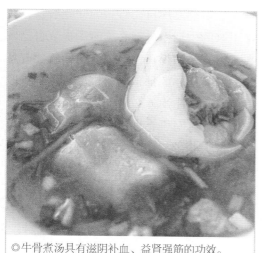

◎牛骨煮汤具有滋阴补血、益肾强筋的功效。

2.乌豆猪骨汤

材料：乌豆30克，猪排骨300克。

做法：将乌豆洗净、泡软，与猪骨同置锅中，加水煮沸，改小火慢熬至乌豆烂熟，调味后饮用。

功效：补肾活血，祛风利湿。适用于老年性骨质疏松、风湿痹痛等。

3.鲤鱼汤

材料：500～750克活鲤鱼1条，葱末、姜末、黄酒、精盐各适量。

做法：将鲤鱼去鳞、鳃及内脏，加入葱末、姜末、黄酒、精盐，稍腌片刻；加水煮至汤白鱼烂即可，分次饮用。

功效：补肾活血，祛风利湿。适用于老年骨质疏松、肾炎水肿、黄疸性肝炎、肝硬化腹水、老年慢性支气管炎、哮喘、糖尿病等。

4.茄虾饼

材料：茄子250克，虾皮50克，面粉500克，鸡蛋100克，生姜、酱油、麻油、白糖、味精、植物油各适量。

做法：将茄子切丝用盐渍15分钟后挤去水分，加入酒浸泡的虾皮，并加姜丝、酱油、白糖、麻油、味精，拌成馅；面粉加蛋液、水调成面浆。植物油六成热时舀入面浆，转锅摊成饼，中间放馅，再盖上半勺面浆，两面煎黄即可。

功效：补肾活血，止痛解毒。经常食用可活血补钙，防治骨质疏松症。

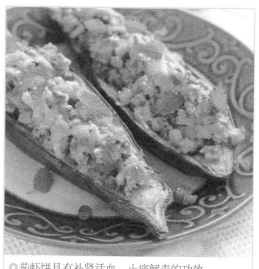

◎茄虾饼具有补肾活血、止痛解毒的功效。

养骨最核心的方法就是按摩

养骨最核心的方法，就是按摩。按摩一方面能够促进骨骼吸收更多新鲜的血液、养分；另一方面还能够放松肌肉，缓解因为僵硬肌肉的牵拉而导致骨骼失衡。

骨头养好了，不仅可以有效保护柔软的脏器不受外界损害，更主要的还是能够迅速造血生血，保持人体的元气。在众多的养骨方法中，最核心的方法就是按摩。一方面，按摩能够促进骨骼吸收更多新鲜的血液、养分；另一方面，按摩还能够放松肌肉，缓解因为僵硬肌肉的牵拉而导致骨骼失衡。最重要的是，与其他的养骨方法相比，按摩无疑是最安全、最不易产生副作用的。接下来，就给大家讲一讲，怎样按摩才能提升"骨气"，让骨头更好地生长。

事实上，相对于五脏六腑、奇经八脉，骨的结构是非常简单的。即使你对身体里的构造一无所知，对经络、穴位也是一头雾水，都没有关系，只需要沿着骨生长的方向坚持按摩，紧张的肌肉就会慢慢放松，不受束缚的骨就能够得到更好的滋养。

通常，你只需要用比抚摸稍微大一些的力量，就可以透过皮肤和肌肉，按摩到骨骼；你只需要面对穿衣镜，平心静气地仔细观察，就会发现自己的骨架是不是偏向了一侧；你只需要循着最直接的疼痛感，就能够找到出现问题的骨骼，直接从那里医治疾病。

我们在进行按摩之前，首先要进行查骨。骨是全身的支架，骨头是否"四平八稳"、是否平均分配了全身的重力，正是它是否存在问题的最明显表现，所以查骨就要从检查它的外观是否平衡开始。如果每天清晨照镜子的时候，你用1分钟的时间，静下心来仔细端详自己：左右眉毛是否一样高、头是不是习惯倒向一边、左右肩膀是否一样高……通过这些最简单的观察，你就能发现自己骨架的问题所在。在接下来的生活中，你必须时刻提醒自己，要坐得直、站得正，只要有时间就要有意识地对有问题的部位进行按摩。这样一段时间以后，你就会看到一个全新的自己。

另外，对于脊椎检查，个人做不了，需要家人帮忙。一般来说，脊椎健康，最根本的指标就是是否保持了正常的生理曲度。如果你希望检查更仔细一些，那么就趴在床上检查，方法如下。

（1）被检查者最好是穿一件薄衣，检查者站在被检查者的一侧。

（2）检查者伸出一只手的示指和中指，靠近被检查者头部的一手横向按住脊椎的上段；另一手与脊椎方向竖直平行，示指和中指分别放在中心线的两旁，顺着脊椎用大约两分的力量往下滑动。

（3）看脊椎是否正直，一方面通过手下直接的触感，另一方面通过观察衣服上留下的滑动轨迹，在状况不太好的地方，可以稍加用力，按摩缓解。

养好骨质，轻轻松松治疗骨质疏松

《黄帝内经》中说，五脏之中，肾主藏精，主骨生髓。肾精可以生化成骨髓，而骨髓是濡养骨骼重要的物质基础，人过了五六十岁，肾气开始减弱，肾精不足，骨头中的骨髓就相对减弱，进入一种空虚的状态；骨髓空虚了，周围的骨质就得不到足够的养分，就退化了，疏松了。

尽管骨质疏松是人体一种正常的生理过程，但并不是说它是不可避免的。如果我们从少年开始，特别是在进入骨骼发育并逐渐定型的成人阶段，每天保证足够的身体锻炼，并至少坚持饮用1200毫升的牛奶或食用富含钙质的乳制品，那么当我们步入老年后，骨质疏松大多是能够预防的。

最后需指出，治疗骨质疏松，它需要根据患者具体情况综合用药并结合体育运动，防止跌伤，更重要的是积极地预防其发生，才能达到防治骨质疏松的目的。

当然，对于那些已经出现骨质疏松的老年人，也并非不能挽救，从以下几个方面进行调理，骨质疏松症是完全可以缓解乃至根治的。

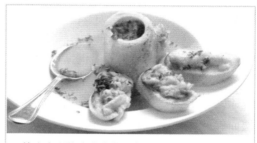

◎养成合理饮食的良好习惯，多吃含钙食物，对骨的发育和骨峰值十分重要。

骨质疏松症日常养护法

多喝骨头汤，注重养肾	平时多喝点骨头汤，最好是牛骨汤，因牛骨中含大量的类黏朊。熬汤时，要把骨头砸碎，以1份骨头5份水的比例用文火煮，煮1～2小时，使骨中的类黏朊和骨胶原的髓液溶解在汤中。另外，还可以多吃一些坚果，像核桃仁、花生仁、腰果，这些果子都是果实，是植物为了延续后代留下的全部精华，有很强的补肾作用。"肾主骨生髓，脑为髓之海"，肾精充盈了，骨髓、脑子就得到补充了
多参加体育活动	随着年龄的增长，运动减少也是老年人易患骨质疏松症的重要原因。适当的锻炼，肌肉对骨组织是一种机械应力的影响，肌肉发达则骨骼粗壮。因此，在青壮年期，应尽量参加多种体育活动，到了老年，最好的锻炼是每天走路，走到什么时候呢？走到身上微微有汗，气血开始运动起来就行了，这时内在的废弃物已经排出了，这就达到目的了，不要走到大汗淋漓
补钙要科学	骨量的维持在很大程度上与营养及合理摄入的矿物盐密不可分。养成合理饮食的良好习惯，多吃含钙食物，对骨的发育和骨峰值十分重要。对于饮食钙低者，应给予补钙。 一般来说，口服是我们主要的补钙方式，但每次服用的量不要过多，可分多次服用。依据我国营养学会的推荐标准，成年人每日补钙要达到800毫克，50岁以上的人最好能达到1000毫克。最佳服用时间是饭后半小时，晚上服用效果更佳

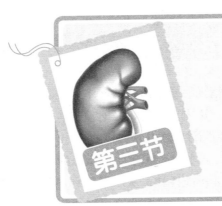

养肾，就是养人的命根子

第三节

肾气控制着人的生长壮老

中医认为，阴阳平衡是健康的基础，阴阳平衡则健康，反之则生病。人要达到健康的状态，就必须从身体和心理的各个层面保持平衡。但是，真正决定人体阴阳平衡的则是人体的先天之本——肾。

在中医理论中，肾藏先天之精，为人体的生命之源，肾精化肾气，肾气又分阴阳，肾阴与肾阳能促进和协调全身脏腑的阴阳平衡，所以肾又称为"五脏阴阳之本"。人体的生长、强盛、衰老都是由肾中精气来决定的。

现代行为科学和现代医学的研究也证明：人体随着肾动力的成熟而发育成熟，随着肾动力的减退而步入衰老。人的一生中体力、精力最为旺盛的时期也是肾动力的充沛时期。所以说，肾动力强则体力壮、精力旺，二者密切相关。这里的肾动力，实际上就是中医理论中所讲的肾气。

现代医学研究认为，肾动力由肾力活性因子构成，决定着人的体力、精力及整体健康状况。也就是说，人体中肾力活性因子含量充足，人的肾动力就充足，身体就健康，看上去比实际年龄小，双目有神，精力充沛，身体健康；相反，人体中肾力活性因子含量不足，人的肾动力就会不足，精力就差，机体就会出现"阴阳失调"现象，出现尿频尿急、腰酸膝软、神疲体倦、记忆力下降、脱发早衰等现象。

现代医学还指出，肾力活性因子分为两类：一是人体通过自我生理过程产生肾力活性因子；二是从外界摄入增强肾动力的化学因子。未成年人处在肾动力自我完善阶段或肾动力充足阶段，能够通过自我生理过程产生的肾动力满足生理和生长需求，不必额外补充肾力活性因子。而成年人由于生理、年龄等原因，肾动力已大大衰弱，同时，神经、内分泌、泌尿及生殖系统的功能也随之开始减退，加之现代生活节奏快，竞争激烈，以及劳累过度和精神压力增大，体力、精力消耗过多，免疫力下降，必然导致肾亏，进而导致阴阳失调，于是衰老便开始出现。

植物的种子最能补肾壮阳

种子是为一个即将萌发的生命贮备能量，是植物中能量最集中的部分，所以吃种子具有增加能量、补肾助阳的作用。

一位中医对于肾气不足的患者，经常推荐一服名为"五子衍宗丸"的古方。该方最早收录于《摄生众妙方》，由枸杞子、菟丝子、五味子、覆盆子、车前子5种植物的种子组成，现在一般的药店都能买到中成药。

这种药最早用于治疗男性肾虚精少、阳痿早泄、遗精、精冷，后来扩展到治尿频、遗尿、夜尿多、流口水，乃至妇女白带多，并且对于某些因肾虚引起的不孕不育也非常有效。究其治病原理，其实就是补充肾气，增强人体内的"火力"。

为什么植物的种子具有壮阳补肾的功效？据有关专家分析，对于植物来说，种子是为一个即将萌发的生命贮备能量，是植物中能量最集中的一部分，因此用种子药物治疗肾气不足的确是有道理的。

可以说，植物种子能够壮阳，这一理念的确立，对于现代人健康长寿具有重大意义，比如食用花生、榛子、核桃，来补充自己的肾气，激发生命的活力。

除此之外，植物种子壮阳的理念对于脑力工作者也具有重要意义。在中医理论中，脑与肾是相通的，故有"补肾就是补脑"的说法。并且，大脑工作时消耗的能量非常大，直接消耗肾里的元气，从而极易引起肾气不足。这时候，如果每天在早餐中加点坚果，或者每天吃一两个核桃、六七个杏仁，就可以收到极佳的补肾效果，进而改善脑功能乃至延缓衰老。

另外，韭菜子的壮阳功效也不容忽视。国医大师颜正华教授认为，韭菜子味辛、甘，性温，归肝、肾经，能够补益肝肾，壮阳固精，适用于肝肾不足、肾阳虚衰、肾气不固引起的阳痿遗精、腰膝冷痛、小便频数、遗尿、白带过多等症。

韭菜子可以单独服用，也可以研末蜜丸服，每次5～10克为宜。但要注意，阴虚火旺者忌服。另外，再向大家推荐一种以韭菜子为主的药膳——韭菜粥。

材料：韭菜子10克，粳米50克，食盐少许。

做法：将韭菜子用文火烧熟，与粳米、食盐少许，同放砂锅内加水500毫升，米开粥熟即可。

用法：每日温服2次。

功效：此方有补肾壮阳、固精止遗、健脾暖胃的功效。

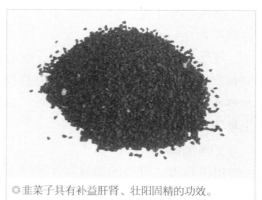

◎韭菜子具有补益肝肾、壮阳固精的功效。

日常生活中的护肾小妙方

保护肾气需注意运动要适度。适度的运动能改善体质，活跃思维，强壮筋骨，促进营养物质的消化吸收，从而使肾气得到巩固。那么，肾虚患者应该做哪些运动呢？具体包括以下几种方法。

1.缩肛功

平卧或直立，全身放松，自然呼吸。呼气时，做排便时的缩肛动作，吸气时放松，反复进行30次左右。早晚均可进行。本功能提高盆腔周围的血液循环，促进性器官的康复，对防治肾气不足引起的男性阳痿早泄、女性性欲低下有较好的功效。

2.强肾操

两足平行，足距同肩宽，目视前方。两臂自然下垂，两掌贴于裤缝，手指自然张开。脚跟提起，连续呼吸9次不落地。

再吸气，慢慢屈膝下蹲，两手背逐渐转前，虎口对脚踝。手接近地面时，稍用力抓成拳(有抓物之意)，吸足气。

憋气，身体逐渐起立，两手下垂，逐渐握紧。

呼气，身体立正，两臂外拧，拳心向前，两肘从两侧挤压软肋，同时身体和脚跟部用力上提，并提肛，呼吸。以上步骤可连续做多次。

3.刺激脚心

中医认为，脚心的涌泉穴是浊气下降的地方。经常按摩涌泉穴，可益精补肾。按摩脚心对大脑皮层能够产生良性刺激，调节中枢神经的兴奋与抑制过程，对治疗性神经衰弱有良好的作用。方法是：两手对掌搓热后，以左手擦右脚心，以右手擦左脚心。每日早晚各1次，每次300下。

4.自我按摩腰部

两手掌对搓至手心热后，分别放至腰部，手掌向皮肤，上下按摩腰部，至有热感为止。早晚各一次，每次约200下。这些运动可以健运命门，补肾纳气。

5.刺激商阳穴

商阳穴位于示指尖端桡侧指甲旁。传统中医认为，刺激该穴具有明显的强精壮阳之效，可延缓性衰老。在上下班乘公共汽车时，用示指勾住车内的扶手或吊环；或在闲暇时两手示指相勾反复牵拉；或利用伞柄等按摩示指。

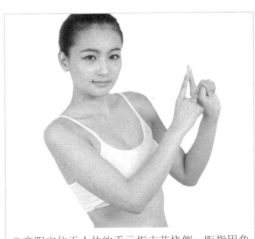

◎商阳穴位于人体的手示指末节桡侧，距指甲角0.1寸。

自我检测：人体肾气不足的 8 种表现

"肾气"，是指肾精所化之气，它反映了肾的功能活动，对人体的生命活动尤为重要。若肾气不足，不仅早衰损寿，而且还会引发各种病症，对健康极为不利。

在中医理论中，"肾气"是肾精生化之气，反映了肾脏的功能活动。中医认为，肾气的盛衰与人体的生长发育及衰老有着密切关系，《黄帝内经》中就曾用肾气来阐释人体由生长发育而转向衰老死亡的过程。《黄帝内经·素问·上古天真论》指出，女子到了 7 岁左右，男子到了 8 岁左右，因肾气旺盛，促进了身体各部的发育成长。女子到了49岁左右，男子到了64岁左右，因肾气的衰微，而呈现出衰老的现象。

由此可见，肾气决定了人的生老病死，一个人要想健康、长寿，必须要懂得补充肾气。不过，补肾气也要讲方法，只有在肾气不足的时候补充才最有用，否则容易引出肾火，对健康也极为不利。肾气不足主要表现在以下8个方面，如果你发现自己符合其中一个现象，就说明你的肾气不足，需要补一补了。

1.爱吃味道浓的东西

现在社会上有越来越多的"吃辣一族"，很多人没有辣椒就吃不下饭。这在中医上怎么解释呢？这主要是人的脾胃功能越来越弱了，对味道的感觉也越来越弱，要用味道厚重的东西使自己调元气上来帮助运化，此时说明肾气已经不足。

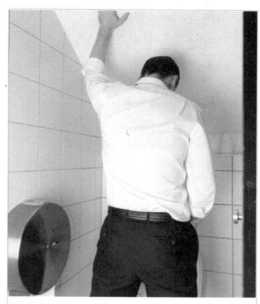

◎日常小便时一定要咬住后槽牙，以收敛住自己的肾气，不让它外泄。

2.老年人小便时头部打激灵

小孩和老人小便时有一个现象，就是有时头部会打一个激灵。但是老人的打激灵和小孩的打激灵是不一样的。小孩子是肾气不足以用，肾气、肾精还没有完全调出来，所以小便时气一往下走，下边一用力上边就有点空，就会激灵一下；而老人是肾气不足了，气血虚，所以下边一使劲上边就空了。所以，老年人小便时一定要咬住后槽牙，以收敛住自己的肾气，不让它外泄。

3.每天下午5～7点发低热

有些人认为发高热不好，实际上发高热是气血充足的表现，小孩子动不动可以达到很高的热度，因为小孩子的气血特别足。人到成年之后，发高热的可能性就不

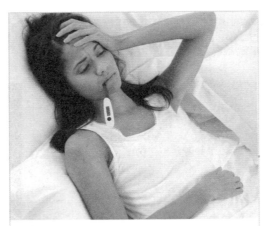

◎如果在生活中经常在下午5～7时发低热，那么就是表明人体肾气已经不足了。

大了，甚至经常出现低热的状况，特别在下午5～7点的时候，很容易发低热，这实际上是气血水平很低的表现，表示肾气已经大伤了。

4.成年人胸无大志，容易满足现状

在日常生活中，有些人刚刚三四十岁就没有什么远大的志向了，只想多赚钱维持生计，比别人过得好一点儿就可以了，这实际上是肾精不足的表现。小孩子肾精充足，所以他们的志气就特别高远。而人到老年，很多人会说，我活着就行了，什么也不求了，这其实就表明他的肾气不足了。

5.坐着时总是不自觉地抖腿

有些人坐着的时候总是不自觉地抖腿，你也许会认为这是个很不好的毛病，是没有修养的表现，但其实说明这个人的肾精不足了。

6.年纪轻轻头发就白了好多

走在大街上我们会发现，好多年轻人已经有了白头发，这是怎么回事呢？中医

认为，发为肾之华。头发是肾的外现，是肾的花朵。而头发的根在肾，如果你的头发花白了，就说明你的肾精不足了，这时候就要补肾气了。

7.春天手脚冰凉

有很多人到了春季手脚还是冰凉的，这主要由于人体在冬天精气养得不足造成的。我们知道，如果冬天肾精藏得不够的话，那么供给身体生发的力量就少了，精气到不了四肢，所以就出现四肢冰冷的症状。这时候，就需要补肾了。

8.睡觉时总出汗

睡觉爱出汗在医学上称为"盗汗"。中医认为，汗为心液，盗汗多由于气阴两虚，不能收敛固摄汗液引起，若盗汗日久不愈，则更加耗伤气阴而危害身体健康。

以上所说的这些现象，都是肾气不足的表现，都是在警告我们需要对身体状态做出改变了，否则情况就会进一步恶化，疾病也就会乘"虚"而入。

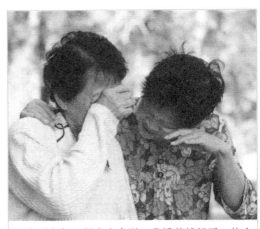

◎人到老年，很多人会说，我活着就行了，什么也不求了，这也是一种肾气不足的表现。

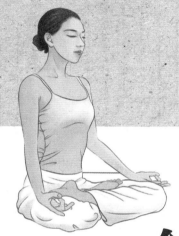

第六章

令身心之渠通畅无阻

——只有先"通"，人体才能全面受补

●在这里身心指的是身体和心情，我们古老的中医就曾讲到，只有身心都能通畅了，身体才能够得到全面的补充。

净血通血，血液清洁 万病不上身

第一节

血液清洁，就不会长雀斑、痤疮

老年斑、黄褐斑等色斑及痤疮的产生，究其原因，都是体内气血运行不畅。如果能让气血通和，我们就不会有那些斑斑点点和痤疮等损美性皮肤疾患。

元代著名养生学家朱丹溪说过："气血冲和，万病不生。"人身上的气血达到一种平衡、和谐、通畅、有序的冲和平衡状态，就能保持精力充沛，身心舒畅，体魄强健，益寿延年。

在中医学上，"气"是个非常重要的概念，因为它被视为人体的生长发育、脏腑运转、体内物质运输、传递和排泄的基本推动能源。气不畅，主要表现为4种情况：

"气滞"——气的运动不畅，最典型的症状就是胀痛，如月经引起的小腹胀痛等。

"气郁"——气结聚在内，不能通行周身，从而造成人体脏腑的运转、物质的运输和排泄都会出现一定程度的障碍，如女性胸闷憋气、冬天经常会感到手脚冰冷等。

"气逆"——体内气上升太过、下降不及给人体造成的疾病。上升作用过强就会使头部过度充血，出现头昏脑涨、面红目赤等；

◎防治老年斑，要注重微量元素铜、锌、锰的不断补足。如经常食用海产品、奶、蛋、小米等。

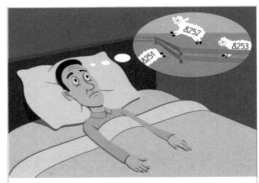

◎经常失眠很可能是身体血亏的一种表现，平时饮食要注意对血气的补养。

下降作用过弱则会饮食传递失常，如恶心、呕吐等。

"气陷"——与"气逆"相反，上升不足或下降太过。上升不足则会导致头部缺血缺氧或脏腑不能固定在原来的位置，出现崩漏、头晕、健忘、眼前发黑等；下降太过则会导致食物的传递过快或代谢物的过度排出，从而出现腹泻、小便频数等症。

讲完"气"，我们接下来讲一讲"血"。血对人体最重要的作用就是滋养，它携带的营养成分和氧气是人体各组织器官进行生命活动的物质基础。它是将气的效能传递到全身各脏器的最好载体，所以中医上又称"血为气之母"，认为"血能载气"。

如果血亏损或者运行失常就会导致各种不适，比如失眠、健忘、烦躁、惊悸、面色无华、月经紊乱等，长此以往必将导致更严重的疾病。

从这个角度看，斑的产生就是气血津液不流通，未能畅行全身而郁积在上半身所致，发于脸面为色斑，发于体内则形成囊肿、炎症。

知道了这一原理，关于老年斑的防治，

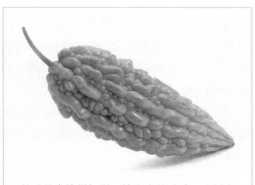

◎苦瓜具有清暑解渴、清血毒的功效。生活中经常食用可以起到防治雀斑的作用。

我们可以用蜂蜜生姜水进行调理。生姜具有发汗解表、温中止呕、温肺止咳、解毒等功效，其辛温发散的作用可促进气血的运行；蜂蜜具有补中润燥、缓急解毒的作用，通过其补益作用可促进人体气血的化生，维持气血的正常运行，二者"互补互利"。

因此，中老年人可长期服用此水。具体做法是：取新鲜生姜片10～15克，用200～300毫升开水浸泡5～10分钟，待水温冷却至60℃以下时，加入10～15克蜂蜜搅匀饮用。需要注意的是，加入蜂蜜时，水温不可过高；有牙龈肿痛、口腔溃疡、便秘等上火症状的朋友，不宜过多饮用。

对于黄褐斑的朋友，可常进行脸部推拿。将双手搓热后擦面，从脸部正中→下颌→唇→鼻子→额头，然后双手分开各自摩挲左右脸颊，直到脸部发红微热。这种推拿能够疏通气血，可以在一天中任何时候做，不过清晨做效果最佳。另外，平时用红枣、薏米、山药煮成粥，早餐或晚餐食用均可，对补充体内气血、调理经络大有好处。

最后，发生痤疮的朋友，多与饮食不节，过食辛辣及肥甘厚味，复感外邪，使毛囊闭塞，内热不得透达，致使血热蕴蒸于面部，或肺经蕴热，外感风邪，或脾胃湿热，内蕴上蒸于面部而形成。故饮食应多选用具有清凉祛热、生津润燥作用的食品，如猪瘦肉、猪肺、兔肉、菠菜、苦瓜等。也可自制雪梨芹菜汁：芹菜100克、西红柿1个、雪梨150克、柠檬半个，洗净后一同放入果汁机中搅拌成汁，每日饮用1次。同时，不吃杧果、巧克力、大闸蟹，少吃油脂性或油炸食物及糖类、辛辣刺激性食物，多饮水，保持大便畅通。

气血瘀堵就形成了可怕的死亡症——癌

肿瘤，这一大众眼中的"绝症"，从中医角度看，乃气血瘀堵的产物。即血与邪气慢慢地积聚成有形物质的一个过程。

医圣张仲景在《伤寒论》中提出了正气与邪气的说法。正气主要体现了人体正常生命活动的能力，邪气则是破坏人体正常生命活动的能力。中医认为，如果一个人正气充足，那么他抵御疾病侵袭的能力就强，而邪气的入侵则会导致疾病的产生。所谓邪气，当然是自然界里面的风、寒、暑、湿、燥、火……邪气进入人体，正气的运行就会受到阻碍，从而影响、扰乱甚至改变体内的正常环境。

中国自古就有"一方水土养一方人"的说法。很多寿星都生活在远离城市环境污染的县城或山区，水土气生态环境良好。在那样的环境里，人自然不容易受到邪气的侵袭，城市里较普遍的中风、高血压等发病率相对要少很多，癌症就更不用

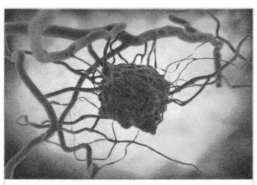

◎肿瘤，这一大众眼中的"绝症"，从中医角度看，乃气血瘀堵的产物。

提了。所以，为了大家的健康，政府倡导保护环境，确实是正确之举。

调查还发现，那些老寿星们心态都非常好，很少生气、郁闷。从中医来看，正气是推动全身血液正常运行的动力。如果它的运行受到阻碍，必然导致血流缓慢，如同水泵与水，如果没有了电这个动力，水就无法泵出去，水也就没有了向前流动的力，就会附着在血管壁上，一点儿一点儿，如同淤泥一般，越聚越多。

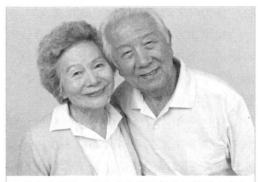

◎从中医来看，开心或心情舒畅才是推动全身血液正常运行的动力，这样才能够长寿。

气血是中医指人体内气和血的统称。中医学认为气与血各有其不同作用而又相互依存，以营养脏器组织，维持生命活动。"气"还具有：温煦作用、防御作用和固摄作用。

气血瘀堵，人体的全身脉络便开始出现阻塞，各处运行交而不通，于是就出现了癌症。

所以，预防和治疗癌症，一定要疏通瘀堵，使气血在体内得以自然畅行。

巧补气、行气，消除气虚、气郁

"气"是构成人体和维持人体生命活动的基本物质，人体的"正气"有促进生长发育，保卫身体及抵御疾病侵袭的生理功能。气虚与气郁是阻碍人体气血顺畅的两大重要因素。

有些人不是消瘦，就是偏胖，身体很容易疲倦、乏力，感冒等小病时常光顾，这多由气虚所致。如果你仔细观察，他们多伴有面色苍白，说话声音低微，稍微活动则出汗、心悸，舌淡苔白，脉虚弱等身体特征。

对于这类气虚的人，养生的关键在于补气。中医认为，肾为气之根，脾为气之源，所以补气重在补脾益肾。在饮食方面，气虚的人食养宜补气健脾，如人参、山药、胡萝卜、香菇、鸡肉等。平时，这类人精神情绪多处于低落状态，所以要学会让自己的精神振奋起来，变得乐观、豁达。还有，这类人不宜进行大运动量的体育锻炼，应多做内养功、强壮功。

如今气郁的人也不少见，他们常莫名其妙地叹气，容易失眠、便秘。女性月经前会有比较明显的乳房胀痛和小腹胀痛，甚至不小心碰到那里的皮肤都感觉疼。

对于这类气郁之人，平时要多吃些行气活气的食物，如佛手、橙子、柑皮、香橼、荞麦、韭菜、大蒜、高粱、豌豆、桃仁、油菜、黑大豆等；也要多吃些补肝血的食物，如何首乌、阿胶、白芍、当归、枸杞子、香附子、佛手、柴胡、枳壳等；可以适当出去旅游，多听听欢快的音乐，使自己身心愉悦，就不会钻牛角尖，更不会郁闷；多交些性格开朗的朋友，保持心情愉悦。此外，还有一个简便的方法，气郁的人每天晚上睡觉之前，把两手搓热，然后搓胁肋。胁肋部是肝脏功能行驶的通道，搓搓就会感觉到里边像灌了热水一样，很舒服。

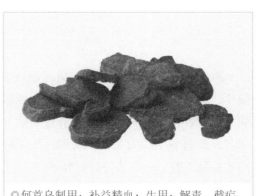

◎橙子有行气活气的作用，气郁的人可适当多吃些，此外行气的食物还有佛手、油菜和黑豆。

◎何首乌制用：补益精血；生用：解毒，截疟，润肠通便。

老年人血稠，需要注意 4 点

老人血稠了，就容易形成血栓，引发心肌梗死等危及生命的疾病。平时需要在饮食、作息、运动和心态上多加注意。

有一些老年人起初体检时被医生诊断为血稠，但平时不注意保养，也不懂得如何保养，最终导致脑血栓、心肌梗死等重病，甚至撒手人寰。

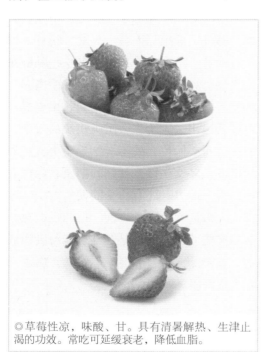

◎草莓性凉，味酸、甘。具有清暑解热、生津止渴的功效。常吃可延缓衰老，降低血脂。

事实上，临床上有很多疾病，如动脉硬化、脑血栓、心肌梗死、高血压、糖尿病、阻塞性视网膜炎以及慢性肝肾疾病等都与血稠有着密切的关系。所以，如果检出了血稠，我们一定要好好保养了。

首先，也是最重要的一点，就是要养成爱喝水的好习惯。血液中水分的多少，对血液黏稠度起着决定性的影响。这类老人，可以早、中、晚各饮一杯淡盐水或凉白开水，特别是在血稠发生率较高的夏季，更要多喝水。平时饭菜宜清淡，少吃高脂肪、高糖食物，多吃些粗粮、豆类及豆制品、瓜果蔬菜。可常吃些具有稀释血液功能，防止血栓、降低血脂的食物，如草莓、菠萝、西红柿、柿子椒、香菇、红葡萄、橘子、生姜、黑木耳、洋葱、香芹、胡萝卜、魔芋、山楂、紫菜、海带等。

其次，生活要做到有规律，要作息有时，劳逸结合，保证充足睡眠，做到不吸烟、不酗酒。

再次，要坚持适度的运动锻炼。选择适合自己的锻炼项目，如散步、快走、慢跑、做体操、打球等，可有效地增强心肺功能，促进血液循环，改善脂质代谢，降低血液黏稠度。

最后，就是要保持一颗淡泊宁静、随遇而安的平常心，让情绪处于愉悦之中。

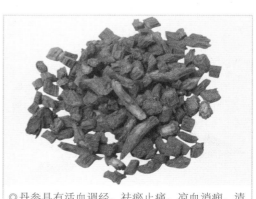

◎丹参具有活血调经、祛瘀止痛、凉血消痈、清心除烦、养血安神的功效。

海狗油——净化血液、对付"三高"的"全能手"

在理想条件下提炼加工的海狗油，堪称是净化血液、对付"三高"的"全能手"。

这种海狗油含有3种具有重要价值的脂肪酸——DPA（二十二碳五烯酸）、DHA（二十二碳六烯酸）、EPA（二十碳五烯酸），含量高达25%。其中血红蛋白是牛肉的 20 倍，铁含量是鱼类的 100 倍，锌含量是鱼类的 4 倍，磷含量是鱼类的 7 倍，易被人体吸收。EPA俗称"血管清道夫"，能抑制血小板凝聚，具有防止血管硬化、心脑血管栓塞，降低高血压、高血脂及胆固醇等功效，适用于冠状动脉硬化和血栓，脑中风、脑溢血、脑血管障碍，高胆固醇、高血脂、高血压，手脚麻痹，心悸等各种心脑血管疾病。DHA俗称"脑黄金"，是脑组织和视神经发育及功能发挥所必需的营养物质；可增强记忆力，

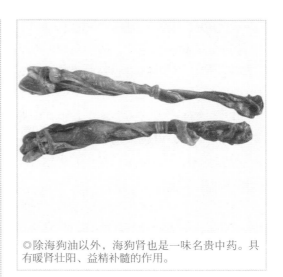

◎除海狗油以外，海狗肾也是一味名贵中药。具有暖肾壮阳、益精补髓的作用。

促进婴幼儿智力开发及提高智商，预防和治疗老年痴呆症。DPA在人乳和海豹油中含量很高，是鱼油及其他食品所缺乏的，可促进和提高人体免疫力，对糖尿病、类风湿性关节炎、银屑病、气喘病、溃疡性大小肠炎等均有治疗作用。此外，海狗油还含有有助于防癌、抗癌和滋润皮肤的角鲨烯，以及能提高人体自身免疫力和调节胰岛素分泌的脂溶性活性物质。从而被医疗界以认能抗癌、防癌。

从中医角度看，海狗油具有滋阴补阳、养肝益肾、补血益气、强筋壮骨、调节内分泌、养颜美肤、延缓人体衰老等功效，是历代医家推荐的佳品。

所以，在理想条件下提炼加工的海狗油，堪称是净化血液、对付"三高"的"全能手"。

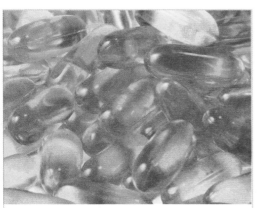

◎海狗油是从海狗脂肪里提取的，富含足量不饱和脂肪酸。

红景天，养护脑血管的"本草上品"

红景天，明代李时珍在《本草纲目》中称其为"本草上品"，康熙皇帝赐名为"仙赐草"，它是防治心脑血管疾病的天然良药。

以往，许多人认为心脑血管疾病只是老年人的专利，可越来越多的事实证明，不仅是老年人、中年人、青年人患这种病的概率也越来越大。

红景天作为药物在我国早已被广泛应用。清代，在红景天产区就有人将它用作滋补强壮药，可消除疲劳，抵御寒冷。东北地区，民间常用其作为补品和治疗疾病，用它煎水或泡酒来消除重体力劳动带来的疲劳及抵抗高寒山区的冬季寒冷。藏族人民利用红景天的历史更早，在《晶珠本草》《藏药图鉴》中均有记载。西藏民间不仅常用红景天来治疗咯血、肺炎咳嗽和妇女白带等症，还将其入药，用以健身壮体，抵抗不良环境的影响。

研究表明，红景天含有两种分别叫红景天苷和苷元酪醇的物质，具有抗疲劳、抗缺氧、抗微波辐射、抗毒以及对神经系统和新陈代谢的双向调节作用。

同时，红景天还含有丰富的黄酮、多种维生素和微量元素等。根据药理学、病理学以及临床疗效观察，红景天是一种对心脑血管疾病有显著疗效的天然草药。它可清除血液中过多的脂质，防止动脉粥状斑块的形成，降低血液黏滞度，改善微循环，从而有效地扩展冠状动脉，抗心肌缺血，提高心脏功能。此外，它还可改善脑组织的血液循环，加快脑梗死病灶的恢复，对缓解头痛，解除疲劳，增强记忆力等也有显著功效。

红景天既可用于防治心脑血管疾病，还可用于更年期综合征、神经衰弱及其引发的心绞痛、胸闷、心悸、气短、失眠、神疲乏力等疾患的防治。更值得一提的是，红景天对多种癌症亦有明显的辅助疗效。

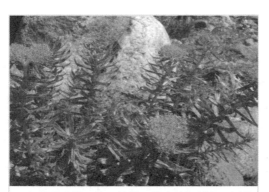

◎红景天味甘、苦，性平。具有益气活血、通脉平喘的功效。

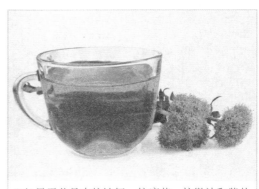

◎红景天茶具有抗缺氧，抗疲劳，抗微波和紫外线辐射，增强人体免疫力和记忆力等多种功效。

蔬果净血方——排出体内废物及毒素的法宝

为什么现代人的身体那么不堪一击，"三高"、腰椎病、颈椎病、心肌梗死、脑梗死、癌症频频出现？这一切，都因为人们没有及时意识到血液垃圾堆积的后果，没有及时清除血液垃圾造成的。

很多老寿星，有没有得到一些清除垃圾的真传或秘方呢？其实这个问题没法具体来回答，或许寿星们习以为常的养生方法，对于不懂养生的人来说，也算是一种"真传"或"秘方"吧。

老寿星们经常用一些新鲜的蔬果榨汁喝，而这成了老人们日常食谱的一大重要组成部分。也许你认为这不过是一些汤汤水水，但是，从养生角度而言，它们的作用是很大的。

从科学角度讲，人体血红细胞的衰老变异一般都要先于其他组织细胞的衰老病变。人的组织器官发生衰老病变，往往都伴随着血红细胞的衰老变异。血红细胞的衰老变异是造成相关循环障碍最直接最根本的原因。所以，从某种程度来讲，万病之源始于血。

人体正常的血液是清洁的，但环境污染的毒物，食物中残留的农药和激素，肉、蛋等酸性食物产生的酸毒，以及人体新陈代谢中不断产生的废物，都可进入血液中形成血液垃圾，使血液污浊。

污浊的血液不仅损害我们的脸面，蓄积体内还会产生异味，损伤组织器官，形成多种慢性病，如糖尿病、冠心病及高血压等。更严重的是，毒素还能破坏人体免疫功能，使人体正常细胞突变，导致癌症的发生。可见，想要健康长寿，净血就显得非常重要了。

蔬果汁，是净化血液的不二之选。你肯定要问哪种蔬果汁效果显著？应该怎么做呢？那么，向大家介绍一种胡萝卜综合蔬果汁。

材料：胡萝卜1根，番茄1个，芹菜2根，柠檬1个。

做法：胡萝卜和柠檬去皮，与其他材料一起榨汁饮用。

胡萝卜汁内含有大量的胡萝卜素，这种物质在人体内会转化成维生素E，进而清除人体自由基，并阻碍其生成，提高机体免疫能力，可预防肿瘤、血栓、动脉粥样硬化以及抗衰老等。番茄性甘、酸、微寒，能生津止渴，健胃消食，凉血平肝，清热解毒，净化血液。两者与芹菜、柠檬合制成汁，可降低胆固醇，净化血液。因此，建议中老年人常喝这种蔬果汁。

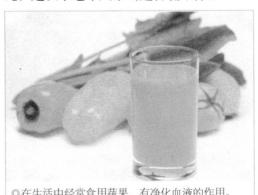

◎在生活中经常食用蔬果，有净化血液的作用。

气为血之帅，血为气之母

气属阳，血属阴。气与血的生成，都源于水谷精微和肾精，二者又都是生命活动的物质基础，彼此相互依存，相互为用。

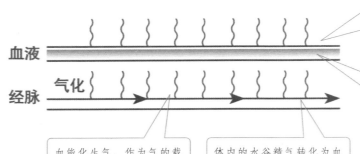

气对血具有固摄作用，使其不溢于脉外，所以气能摄血。

血液的运行需要气的推动，所以气能行血。

血能化生气，作为气的载体，使其有所依附，并为气提供充分的营养。

体内的水谷精气转化为血离不开气化作用，所以气能生血。

气血的逆乱与疾病的形成

虚实的发生是由于邪气与气血相并，导致阴阳失调，气血离开它们所应在的位置，逆行于经络。

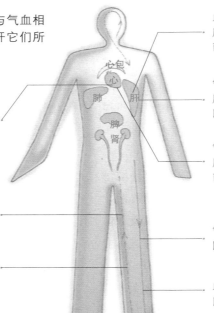

血并于上　血为阴，而并于胸膈之上的心，则心火为阴所蔽，故心生烦悗。

血并于阴　血为阴，再聚于阴，则"重阴者癫"。

气并于阴　气为阳，而聚于阴分，则必伤阴液，二者相合，乃为热中。

血并于下　血为阴，而并于胸膈之下的肝，则肝血瘀而心血虚。

气并于下　气为阳，而并于胸膈之下的肝，则肝木为阳所灼折，故肝生善怒。

气并于上　气为阳，而并于胸膈之上的心，则心神扰而肝气虚。

气并于阳　气为阳，再并于阳分，则"重阳者狂"。

血并于阳　血为阴，而并于阳分，血不守藏而外张。

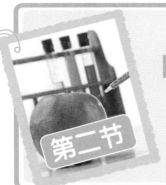

畅通肠道，不给疾病滋生的土壤

第二节

健康危机，从肠内毒素引发

最近几年，有一个关于健康的新词越来越多地出现在我们的生活中，并成为一种时尚，那就是"排毒"。然而，就在"排毒"成为我们现代人头脑中不可缺少的"健康新观念"的同时，我们也会在心中画起许多问号：我的"内环境"真的需要清理了吗？如果不排毒是否就意味着我们会失去健康呢？

在我们生存的环境中，随着城市人口暴涨、道路加宽、汽车猛增，市政建设日夜不停，尘土飞扬，开发区迅猛发展，工厂林立，浓烟滚滚，环境的污染与日俱增。随着农业现代化的发展，化肥农药大量使用，食物中的化学沉淀物越来越多，再加上大量化学药品的使用……众多危害人体健康的外来之毒正在不断增加。同时，随着生活水平的不断提高，人们开始膏粱厚味，暴饮暴食，这就造成了人体内新陈代谢紊乱，使得新陈代谢过程中的废物堆积、停滞，形成大量的内生之毒。

当这些外来之毒和内生之毒侵害人体时，就会导致各脏腑、组织、细胞的功能障碍，气血失和，阴阳失衡，新陈代谢紊乱及内分泌失调，从而引发多种疾病。

肠内毒素引起的疾病

导致身体免疫力下降	这些毒素可以分布到神经突触和神经—肌肉接头处，直接损害神经元，造成中枢神经受损、身体各器官免疫力下降。如：经常性感冒、头晕、心悸、盗汗、失眠、健忘、四肢麻木等
致癌	现代医学表明：癌症往往是由致癌毒素在体内囤积而诱发产生的肿瘤，致癌毒素由环境因素引起，其中又有90%为化学元素。因此，可以这样说：癌症是污染的外部环境导致人体内环境污染的必然结果

续表

过敏	毒素刺激人体的免疫系统，使人体出现过敏反应
皱纹及脓包	毒素作用于人体内酶系统，导致胶原酶和硬弹性蛋白酶的释放，这些酶作用于皮肤中的胶原蛋白和硬弹性蛋白，使这两种蛋白产生过度交联并降解，结果使皮肤失去弹性，出现皱纹及脓包
毒素会传遍人体各处	渗入皮肤，产生皱纹、湿疹、皮肤红肿等皮肤病；渗入脑，会造成压抑、烦躁、昏昏欲睡、失眠健忘；渗入肝脏，会使肝脏的解毒功能减弱；渗入胸腔，会诱发肿瘤；渗入子宫，会导致纤维瘤和功能失常；渗入眼，会使视力减弱；渗入肺，会使呼吸短促和口臭；渗入关节，会导致关节痛
加重器官负担	引起脏器衰竭。人体内多个脏器与排毒有关：肝脏是人体最大的解毒器官，血液流进肝脏时，一些有害物质可被肝脏产生的酶分解；皮肤是人体最大的排毒器官，能够通过出汗等方式排出其他器官很难排出的毒素；肾脏是体内最重要的排毒器官，能过滤掉血液中的毒素并通过尿液排出体外。但如果"中毒"太深，造成肝、肾、皮肤负担过重，就会引起脏器中毒、引起脏器衰竭

所以，只要生命还在继续，只要人还在这个世界生存，就会产生和吸入大量的毒素，由于这些大量外来之毒、内生之毒的侵害，导致人体疾病开始逐年增加。

如果你想了解你体内的毒素堆积到了什么程度，那就来给自己测试一下吧。答案依照程度：从来不=0分，有时是=1分，经常是=2分。

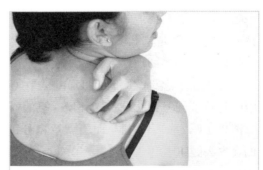

◎毒素刺激人体的免疫系统，使人体出现过敏反应。

体内毒素堆积测试

睡眠质量差、多梦？ （ ）分	每天用电脑3小时以上？ （ ）分	平时喜欢吃甜食、零食？ （ ）分
经常忘了喝水？ （ ）分	每天吃不上3种蔬菜？ （ ）分	喜欢香肠、热狗等腌制品？ （ ）分
常熬夜？ （ ）分	每天抽烟？ （ ）分	总吃炸鸡腿、排骨等食品？ （ ）分

如果你的总分为0~6分，表明你有健康理念与意识，可以再多补充一点儿天然健康食品。如果为7~12分，表明你有毒素累积的危险，要注意小疾病，多吃天然食品。如果为13~18分，说明你要马上制订排毒计划，尽快调整自己的生活作息和饮食习惯

启动体内排毒系统，为健康保驾护航

在我们体内，皮肤、肾、肺、大肠等器官共同构成了一个神奇的排毒系统，做好它们的排毒工作，我们的身体自然就会清爽、健康。

皮肤、肾、肺、大肠等器官，共同构成了人体自有的、动态而完善的排毒系统，只要给予它们充分援助，我们就能打一场漂亮的"排毒战役"，为健康保驾护航。

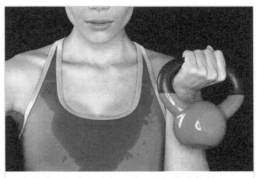
◎人体内的很多毒素都可以通过汗排出体外。

1.皮肤排毒

皮肤是排毒的主要器官，能反映大肠的健康和清洁状况。大肠清洁，皮肤自然透明有光泽；皮肤若出现毛病，就表示身体内部有大量的毒素或废物，无法顺着正常排泄管道排出，而被迫从皮肤排出。那么，如何让皮肤排毒呢？

（1）排便。吃三餐排便三次会更好，每天排便1~3次成形的大便算是正常的。如果让大便在肠子里滞留至第二天，就不好了。

（2）每天至少喝2500毫升清洁的水。人体细胞65%是水分，细胞外也是水。如没有足够的水，细胞没办法正常新陈代谢，出汗、小便都不足以排毒。对普通人群来说，只要平时注意科学饮食，每天至少喝2500毫升清洁的水，一般都能够通过人体自身代谢功能排出毒素。此外，皮肤对药物的吸收率约为40%，所以不可在皮肤上乱涂化妆品或药膏。

（3）运动。运动出汗排毒，是属于主动性的，也是最好的方法。不过，运动前后一定要多喝水，借由排尿、排汗来排毒。

（4）按摩。按摩背部淋巴结，也有助于排毒，属被动式。

2.肾排毒

肾脏是身体进行新陈代谢、排出废物与毒素、维持体液平衡的重要器官，所以保护肾脏非常重要。平时应减少环境或饮食对肾脏的伤害，多吃清淡的天然素食，配合充分的休息。一星期中选一天只吃水果或喝水，让肾脏有充分休息的机会。冬天要避免腰部受寒，常做脚底按摩，或者做做气功等，都能提升肾脏的排毒功能。

3.肺排毒

在森林里深呼吸，是最佳的肺排毒方法。每天最好有半小时的深呼吸运动，但一定要选择空气新鲜的地方。此外，清痰也是肺排毒的重要途径之一，平时多吃煮烂的银耳汤，可以帮助清痰排肺毒。用葵花子油漱口也有抽痰的作用，如果能配合大肠排毒一起做，效果更好。

4.大肠排毒

大肠是排泄的主要器官，如果大肠排

泄不通畅，会造成慢性中毒。平常多吃熟食的人，肠子里往往会积存许多废物，这些毒素若在肠内一再被吸收，将会严重损害人体健康。多吃新鲜的蔬菜水果、保持适当的运动对于维护大肠清洁与人体健康非常重要。

简而言之，体内的毒素越少，人就越健康、越长寿、也越不容易老化。

黄瓜是当之无愧的体内"清道夫"

黄瓜原名叫胡瓜，是汉朝张骞出使西域时带回来的。为何"胡瓜"变"黄瓜"，这其中还有一段故事。

据说，后赵王朝的建立者石勒是入塞的羯族人，也就是百姓口中的"胡人"。他登基做皇帝后，对这个词很恼火，于是制订了一条法令：无论说话写文章，一律严禁出现"胡"字，违者问斩。法令听起来严酷无比，不过也只是石勒用来警醒人民的，倘若遇到犯忌的人，倒不一定真的会问斩。某次，石勒召见地方官员，襄国郡守樊坦就无意间犯了忌讳。他急忙叩头请罪，石勒也并没有多加指责，不过等到召见后例行"御赐午膳"时，石勒指着一盘胡瓜问樊坦："卿知此物何名？"樊坦看出这是石勒故意整他，便恭恭敬敬地回答道："紫案佳肴，银杯绿茶，金樽甘露，玉盘黄瓜。"石勒听后，龙颜大悦。自此，胡瓜就有了新名字——黄瓜。

《本草纲目》中说黄瓜有清热、解渴、利水、消肿的功效。也就是说，黄瓜对肺、胃、心、肝及排泄系统都非常有益，能使人的身体各器官保持通畅，避免堆积过多的体内垃圾，生吃能起到排毒清肠的作用，还能化解口渴、烦躁等症。

此外，黄瓜的美容功效也历来为人们所称道。因为黄瓜富含维生素C，比西瓜还高出5倍，能美白肌肤，保持肌肤弹性，抑制黑色素的形成。经常食用它或贴在皮肤上可有效地对抗皮肤老化，减少皱纹的产生。而黄瓜所含有的黄瓜酸能促进人体的新陈代谢，排出体内毒素。

下面，就为大家介绍可以通便排毒的黄瓜吃法：

材料：黄瓜500克，豆腐干100克。

做法：将黄瓜和豆腐干洗净切片，放置一边备用；锅置火上，烧热油后，下入葱末炝锅，放入黄瓜煸炒片刻后再下豆腐干，烹入料酒，加入味精、盐，淋上香油，颠炒几下即可出锅。

功效：清热、排毒、降糖。

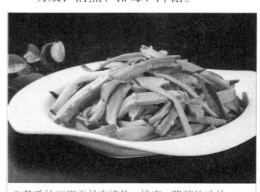

◎黄瓜炒豆腐干具有清热、排毒、降糖的功效。

常食蔬果谷物，不让毒素在我们体内作乱

中医认为体内湿、热、痰、火、食，积聚成"毒"，是万病之源；西医认为人体内脂肪、糖、蛋白质等物质新陈代谢产生的废物和肠道内食物残渣腐败后的产物是体内毒素的主要来源。若有意识地选择一些能排毒的蔬果谷物，这些毒将无法在我们体内作乱。

大家都知道，蔬果谷物是我们生活中非常重要的食物组成。不过，也有很多人不知道，蔬果谷物里有不少本身具有抗污染、清血液、排毒素的功能，对人体排毒大有裨益。

1.谷物排毒

绿豆，味甘，性凉，有清热、解毒、去火之功效，是我国中医常用来解多种食物或药物中毒的一味中药。绿豆所含营养物质丰富，常饮绿豆汤能帮助排泄体内毒素，促进机体的正常代谢。许多人在进食油腻、煎炸、热性的食物之后，很容易出现皮肤瘙痒、暗疮、痱子等症状，这是由于湿毒溢于肌肤所致。绿豆则具有强力解毒功效，可以解除多种毒素。现代医学研究还证明，绿豆既可以降低人体内的胆固醇，又有保肝和抗过敏作用。

燕麦，能滑肠通便，促使粪便体积变大、水分增加，配合纤维促进肠胃蠕动，发挥通便排毒的作用。将蒸熟的燕麦打成汁当作饮料来喝是不错的选择，搅打时也可加入其他食材，如苹果、葡萄干，既营养又能促进排便。

薏苡仁，可促进体内血液循环、水分代谢，发挥利尿消肿的效果，有助于改善水肿型肥胖。薏苡仁水是不错的排毒品，直接将薏苡仁用开水煮烂后，根据个人口味添加少许的糖饮用，是肌肤美白的天然保养品。

2.水果排毒

樱桃是目前被公认的能够为人体去除毒素及不洁体液的水果。它同时对肾脏的排毒具有促进功效，还有通便的功用。

深紫色葡萄也具有排毒作用，而且能帮助肠内黏液清除肝、肠、胃、肾内的垃圾。

如果你不是很喜欢吃樱桃或葡萄，苹果也是不错的选择。因为苹果内含有半乳糖醛酸，对排毒挺有帮助的，其果胶还能避免食物在肠内腐化。

荔枝含有维生素A、B族维生素、维生素C，还含有果胶、游离氨基酸、蛋白质及铁、磷、钙等多种元素。现代医学研究证明，荔枝有补肾、改善肝功能、促进细胞生成、使皮肤细嫩等作用，是排毒养颜的理想水果。

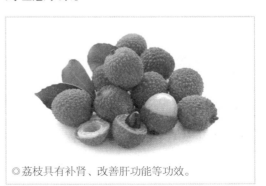

◎荔枝具有补肾、改善肝功能等功效。

科学断食，对肠道毒素进行"大清仓"

在我们日常饮食中，有许多未彻底排出的毒素留在体内，这时候如果想彻底排毒，只能试一试断食法。这种方法除了能排出肠道毒素，还可将体内的老、病、废细胞排出体外，促使激素分泌旺盛，从而使人体血液循环变得顺畅，肤色红润、光泽。

同时，断食还能产生自体融解现象，即在不进食的情况下，身体为了存活下去，就会被迫燃烧体内以前库存的产物，这些都是平常营养过剩积存的物质，如皮下脂肪、不良胆固醇、肿瘤等。中医认为，气血不通才会有酸痛。当断食产生自体融解现象时，身体便可逐渐将这些导致气血不通的阻碍物融解掉，让酸、痛、肿、痒的症状逐渐减轻，甚至消失。

由于现代人的生活节奏快，每天都很忙碌，如果一个月能安排一天断食来定时进行体内大扫除，在时间上比较容易做到。这也就是人们常说的"一日断食法"。这种方法包括3个阶段，即减食阶段、断食阶段和复食阶段。以前后3天为一个完整的疗程，如星期五"减食"，星期六就要"断食"，星期日"复食"。

需要注意的是，排毒方法应因人而异。这里我们讨论的断食排毒法，最适合有以下症状的人群。

适合断食排毒法的人群的症状

青春痘	脸上青春痘不断滋生
面容憔悴	脸色暗淡无光泽、面容憔悴
黑斑	新旧黑斑长脸上，无法消除
杂症	有诸多杂症，如头痛、头晕、口臭、狐臭、体臭等
自觉无恙	身体还算健康，自觉不对劲，却检查不出什么病
皮肤病	全身出现皮肤病，如红肿、痒、癣、过敏、脂肪瘤等
慢性胃肠病	罹患慢性胃肠病，如胃痛、溃疡、便秘、下痢、胃下垂、胃酸过多、消化不良等
一般成人病	罹患一般成人病，如高血压、心脏病、糖尿病、肾脏病等因代谢障碍所引起的疾病
肿瘤	不论良性或恶性，均应立刻改善饮食，并用安全的断食法来排出体内毒素，改善癌症体质

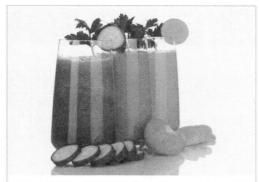

◎断食阶段,可饮用少许果菜汁,但宜慢慢吞咽,目的在于刺激口水大量分泌。

断食阶段要做一次自我灌肠,将大肠彻底清洁。如选择咖啡灌肠,具体做法就是先泡113～226克的咖啡液,让其凉至体温温度,然后使用正规、合格的灌肠袋,依据使用说明进行灌肠操作。

断食阶段,可饮用少许果菜汁,但宜慢慢吞咽(每喝一口,含在口中30秒以上,待果菜汁温热后再吞咽),目的在于刺激口水大量分泌,唾液中含有丰富的蛋白酶、脂肪酶等,对消化胃肠内的积食大有帮助。此外,一定要注意:禁食所有嗜好品,如烟、酒、咖啡、茶、槟榔、零食等;饮食必须清淡,即少油、少盐、少糖。

复食阶段最重要的就是控制食量,只能吃五分饱,切勿过量,而且要细嚼慢咽,才不致引起肠胃不适。

不过,有的人很难坚持做到"一日断食",这可能和个人的身体素质有关。所以,在实行"一日断食"中可以摄取少量的饮食。

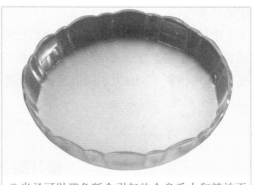

◎米汤可以避免断食引起的全身乏力和精神不安,适合胃肠功能虚弱的人。

在一日断食法中,必要的辅助相当重要,也就是断食三个阶段,均要做刮舌苔、干刷与发汗运动。刮舌苔应在早晚刷牙前做一次;干刷则在洗澡前全身刷一次;发汗运动是指全身关节均能充分高效率运动,使心跳达100～120次/分,让身体微微发汗最佳。这些功课均有助于促进新陈代谢,加强排毒净身。

"一日断食"中可以适量摄取的饮食

蜂蜜水	此断食法简便易行,尤其是蜂蜜甘甜可口,备受欢迎。 做法:每次用30～40毫升蜂蜜,以350毫升水溶化冲淡后饮用。每日三餐服用
米汤	米汤具有一定的营养,可以避免正规断食引起的全身乏力和精神不安,而且对胃黏膜有一定的保护作用,非常适合胃肠功能虚弱的人。 做法:先用糙米熬粥,然后将米渣去掉,即成米汤;或者直接使用糙米粉末,熬熟后,不去渣滓,即为米汤。每餐可用糙米25克,喜欢稍稠者可用糙米30克。喝的时候可加入少量食盐或糖。每日三餐服用

膳食、饮水、运动——清肠通便三重奏

有首顺口溜说得好："要想身体健康，必须大便通畅，废渣糟粕不去，肯定断肠遭殃。"一语道出便秘的危害和肠道畅通的重要性。

中医早在汉代便提出腑气不通致衰的理论："欲得长生，肠中常清；欲得不死，肠中无滓。"说明了肠道通畅能延年益寿这个道理。

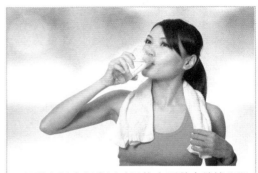

◎日常生活中经常运动及饮水可以有效清理肠胃，排出体内毒素。

保持肠道通畅的方法

多吃粗粮和根类蔬菜	我们日常所进食的主要是经过精细加工的食品，如精小麦、精米、精面粉等，而粗粮（糙米、麦、豆类等）的摄入越来越少，殊不知粗粮中富含的食物纤维是通便排毒的利器。 除粗粮外，牛蒡、胡萝卜等根类蔬菜食物纤维含量也很丰富，所以我们在平时的饮食中应注意增加粗粮和根类蔬菜的摄入
不要忍便	食物进入口腔，经消化、代谢后的残渣，应当在8～12小时内排出，如果粪便在肠道的停留时间过长，粪便中的有毒物质及水分就会被肠壁吸收，使毒素随着血液输送到其他各器官组织——这就是所谓的自体中毒。而缺乏水分的粪便太干硬，更难以排出，极易发生便秘。我们在生活中可能因为这样那样的原因而忍便，造成粪便在肠道内停留时间过长，不利于肠道的畅通，甚至引起便秘
摄取充足的水分	水也是软化大便、保证肠道通畅的利器，我们每天至少要喝7～8杯（以每杯300毫升论），当然8杯以上更好，但不宜过多，以免给肾脏造成负担。在各种水中，最好的选择还是20～30℃的凉开水
大笑放松身心	人们受到惊吓或紧张时，会嘴巴干涩、心跳加速，肠子也会停止蠕动。而我们在大笑时，一方面震动肚皮，对肠子有按摩作用，能帮助消化，防止便秘；另一方面，大笑能缓解压力和紧张情绪，促进肠道蠕动，保障肠道畅通
揉腹通便	这种方法是通过简单的按摩来舒畅气血，促使胃肠平滑肌张力及蠕动增强，增强消化排泄功能，以利于通便排毒
多运动	运动量不足的人，肠道蠕动也很迟钝，使得粪便停滞不下，从而阻碍肠道畅通；运动量大的人，肠道蠕动加快，不利于粪便的停滞，保障了肠道畅通

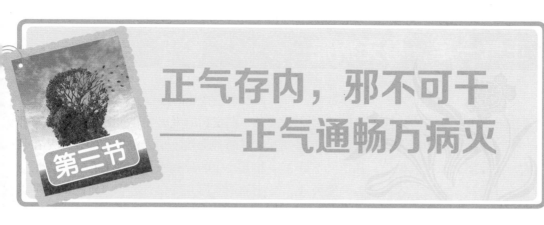

正气存内，邪不可干
——正气通畅万病灭

第三节

正气为本，外避邪气

《黄帝内经》说"正气存内，邪不可干"。当人体处于非常平和状态的时候，是可以和所有的细菌、病毒和平共处的。而如果身体状况变差，那么细菌病毒这些邪气就有了可乘之机，会压过身体里的正气，正气不如邪气，那人就会得病了。

养正气，怎样养呢？首先重视精神调养。人的精神情志活动与脏腑功能、气血运行等有着密切的关系。突然、强烈或持久的精神刺激，可导致脏腑气机紊乱，气血阴阳失调而发生疾病。因此平时要重视精神调养，做到心情舒畅，精神愉快安定，少私而不贪欲，喜怒而不妄发，修德养性，保持良好的心理状态。同时要尽量避免外界环境对人体的不良刺激，如营造优美的自然环境，和睦的人际关系，幸福的家庭氛围等。这样则人体的气机调畅，气血平和，正气充沛，可预防疾病的发生。

其次，注意饮食起居。保持身体健康，就要做到饮食有节、起居有常、劳逸适度等，如在饮食方面要注意饥饱适宜，五味调和，切忌偏嗜，讲究卫生，并控制肥甘厚味的摄入，以免损伤脾胃，导致气血生化乏源，抗病能力下降。在起居方面要顺应四时气候的变化来安排作息时间，培养有规律的起居习惯，如定时睡眠、定时起床、定时工作学习、定时锻炼身体等，提高对自然环境的适应能力。在劳逸方面，既要注意体力劳动与脑力劳动相交替，又要注意劳作与休息相结合，做到量力而行，劳逸适度。

规避邪气的措施很多，如顺四时而适寒暑，避免六淫邪气的侵袭。六淫邪气各有主时，春风、夏热（暑）、长夏湿、秋燥、冬寒，应做到因时养生以避邪养正，正所谓《黄帝内经》所说"虚邪贼风，避之有时"。此外，外避邪气还要戒除一些不良的生活习惯，比如熬夜、洗头时做按摩、有病就吃药、光脚走路等。

正气一足，身无病痛

中医认为，疾病的发生、发展过程，就是正邪抗争，各有胜负的过程。

正，即正气，是指人体的功能活动及抗病、康复能力。一般来说，凡正气不足的人，汗毛孔（腠理）容易松弛，失去其护卫表皮的功能作用，因而最容易感受四时流行之气，使四时之气自表皮而入；发则会出现咳嗽、流涕、头昏，或发热、怕风等伤风症状。此外，有的病人小便点滴不畅、滴沥不尽一天数十次，这也是正气不足的表现。

邪，又称邪气，泛指各种致病因素，包括六淫、饮食失宜、七情内伤、劳逸损伤虫兽所伤等，也包括机体内部继发产生的病理代谢产物，如瘀血、痰饮等，具有伤害正气、引起疾病的破坏作用，即所谓的"邪气发病"。身体发热如火炭般热，颈部和胸部有阻塞不通的感觉，人迎脉盛，呼吸喘促而气上逆，这些都是邪气亢盛有余、正邪两旺的现象。

一般来说，邪气侵犯人体后，正气与邪气就会相互发生作用，一方面是邪气对机体的正气起着破坏和损害作用，另一方面正气对邪气的损害起着抵御及驱除邪气，并消除其不良影响的作用。因此，正邪的斗争及其在斗争中邪正双方力量的盛衰变化，不仅关系着疾病的发生和发展，影响着病机、病症的虚实变化，而且直接影响着疾病的转归。从某种意义上来说，疾病的发生与发展过程，也就是正邪斗争

及其盛衰变化的过程。

在疾病的发展变化过程中，正气与邪气这两种力量不是固定不变的，而是在其相互斗争的过程中，客观上存在着力量对比的消长盛衰变化，并有一定的规律可以遵循。即邪气增长而亢盛，经过斗争，邪胜正虚，则正气必然虚损而衰退；正气增长而旺盛，经过斗争，正胜邪退，则邪气必然消退而衰减。

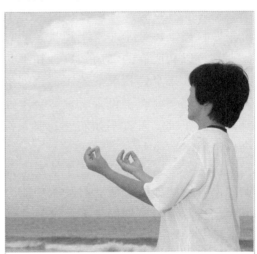

◎生活中经常练习瑜伽呼吸法，可以有效抵御邪气对人体的伤害。

正气与邪气相斗争的过程，也像国家之间的打仗一样。一个国家要想抵御住外敌的入侵，最根本的办法就是强大自己的国防军，提高自身的防御能力。人体也是这样，如果各方面系统功能正常，正气充足，病邪是不可能侵犯你的。这就是中医理论所说的"正气存内，邪不可干；邪之所凑，其气必虚。"

正气是否充足取决于脾胃的运转情况

李时珍在《本草纲目》中有"土为元气之母，母气既和，津液相成，神乃自生，久视耐老""土者万物之母，母得其养，则水火相济，木金交合，诸邪自去，百病不生矣"。他认为脾胃与人的元气有着密切的关系，人体内的元气因脾胃而滋生，脾胃的功能正常运转，人体内的元气才能生长并充实。而人吃五谷杂粮、果蔬蛋禽，都要进入胃中，人体内的各个器官摄取营养，都要从胃而得来。

李时珍曾经说过："脾者黄官，所以交媾水火，会合木金者也。"他认为，人体气机上下升降运动正常，有赖于脾胃功能的协调。脾胃如果正常运转，则心肾相交，肺肝调和，阴阳平衡；而如果脾胃一旦受损，功能失常，就会内伤元气，严重的还会因此影响全身而患病。因此我们若想养生，还要重视养脾胃，那么吃什么才能养脾胃呢？李时珍在《本草纲目》中提到枣、莲子、南瓜、茼蒿、红薯等都有养脾胃的功效。

四大保养脾胃的要诀要记牢："酒少量，动为纲，素为常，莫愁肠。"

四大保养脾胃的要诀

酒少量	不要嗜酒无度，以免损伤脾胃。少量饮酒能刺激胃肠蠕动，以利消化，亦可畅通血脉、振奋精神、消除疲劳、除风散寒，但过量饮酒，脾胃必受其害，轻则腹胀不消，不思饮食，重则呕吐不止
动为纲	指适当的运动可促进消化，增进食欲，使气血生化之源充足，精、气、神旺盛，脏腑功能不衰。因此，我们要根据各自的实际情况选择合适的运动方式和运动量。散步是一种和缓自然的体育活动，可快可慢，可使精神得到休息，使肌肉放松，气血调顺，帮助脾胃运化，借以祛病防衰
素为常	素食主要包括富含植物蛋白、植物油及维生素的食物，如面粉、大米、五谷杂粮、豆类及其制品、蔬菜、瓜果等。日常饮食应以淡食为主，以便清理肠胃。进食温凉适当，不要过热也不可过凉，因为热伤黏膜、寒伤脾胃，均可导致运化失调。少食质硬、质黏、煎炸、油腻、辛辣性食品
莫愁肠	指人的精神状况、情绪变化对脾胃亦有一定影响。中医认为：思可伤脾，意指思虑过度，易伤脾胃。脾胃功能失衡，会引起消化、吸收和运化的障碍，因而食不甘味，甚至不思饮食。久之气血生化不足，使神疲乏力、心悸气短、健忘失眠、形体消瘦，导致神经衰弱、胃肠神经官能症、溃疡病等。所以，必须注意性格、情操及道德的修养，做到心胸豁达，待人和善，遇事不要斤斤计较，更不要对身外之物多费心思。尽量避免不良情绪的刺激和干扰，经常保持稳定的心境和乐观的心态，这也是保养脾胃、祛病延年的妙方

胃是五脏精气衰、旺的根本

人体要靠五脏之气营养全身，但五脏之气必须依靠胃气才能运营。否则，如果胃气不能与脏气一并运行，呈现出真脏脉，人就会死亡。

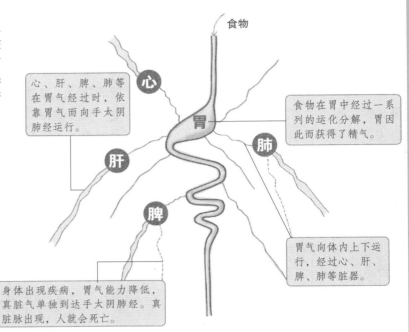

食物

心、肝、脾、肺等在胃气经过时，依靠胃气而向手太阴肺经运行。

食物在胃中经过一系列的运化分解，胃因此而获得了精气。

胃气向体内上下运行，经过心、肝、脾、肺等脏器。

身体出现疾病，胃气能力降低，真脏气单独到达手太阴肺经。真脏脉出现，人就会死亡。

脾的运化与升清

进入胃中的食物被腐熟，然后由脾将胃中的水谷精气运送到五脏六腑，这是五脏六腑的营养来源。

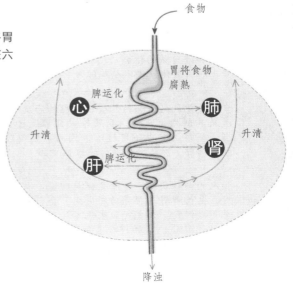

食物

胃将食物腐熟

脾运化

心   肺

升清   升清

肾

脾运化

肝

降浊

保住体内津液，阻止外邪入侵

中医认为，津属阳，主表；液属阴，亦称阴液。津液与血、汗、小便、泪、涕、唾等都有密切关系。津液在经脉（经络、脉管）内，即为血液，故有"津血同源"之说。津液可转变为汗，可转变为小便，也可转变为唾液或泪液，如悲伤时号啕大哭之后，便会感觉口干舌燥，此时就是津液已经大伤。

当人体津液不足时，就会出现口干口渴、咽喉干燥等症状，这些现象都是由于伤了津液所出现的现象。即使不在炎热的夏季，出汗过多，也很容易出现上述症状。这时，可以用玄麦桔甘汤（玄参、麦冬、桔梗、炙甘草各等量）沏水代茶饮用，可清热生津。

如果体内的津液亏耗过多，就会致使气血两损；气血亏损，同样也可致使津液不足。津液的增多与减少，能直接影响体内的阴阳平衡，疾病也会由此而生。如发高热的病人会出汗过多及胃肠疾患者大吐大泻太过，都会因损伤津液而导致气血亏损。所以中医自古就有"保津即保血，养血即可生津"的养生说。

津液源于饮食水谷，并通过脾、胃、小肠、大肠等消化吸收饮食水谷中的水分和营养而生成，张仲景就在《伤寒论》提出"保胃气，存津液"的养生原则，传统养生中还有"漱津咽唾"的方法。在一部养生名著中就提到"津液频生在舌端，寻常漱咽下丹田。于中畅美无凝滞，百日功灵可驻颜"，就是说每天坚持吞唾液，百日后就可使人容颜润泽。

下面我们具体说一下四季的津液养生之道：

春季属阳，天气干燥，应常吞口中津液，并保证水分的足量摄入。

夏季天气炎热，出汗多，很容易造成津液损耗过多，应适当多吃酸味食物，如番茄、柠檬、草莓、乌梅、葡萄、山楂、菠萝、杧果、猕猴桃之类，它们的酸味能敛汗止泻祛湿，可预防流汗过多而耗气伤阴，又能生津解渴，健胃消食。若在菜肴中加点醋，醋酸还可杀菌消毒防止胃肠道疾病发生。

秋季气候处于"阳消阴长"的过渡阶段。秋分之后，雨水渐少，秋燥便成为主要气候。此季容易耗损津液，发生口干舌燥、咽喉疼痛、肺热咳嗽等。因此，秋日宜吃清热生津、养阴润肺的食物，如泥鳅、鲜山药、莲子等清补柔润之品。

另外，中医医书记载："盖晨起食粥，推陈出新，利膈养胃，生津液，令人一日清爽，所补不小。"因此，建议秋季早餐根据自身实际选择不同的粥食用，如百合红枣糯米粥滋阴养胃等。

冬季天气寒冷，属阴，应以固护阴精为本，宜少泄津液。故冬"去寒就温"，预防寒冷侵袭是必要的。但不可暴暖，尤忌厚衣重裘，向火醉酒，烘烤腹背，暴暖大汗，这样反而会损耗津液伤身。

气少，不可盲目补气

气是人生命之本源，元气充盛，才能防病健身，延年长生。而一个人一旦气不足了，就会出现各种各样的疾病。《黄帝内经》中说："故邪之所在，皆为不足。故上气不足，脑为之不满，耳为之苦鸣，头为之苦倾，目为之眩。中气不足，溲便为之变，肠为之苦鸣。下气不足，则乃为痿厥心悗。"

现代人不健康的生活方式，如生活节奏快、竞争激烈、心理压力大、熬夜等，以及环境污染严重等因素都是导致气不足的罪魁祸首。人体正气虚衰，卫外不固，免疫功能低下，抗邪无力，可导致多种疾病的发生。比如说，人体感受风寒之邪，抗病无力，免疫功能低下，就容易引起感冒、肺炎、病毒性肝炎、乙型脑炎等传染性疾病。而机体免疫缺陷更可引起各种癌肿、艾滋病等免疫缺陷性疾病。

当人体出现气不足的症状后，除了调整生活方式外，还要补气，以使正气充足旺盛。补气的方法有很多，食补、药补、运动、调情志等都可以起到补气的作用。但是，在这里要提醒大家的是，当你气不足的时候，千万不能盲目补气，否则不但不能达到补气的目的，还会影响身体健康。因为这里还牵扯到了血的问题。

血具有营养和滋润全身的作用，血又是神经活动的物质基础。中医还认为"气为血之帅，血为气之母"。所以，如果你出现气不足的症状，很有可能是血不足造成的。血虚无以载气，气则无所归，故临床常见气血两虚的病症。如果真是因为血不足，那就需要先补血，否则就成了干烧器皿，把内脏烧坏；如果是因为瘀滞不通，就可以增加气血，血气同补。这样才能达到补气的作用。

气血双补需以食用补血、补气的食物、药物慢慢调养，切不可操之过急。常用的食物有猪肉、猪肚、牛肉、鸡肉等，常与之相配伍的中药有党参、黄芪、当归、熟地等。药物调理需在中医指导下服用。

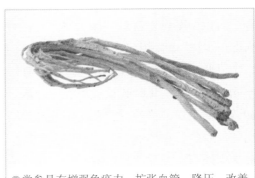

◎鸡肉具有温中益气、补虚填精、健脾胃、活血脉、强筋骨的功效。气血不足者可经常食用。

◎党参具有增强免疫力、扩张血管、降压、改善微循环、增强造血功能等作用。气虚贫血者食用十分有益。

不泻即补——储备能量，节能养气

我们都知道乌龟的寿命是很长的，俗话说"千年的王八，万年的龟"。为什么乌龟能活这么久呢？在中医看来，乌龟之所以长寿和它消耗能量慢有关，而人体的正气即是人体的能量，所以节省身体的能量，其实就是在给我们的身体补充正气。

可以说，生命不在于"更快、更高、更强"，而在于"更慢、更长、更柔"，

乌龟喜静，而且行动缓慢，相应的，体能消耗就少，所以它长寿。人的生命储备是有限的，人的生命就好比是一根燃烧着的蜡烛，燃烧得越旺，熄灭得越早。所以，要长寿就要慢慢地释放能量，注意节能养生。它主要包括静养生、慢养生和低温养生3个方面。

节能养生法

静养生	静养生是对生命的轻抚。静养生的重大意义是什么？静养生能够降低阳气和阴精的损耗，从而维持生命的阴阳平衡，延缓早衰，增长寿命。静养首先要先心静，因为只有心先静下来，生命才能静下来，心静下来，呼吸、心跳、血压等都能够减慢，才能够降低。我们知道心静自然凉，心静下来以后，人体的生理代谢、阳气和阴精才能得到更好的保护
慢养生	慢养生是节能养生的一个非常重要的绝招。慢养生的重大意义是什么？有资料记载，古代的人一呼一吸所用时间为6.4秒，但是现在的人用时为3.3秒，或3.33秒，比古人快了1倍。可见，随着人类生活节奏的加快，呼吸的频率也越来越快。生命的长短与呼吸频率成反比，呼吸频率越慢，寿命越长，呼吸频率越快，寿命越短。那么，怎样做到慢养生呢？ 首先，我们要做到心慢，心慢下来，呼吸心跳才能慢下来，这样才能减少阳气和阴精的损耗。对于一些上班族来说，由于社会竞争激烈，一旦慢下来就可能遭到淘汰，所以不能慢。怎么办呢？下班以后转入慢节奏，我们可以慢慢地做家务，慢慢地洗澡，慢慢地带孩子，跟上班的时候应该有不同的节奏，先快后慢。总的原则是有快有慢、有紧有松、有忙有闲
低温养生	低温养生是生命的涵藏。低温养生的含义是什么？中医经典巨著《黄帝内经》指出"高者其气寿，下者其气夭"，就是说在高山上的人寿命都比较长，为什么？因为高山上的温度比较低，这就引出了低温养生这个问题。低温养生可以降低代谢，降低代谢的速度，降低阳气和阴精的损耗。那么，我们怎样做到低温养生呢？在冬天，室温不能过高，暖气不要开得太大，这不利于低温养生。另外，我们要多接地气，多吸阴气，多饮地下水、井水、矿泉水。同时，低温养生还要多吃水生食物，比如说水稻；越冬食物，比如冬小麦、大白菜、冬生水果，比如冬梨、苹果、冬枣等

总体来说，静养生、慢养生、低温养生互为因果关系，是生命节能的3大重要法宝，这就是节能养生。节能养生对维持生命的阴阳平衡起着非常重要的作用，因为它保护阴精和阳气不被损耗。

练习气功可随时随地采集浩然元气

晋代葛洪在《抱朴子内篇》指出："行气或可以治百病，或可以驱瘟疫，或可以禁蛇虎，或可以止疮血，或可以居水中，或可以行水上，或可以辟饥渴，或可以延年命。"行气即气功。

中医学认为，人体患病是由于气血不足或气血流行失常而导致各种生命功能失衡。练气功一方面可使气血充足，另一方面可促进气血畅通，达到"气血流通，百病不生""正气存内，邪不可干"的目的。所以，练功家大都把气的锻炼作为练功的一种重要手段。《黄帝内经·素问·天元纪大论》说："太虚廖廓，肇基化元。"空间无边际，时间无终始，元气充满，运行不息，所以，浩然元气是取之不尽、用之不竭的，练气功随时随地都有无量无边的浩然元气可供采集。

另外，即使是从现代医学的角度来看，气功对于防病抗衰，保持身体健康也有着不可忽视的重要价值。

练气功的作用

主观能动性	练习气功能够发挥练功人的主观能动性，主动寻求健康。历来的治疗方式基本上都是医生给患者进行检查、诊断和治疗，患者总是处于被动接受状态。而气功疗法则是患者通过亲自练功，自己为自己治病。同时，气功疗法要求练功人修身养性，强调自我精神调节，改善情绪，培养意志，塑造良好的性格，有益于提高心理健康水平
形神合一	练习气功能够达到呼吸、形体、心理锻炼有机结合。呼吸、体势、意念3类锻炼方法，也称作练功的三要素，其中意念的锻炼实质是一种心理锻炼，但不同于普通的心理疗法。体势的锻炼更重要的是对形体、体力的锻炼，即所谓的"外练筋骨皮"。气功锻炼有多种呼吸方法，主要是用来吸引注意力帮助入静的一种手段。练功时将心理、姿势、呼吸的锻炼有机地结合在一起，相辅相成，共同发挥作用

我们在练习气功时，在生活起居上还需要注意一些问题，比如穿衣要宽大、松软、暖和，放松腰带、领扣、袖口、手表，为内气畅通创造条件。饮食须营养适当，以清淡为主，定时、定量，不暴饮暴食，不吃过冷过热之食。用药要遵医嘱，不可乱用。住房应明亮、清洁、整齐。出行则最好少坐车，多走多动。要按时作息，改变熬夜、酗酒、暴躁等不良习惯。

总之，气功是一种自我心身锻炼方法，即精神与形体同练。长期练习自然可以起到陶冶性情的作用，在一定程度上改变人的性格。气功锻炼时所产生的效应对全身各系统组织、器官及心理同时都有调整作用，而不是只对一个内脏、一个系统起作用。

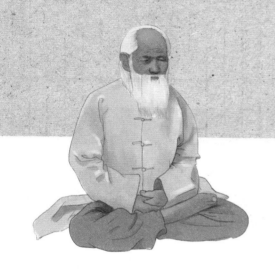

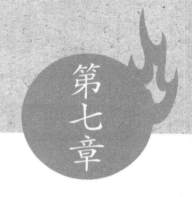

第七章

因人施养

——体质不同，养生各异

●人的体质各不同，要根据体质的不同，来制订不同的养生方案，比如：气虚体质，那么日常中饮食就要多食一些补气食物，如：小米、粳米、扁豆、菜花、胡萝卜、豆腐、马铃薯、牛肉、猪肚、鸡肉、鸡蛋等，都有很好的健脾益气作用。

调节阴阳巩固生命之基

第一节

阴阳失衡，健康就会"出轨"

很多人知道阴阳平衡是生命活动的根本。阴阳要是平衡，人体就能够健康。著名中医学家杨力也认为阴阳平衡，才能健康一生。如果阴阳失衡，人体健康就会"出轨"，人就会患病，就会早衰，甚至死亡。所以养生的宗旨，最重要的就是维护生命的阴阳平衡。

那么该如何维持人体内的阴阳平衡呢？

我们知道人的生命储备是有限的，任何一个产品，包括生命，包括一个人，能量的储备都是有限的，所以我们要合理地安排。我们的生命好比是燃烧着的一根蜡烛，燃烧

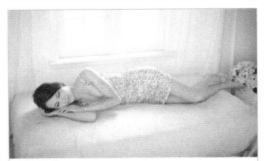

◎睡眠可以起到缓解疲劳、储存能量的作用，通过睡眠还可以调整身体的阴阳平衡，从而延缓衰老、延长寿命。

得越旺，熄灭得越早。所以，维护生命阴阳平衡要注意节能养生这个问题。节能养生包括静养生、慢养生和低温养生。节能养生的目的是为了保护阳气和阴气，避免不必要的损耗，从而维护生命的阴阳平衡。

另外，生命储备是维持阴阳平衡的基础，生命储备一个是饮食，一个是睡眠，一个是性，这三大本能是增加生命储备的三大要素，是维持身体阴阳平衡的主要环节。食养生就是说首先我们要通过补和泄，一补一泄来维持生命的阴阳平衡。睡眠养生是对生命的充电，我们睡眠的目的也是通过调整阴阳平衡，而达到生命的涵养的储备，性养生是对生命的协调，性养生的重大意义在于协调人体的阴阳平衡，阴阳平衡得好，衰老就能够减缓，寿命就会延长。

所以，慢养生、静养生、低温养生，是生命的节能养生；食养生、睡眠养生、性养生是生命的储备养生。它们互相结合，互相配合，对维护人体的阴精和阳气的平衡，维护生命的阴阳平衡具有非常重要的意义。

调摄阴阳，要随四季流转变换

《黄帝内经》里有句话说："夫四时阴阳者，万物之根本也，所以圣人春夏养阳，秋冬养阴，以从其根，故与万物沉浮于生长之门。逆其根，则伐其本，坏其真矣"。身体与天地万物的运行规律一样，春夏秋冬分别对应阳气的"生、长、收、藏"。如果违背了这个规律，就会戕害生命力，破坏人身真元之气，损害身体健康。

在古人看来，春、夏、秋、冬是与肝、心、肺、肾这4个脏器相对应的，春夏养阳，秋冬养阴就要注意这一点。

春季与肝脏相对应，肝属木喜条达，与春令升发之阳气相应。所以春季养生宜顺应阳气自然升发舒畅的特点，以养肝为要务。

有很多人一到春天的时候就经常半夜醒来或者睡不着觉，这是因为人的阳气白天行于外，晚上归于内，归于内就是归

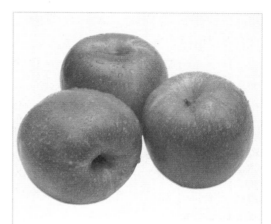

◎苹果味甘酸而性平，微咸无毒。具有生津止渴、益脾止泻的功效。适合在春季食用。

于肝。如果肝血非常充盈，阴阳调和就能睡着，如果肝血不足，阳气就回不去，你就老睁着眼睛，睡不着觉，即使回去了，1～3点是肝经旺盛的时候，如果肝阴不足，肝经有热，就把阳气给顶回来了，你就醒了。到5点多钟，肺气旺了，你就又能睡着了。还有就是有些女性在月经前后睡眠不好，这就是因为血行于下，气浮于上，且女性以肝为先天，肝血不足，阴不敛阳的时候就不想睡，也睡不着。

所以，春天时，在情志上每天都要高高兴兴的，别郁闷。在饮食上，春天不要多吃酸的东西。酸味入肝，其性收敛，多吃不利于春天阳气的生发和肝气的疏泄，这时可以多吃一些性味甘平的食物，如牛奶、蜂蜜、新鲜蔬菜、苹果、梨、山药等。

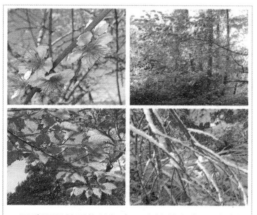

◎四季阴阳是万物的根本，也就是在春、夏季节保养阳气，在秋、冬季节保养阴气。

到夏天的时候，天气特别热，气血都到外面来了，体内的阳气也都到外面来了，里面的阳气不足，容易出现胸闷、气短、多汗等症状。所以夏天要注意养阳，饮食要以清淡为主。

秋天是气血往里走的季节，中医讲肺主治节，可以帮助你的气血从外往里收。这时候要多吃梨，大家都知道，梨的金气最重，梨的秋气也是最重的，你看梨花开出是白色的，中医讲"白色入肺"。梨有润肺、止渴的作用，可以入肺经，有助于气血速降，帮助人们的气血从外面向里面走。

到冬天的时候，大雪封山，气血都到脏腑里面去了，这时正好是补养的好时节，冬天要注重补肾，可以多吃些牛羊肉、木耳、黑豆之类的补肾食物。

但是，有人可能会对这种说法有疑问：春夏季节天气逐渐热了，为什么还要养阳？那不更热了？秋冬季节天

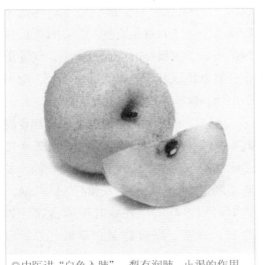

◎中医讲"白色入肺"。梨有润肺、止渴的作用，可以入肺经，有助于气血速降。适合在秋季食用。

气逐渐转冷，为什么还要养阴？不就更冷了吗？

道理在于，春夏的时节气候转暖而渐热，自然界温热了，会影响人体，人感到暑热难耐时，一则人体的自身调节机制会利用自身功能即大量消耗阳气，来调低自身温度抗暑热以适应外界环境的变化；二则天热汗出也会大量消耗阳气，汗虽为津液所化，其性质为阴，但中医认为，汗为心之液，所以汗的生成，也有阳气的参与。

秋冬时节气候转冷而渐寒，自然界寒冷了，也会影响人体，人感到寒冷时，一则人体的自身调节机制会利用自身功能大量调动阳气，来调高自身温度抵御严寒以适应外界环境的变化；二则秋冬季节阳气入里收藏，中焦脾胃烦热，阴液易损。

所以说，春夏之时阳虚于内，秋冬之时阴虚于内。在养生保健上就要做到"春夏养阳、秋冬养阴"。正如清代著名医家张志聪所谓"春夏之时，阳盛于外而虚于内，所以养阳；秋冬之时，阴盛于外而虚于内，所以养阴"。

但是，这并不代表秋冬养阴就不用养阳了。因为对于人体来说，阳代表能动的力量，即机体生命功能的原动力。只有阳气的能动作用，才能维持人体生命的正常功能。这就是阳气在人体的能动作用，它不仅主宰了人的生命时限，而且还确定了人体五脏六腑的功能状态。所以，不论何季，"养阳"都是非常重要的。

阴平阳秘，平衡的女人最美丽

在中国的传统文化中，天地万物都是可以分阴阳的，并且只有阴阳处于平衡状况，世间万物才能正常运行。所谓阴阳平衡，就是阴阳双方的消长转化保持协调，既不过分也不偏衰，呈现着一种协调的状态。对于人体来说，阴阳平衡的含义就是脏腑平衡、寒热平衡及气血平衡。其总原则是阴阳协调，实质是阳气与阴精（精、血、津、液）的平衡，也就是人体各种功能与物质的协调。

阴阳平衡的机体特点是：气血充足、精力充沛、五脏安康、容颜发光。也就是说如果我们的身体内部阴阳调和，各个部位正常运转，我们就是健康的美丽的；而如果阴阳失调，任何一个方面偏或者太过，我们就会出现亚健康、疾病、早衰等各种症状。所以，要想容颜美丽，保持阴阳平衡是最基础的条件。

那么，作为女人，应该如何保持阴阳平衡呢？

首先，在生活中如果总是感觉疲惫，而且经过休息仍不能缓解，就要警惕疾病的潜在可能，并立即到医院检查身体。

子时是夜里11点到凌晨1点这段时间，这时人体中的阴气最盛，阳气初生，力量很弱小，最应该睡觉，这样有助于体内阳气生发，调和阴阳。如果你不睡觉，而是继续学习或者工作，阳气就生发不起来，从而导致阴阳失调；午时是中午11点到1点这段时间，与子时正相反，午时阳气最盛，阴气初生，阴阳交合，也应该休息。所以，子时和午时是一天中最重要的两个时间段，这两个时段休息好了，对保持身体的阴阳和合是很有益处的。

在心态方面，应该防止焦急、紧张、忧虑、恼怒、抑郁等情绪的蔓延，放慢生活节奏，不要给自己太大压力，享受随心自然惬意的快乐。

不要偏食，五谷杂粮、蔬菜、水果、肉类都要适当摄取，任何一种食物都有对人体有益的营养成分，只有不排斥任何食物身体才能保持营养均衡，这也是调和阴阳的重要方面。

总之，保持阴阳平衡的关键就在于恰到好处，不要太过也不要不足，过或不及都不是最佳状态，最重要的还是自己感觉舒服，身体时刻感觉如沐春风，这样我们的心情也会感觉轻松舒适，工作中也会更加有创造性，更能体会到生活的美好。

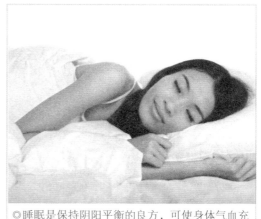

◎睡眠是保持阴阳平衡的良方，可使身体气血充足、精力充沛、五脏安康、容颜发光。

阴不足，阳常有余——人体不健康的常态

"阳常有余、阴常不足"是元代名医朱丹溪对人体阴阳认识的基本观点，也是丹溪学术思想最中心的内容，在中国传统养生史上占有重要地位。此观点是他运用"天人相应"的理论，通过分析天地、日月的状况，人体生命发生发展的过程和生理特点以及情欲无涯的一般倾向而得出的结论。

朱丹溪认为，世界万物都有阴阳的两面，天为阳，地为阴，日为阳，月为阴。天大于地，太阳始终如一，而月亮却有阴晴圆缺，从自然界来说，就是"阳盛阴衰"的体现，人是自然界的一部分，当然也存在着这种状况。

朱丹溪还认为："人受天地之气以生，天之阳气为气，地之阴气为血"，故气常有余，血常不足，在人的生命过程中，只有青壮年时期阴精相对充盛，但青壮年时期在人生之中十分短促，故人的一生多处于阳有余阴不足的状态。为什么青壮年时期阴精相对充足呢？阴气难成，因为只有在男16女14精成经通后阴气才形成，阴气易亏，"40阴气自半"，男64岁、女49岁，便精绝经断，从这个时候开始，人的阴精也就越来越少，所以，"阴气之成，止供给得三十年之视听言动已先亏矣"，这是时间上相对的"阴不足"。

不仅如此，人还往往受到外界诸多因素的影响，如相火妄动就可引起疾病，而情欲过度、色欲过度、饮食厚味，都可引起相火妄动，损耗阴精。《色欲箴》中指出："彼者，徇情纵欲，惟恐不及"，阳既太过，阴必重伤，精血难继，于身有损，"血气几何？而不自惜！我之所生，翻为我贼"。这是从量的对比上理解"阴不足"。丹溪感叹，"中古以下，世风日偷，资禀日薄"的社会风气，强调无涯情欲的"阳"与难成易亏的生殖物质的"阴"，存在着这种难以摆平的"供求"关系。

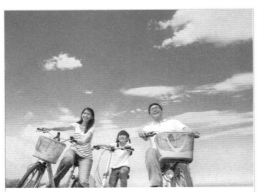
◎在人的生命过程中，只有青壮年时期阴精相对充盛。

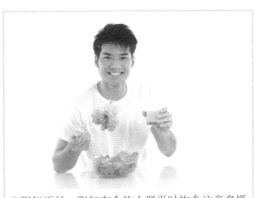
◎阴气不足，阳气有余的人群平时饮食注意多摄入水果蔬菜。

养阴护阴的秘诀就是节约身体能量

"阴"是我们生命活动的根本和基础，是身体的能量，在经年累月折腾之后必然大量耗伤，农村长大的人，比城市长大的人可以经得起更长时间的透支，为什么？这是由于农村长大的人，在幼年时期睡眠较早，身体储存的能源较多，现代的孩子，比上一代都晚睡，将来可透支的能量必定较少，生大病的机会一定也比较多、比较早。

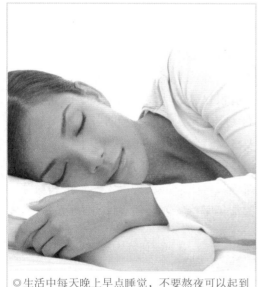

◎生活中每天晚上早点睡觉，不要熬夜可以起到养阴护阴的作用。

还有现在为生活和工作奔波的人，由于大量消耗身体的能量，人体中的血气只能够维持日常工作或活动需要，一般的疾病侵入时，人体并不抵抗，疾病长驱直入，由于没有抵抗的"战事"，因此也没有任何不舒服的疾病症状，但是会在人体的肤色、体形及五官上留下痕迹，有经

验的医生能够识别出来，许多人都觉得自己非常健康，有无穷的体力，每天忙到三更半夜，尽情透支体力也不会生病，这种现象就是典型的阴虚，透支阴而不自知，等到大病来侵时悔之晚矣。就像家中的金钱，未用尽时，总觉得有钱可用，身体也是一样，一旦发病，想要恢复可就难了。

现在奋战在各个岗位上的精英们就喜欢熬夜，工作到凌晨两三点是常事，可是你想过没有，你在透支自己身体的能量，人体精气不仅得不到补偿，而且要更多的耗损，心脏的动力来源于人体精气，精气亏极之时，就是人的死亡之期，此时即使神仙在场也难医治。

其实，人体精气受太阳、月亮等天体的影响而收发有度，我们既然不能改变天体的运行，就只能选择顺应，早上早早起床、晚上早早睡觉，总的工作和娱乐时间与晚睡晚起相比并没有多大差别，但对健康的影响却有天壤之别。

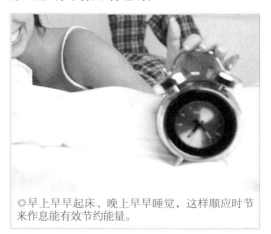

◎早上早早起床、晚上早早睡觉，这样顺应时节来作息能有效节约能量。

清淡的饮食可滋阴

朱丹溪提倡淡食论，他认为清淡的饮食方可灭火祛湿，否则会升火耗伤阴精。五味过甚，就需要我们用中气来调和，这就是火气。"火"起来了自然要"水"来灭，也就是用人体内的津液来去火，津液少了阴必亏，疾病便上门了。这也验证了朱丹溪所说的"人身之贵，父母遗体。为口伤身，滔滔皆是。人有此身，饥渴存兴，乃作饮食，以遂其生。彼眷昧者，因纵口味，五味之过，疾病蜂起"。

如今生活水平提高了，人们在丰盛的食品诱惑下，受到了肥胖、糖尿病、高血压、高血脂等生活方式病的威胁。为了健康，大多数人听从了医生的忠告：饮食要清淡。可到底什么是"清淡"？有些人认为，"清淡饮食"就是缺油少盐的饮食；还有些人认为，所谓清淡，就是最好别吃肉，只吃蔬菜和水果。

矫枉不能过正，这样的清淡不仅不能达到滋阴养精的目的，反而会把身体拖垮。其实朱丹溪所谓的"饮食清淡"是追求"自然冲和之味"，而不贪食"厚味"。"人之饮食不出五味，然五味又分天赋和人为，瓜果蔬菜出于天赋，具有自然冲和之味，有食而补阴之功，而烹饪调和之厚味则属于人为，有致疾伐命之毒。"

朱丹溪将食物分为"天赋"和"人为"两类，前者包括贴近自然的、未经过加工处理的食物，比如水果；经后天的处理但没有盖过食物原味的，以猪蹄为例，如果放些大枣、黄豆之类的做成炖猪蹄，那么这样的食物不属于"厚味"。后者则指经过加工的、后来的味道盖过了食物原味的，还以猪蹄为例，如果我们用辣椒、花椒之类的做成麻辣猪蹄，那么它就属于"厚味"。此外，罐头、油炸食品，不管是蔬菜水果，还是鸡鸭鱼肉都属于人为的"厚味"，饮食清淡就要将其拒之门外。

另外，朱丹溪非常重视水果蔬菜的营养作用，在他的《茹淡论》里说："谷蔬苹果，自然冲和之味，有食人补阴之功。"并认为蔬菜水果对防病、补益方面也有很显著的功效。现代医学也证明，人们多吃水果蔬菜，对预防各种疾病都有重要意义，如绿叶蔬菜、胡萝卜、土豆和柑橘类的水果对于预防癌症有很好的作用。每天最好吃5种或5种以上的水果和蔬菜，并常年坚持，就会使身体各方面的素质发生改变。

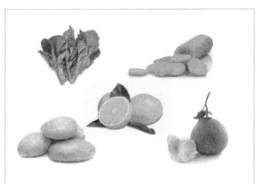

◎日常如果想补阴，那么最好的方法就是每天吃5种或5种以上的水果和蔬菜。

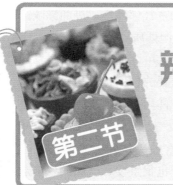

辨清体质，制订适合自己的养生计划

第二节

体质是先天禀赋与后天养成的结晶

何为体质？不妨先来观察下生活中人体的各色现象：

从身材看，有的人虎背熊腰，有的人干瘪瘦小，有的人腰圆膀宽，有的人娇小玲珑，体态各不相同。

从皮肤上来看，有的人肤如凝脂，非常有光泽；有的人皮肤干燥，只能靠油腻腻的化妆品来补救；有的人是油性皮肤，终年油光满面，时不时脸上还长痤疮，令人烦恼。

从头发上来看，有的人头发乌黑亮丽，有的人头发则稀疏黄软。

这些生活上的现象，实际上就是先天的体质现象。这些先天禀赋决定了一个人体质的主线、主要状况，就像是生命的初稿，如果经过后天的反复修改，表面也可能发生很大变化，但是实质上却变化不大，这就是所谓的"江山易改，本性难移"。

因此，我们调理身体，要认清、摸透自己的体质，要顺势而为。下面我们就来说说各种体质的养生原则。

（1）气虚或痰湿体质都是营养过剩惹的祸。肥甘厚腻的食物，热量很高，经常吃会促发或加重湿热体质、阴虚体质、痰湿体质。精细加工的食物，香味浓郁，色香诱人，但是湿热体质、阴虚体质、气虚体质的人吃了会上火。

（2）气虚和阳虚体质注意营养不足。最常见的营养不良是由从小养成的饮食习惯——偏食和节食导致的。特别是追求苗条的女性，长期控制饮食，造成了营养不良。营养不良会促生和加重气虚和阳虚的体质。

（3）阳虚间夹痰湿，瘀血体质是饮食过咸。食用过多盐会引起钠水潴留，使人水肿郁胀，酿生痰湿水饮，伤害血管，影响循环。长期饮食过咸的人，到了中年之后，会外形肥胖、皮肤油腻粗糙、肤色偏暗、舌苔白厚，如果舌质淡紫、脉象沉细、夜尿，则是阳虚间夹瘀血体质。

（4）阳虚或瘀血体质，少食寒凉。中医认为，脾胃消化食物，靠的是脾胃阳气，而冰冻寒凉最伤脾败胃，伤害阳气。寒凉食物还会影响血液流通，血脉不通，瘀血就会出现。饮食冰冻寒凉者，尤其是女性，较为常见阳虚与瘀血间夹的体质。

（5）气郁或痰湿体质，早餐一定要吃。不吃早餐会影响肝胆功能。如果你没有吃早餐的习惯，胃里一上午都是空空的，肯定影响胆汁的排泄，如果胆汁在该排泄的时候不能排泄，就会影响肝胆疏泄

条达，促发或加重气郁体质，进而影响脾胃运化，促生痰湿体质。

除了日常饮食可以调理体质，生活起居也起着非常重要的作用，如果身体过劳就会转化为气虚体质；长期用脑过度，神过劳就会转化为气虚体质；常用电脑加重体质偏颇。体质虽说是先天禀赋占了主导，但后天调理也很重要，健康的饮食起居可以调理我们的体质。

阳虚体质养护阳气最重要

阳虚体质的人畏冷，尤其是背部和腹部特别怕冷。很多年轻女性常见手脚冰冷，但是如果仅仅是手指、脚趾发凉或发凉不超过腕踝关节以上，不一定是阳虚，

与血虚、气虚、气郁、肌肉松弛有关。

阳虚体质常见夜尿多，小便多，清清白白的。水喝进肚子里是穿肠而过，不经蒸腾直接尿出来。晚上还会起夜两三次。

阳虚体质日常调养

饮食调养	少吃或不吃生冷、冰冻之品。如：柑橘、柚子、香蕉、西瓜、甜瓜、火龙果、马蹄、梨子、柿子、枇杷、甘蔗、苦瓜、黄瓜、丝瓜、芹菜、竹笋、海带、紫菜、绿豆、绿茶等。如果很想吃，也要量少，搭配些温热食物；减少盐的摄入量；多食温热食物，如荔枝、龙眼、板栗、大枣、生姜、韭菜、南瓜、胡萝卜、山药、羊肉、鹿肉、鸡肉等；适当调整烹调方式，最好选择焖、蒸、炖、煮的烹调方法。 女性朋友认为多吃水果会美容，水果确实对皮肤好，但要先分辨清自己是什么体质，阳虚、气虚、痰湿的人，吃太多水果会影响胃功能，不仅对皮肤没好处，反而会伤脾胃
日常保健	日常生活中要注意关节、腰腹、颈背部、脚部保暖。燥热的夏季也最好少用空调；不要做夜猫子，保证睡眠充足。什么算是熬夜呢？通常晚上超过12点不睡觉，就是熬夜，冬天应该不超过晚上11点钟
经络调养	肚脐以下的神阙、气海、关元、中极这4个穴位有很好的温阳作用，可以在三伏天或三九天，就是最热和最冷的时候，选择1～2个穴位用艾条温灸，每次灸到皮肤发红热烫，但是又能忍受为度。如果有胃寒，可以温灸肚脐以上的中脘穴，方法如上
药物调养	阳虚体质者平时可选择些安全的中药来保健，如鹿茸、益智仁、桑寄生、杜仲、肉桂、人参等，如果是阳虚腰痛和夜尿多可以用桑寄生、杜仲加猪瘦肉和核桃煮汤吃

阳盛体质火力太壮，关键是滋阴降火

有些人形体壮实，面赤烦躁，声高气粗，喜凉怕热，小便短赤，大便熏臭。如果病了则易出现高热、脉洪数有力、口渴、喜冷饮等症。这种人属于阳盛体质。

李时珍认为，阳盛体质的人，应多吃滋阴降火、清淡的食物，平时应忌辣椒、姜、葱等辛辣食物，适宜食用芹菜、苦瓜、莲藕；适宜吃的肉食有鸭肉、兔肉、牡蛎、蟹、蚌等；适宜吃的水果有梨、

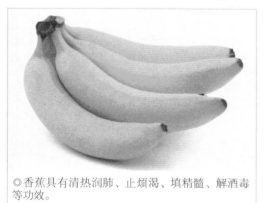

◎香蕉具有清热润肺、止烦渴、填精髓、解酒毒等功效。

李子、枇杷、柿子、香蕉、西瓜、柚子、柑、橙子、甜瓜、罗汉果、杨桃、杧果、草莓等。

因为酒性辛热上行，所以阳盛之人切勿酗酒。阳盛体质的人多见于男性，但如果女性发现自己有上述特征，也应引起注意。

下面推荐一道适合阳盛体质者的食疗方。

银叶红枣绿豆汤

材料：准备干银杏叶15克，红枣10个，绿豆100克，白糖适量。将银杏叶洗净切碎，红枣用温水浸泡片刻洗净，绿豆去除杂质洗净滤干。

做法：将银杏叶倒入砂锅内，加水适量，用文火烧开，等20分钟后，将银杏叶捞出，留汤；将红枣、绿豆一起倒入砂锅内煮，如果水不够可中途加水；等红枣、绿豆滚热后，加糖后即可服食。

阳盛体质日常调节

精神修养	阳盛之人好动易发怒，故平日要加强道德修养和意志锻炼，培养良好的性格，用意识控制自己，遇到可怒之事，用理性克服情感上的冲动
体育锻炼	积极参加体育活动，让多余阳气散发出去。游泳锻炼是首选项目，此外，跑步、武术、球类等，也可根据爱好选择进行
饮食调理	忌辛辣燥烈食物，如辣椒、姜、葱等，对于牛肉、鸡肉、鹿肉等温阳食物宜少食用。可多食水果、蔬菜，像香蕉、西瓜、柿子、苦瓜、番茄、莲藕，可常食之。酒性辛热上行，阳盛之人切戒酗酒
药物调养	可以常用菊花、苦丁茶沸水泡服。大便干燥者，用麻子仁丸，或润肠丸；口干舌燥者，用麦门冬汤；心烦易怒者，宜服丹栀逍遥散

"脾气"微弱，气虚体质的要害

气虚体质的人说话语声低怯，呼吸气息轻浅。如果肺气虚，人对环境的适应能力差，遇到气候变化，季节转换很容易感冒。冬天怕冷，夏天怕热；脾气虚主要表现为胃口不好，饭量小，经常腹胀，大便困难，每次一点儿点儿。也有胃强脾弱的情况，表现为食欲很好，食速很快；再有就是脾虚难化，表现为饭后腹胀明显，容易疲乏无力。

气虚体质有可能是母亲怀孕时营养不足，妊娠反应强烈不能进食造成。后天因素，有可能是大病、久病之后，大伤元气，体质就进入到气虚状态；长期用脑过度，劳伤心脾，也容易造成气虚。

气虚体质日常调养

饮食调理	气虚体质的人最好吃一些甘温补气的食物，如粳米、糯米、小米等谷物都有养胃气的功效。山药、莲子、黄豆、薏苡仁、胡萝卜、香菇、鸡肉、牛肉等食物也有补气、健脾胃的功效。人参、党参、黄耆、白扁豆等中药也具有补气的功效，用这些中药和具有补气功效的食物做成药膳，常吃可以促使身体正气的生长。 气虚的人最好不要吃山楂、佛手柑、槟榔、大蒜、香菜、大头菜、胡椒、荜拨、紫苏叶、薄荷、荷叶；不吃或少吃荞麦、柚子、柑、金橘、金橘饼、橙子、荸荠、生萝卜、芥菜、君达菜、砂仁、菊花。 中年女性是较为常见的出现气虚症状的人群，平时可常吃大枣、南瓜，多喝一些山药粥、鱼汤等补气的食物，注意摄入各种优质蛋白对补气都大有好处。气虚往往和血虚同时出现，因此在注重补血的时候，更要注意补气，以达到气血平衡
劳逸结合	气虚者最重要的是要避免虚邪风，坐卧休息时要避开门缝、窗缝，从缝隙间吹进来的风在人松懈慵懒的时候最伤人；气虚体质者要注意避免过度运动、劳作。 气虚体质的女性比较适合慢跑、散步、优雅舒展的民族舞、瑜伽、登山等运动。因为这些都是缓和的容易坚持的有氧运动，在运动过程中调整呼吸，而不是急促短促的呼吸
药物调养	气虚者就选些益气的药物，如大枣、人参、党参、淮山药、紫河车、茯苓、白术、薏苡仁、白果等，平时可用来煲汤；比较有疗效的还是四君子汤，由人参、白术、茯苓、甘草四味药组成，也可以把甘草去掉，用其他三味煲猪肉汤。 如果面色总是苍白，血压低，还经常头晕，蹲下后一站起来两眼发黑，这种情况可以吃一些补中益气丸；如果是一用大脑就失眠，睡不好，坚持一段时间，脸色蜡黄，心慌，记忆力减退，可以吃归脾丸
经络调养	气虚体质养生所用主要经络和穴位有任脉的中脘、神阙、气海，督脉的百会、大椎，足太阳膀胱经的风门、足三里。每次选1～2个穴位，点按、艾灸、神灯照射均可，最好是灸

改善痰湿体质需要健脾去湿

痰湿体质的人多数容易发胖，而且不喜欢喝水。小便经常浑浊、起泡沫。痰湿体质的人舌体胖大，舌苔偏厚；常见的还有经迟、经少、闭经；痰湿体质的人形体动作、情绪反应、说话速度显得缓慢迟钝，似乎连眨眼都比别人慢；经常胸闷、头昏脑涨、头重、嗜睡，身体沉重，惰性较大。进入中年，如果经常饭后胸闷、头昏脑涨，是脾胃功能下降，是向痰湿体质转化的兆头。

痰湿体质的女性比较容易出现各种各样的美容困扰，比如容易发胖、皮肤经常油腻粗糙、易生痤疮等，因此女性美容一定要有六通：月经通、水道通、谷道通、皮肤通、血脉通、情绪通。

痰湿体质人群多是多吃、少动的一类人群，比较容易出现在先贫后富、先苦后甜、先饿后饱成长经历的企业家、官员、高级知识分子等人群中。痰湿体质的人易患肥胖、高血压、糖尿病、脂肪肝等。

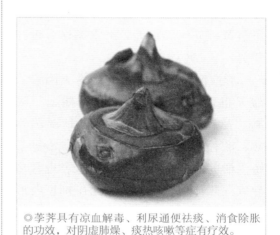

◎荸荠具有凉血解毒、利尿通便祛痰、消食除胀的功效，对阴虚肺燥、痰热咳嗽等症有疗效。

痰湿体质日常调养

饮食调养	痰湿体质不要吃太饱，吃饭不要太快；美容不要随大流，多吃水果并不适合痰湿体质；应吃一些偏温燥的食物，如荸荠、紫菜、海蜇、枇杷、白果、大枣、扁豆、红小豆、蚕豆，还可以多吃点姜；痰湿体质的人应该少吃酸性的、寒凉的、腻滞和生涩的食物，特别是少吃酸的，如乌梅、山楂等
起居养生	痰湿体质的人起居养生要注意多晒太阳，阳光能够散湿气，振奋阳气；湿气重的人，经常泡泡热水澡，最好是泡得全身发红，毛孔张开；痰湿体质的人穿衣服要尽量宽松一些，这也利于湿气的散发
经络调养	改善痰湿体质的主要穴位有：中脘、水分、关元等，最适合用艾条温灸，一般灸到皮肤发红发烫。每次腹部、背部、下肢各取1个穴位灸。如果灸后有口苦、咽喉干痛、舌苔发黄、大便干结、梦多或失眠，症状明显的停灸即可
药物调养	痰湿体质者也可以用一些中草药来调理。祛肺部、上焦的痰湿可用白芥子、陈皮；陈皮和党参、白扁豆合在一起，是治中焦的痰湿；赤小豆主要是让湿气从小便而走

湿热体质养生要遵循"肝胆相照"的原则

湿热体质者常见面部不清洁感，面色发黄、发暗、油腻。牙齿比较黄，牙龈比较红，口唇也比较红。湿热体质者的大便异味大、臭秽难闻。小便经常呈深黄色，异味也大。湿热体质的女性带下色黄，外阴异味大，经常瘙痒。舌红苔黄。

形成湿热体质一方面是先天因素，后天也很重要。如果一个人抽烟、喝酒、熬夜三者兼备，那注定是湿热体质；滋补不当也促生湿热体质，常见于娇生惯养的独生女；肝炎懈怠者也容易导致湿热体质；长期的情绪压抑也会形成湿热体质，尤其情绪压抑后戒酒浇愁

者。湿热体质者易感皮肤、泌尿生殖、肝胆系统疾病。

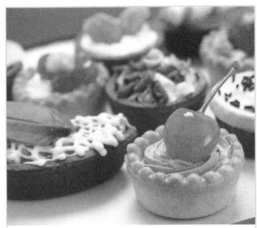

◎湿热体质者要少吃甜食和辛辣刺激的食物，少喝酒。

湿热体质日常调养

饮食调养	湿热体质者要少吃甜食和辛辣刺激的食物，少喝酒。比较适合湿热体质的食物，如绿豆、苦瓜、丝瓜、菜瓜、芹菜、荠菜、芥蓝、竹笋、紫菜、海带、四季豆、赤小豆、薏苡仁、西瓜、兔肉、鸭肉、田螺等；不宜食用麦冬、燕窝、银耳、阿胶、麦芽糖等滋补食物
日常调养	尽量避免在炎热潮湿的环境中长期工作和居住。湿热体质的人皮肤特别容易感染，最好穿天然纤维、棉麻、丝绸等质地的衣物，尤其是内衣更重要，不要穿紧身的
经络调养	湿热明显时首选背部膀胱经的刮痧、拔罐、走罐，可以改善尿黄、烦躁、失眠、颈肩背疲劳酸痛。上述穴位不要用艾条灸，可以指压或者用毫针刺，用泻法，要针灸的话，只有医生才能做
药物调养	祛湿热可以喝王老吉之类的凉茶，但也不能过。也可以吃些车前草、淡竹叶、溪黄草、木棉花等，这些药一般来说不是很平和，不能久吃

镇静安神，化解阴虚体质"五心烦热症"

阴虚体质，实质是身体阴液不足。阴虚内热反映在胃火旺，能吃能喝，却怎么也不会胖，虽然看起来瘦瘦的，但是形体往往紧凑精悍，肌肉不松弛。

阴虚的人还会"五心烦热"：手心、脚心、胸中发热，但是体温正常。而且阴虚之人常见眼睛、关节、皮肤干燥涩滞，口唇又红又干。舌苔比较小，脉象又细又快。这种体质的人情绪波动大，容易心烦，或压抑而又敏感，睡眠时间短，眼睛比较有神。

除了先天禀赋外，情绪长期压抑不舒展，不能正常发泄也会郁结而化火，使阴精暗耗；长期心脏功能不好，或者高血压的病人吃利尿药太多，最终也会促生或加重阴虚体质。

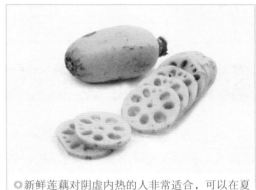

◎新鲜莲藕对阴虚内热的人非常适合，可以在夏天时榨汁喝，补脾胃效果好。

阴虚体质日常调养

饮食调养	阴虚体质的人尽量少食温燥的食物，如花椒、茴香、桂皮、辣椒、葱、姜、蒜、韭菜、虾、荔枝、桂圆、核桃、樱桃、羊肉等；酸甘的食物比较适合阴虚体质者食用，如石榴、葡萄、枸杞子、柠檬、苹果、柑橘、香蕉、枇杷、桑葚、罗汉果、甘蔗、丝瓜、苦瓜、黄瓜、菠菜、银耳、燕窝、黑芝麻等。阴虚体质者还适合吃些精细的动物优质蛋白，如新鲜的猪肉、兔肉、鸭肉、海参、淡菜等。肉类，可以红烧、焖、蒸、煮、煲，尽量少放调料，以保持原汁原味。还有不要经常吃猛火爆炒的菜、火锅、麻辣烫
生活规律	阴虚体质的人不适合夏练三伏、冬练三九。人体需要阴液润滑关节，阴虚体质者不宜经常登山。 阴虚者要使工作有条不紊，这样就不会着急上火，不会伤阴
药物调养	阴虚体质者服用些银耳、燕窝、冬虫夏草、阿胶、麦冬、玉竹、百合可使皮肤光洁，减少色斑。到了秋天，空气很干燥，用沙参、麦冬、玉竹、雪梨煲猪瘦肉，对阴虚者是上等的疗养食物。 阴虚体质者可根据自身具体的情况来服用中成药。一般情况，腰膝酸软、耳鸣眼花、五心烦热者可以服用六味地黄丸；眼睛干涩、视物昏花、耳鸣明显者，可以吃杞菊地黄丸；小便黄而不利、心烦明显者，可以吃知柏地黄丸；睡眠不好者，可以用天王补心丹

保持酸碱平衡，才能拥有健康体魄

第三节

体酸，酿造百病的源头

　　酸性体质是最近几年比较流行的一个新词儿。医学研究证明，人体内环境的酸碱度即pH值为7.35～7.45，也就是说健康人体的体液应该呈现弱碱性才能保持正常的生理功能和物质代谢。如果pH值长期低于这个平均值，就是酸性体质。

　　其实，真正引起人们注意的不是这个医学名词本身，而是诺贝尔奖获得者的一句惊世骇俗的话。美国医学家诺贝尔奖获得者雷翁教授说："酸性体质是百病之源。"

　　酸性体质会使人产生各种各样的疾病。这具体表现在：

　　酸性物质与钙、镁等碱性矿物质结合为盐类，可以导致骨质疏松。

　　酸性盐类堆积在关节或器官内引起相应炎症，导致动脉硬化、肾结石、关节炎和痛风等。

　　酸性废弃物堆积后，可以堵塞毛细血管，使血液循环不畅，导致糖血尿、肾炎及各种癌症等。

　　胃酸过多导致胃灼热、反酸、胃溃疡

等，肠道酸性过高，可以引起便秘、慢性腹泻、四肢酸痛。另外，酸性体质会影响儿童智力。

　　体液、唾液处于酸性，给细菌繁殖创造了良好的环境，导致口臭、体臭。

　　酸性体质导致体液中的脂肪分子加速生成脂肪细胞，以缓解体液的酸化水平，容易肥胖。

　　酸性体液导致肌肉皮肤松弛、毛孔粗大、粗糙生痘、易生皱纹、易出现皮肤感染等，导致治愈速度慢、易留瘢痕。

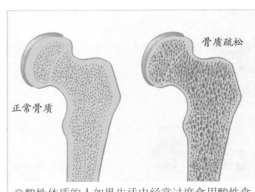

骨质疏松

正常骨质

◎酸性体质的人如果生活中经常过度食用酸性食物，会导致骨质疏松。

身体酸碱度的简易测试法

自然医学博士陈俊旭为我们提供了一套"憋气法"，测试方法如下：

憋气时间正常，是40~65秒，代表体质健康。

如果一个人憋气时间无法持久，只能维持20~30秒，代表身体有酸中毒的可能性。对治方式是减少大鱼大肉，多吃碱性食物，譬如吃绿色蔬菜或是喝柠檬汁来达到平衡。

如果一个人憋气时间长达65秒左右，但又不是运动员，代表有碱中毒现象。这类人必须增加动物性蛋白质的摄取量。这是因为碱中毒的人已经习惯缺氧的环境，因此可以长时间憋气。

如果是运动员，憋气时间长，能维持80~90秒，则代表体质健康。

知道了这个简便的方法，你不妨自己测试看看，然后在饮食上注意酸碱平衡。一般说来，所有的垃圾食品、加工食品或烟酒都是酸性食物，而经过高温加热冒烟的油类，或经过氢化处理不易毁坏的油类也都是酸性食物，最好不要吃。要多摄取天然蔬果或好油（冷压的亚麻仁油、橄榄油、苦茶油等）。

一个人体内的酸碱平衡还和心理有很大关系，大多数知足常乐的人多半有正常的碱性体质，而压抑、退缩、封闭、孤立型的人则多半是酸性体质，因此我们要尽量让自己保持积极的情绪。

酸性体质的人一般表现为睡眠质量不佳、皮肤粗糙暗沉、疲劳、注意力不集中、经常腰酸背痛、关节疼痛、手脚冰冷、肩颈酸痛等，如果长时间做不到酸碱平衡，那么就会演变成各种慢性疾病。

另外，还有一种简单的方法，可以帮助你测试身体的酸碱度。

化学上有pH试纸测试酸碱度的方法，我们也可以拿过来一用，具体方法是：早上起床后，进餐前，采集少量尿液将其滴在试纸上，然后迅速对比pH试纸所提供的色块，依照颜色深浅进行判断，得到自己尿液的pH值。连续观察一周就可判断自己身体的酸碱度。一周之内，尿液pH值多次在6.5之上，说明是正常体质；如果多次在6.5以下6以上，则属于弱酸性体质；低于6，那么你的身体就属于酸性体质。

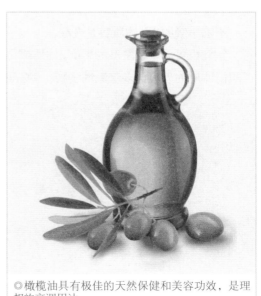

◎橄榄油具有极佳的天然保健和美容功效，是理想的烹调用油。

吃出来的"碱"性健康人

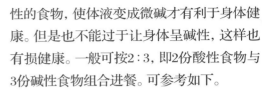

由于饮食习惯的原因，很多人变成了酸性体质。不正确的饮食习惯主要有以下几种情况。

惯于大量摄取酸性食物，当酸性食物摄取过多时，体内血液的酸度增高，血液流通的速度减慢，皮肤就会出现暗灰、无光泽、毛孔粗大、粗糙等现象。皮肤的微循环不顺畅，容易导致油脂分泌紊乱，从而产生痘痘、粉刺现象。在干燥的换季季节，酸性体质的人还经常容易出现皮肤瘙痒、湿疹和过敏。

吃夜宵的人，体质容易变酸，所以时常交际应酬的生意人，通常寿命较短，易患糖尿病、高血压。凡是晚上8点以后的进食就称作消夜，吃夜宵隔天会疲倦、赖床不起，肝也会受损，因为睡觉时，人体各器官活动力低，处于休息状态，因此食物在肠子里会变酸、发酵，产生毒素伤害身体。

不吃早餐的人，体质容易变酸。

饮食也可以调节酸碱的平衡，体质酸化或酸性体质的人应该多吃碱性食物，少吃酸性的食物，使体液变成微碱才有利于身体健康。但是也不能过于让身体呈碱性，这样也有损健康。一般可按2:3，即2份酸性食物与3份碱性食物组合进餐。可参考如下。

（1）强酸性食品：蛋黄、奶酪、白糖做的西点、乌鱼子、柴鱼等。

（2）中酸性食品：火腿、培根、鸡蛋、鲔鱼、猪肉、鳗鱼、牛肉、面包、小麦、奶油、马肉等。

（3）弱酸性食品：白米、落花生、啤酒、酒、油炸豆腐、海苔、章鱼、泥鳅等。

（4）弱碱性食品：红豆、萝卜、苹果、甘蓝菜、洋葱、豆腐等。

（5）中碱性食品：萝卜干、大豆、红萝卜、西红柿、香蕉、橘子、草莓、蛋白、梅干、柠檬、菠菜等。

（6）强碱性食品：葡萄、茶叶、海带芽、海带等。尤其是天然绿藻，富含叶绿素，是不错的碱性健康食品；而茶类则不宜过量，最佳饮用时间为早上。

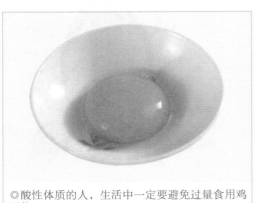

◎酸性体质的人，生活中一定要避免过量食用鸡蛋黄。

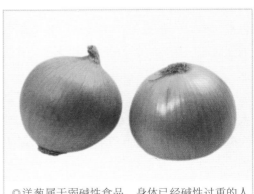

◎洋葱属于弱碱性食品，身体已经碱性过重的人应尽量避免食用。

微碱食物，维持健康的美丽之源

食物有"四性""五味"之说，当然也有酸碱之分。如今，酸性体质正危害着人们的健康。人们绞尽脑汁地想驱"酸"还"碱"。其实，日常的小小食物就能帮助你改善体内的环境，还你健康的"碱"性体质。

日常的碱性食物

蔬菜	（1）真菌菇类：香菇、蘑菇、黑木耳、银耳、灵芝等。 （2）芽苗类蔬菜：黄豆芽、绿豆芽、豌豆芽苗、胡豆芽苗、小麦芽苗等。（芽苗较未发芽的种子碱性度高，活性物质多，易消化吸收） （3）水生野生菜类：海带、海藻、莼菜、马齿苋菜、鱼腥草等
水果	水果含有多种矿物质元素，属碱性食物，能中和肉类等酸性食物代谢中产生的酸性毒素，对维持人体健康发挥特殊的作用。水果不含脂肪，有的含糖味甜酸。能增进食欲，帮助消化。 苹果：含有果胶纤维素，具有润肠、通便、降血脂、降高血压、降血糖和抗癌的作用。 香蕉：能帮助人制造"开心激素"，减轻心理压力，解除忧郁，令人快乐开心，故有"快乐水果"之称。香蕉还有润肠通便、润肺止咳、清热解毒、助消化、降压镇静、健脑和抗癌的作用。 柑橘：橘子中的橘络（入中药），含有"路丁"维生素，能保护血管的弹性和密度，可预防脑出血和视网膜出血。 葡萄：常吃葡萄能阻止血栓形成，降低血小板聚集力，预防心脑血管病的发生。 山楂：常吃山楂，能增强食欲、改善睡眠，保持骨骼和血液中钙的恒定、预防动脉硬化、使人延年益寿，被人称为长寿食品。 杧果：生津止渴，利尿清热，能治晕车、晕船的不适症状。杧果含杧果苷，有明显的抗脂质氧化，延缓细胞衰老，提高脑功能作用。 木瓜：含齐墩果酸，能护肝抗炎、抑菌、降血脂；还能促进乳腺发育，有催奶增乳作用，还有润肤美容的作用。 草莓：中医认为，草莓性味凉酸，具有润肺止咳、清热凉血、解酒醒脑、滑肠通便、减肥美容等功效，对动脉硬化、高血压、冠心病、坏血病、结肠癌等疾病有辅助疗效。 西瓜：西瓜含番茄红素，有抗癌作用。希腊用西瓜治疗各种癌症和白血病；中医称西瓜为"天然白虎汤"，可清热解暑、除烦止渴、利尿消肿，用以治疗肾炎和高血压。 选吃水果，应根据每个人的体质，还要注意水果的热、温、平、凉、寒属性。一般说来"火体"的人（吃热性食物易上火）宜选寒性、凉性水果；属于"寒体"（吃寒凉水果易胃痛腹泻）宜吃温性、热性水果，至于平性水果，什么体质的人都可吃

常保微碱，就要将排毒进行到底

酸性体质的形成是一个长期的过程，除了注意饮食、运动、生活习惯，从源头上将其杜绝外，还要注意排出体内已经形成的酸性毒素。

那么在排出酸性毒素前，先让我们了解一下这些毒素容易在人体的哪些部位淤积。

肠胃。肠胃是最容易淤积酸性毒素的器官，肠胃中的酸性毒素淤积过多除了会引起食欲不振外，最重要的就是影响营养物质的吸收。

皮肤。皮肤其实也是酸性毒素淤积的部位，通常酸性毒素淤积在皮肤部位的人，其肤色比较黯淡、粗糙。除了对美观造成影响外，皮肤中酸性毒素的淤积还容易堵塞毛囊，造成排汗不顺畅，影响排毒功能。

肺部。肺部其实也是酸性毒素淤积的部位。因为酸性体质的影响，很多病毒，尤其是呼吸道病毒容易通过呼吸系统在肺部淤积，并进一步演变为酸性毒素。

血液和血管。血液作为体内最基本的体液对人体健康来说是至关重要的。酸性物质演变的酸性毒素也很容易在血液内堆积，并随着血液循环带动到身体的其他器官。可以说，血液和血管是酸性毒素流通各处的重要承载体。

肠胃中毒素的排出要靠饮食，多吃蔬菜水果，多饮水；皮肤中的毒素除了多喝水外，还要注意摄取富含胶原蛋白的食物，另外皮肤的清洁工作也是排出皮肤酸性毒素的有效手段；肺部的毒素主要靠深呼吸，而且要在清晨多做户外有氧运动，主动咳嗽清除体内浊气；排出口腔中的酸性毒素，就要少吃或不吃酸性物质，在日常生活中要注意保持口腔的清洁工作，做到饭后漱口，早晚刷牙；至于血液与血管中的酸性毒素，主要靠饮食排出，在日常生活中要多吃豆类及豆类制品，以及一些强碱类的蔬菜，如南瓜、芹菜、韭菜等。

◎生活中多吃蔬菜水果，多饮水，有助于把肠胃中的毒素排出去。

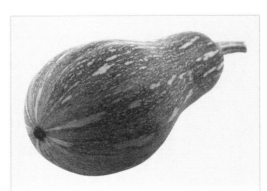

◎弱碱性食物南瓜具有解毒、保护胃黏膜、帮助消化、防治糖尿病、降低血糖等功效。

血型隐藏着养生的奥秘

第四节

身体的健康离不开血液

人类依靠着血液繁衍，一股血液组成了一个家族，在中国古代就有"滴血认亲"的传统。那么，是什么东西在这神秘血液里作祟，使个体与同伴聚集而又有区别？同身体的其他器官相比，一滴血液渺小而普通，但是它却包含着人类发展史上最神秘的基因密码，不断地复制那些古老的传统和文明，以及优秀的祖先的品质。

血液含有数以万计的基因记忆组，在这些基因组中有这样一组密码，它以鲜红的均匀同质的液体形式存在。然而将它们放在显微镜底下时发现，它们是由淡黄色液体和一些鲜红的细胞构成的。鲜红的细胞含有一种特殊的铁质，这种铁质能够携带氧气，并且使血液呈现锈红的颜色，保卫身体免受感染，它就是神秘的抗原。

抗原以一种特殊的化学模式在体内存在，每种生命形式都有抗原。在医学上，抗原也被称为血凝原，而与之对应的抗体则被称为血凝素。

红细胞中数量仅次于红细胞的白细胞，就像个永远保持警戒的护卫小组，在血管里来回巡逻，保护身体免受感染；流动着的血液里也含有负责运送养分的蛋白质、帮助凝结的血小板，以及能够捍卫免疫系统的血浆。这些物质构成了人类身体最原始的免疫系统。

每一种血型都有不同的抗原，而且抗原都很敏感。当你的体内一旦出现"异徒"，如来自细菌的外来抗原，或者外力运输血液抗原等，你的抗原立刻就会对其进行判断，并采取或融合或凝集的方式，进行裁决，从而坚强有效地捍卫自身免疫系统。

血型与抗原有着非常密切的关联。血型的结构，就像一只被称为"海藻糖"的链状糖类所组成的触角，从细胞表面向外伸出来。单独的海藻糖结构构成了人体最原始的血型——O型，由于O型的海藻糖的原始性和包容性，它成为其他血型形成的基础。

O型血的养生之道

O型血在发展过程中，适应了新的气候、环境和食物资源，结合不同的糖类，从而产生了新的血型——A型血、B型血、AB型血。

血液中的抗原非常重要，是因为它的敏感性，当外来抗原一入侵，它立刻就判别出哪些是自己的，哪些是外来的。正是因为血液有这种特殊的功能，免疫系统才不会攻击自己的细胞组织，保护自己的有机体不让危险靠近重要器官，从而维护身体的健康安全。

O型血的人有理智，思维判断逻辑性强，喜欢向着目标努力，耐性很强，但不做无谓的忍耐，发现不行则迅速作罢。金钱观念灵活，善于周转资金，创造财富。浪漫，富有诗意但又讲究实际。

从人类史上看，O型血是一种非常古老的血型，具有远古时代狩猎者的体质。O型血人的体质与原始人比较接近，他们可以适应并消化大量的动物性蛋白质，但

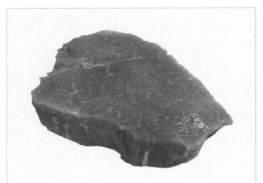
◎牛肉有补中益气、滋养脾胃、强健筋骨、化痰息风、止渴止涎的功能，适合O型血人食用。

对植物性食物吸收则显得有些不大适应。可以说，O型血的人具有狩猎者的特征，是高蛋白肉食的良好吸收者。

O型血的人新陈代谢快，效率高。在免疫系统方面，由于O型血液中，既不含A型抗原，也没有B型抗原，所以在面临细菌以及其他血凝素时，O型血的人不得不通过一种新的融合方式，来减少这些物质对自己的伤害。在长期的进化过程中，就形成了O型血的强悍的自身免疫功能和抵抗力，保护自己不受各种疾病和病毒的侵袭。

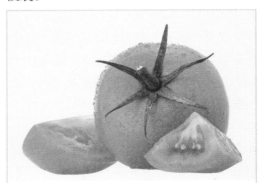
◎西红柿具有补血养血和增进食欲的功效，O型血人常食用对身体健康有益。

O型血同其他血型一样也有易缺乏的营养。由于O型血人的消化系统具有易消化动物高蛋白，不易吸收植物营养素的特点。因此，对植物营养素的缺乏就成为其必然。

（1）维生素K。O型血具有红细胞没有A、B抗原的特点，而且某些对血液有凝固功用的元素含量也偏低，维生素K就是

其中一种。O型血的人经常出现血液不能凝固而流血不止的情况，这就是因为缺乏维生素K的缘故。维生素K具有帮助血液凝固的特殊功能，所以，O型血的人必须保证进食一定量的含有足够的维生素K的食物，这是非常重要的。

（2）矿物质钙、碘、锰。在O型血人的饮食中，奶制品是他们应该避免的一类食品。因为奶制品中包含一种血凝素易与O型血液中某些物质发生凝集反应，不利于其消化。所以O型血的人易缺乏奶制品补充的钙质。

适于O型血人群的食物如下。

主食：大麦、荞麦、小米、年糕、黑面包、大米、糙米、玉米、小麦、麦芽、小麦制品、高蛋白面包。

肉类：牛肉、肝脏、羊肉、鹿肉、鸡、鸭、兔、猪、鹌鹑、咸肉、熏肉、鹅、火腿。

蔬菜：西红柿、甘蓝、韭菜、大蒜、生菜、洋葱、花椰菜、萝卜、南瓜、西芹、红薯、菠菜、豆类和大豆食品、笋、香菜、芹菜、胡萝卜、黄瓜、姜、辣椒、葱、荸荠、山药、蘑菇、菜豆、蚕豆、鹰嘴豆、青豆、豌豆、包菜、嫩玉米、茄子、花菜、芥菜、土豆、四季豆、小扁豆。

水果：无花果、李子、梅子、苹果、杏、樱桃、香蕉、葡萄、柚子、番石榴、猕猴桃、柠檬、杧果、菠萝、荔枝、西瓜、桃子、木瓜、金橘、酸橙、红枣、黑莓、椰子、香瓜、橘子、橙子、柿子、蜜瓜、草莓。

坚果：南瓜子、核桃、杏仁、栗子、榛子、小核桃、葵花子、腰果、开心果、花生。

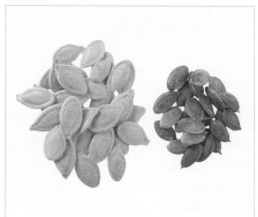

◎南瓜子可用于脾虚、营养不良、消瘦乏力、脾虚水肿、产后缺乳等症，是适合O型血人食用的坚果之一。

海产品：鳕鱼、比目鱼、鲭鱼、鲈鱼、鲟鱼、梭子鱼、鳟鱼、鲱鱼、鳎鱼、三文鱼、沙丁鱼、金枪鱼、旗鱼、鲑鱼、鲍鱼、鱿鱼、凤尾鱼、鲤鱼、蛤、螃蟹、龙虾、鳗鱼、田鸡、淡菜、蜗牛、扇贝、鲨鱼、扇贝、梭鱼、海螺、章鱼、鲶鱼。

饮料：绿茶、啤酒、葡萄酒、咖啡、白酒、可乐。

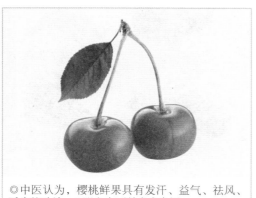

◎中医认为，樱桃鲜果具有发汗、益气、祛风、透疹的功效，O型血人可以多多食用。

A型血的养生之道

A型血的人崇尚完美主义，有牺牲奉献的精神，具有协调性，积极服务别人。重视周遭气氛，喜爱孤独，易掩饰自己的真心，无法信任别人，善于照顾他人。个性老实的A型血，其实是个老顽固。

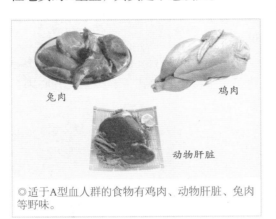

兔肉　　　　　鸡肉

动物肝脏

◎适于A型血人群的食物有鸡肉、动物肝脏、兔肉等野味。

A型血是指在血液中红细胞上带有A型抗原，血浆中含有B型凝集素的血型。此类血型在免疫系统、消化系统，以及人物性格方面，体现出与众不同的特征。

A型血的人自身的免疫功能和抵抗力都相对弱一些，因此就比较容易受到多种疾病和病毒的侵袭。A型血的人消化系统的功能也不是很强，而且胃酸的含量比较低，胃中缺少消化酶，这会影响人体对某些营养物质的消化吸收，特别是动物蛋白质。但是对于植物类食物，A型血的人消化效率却较高，而且新陈代谢快。因此在日常饮食中，大多数A型血的人都有以素食为主的进餐特点。

据专家发现，A型血患癌的概率要比其他血型高很多，对于易患癌症的A型血人群来说，要想杜绝疾病，除了平日应该坚持适合自己血型的饮食和体育运动，以增强自身免疫系统的功能，要以提高人体抵抗力为目标，定期进行身体检查，并且要保持健康的心态和良好的生活方式，这对预防癌症具有非常重要的作用。因此，血型饮食研究者对A型血的人提出了以下建议。

（1）专家认为，A型血的人保健的第一原则是多吃高纤维的植物食品，也就是素食。不要吃太多动物性食物或去除了纤维、矿物质、维生素的加工食品，如白糖、白米和白面包等。

（2）多吃绿色蔬菜和豆制品，增强免疫系统功能，提高自身的抵抗力。最好每

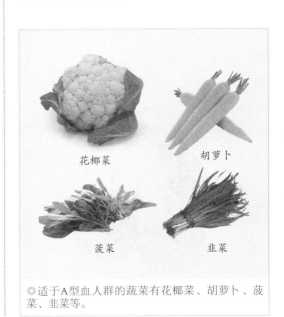

花椰菜　　　　　胡萝卜

菠菜　　　　　韭菜

◎适于A型血人群的蔬菜有花椰菜、胡萝卜、菠菜、韭菜等。

餐都进食一些新鲜、没有烹煮过的水果、蔬菜和芽菜。它们的维生素对预防胃癌很有帮助。

（3）多吃蚕豆和蘑菇，它们所含的血凝素对A型血的人很有帮助，可预防结肠癌。

（4）保持和控制你的体重。尽量不要抽烟、喝酒、超负荷工作，注意多休息。

（5）保持愉快的心情，排除压力的影响。

此外，A型血的人最容易缺乏的就是维生素和矿物质类营养，其中维生素包括维生素B_{12}，维生素C和维生素E，而矿物质主要是钙，以及一些微量元素的缺乏。因此A型血的人在饮食中，需要通过特别的方式来补充这些营养素。

适于A型血人群的食物如下。

主食：荞麦、燕麦、黑麦、玉米、年糕、大豆饼、米粉、大米、小米、糙米、小麦及小麦制品。

肉类：鸡肉、经过处理的肉制品、动物肝脏、兔、鹿、鹌鹑、野鸡等野味。

蔬菜：豆制品、花椰菜、胡萝卜、菠菜、大蒜、大头菜、韭菜、生菜、南瓜、西芹、洋葱、甘蓝、笋类、黄瓜、萝卜、玉米、西红柿、蘑菇、大葱、荸荠、甜菜、包菜、茄子、辣椒、土豆、山药、四季豆、青豆、菜豆，以及各种腌制的蔬菜。

水果：杏、黑莓、无花果、樱桃、柚子、李子、柠檬、菠萝、梅子、苹果、葡萄、枣、石榴、桃子、草莓、西瓜、梨、柿子、香蕉、椰子、杧果、蜜瓜、香瓜、木瓜、橙子、橘子。

奶制品：豆奶、羊乳酪、山羊奶、酸奶、大部分乳酪、牛奶、冰淇淋。

坚果类：花生、南瓜子、杏仁、栗子、榛子、核桃、松子、葵花子、腰果、开心果。

海产品：鲤鱼、鳕鱼、鲶鱼、鲭鱼、梭鱼、鳟鱼、三文鱼、沙丁鱼、带鱼、蜗牛、鲈鱼、鲑鱼蛤、龙虾、田鸡、鲸鱼、比目鱼、海螺、螃蟹、青鱼、鱼子酱、鳗鱼、鲳鱼、杖鱼、凤尾鱼。

饮料：啤酒、白酒、碳酸饮料、西红柿汁。

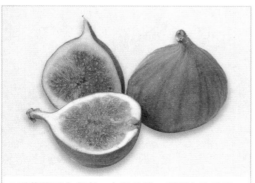

◎无花果可食率高，含酸量低，无硬大的种子，适合老年人和儿童食用。也适用于A型血人群。

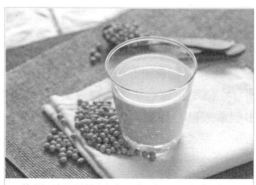

◎饮用豆奶可以摄取大量优质的蛋白质、大豆油脂、维生素和矿物质。A型血人可以多多食用。

B 型血的养生之道

B型血,是人血型的一种,有人以血型推断人的性格气质等,认为B型血的人个性是活泼、热情、聪明、浪漫和稚气的,适合的职业有明星、舞蹈家、外交官、设计师等,通过血型分析对人的各方面提出建议。

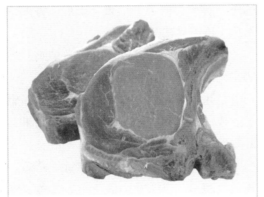

◎羊肉具有补体虚、祛寒冷、温补气血、益肾气等功效。B型血人适合常食用羊肉。

B型血的人大都有一个天真烂漫的幼年期,随着年龄的增长,逐渐分成心直口快和不擅交际应酬型两种倾向。B型血的人由于性格自幼到老变化不大,相对来说会让人感到他们越活越年轻。

B型血人也有他自身的特点。B型血液是指红细胞表面有B抗原,血清中会产生对抗A型抗原的抗体的血液类型。按照B型血来说,红细胞上的B型抗原,与血清中的抗A抗原的抗体能够很好地结合,形成一个很强的自身免疫系统。可以说B型血的人在4种血型中,是最健康、免疫力最强的血型。B型血强健的免疫系统,能够有效地保护人体不受各种疾病和病毒的侵袭。

在饮食上,B型血的人所摄取的食物,要远比A型血的人广泛。所有的食物似乎都适合B型血的身体特点,都能被B型血身体吸收利用,如果一个B型血的人能够认真地坚持和遵循B型血的饮食计划,他天生强健的免疫系统和抵抗力,会得到进一步的增强,从而防止各种严重疾病的发生。

再完美的机体也有缺憾的地方,对于B型血的人来说,各类细菌好像对B型血的人特别钟爱,而且较其他3种血型,毒素也容易在B型血的人体内积累。B型血不得不通过提高新陈代谢的效率来加快排毒速度。因此B型血唯一需要补充的营养物质,便是矿物质镁。当身体内镁物质缺乏时,强健的B型血的人会发现自己很容易罹患病毒感染、疲倦、忧郁沮丧以及神经

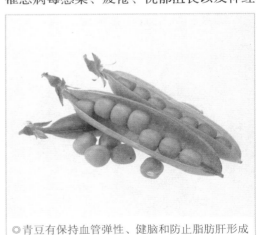

◎青豆有保持血管弹性、健脑和防止脂肪肝形成的作用。B型血人常食用青豆对健康有益。

系统失调，对生活、学习都可产生不小的影响。因此，B型血的人需要补充一些富含矿物质镁元素的食物。尤其是患有湿疹的B型血的儿童，补充镁质对其缓解病情有良好疗效。富含矿物质镁的食物有：谷类、豆类、绿色蔬菜、蛋黄、牛肉、河鲜产品、花生、芝麻、香蕉等。豆腐中也含有较高的镁成分，经常吃些卤水豆腐，可解决由于缺镁引起的"抽搐病"。

适于B型血人群的食物如下。

主食：米饼、小米饼、年糕、米粉、糙米粉、大米、小米、燕麦大豆饼、燕麦、非小麦做的高蛋白面包、玉米、黑麦、小麦、荞麦、大麦。

肉类：羊肉、兔肉、鹿肉、牛肉、水牛肉、肝、火鸡、野鸡、咸肉、熏肉、鸡肉、鸭、鹅、心脏、火腿、鹌鹑、猪肉。

蔬菜：大豆制品、青豆、四季豆、菜豆、甜菜、花椰菜、胡萝卜、包菜、大蒜、甘蓝、欧芹、土豆、山药、茄子、辣椒、蘑菇、蚕豆、绿豆、豌豆、芦笋、黄瓜、萝卜、茴香、南瓜、竹笋、生姜、生菜、洋葱、大头菜、菠菜、大葱、西红柿、芹菜、红豆、黑豆、小扁豆、鹰嘴豆、斑豆。

水果：香蕉、菠萝、木瓜、李子、葡萄、苹果、杏、无花果、黑莓、猕猴桃、草莓、蜜瓜、橙子、橘子、西瓜、桃子、椰子、柿子、仙人掌果、石榴。

奶制品：羊乳酪、山羊奶、山羊乳酪、酸奶、脱脂奶、全脂奶、大部分的乳酪、冰淇淋。

坚果：杏仁、栗子、核桃、腰果、开心果、榛子、松子、花生、南瓜子、葵花子。

海产品：鳕鱼、比目鱼、鲶鱼、鲭鱼、海鲈鱼、小梭鱼、鳟鱼、鲱鱼、鳎鱼、三文鱼、沙丁鱼、鲟鱼、梭子鱼、鲍鱼、金枪鱼、鲤鱼、旗鱼、鲨鱼、扇贝、胡瓜鱼、鱿鱼、凤尾鱼、梭鱼、鲸鱼、蚌类、牡蛎、章鱼、海龟、蜗牛。

饮料：绿茶啤酒、咖啡、茶、葡萄酒、白酒、汽水、可乐。

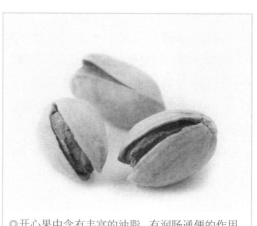

◎菠萝具有清暑解渴、消食止泻、补脾胃、祛湿等功效，是B型血人应常食用的水果。

◎开心果中含有丰富的油脂，有润肠通便的作用，有助于机体排毒，是B型血人应常食用的健康零食。

AB 型血的养生之道

AB型血人的长处是思想敏锐、观察仔细、热心、认真、富于同情心和自我牺牲精神、善于反省。性情急躁、反复无常、忧郁、爱发牢骚等是AB型血人的缺点。

由于AB型血液中同时含有A型血抗原和B型血抗原，本该具有A型血或者B型血的特性。然而，在生理特征方面，AB型血的人与A型血的人非常相似，却很少有B型血的特性。

在免疫系统方面，AB型血的人承袭了A型血人的特点，自身的免疫功能和抵抗力都不是很强，而且极易受到多种疾病和病毒的侵袭，而A型血的人易患的疾病，大部分AB型血的人也容易罹患，特别是癌症和心血管疾病，AB型血的人发病率相对较高，要特别注意预防。

AB型血的这种复合特性的表现，主要视情况而定，但饮食可以影响AB型血人的这种复合表现。

适于AB型血人群的食物如下。

主食：燕麦、大米、小米、豆饼、黑麦、年糕、糙米、大麦、小麦、荞麦、玉米。

肉类：羊肉、兔肉、火鸡肉、肝、野鸡、鳕鱼肝油、咸肉、熏肉、鸡肉、鸭、鹅、火腿、心脏、牛肉、鹿肉、猪肉、鹌鹑。

蔬菜：甜菜、西红柿、甘蓝、韭菜、大蒜、茄子、西洋芹、芹菜、黄瓜、土豆、山药、豆腐、花椰菜、小扁豆、大豆、菜豆、笋、香菜、包菜、胡萝卜、茴香、姜、洋葱、大头菜、菠菜、蘑菇、南瓜、蚕豆、绿豆、豌豆、辣椒、萝卜、红豆、黑豆、四季豆、青豆。

水果：无花果、李子、柚子、樱桃、葡萄、猕猴桃、柠檬、菠萝、苹果、杏、黑莓、枣、蜜瓜、香瓜、西瓜、桃子、梨、橘子、木瓜、草莓、椰子、橙子、柿子、香蕉、石榴、仙人掌果、杧果。

奶制品：羊乳酪、山羊奶、酸奶、豆奶、脱脂奶、冰淇淋、全脂奶、黄油。

坚果：花生、栗子、核桃、杏仁、腰果、小核桃、榛子、南瓜子、葵花子。

海产品：鳕鱼、鲶鱼、鲭鱼、海鲈鱼、鲟鱼、小梭鱼、鳟鱼、鲱鱼、甲鱼、三文鱼、沙丁鱼、金枪鱼、旗鱼、蜗牛、鲍鱼、鱼子酱、青鱼、鱿鱼、鲤鱼、鲨鱼、贝类、干贝、胡瓜鱼、凤尾鱼、梭鱼、白鲸、蛤、螃蟹、海螺、小龙虾、鳗鱼、田鸡、龙虾、牡蛎、章鱼、小虾、海龟、比目鱼、鳎鱼。

饮料：绿茶、咖啡、红葡萄酒、啤酒、白葡萄酒、白酒、汽水、可乐。

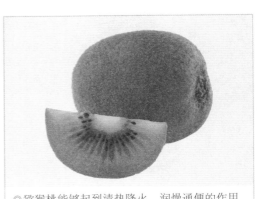
◎猕猴桃能够起到清热降火、润燥通便的作用，适合AB血型人常食用。

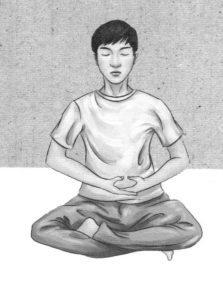

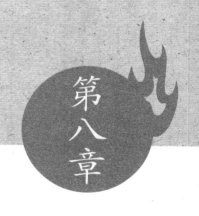

第八章

细节决定健康
——关注细节，健康一生

● "千里之堤，溃于蚁穴。"很多健康问题往往是由生活细节引起的。想要健康，就不能忽视生活中无处不在的诸多细节。健康，来自对生活细节的关注。我们需要从日常生活的每一个细节做起，选择健康的生活方式。

第一节 呵护一生的健康细节

叩齿咽津——延缓衰老，滋养皮肤

中医认为，牙齿的好坏是由肾气的盛衰决定的。"齿为肾之余"，肾气足则牙齿坚固，肾气衰落则牙齿也会慢慢脱落。而叩齿时，牙齿和面部肌肉的不断活动，能改善牙周和面部肌肉的血液循环，改善供血状态，提高细胞的代谢功能，使牙齿坚固，肾精强健，面部肌肤红润光泽。

不少长寿老人还有在解大小便时咬紧牙根的固齿法。的确，当你咬牙时，牙根部位受到按摩，血运通畅，营养充足，牙齿当然会健壮。而牙齿是人体"后勤"部门营养补给第一关，长年牙坚齿固，全身受益，这就是坚持叩齿得以长寿的秘诀。

同时，祖国医学还有"肾液为唾"之说，认为肾的盛衰关系到唾液的盈亏，而唾液能起到滋补肾精的作用，肾精充足，则能内养五脏，外润肌肤。《红炉点血》曰："津既咽下，在心化血，在肝明目，在脾养神，在肺助气，在肾生津，自然百骸调畅，诸病不生。"可见咽津不仅能补益肾精，还能调养五脏，增强脏腑功能，滋养肌肤。

叩齿咽津的具体做法是：精神放松，口唇微闭，心神合一，默念叩击：臼牙三六，门牙三六，轻重交替，节奏有致。叩齿，每日早晚各做一次。叩齿后，用舌在腔内搅动，先上后下，先内后外，搅动数次，可按摩齿龈，加速牙龈部的营养血供，然后可聚集唾液，分次吞咽。

长期做叩齿咽津练习，能防治或减少皮肤皱纹、暗疮、黄褐斑及雀斑等皮肤病，使肤色红润有光泽；可健脾和胃，改善消化功能，促进营养物质的吸收，有助于胃炎及溃疡病的痊愈；可强肾固齿，防止牙齿提早脱落，治疗牙龈痛、牙龈出血等牙周病；对治疗阴虚火旺所致失眠多梦、牙痛、便秘等均有良效。临床实践也证明，经常练习叩齿咽津对人体的健康长寿、护肤美颜有着毋庸置疑的功效。

女人莫用香皂洗乳房

现代医学认为，乳房上有皮脂腺及大汗腺，乳房皮肤表面的油脂就是乳晕下的皮脂腺分泌的。尤其在妇女怀孕期间，皮脂腺的分泌增加，乳晕上的汗腺也随之肥大，乳头变得柔软，而汗腺与皮脂腺分泌物的增加也使皮肤表面酸化，导致角质层被软化。此时，如果总是用香皂类的清洁物品，从乳头上及乳晕上洗去这些分泌

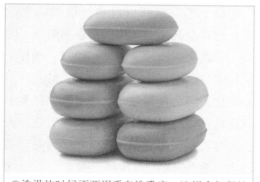

◎洗澡的时候不要用香皂洗乳房，这样会把保护乳房的油脂洗掉，对健康不利。

物，对妇女的乳房保健是不利的。

有关专家指出，经常使用香皂类的清洁物品，会通过机械与化学作用洗去皮肤表面的角化层细胞，促使细胞分裂增生。如果经常不断去除这些角化层细胞，就会损坏皮肤表面的保护层，使表皮层肿胀，这种肿胀就是由于乳房局部过分干燥、黏结及细胞脱落引起的。若每晚重复使用香皂等清洁物品，则易碱化乳房局部皮肤，而乳房局部皮肤要重新覆盖上保护层，并要恢复其酸化环境，则需要花费一定时间。香皂在不断使皮肤表面碱化的同时，还促进皮肤上碱性菌丛增生，更使得乳房局部酸化变得困难。此外，用香皂清洗乳房，还洗去了保护乳房局部皮肤润滑的物质——油脂。

因此，要想充分保持乳房局部的卫生，最好还是用温水清洗。

起床后先刷牙后喝水

早晨起床后，先喝一杯白开水已经成了大多数人都认可的常识，觉得这样既清肠，又能将唾液中的消化酶带进肠胃，吃东西时，可以更充分地分解食物。但实际上，不少人都忽视了一点，那就是喝水前最好先刷牙。

不可否认，早晨起来喝白开水是一种健康的生活习惯，但是，喝水之前，我们要做的第一件事应该是刷牙。因为

夜晚睡觉时，牙齿上容易残存一些食物残渣或污垢，当它们与唾液中的钙盐结合、沉积，就容易形成菌斑及牙石。如果直接喝水，会把这些细菌和污物带入人体。

不过，有些人可能会说，如果先刷牙，就会把唾液里的消化酶刷走，岂不可惜？

其实，唾液里的消化酶只有在吃东

西的时候，才有分解消化食物的作用，不吃东西时，它处于"休息"状态。而人们在睡觉时，唾液分泌本就很少，因此产生的消化酶也很少。并且，人体的肠胃道里本身就有消化酶，唾液产生的只是很少一部分，它的消化作用微乎其微，即使在刷牙时被刷去，也不会影响人体对食物的消化。

不要随便挖耳屎

耳屎的学名叫"耵聍"，是外耳道，也就是耳朵眼里的分泌物，又叫耳蜡。其功能主要是防治异物侵犯鼓膜，这些异物包括灰尘、虫子。

很多人有挖耳朵的习惯，有的甚至拿木柴梗或其他又细又硬的东西，伸到耳朵里，七掏八掏，非把耳屎全部掏出来才感到满足。其实，耳屎对人的健康并没坏处，有时候还会对耳朵起到保护作用呢。

说到耳屎，就应该了解它是怎样产生的。人的皮肤中有很多皮脂腺，经常分泌出油性物质，这种物质能把耳道中脱落下来的皮屑或吹进耳道的脏东西粘在一起，结成一块一块的东西，于是就形成了耳屎。耵聍一般为淡黄色、腊样的碎屑，也有油性的或比较坚硬、大块的。

身上的脏东西可以通过洗脸洗澡除去，但耳朵孔又细又深，不容易清除，时间久了就会越积越多。如此说来，掏耳朵就像洗脸洗澡那样必不可少了，其实并不是这样，因为在通常情况下，耳屎积多了就会自己掉出来，例如，我们平时吃饭说话，嘴巴一张一合，下巴骨牵动耳朵动来动去，就会慢慢把耳屎抖出来。

适量的耳屎在耳道中，有时还会带来意想不到的好处。例如，一只小虫子钻进耳道，如果让它长驱直入，进入到中耳区，可能对耳膜造成伤害，一旦耳膜被损害，还会发生中耳炎，引起听力减退。但是，耳道中有了耳屎，就能防止这种意外发生，因为耳屎带有特殊的苦味，小虫子遇到后会自动退出。

挖耳朵带来的最大危害是容易损伤耳道。因为耳道里的皮肤非常娇嫩，一不留神就会碰破，容易使耳道感染上细菌，发炎化脓。当然，若是戳破了鼓膜，问题就更严重了。

所以，挖耳朵不是一个好习惯。

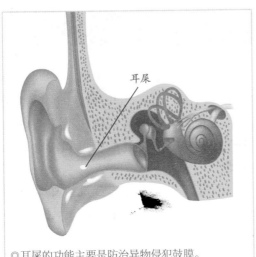

◎耳屎的功能主要是防治异物侵犯鼓膜。

久坐伤身，小心疾病找上门

长时间久坐办公室，日积月累地疲劳工作，使众多中青年白领的体力、精力严重透支，抗病能力下降，并引起多种疾病。

祖国古代养生术中"动"尤为重要，均以动求健康。但是，如今有许多职业迫使工作人员必须久坐，如作家、出纳、会计、电脑操作者以及广大办公室工作者等，中外健美专家曾对长期从事以上职业者进行调查研究，认为人们倘若长久坐而少动，等于"坐以待毙"。

因此，工作时不宜久坐，要经常起来活动活动。因职业所迫无法在工作时轻松的人们，可在平时多参加晨跑、散步、健美操等力所能及的体育活动。

另外，值得注意的是，沙发坐面过于柔软，人体的支撑就失去稳定，使用者常常有意或无意地挪动身体来保持稳定，时间长了使人感到疲劳而昏昏欲睡。久坐软沙发还会使人体腰部肌肉处于被牵拉状态，肌肉韧带都容易受损。所以，更不要久坐沙发。

久坐的十大弊病

高血压、冠状动脉血栓	久坐者，消耗少，人体对心脏工作量的需求减少，由此可引起心肌衰弱，心功能减退，血液循环减慢，血液在动脉中必然沉积，为高血压、冠状动脉血栓症埋下隐患
关节病和脊椎病	人体骨骼中，各关节连接处只有通过运动这一唯一的方法才会产生一种黏液，以防止骨骼间相互磨损。而久坐少动会导致骨连接处干燥，继而引发关节病和脊椎病
盆腔炎、附件炎	久坐血液循环不良，使静脉回流受阻，直肠肛管静脉出现扩张，血液淤积，导致静脉曲张而出现痔疮，发生肛门疼痛、滴血或血便等，长期这样将致贫血。妇女还会因盆腔静脉回流受阻瘀血而易患盆腔炎、附件炎等妇科疾患
体态失美感	肩、颈项部可因久坐不动，引起颈椎僵硬，使人体的正常生理弯曲（即"颈曲"）被破坏，形成一种酷似驼背样的颈倾肩隆状，影响了颈椎动脉对头部的供血量和推动，失去了体态美感
肌肉酸痛、僵硬、萎缩	人体内的亿万细胞要靠血的运输来完成其新陈代谢之功能，而久坐可使体内血液携氧量减少和携二氧化碳血液量增多，引起肌肉酸痛、僵硬、萎缩甚至丧失力量
胃及十二指肠球部溃疡	人体每日摄入的食物，可因久坐少动而长时间聚积于胃肠，使胃肠负荷加重而紧张蠕动得不到缓和，易致胃及十二指肠球部溃疡、穿孔及出血等慢性难愈的顽症
腰、腹、背部肌肉下垂	久坐使躯体重量全部压在腰骶部，压力承受面分布不均，会引起腰、腹、背部肌肉下垂、疼痛。脊椎肌肉也因循环欠佳而痉挛

续表

头晕和头、足麻木	大脑会因身体活动少，引起供血不足，出现头晕和头、足麻木等不适，长此下去易致慢性眩晕、中风等
耳鸣、牙痛、衄血	由于身心状况是互为影响的，久坐会使人的精神压抑、头昏眼花、倦怠乏力，有时还会使脾不统摄而致无诱因腹泻或饭后立即大便等脾虚症，虚火上炎而致耳鸣、牙痛、衄血等，对身体极为不利
肥胖	久坐不动，机体对摄入的脂类、淀粉转变为脂肪贮存起来，致人肥胖。久而久之，各大、小动脉管内壁将淤积下大量脂类，导致全身组织、系统供血不足，加速以上疾病的发生，这无疑会造成一种恶性循环

牛仔裤——风度来了，健康没了

紧身牛仔裤是当今青年男女的最爱，但是，正如俗话说的"流行的并不一定都是好的"，紧随这种流行的代价可能就是对自己的健康造成损害。

人们的穿衣，不单是为了美观，更重要的是为了身体健康，要考虑保健。

绝大多数的人都喜欢衣服的穿着要舒适、宽松、柔软、大方、好看，而不愿意受拘束、受限制、穿着不舒服。但是青年男女为了时尚和"曲线美"，开始穿起了牛仔服一类的紧身衣裤。紧身衣与牛仔服对男女老少皆"不宜"。

紧身衣与牛仔服对健康的害处

对男青年	紧身裤和牛仔裤，男性也不宜较长时间穿着。国外一则报道称经常穿牛仔裤的青壮年，患男性不育症的人日渐增多。原来，男性穿紧身裤、牛仔裤，裤子把腹部、臀部、裆部都紧紧地裹住，使阴囊和睾丸没有了活动的余地，只能被迫紧贴皮肤。阴囊在天冷时会收缩，天热时会松弛，总使睾丸保持着适合的温度，以利于精子的正常产生。而紧身裤、牛仔裤的紧束会使局部温度升高。经专家测试，牛仔裤不仅影响精子的生成，而且生成的精子质量低下，这是许多男子不育症的原因之一。当然，也是阴部发生湿疹、皮炎的直接因素。 常言说："穿衣戴帽，各有所好。"只要穿得合适得体，不损害健康，不必强求一律。而对损害健康的紧身裤、牛仔裤之类，为了自身的健康，也为了下一代，还是不穿或少穿为好
对女青年	（1）易引起阴部发炎。首先，女青年的阴道经常分泌一定量的酸性液体，这些液体可保持阴道的湿润和酸性环境，能抑制细菌的生存和繁殖。如果穿得过紧，就不利于外阴部湿气的蒸发，而过湿的环境会为细菌的生长和繁殖创造条件，很容易引起炎症，甚至会导致尿道感染，更有甚者还会发生膀胱炎、肾虚肾炎等症。 （2）易导致流产。妇女在怀孕期间穿牛仔裤、紧身裤，对胎儿发育十分不利，紧身裤会使小腹内的子宫、胎儿受到挤压，易造成胎儿缺血、胎动不安，甚至时间长了会使胎儿畸形，导致流产、早产等严重不良后果。所以，孕妇更应禁止穿牛仔裤之类的紧身裤。 （3）易引发皮神经炎。穿牛仔裤腰带勒紧在髂骨上棘处，那里正是股外侧皮神经炎从深层皮肤向浅层皮肤部位，极易受压而导致供血不足，产生缺血性损害，表现为该处皮肤麻木、感觉迟钝，甚至感觉消失，医学上称之为股外侧皮神经炎

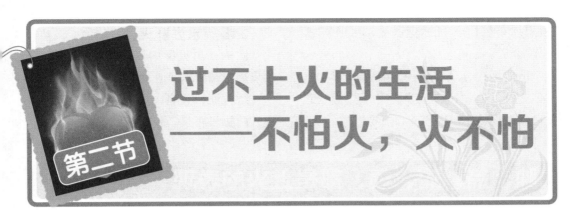

上火，正气变成毒气的表现

"火"是人赖以生存的生机，也就是我们通常说的元气、阳气，保证身体正常运转的生机。我们通常认为身体好的人火力就壮，衰老得慢，抵抗外邪的能力强。我们可以看到人体无"火"就没了生机，而人体上火就是消耗生机。在保火和去火之间把握一个尺度，才是高明的保健方式。

中医认为"火"的病理可分虚实两大类，常见的上火症状有心火和肝火两种。心火分虚实，虚火主要表现有心烦、口干、盗汗、睡眠不安等；实火旺则表现为口腔溃疡、口干、尿黄、心烦易怒等。肝火易导致头胀头痛。此外，还会感到心烦易怒、睡眠欠佳、口干口苦等。

如果有一天突然发现嘴里长了小疱、溃疡，牙齿疼痛、出血，咽喉干痛，身体感到燥热，大便干燥……你自己肯定清楚是"上火"了。从现代医学的角度看，上火是感染了一些病原体，导致人体的某些功能不能正常发挥作用而出现的一种准病

态上火，就是进行激烈免疫的阶段，是内分泌失调的结果。"上火"是人体各器官不协调造成的，医学上称之为激性疾病。若平时消耗大量的精力和体力，就使全身各系统处在紧张和变化之中，即处于"应激状态"。机体一旦进入应激状态，就会破坏体内环境的协调、平衡和稳定，导致疾病的发生。

如果"上火"是由于病毒感染引起的，那就没有什么特效药物了，除了对伤口进行必要的消毒、消炎处理防止继发感染，主要还是要注意口腔卫生、多喝水、注意休息，靠自身的免疫抗过去。如果你喝了凉茶、吃了清热解毒的中药，几天后觉得"火"被降下去了，其实未必是药物在起作用，而是自然发生的进程。为了降火而去吃中药，不仅无益，反而可能有害——有中毒的危险。

发现自己上火了可以用饮食来调节。

1.莲子汤去心火

做法：莲子30克(不去莲心)，栀子15

克(用纱布包扎),加冰糖适量,水煎,吃莲子喝汤。

适应证:分虚实两种,虚火表现为低热、盗汗、心烦、口干等;实火表现为反复口腔溃疡、小便短赤、心烦易怒等。

2.喝梨水去肝火

做法:川贝母10克捣碎成末,梨2个削皮切块,加冰糖适量,清水适量炖服。

适应证:头痛、耳鸣、眼干、口苦口臭、两胁胀痛。

肿、热、痛、烦,都是上火的表现

嘴里长疱、口腔溃疡、牙疼、牙龈出血、咽喉干痛、身体感到燥热、大便干燥……所有这些都是现代人常遇到的问题,而这些也都是上火的表现症状。

"火"是身体内的某些热性症状,一般所说的上火,也就是人体阴阳失衡后出现的内热症。上火的具体表现一般在头面部居多,比如咽喉干痛、两眼红赤、鼻腔热烘、口干舌痛以及烂嘴角、流鼻血、牙痛等,实际上中医认为人体各部位都是有联系的,身体各个部位都应该有不同程度的表现。

元代医学家朱丹溪认为,凡动皆属火,火内阴而外阳,且有君、相之分,君火寄位于心,相火寄位于命门、肝、胆、三焦诸脏,人体阴精在发病过程中,极易亏损,各类因素均易致相火妄动,耗伤阴精,情志、色欲、饮食过度,都易激起脏腑之火,煎熬真阴,阴损则易伤元气而致病。

上火,在内暗伤阴精,于外表现出各种症状,常见的上火症状有心火和肝火两种,而火又分虚实。

虚火指的是人体阴液的不足,阳相对

于偏盛,表现出来的症状一般是:低热、盗汗、小便颜色清、大便稀软、舌苔发白,治疗时要用补法。实火指的是阳盛体征,正常情况下,人体阴阳是平衡的,如果阴是正常的而阳过亢,这样就显示为实火,具体表现症状为:高热、大汗、口渴爱喝冷饮、口臭、舌苔发红、小便颜色黄气味重、大便干结等。实火的治疗要用清热、降火的泻法。

现代人之所以容易出现红、肿、热、痛、烦等上火症状,与不注重饮食、经常贪吃凉食、吃五谷太少而吃制成品太多、工作压力大、经常熬夜、作息不规律等,有很大的关系。所以要想远离火气,就要戒除这些不良的方式和习惯。

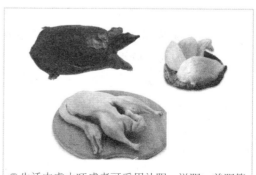

◎生活中虚火旺盛者可采用补阴、滋阴、养阴等法。甲鱼、燕窝、鸭肉都是补阴虚的食物。

脾气大、血压高是肝火引起的

在生活中，我们常常会遇见一些脾气特别火暴的人，一遇着不痛快就马上发泄、吵闹，但是也有一些人爱生闷气，有泪不轻弹，但又不能释怀的人，有时甚至会气得脸色发青。这两种人都是肝火比较旺的人，在中医里面，有"肝为刚脏，不受怫郁"的说法，也就是说肝脏的阳气很足，火气很大，不能被压抑。如果肝火发不出来，就会损伤五脏。因此，有了肝火要及时宣泄出来。

高血压的病人中，肝火旺者最多见。肝火旺是高血压最重要的起因。尤其是北方人，一般北方人长得都高大，脾气急，脸红脖子粗，容易口苦，两胁发胀，舌头两边红。如果属于肝阳亢的高血压尚不严重，喝苦丁茶或者枸菊清肝茶都可以代替药物，这两种茶是春天的专属饮料，可以清泻春天里特殊旺盛的肝火。

对我们刚才说的第一种人来说，他们发脾气的过程就是宣泄肝火的过程，不会伤到身体；而第二种不爱发脾气，一旦生气，很容易被压抑，无力宣发，只能停滞在脏腑之间，形成浊气。

由此可见，发脾气也不一定是坏事，因为很多时候我们会发脾气，并不是由于修养差、学问低，而是体内的浊气在作怪，它在你的胸腹中积聚、膨胀，最后无法控制地爆发出来。那么这种气又是如何产生的呢？从根源上来讲，是由情志诱发而起的。其实这种气起初是人体的一股能量，在体内周而复始地运行，起到输送血液周流全身的作用。肝功能越好的人，气就越旺。肝帮助人体使能量以气的形式推动全身物质的代谢和精神的调适。这种能量非常巨大，如果我们在它生成的时候压抑了它，如在生气的时候强压下怒火，使它不能及时宣发，它就会成为体内一种多余的能量，也就是我们经常说的"上火"。"气有余便是火"，这火因为没有正常的通路可宣发，就会在体内横冲直撞，窜到身体的哪个部位，哪个部位就会产生相应的症状，上到头就会头痛，冲到四肢便成风湿，进入胃肠则成溃疡。而揉太冲穴就是给这股火找一个宣发的通路，不要让它在体内乱窜。

太冲穴位于大脚趾和第二个脚趾之间，向脚踝方向三指宽处。此穴是肝经的原穴，即肝经的发源、原动力，因此，肝脏所表现的个性和功能都能从太冲穴找到形质。

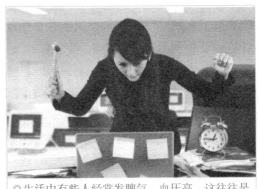

◎生活中有些人经常发脾气，血压高，这往往是肝火引起的，要清肝去火才会有个好心情。

甘温除热，治虚火大法效验非凡

沫沫这几天上火上得很厉害，饱满的双唇长满了水疱，疼得饭都不敢吃，于是就跑到药店购回了好几盒"清热解毒口服液"，晚上喝了一支，谁知第二天一早就拉肚子，水疱不仅没消，反而又多了一个。于是她只好去医院咨询，医生告诉他"表面上的火，则是内里寒气的表现，火有虚实之分，你患的是虚火，由寒而生。"听了医生的话沫沫恍然大悟：原来火与火之间也有这么大的差别啊。

《黄帝内经》里说："今夫热病者，皆伤寒之类也……人之伤于寒也，则为热病。"这里指出了寒为热病之因。若寒邪过盛，身体内表现出的都是热症、热病，也就是说这个虚火实际上是由寒引起，身体内的寒湿重造成的直接后果就是伤肾，引起肾阳不足、肾气虚，造成各脏器功能下降，血液亏虚。肾在中医的五行中属水，当人体内这个"水"不足时，身体就会干燥。每个脏器都需要工作、运动，如果缺少了水的滋润，就易摩擦生热。比如肝脏，肝脏属木，最需要水的浇灌，一旦缺水，肝燥、肝火就非常明显。因此，要供给肝脏足够的水，让肝脏始终保持湿润的状态。

头、面部也很容易上火。因为肾主骨髓、脑，肾阳不足、肾气虚时髓海就空虚，远端的头部会缺血，出现干燥的症状，如眼睛干涩、口干、舌燥、咽干、咽痛等。而且口腔、咽喉、鼻腔、耳朵是暴露在空气中的器官，较易受细菌的感染，当颈部及头、面部的血液供应减少后，这些器官的免疫功能就下降，会出现各种不适，这样，患鼻炎、咽炎、牙周炎、扁桃体炎、中耳炎的概率就会增加。如果此时不注意养血，各种炎症就很难治愈，会成为反复发作的慢性病。

《本草纲目》记载，泥鳅味甘性平，能祛湿解毒、滋阴清热、调中益气、通络补益肾气，有"暖中益气"之功效，可以解酒、利小便、壮阳、收痔。经常食用泥鳅，可以将身体内的虚火全部打掉。

下面介绍一种食用泥鳅的方法。

泥鳅炖豆腐：将豆腐切成丁，放入沸水锅中，熄火浸3分钟备用。活泥鳅用沸水洗净，放入油锅略炒后加水，滚烧后放入豆腐，盖盖儿继续烧5分钟即成。

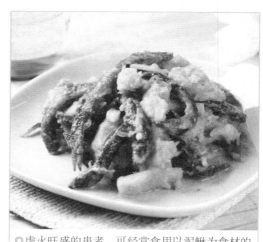

◎虚火旺盛的患者，可经常食用以泥鳅为食材的菜品，可以缓解虚火过盛的各类症状。

吃出来的火气，食物祛火以毒攻毒

很多职场人士经常坐在办公室里，工作压力大，精神长期紧张，经常会抱怨："烦，又上火了。"那么，"上火"到底是怎么回事呢？

中医认为，在人体内有一种看不见的"火"，它能温暖身体，提供生命的能源，这种"火"又称"命门之火"。在正常情况下，"命门之火"应该是藏而不露、动而不散、潜而不越的。但如果由于某种原因导致阴阳失调，"命门之火"便失去制约，改变了正常的潜藏功能，火性就会浮炎于上，人们就会出现咽喉干痛、两眼红赤、鼻腔热烘、口干舌痛以及烂嘴角、流鼻血、牙疼等症状，这就是"上火"了。

引起"上火"的具体因素有很多，如情绪波动过大、中暑、受凉、伤风、嗜烟酒以及过食葱、姜、蒜、辣椒等辛辣之品，贪食羊肉、肥肉等肥腻之品和缺少睡眠等都会引起"上火"。春季风多雨少，气候干燥，容易"上火"。为预防"上火"，我们平时生活要有规律，注意劳逸结合，按时休息。要多吃蔬菜、水果，忌吃辛辣食物，多饮水或喝清热饮料。

《本草纲目》中记载，绿豆可以消肿通气、清热解毒。而梨可以治痰喘气急，也有清热之功。《本草纲目》中记载了这样一个方子，抑制上火气急、痰喘很有效。原文是这么说的："用梨挖空，装入小黑豆填满，留盖合上捆好，放糠火中煨熟，捣成饼。每日食适量，甚效。"

这里介绍一道去火的食疗方。

绿豆粥
材料：石膏粉、粳米、绿豆各适量。

做法：先用水煎煮石膏，然后过滤去渣，取清液，再加入粳米、绿豆煮粥食之。

功效：可以祛胃火，容易便秘、腹胀、舌红的人可以多喝。

不过，需要注意的是，"上火"又分为虚火和实火，正常人的阴阳是平衡的。实火就是阴正常而阳过多，它一般症状较重，来势较猛；而虚火是指阳正常阴偏少，这样所表现出的症状轻，但时间长并伴手足心热、潮热盗汗等。通过以下方法我们可以知道自己"上火"是实火还是虚火。

实火和虚火分辨方法

看小便	小便颜色黄、气味重，同时舌质红，是实火；小便颜色淡、清，说明体内有寒，是虚火
看大便	大便干结、舌质红为实火；大便干结、舌质淡、舌苔白为虚火；大便稀软或腹泻说明体内有寒，是虚火
看发热	如果身体出现发热的症状，体温超过37.5℃时，全身燥热、口渴，就说明内热大，是实火；发热时手脚冰冷，身体忽冷忽热，不想喝水，是体内有寒，为虚火

荷叶用处多，清热祛火不能少

"小荷才露尖尖角，早有蜻蜓立上头"，古诗中随处可见咏荷的诗句。这种可供观赏的本草既入诗画，也是一味良药。《本草纲目》中记载："牙齿疼痛，用荷叶蒂七个，加浓醋一碗，煎成半碗，去渣，熬成膏，时时擦牙，有效。"可见其具有清热去火的疗效。

中医认为，荷叶味苦，性平，归肝、脾、胃经，有清热解暑、生发清阳、凉血止血的功用，鲜品、干品均可入药，常用于治疗暑热烦渴、暑湿泄泻、脾虚泄泻以及血热引起的各种出血症。而荷叶的祛火功能让它成了当之无愧的养心佳品。

荷叶入馔可制作出时令佳肴，如取鲜嫩碧绿的荷叶，用开水略烫后，用来包鸡、包肉，蒸后食用，清香可口可增食欲。荷叶也常用来制作夏季解暑饮料，比如荷叶粥，取新鲜荷叶一张，洗净煎汤，再用荷叶汤与大米或绿豆共同煮成稀粥，可加少许冰糖，碧绿馨香、清爽可口、解暑生津。荷叶粥对暑热、头昏脑涨、胸闷烦渴、小便短赤等症有效。

荷叶具有降血压、降血脂、减肥的功效，因此，高血压、高血脂、肥胖症患者，除了经常喝点荷叶粥外，还可以每日单用荷叶9克或鲜荷叶30克左右，煎汤代茶饮，如果再放点山楂、决明子同饮，则有更好的减肥、降脂、降压之效。

取荷叶适量，洗净，加水煮半小时，冷却后用来洗澡，不仅可以防治痱子，而且具有润肤美容的作用。

荷全身都是宝。除了荷叶，果实莲子有补脾益肾、养心安神的作用，可煮粥食用；莲子心具有清心安神的作用；藕具有清热生津、凉血散瘀的作用，藕粉是老人、幼儿、产妇的滋补食品，开胃健脾，容易消化；藕节具有止血消瘀的作用，常用于治疗吐血、咯血、衄血、崩漏等，可取鲜品30～60克，捣烂后用温开水或黄酒送服；莲蓬具有化瘀止血的作用，可用于治疗崩漏、尿血等出血症，取5～9克，煎服；莲须具有固肾涩精的作用，可用于治疗遗精、尿频等，3～5克代茶饮或煎服；荷梗具有通气宽胸、和胃安胎、通乳的作用，常用于妊娠呕吐、胎动不安、乳汁不通等，9～15克代茶饮或煎服。

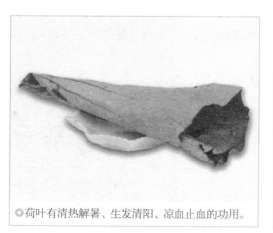

◎荷叶有清热解暑、生发清阳、凉血止血的功用。

春天清火排毒的小窍门

春天的气候干燥，风多雨少，要保持新陈代谢的平衡和稳定对于人体来讲很难，从而容易导致生理功能失调而致使人体"总管家"——大脑指挥失灵，引起"上火"证候。具体表现为咽喉干燥疼痛、眼睛红赤干涩、鼻腔热烘火辣、嘴唇干裂、食欲不振、大便干燥、小便发黄等。

那么，怎样做才能防止春天上火，为自己的身体清火排毒呢？中医认为可以通过以下方法把身体中的毒素排出体外。

春季常用清火排毒法

多喝水	排泄是人体排毒的重要方法之一。每天喝够两升水，可以冲洗体内的毒素，减轻肾脏的负担，是排毒最简便的方法
定期去除角质	肌肤表面的老化角质会阻碍毛细孔代谢毒素，定期去除角质，可帮助肌肤的代谢功能维持正常运作
改变饮食习惯	以天然食品取代精加工食物，新鲜水果是强力净化食物，菠萝、木瓜、奇异果、梨都是不错的选择。如果平时多吃富含纤维的食物，比如糙米、蔬菜、水果等，都能增加肠道蠕动，减少便秘的发生。多吃蔬菜、水果，忌吃辛辣食物，多饮水或喝清热饮料，促进体内"致热物质"从尿、汗中排泄，从而清火排毒

夏日祛火强身须注意

夏日天气炎热，很容易带给我们身体上的不适，而且夏天人特别容易上火，表现出情绪烦躁、焦虑、易激动、失眠等。

夏日去火除烦注意事项

补足水分	因为高温炎热的缘故，夏天人特别爱出汗，这就容易导致水分流失，所以夏日要随时补充水分。而温水是最好的选择，常喝温水可以解决许多问题，包括冷却体内燥热，还能冲刷口腔中的细菌菌落，抑制生长，不大容易口臭。即使常待在冷气房的人，水分蒸发较少，一天也要喝1300毫升左右，流汗时更要多喝。上火时适合喝柠檬水，多吃柑橘类等酸味的水果。不喜欢水淡无味，也可多喝舒缓茶饮，例如薄荷、苦茶、菊花、金银花等花草茶
饮食清淡	夏天饮食需清淡，不宜多吃水分低的食物，如饼干、花生等坚果，否则会引起火气。另外夏天应该喝牛奶。很多人认为夏季喝牛奶会加重"上火"，引起烦躁。其实，夏饮牛奶不仅不会"上火"，还能解热毒、去肝火。中医就认为牛奶性微寒，可以通过滋阴、解热毒来发挥"去火"功效

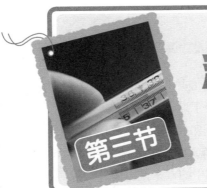

温度决定生老病死，寒邪是万病之源

病由寒生，远离寒湿才健康

人生病，多是因为寒湿造成的，寒湿会阻滞阳气的运行，使血流不畅、肌肉疼痛、关节疼挛等。因为湿困脾胃，损伤脾阳，或患者平时脾肾阳虚而致水饮内停，所以多表现为畏寒肢冷、腹胀、泄泻或水肿等。

中医认为，寒湿常伤人阳气。阳气就像天上的太阳一样，给大自然以光明和温暖，失去阳气，万物便不能生存。如果人体没有阳气，体内就失去了新陈代谢的活力，不能供给能量和热量，生命就要停止。

祛除寒湿最好的办法就是让身体温暖起来，因此，健康与温度有着密切的关系。众所周知，掌握人体生杀大权的是气血，而气血只有在温暖的环境里，才能在全身顺畅地流通。如果温度降低、血流减慢，就会出现滞涩、淤堵，甚至血液会凝固，那么人就将面临死亡，而且人的体温上升，不仅会增强人体的免疫力，还能在正常细胞不受影响的情况下大量杀死癌细胞。此外，温度过低，会使体内的寒湿加重，外在表现就是上火。

所以，要涵养我们身体内的阳气，就要远离寒湿，温暖身体。

让身体温暖起来的办法有很多，姜红茶是祛除寒湿的上佳饮品。胡萝卜、苹果等属于阳性食物，可榨汁饮用。安步当车，让身体动起来，为自己选择几项适合的运动。放弃淋浴，经常泡热水澡。养成睡前用热水泡脚的好习惯。

以上这些方法不仅能让身体暖和起来，而且随着免疫力的提高，人体能克服许多顽疾。

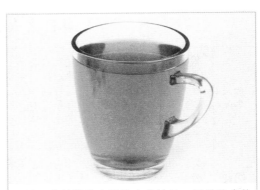

◎姜红茶是祛除寒湿的上佳饮品，可以让身体温暖起来。

湿邪主浊气，致病难痊愈

张仲景在《伤寒杂病论》中将很多疾病都归因于寒邪入侵，在他生活的那个时代人们忍饥受冻，疾病以寒邪为主。而如今随着生活环境的改变，单纯的伤寒已经很少见了，多是寒邪与湿邪交织，在人体形成一股浊重之气，阻碍人体气机，导致生病。

在生活中我们可能经常会注意到这样奇怪的现象，就是冬天很少见到着凉感冒的人，反而是夏天常有这样的病症发生。冬天气温低，受寒湿侵犯容易理解，而夏天这么热，怎么还会有寒湿呢？其实这正是现代人不良的生活习惯造成的。炎炎夏日，人们多待在空调房中，身体该出汗时却被空调冷气所阻，汗液发不出来就淤积在体内，导致体内湿邪堆积，造成阳气虚衰。尤其是到了七、八月份的长夏天气，湿气达到最盛。而人体五脏之脾最喜燥恶湿，长夏湿气过盛，就容易损伤脾脏。脾主运化，可以运化水液，运化水谷，把吃进去的粮食、水谷精微营养的物质以及水液输送给其他的脏器，起到一个传输官的作用。脾的这种传输作用对生命来说至关重要，故而中医把它称为人的"后天之本"。而体内湿气过重会导致脾脏功能得不到正常发挥，人体各器官也会因得不到及时充足的营养而出现问题，导致人体生病。

由此可知，祛除湿邪是养生保健不可缺少的功课之一。那么我们该如何判断自己体内有没有湿邪呢？有个最简单的办法，如果早晨起床时感觉特别疲劳，头发昏，没精神，浑身不清爽，那么你体内肯定是有湿邪。另外，注意自己早上刷牙时，是不是有恶心的感觉，如果有，多半是有湿邪入侵了。

当检测到体内有湿，我们又该怎么祛除体内湿气，以及平常应该如何抵御湿邪入侵呢？最根本的就是要保护好体内阳气。夏天该宣泄的时候就要宣泄，天热开空调无可厚非，但不要让空调对着人吹，更不要晚上睡觉时一直开着，温度的调节也要适度，不可过低。如果感觉吹完空调后不舒服，可服用健脾化湿的药物，如藿香正气丸等；冬天该收藏时就要收藏，注意保暖，室内温度不可过高。此外，还可用调节饮食来化湿避邪，最简单有效的就是喝薏米红豆汤。此汤可当水喝，也能当饭吃。从入

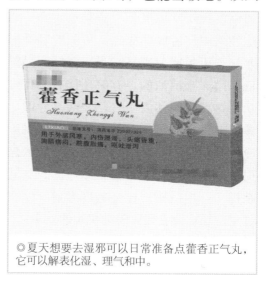

◎夏天想要去湿邪可以日常准备点藿香正气丸，它可以解表化湿、理气和中。

夏开始可一直喝到秋高气爽，能有效防止湿邪入侵，养血祛湿。

薏米红豆汤

材料：薏米、红豆（赤小豆）各适量。

做法：把薏米、红豆洗净后，各取适量，加水熬成粥。失眠者可加些莲子同煮，着凉感冒者，可加几片生姜同煮。

寒气重不重，摸摸手脚就知道

"百病寒为先"，寒气是导致许多疾病发生的关键。那么我们如何来判断自己的体内有没有寒气呢？这里有个最简单的方法，就是摸摸手脚的温度。

传统中医认为，头为诸阳之会，四肢为阳气之末。也就是说人的四肢是阳气灌溉的终点。如果手脚温热，就说明体内阳气比较充足。如果手脚温度不够，甚至有些人常年四肢冰凉，这就说明体内阳气不足，内有寒气。

医生用手感知出来的手脚的温热程度，一般分为手足不温、手足冰凉和手足厥冷3种程度。手足不温是指手脚的温度比正常温度低，感觉不暖和，这往往是阳气亏虚的先兆，可能有轻微的寒气；手足冰凉则是指手足温度明显降低，摸起来凉凉的，有时还伴有出汗症状，这就说明体内阳气已经明显亏虚，体内寒气很重了；而第三种程度手足厥冷则是指手脚温度极低，甚至有的人连肘关节、膝关节之下都是冰凉的，这就是提示体内的阳气已经极度亏虚，寒气过重，往往会直接伴随着疾病的发生。

除了四肢寒冷之外，还有一些人手脚心容易发热，总想挨着凉的东西才舒服，但人又特别怕冷，容易出虚汗，这也是体内有寒气的表现。因为体内阳气太虚，不能回纳，就浮散于外，使手脚出现了虚热的假象。

这里要特别说明的是，我们所说的手脚温度是指持续一段时间的温度，而不是指一时的温度状况。例如有些人腹疼时也会伴随手脚冰凉，但疼痛缓解后，手脚温度就会恢复正常，这类特殊情况，不是寒气所导致的。

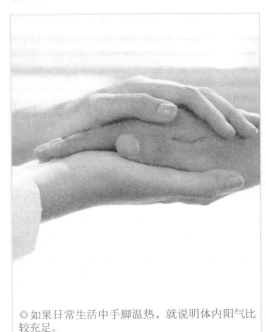

◎如果日常生活中手脚温热，就说明体内阳气比较充足。

阻断寒气入侵的 4 条通路

寒气先堆积在皮下的经络里，也就是书中所说的"腠理"，时间久了会转移到相应的"腑"中，例如常见的"胃寒"即是这样形成的，当这种现象产生时，用手摸胃部，可以直接感觉其温度特别低，有时会和肚脐的温差达到6～7℃。

寒气其实也是一个欺软怕硬的家伙，专拣软的捏，它们通常会先寻找人体最容易入侵的部位，找到之后就大举进攻，并且在那里安营扎寨，为非作歹。所以我们与其等寒气入侵到人体以后，再费尽心思地去驱除它，不如事先做好准备，从源头上切断寒气进入我们体内的通道。

一般来讲，头部、背部、脐腹部及足部是人体的薄弱地带，也是寒气入侵的主要部位。

寒气入侵的主要部位

头部	中医认为，"头是诸阳之会"，体内阳气最容易从头部走散掉，就如同热水瓶不盖塞子一样。所以，在严冬季节如果人们不重视头部的保暖，导致阳气散失，就会使寒邪入侵，很容易引发感冒、头痛、鼻炎等病患。因此，冬天在外出时戴一顶保暖的帽子是很必要的。颈前部。颈前部俗称喉咙口，是指头颈的前下部分，上面相当于男性的喉结，下至胸骨的上缘，时髦女性所穿的低领衫所暴露的就是这个部位。这个部位受寒风一吹，不只是颈肩部，包括全身皮肤的小血管都会收缩，如果长时间这样受寒，人体的抵抗能力就会有所下降
背部	背部在中医中称"背为阳"，又是"阳脉之海"，是督脉经络循行的主干，总督人体一身的阳气。如果冬季里背部保暖不好，就会让风寒之邪从背部经络上的诸多穴位侵入人体，损伤阳气，使阴阳平衡受到破坏，人体免疫功能就会下降，抗病能力也会减弱，诱发许多病患或使原有病情加重及旧病复发。因此，在冬季里人们应该加穿一件贴身的棉背心或毛背心以增强背部保暖
脐腹部	脐腹部主要是指上腹部，它是上到胸骨剑突、下至脐孔下三指的一片广大区域，这也是时髦的年轻女性穿着露脐装所暴露的部位。这个部位一旦受寒，极容易发生胃痛、消化不良、腹泻等疾病。这个部位面积较大，皮肤血管分布较密，体表散热迅速。在寒冷的天气里暴露这个部位，腹腔内的血管会立即收缩，甚至还会引起胃的强烈收缩而发生剧痛，持续时间稍久，就可能会引发不同的疾病，因此，不管是穿衣还是夜晚睡觉，都要注意脐腹部的保暖
足部	俗话说"寒从脚下起"。脚对头而言属阴，阳气偏少。而且双脚远离心脏，血液供应不足，长时间下垂，血液回流循环不畅；皮下脂肪层薄，保温性能很差，容易发冷。脚部一旦受凉，便会通过神经的反射作用，引起上呼吸道黏膜的血管收缩，使人体的血流量减少，抗病能力下降，以致隐藏在鼻咽部的病毒、病菌乘机大量繁殖，使人发生感冒，或使气管炎、哮喘、肠病、关节炎、痛经、腰腿痛等旧病复发。因此，在冬季人们应该保持鞋袜温暖干燥，并经常洗晒。平时要多走动以促进足部血液循环。临睡前用热水洗脚后以手掌按摩足心涌泉穴5分钟。在夏季，要改掉贪图一时凉快而用凉水冲脚的不良习惯

家常食物是寒湿的"扫除工具"

人体需要的能量来自饮食，饮食与人体的体温关系密切，以下几种食物能提高体温。

葱类蔬菜：葱类蔬菜能净化血液，促进血液循环，最后达到使身体变暖的效果。常见的韭菜、葱、洋葱、大蒜、辣椒都属于葱类蔬菜，它们都有化瘀血和提高体温的作用。

根菜类：胡萝卜、马铃薯、洋葱、萝卜、藕等根菜类蔬菜，是强化人的下半身、预防肾虚的食品。

传统食品咸菜：许多人受"盐分多不利于健康"思想的影响而不敢吃咸菜，其实咸菜中的盐分能提高体温。所以吃咸菜不必强加控制，一次别吃过多就行。腌辣椒、咸萝卜等咸菜都是不错的提高体温的食物。

"黏液食品"：山药、芋头等有黏液的根菜类蔬菜具有增强精力的作用。还有秋葵、国王菜、咸草、海藻等都是"黏液食品"。这些"黏液食品"里含有食物纤维和蛋白质结合而成的黏蛋白，正是黏蛋白产生了黏液，黏蛋白能够保护黏膜，预防感冒和流感。

除了这几类有助于提高体温的食物外，我们还要特别介绍一种最有助于暖身的食物，那就是生姜。生姜里含有姜辣素和生姜油，有抗氧化作用，它能除去体内的活性氧，预防疾病和抗老化。在200种医用中药中，75%都使用生姜。因此说"没有生姜就不称其为中药"并不过分。

生姜最大的功效就是促进体温上升，由此增强免疫力。此外，它还能扩张血管，降低血压，溶化血栓，发汗、解热、祛痰、镇咳、镇痛。还能加快消化液的分泌，促进消化，并清除导致食物中毒的细菌，杀死肠内有害细菌。

生姜用于驱寒保暖时，最好与红茶一起食用。红茶具有高效加温、强力杀菌的作用，生姜和红茶相结合，就成了驱寒祛湿的姜红茶。此外，冲泡时还可加点红糖和蜂蜜。若患有痔疮或其他忌辛辣的病症，可不放或少放姜，只喝放了红糖和蜂蜜的红茶，效果也不错。

姜红茶

材料：生姜适量，红茶一茶匙，红糖或蜂蜜适量。

做法：将生姜磨成泥，放入预热好的茶杯里，然后把红茶注入茶杯中，再加入红糖或蜂蜜即可。生姜、红糖、蜂蜜的量可根据个人口味的不同适当加入。

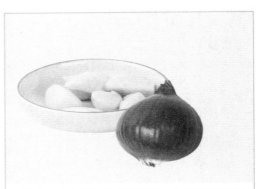

◎洋葱、大蒜都属于葱类蔬菜，它们都有化瘀血和去寒湿的作用。

减少寒气入侵，四项必修

我们已经知道，病从寒中来，但是在生活中我们很难完全避免寒气入侵我们的身体，所以我们只能建立起正确的观念，尽量减少寒气的侵入，主要可从以下几个方面入手。

1.好好休息

要排泄寒气，休息是最好的策略。休息可以省下身体的所有能量，让身体来对付寒气。这时如果强迫身体把更大的能量用在其他地方，例如耗费大量体力的运动，也能使症状中止，不过这并不代表已经把寒气清理完毕，而是身体没有足够的能量可以继续驱赶寒气，等身体经过适当的休息有了足够的能量之后，才会继续祛除寒气。

2.避免淋雨

经常淋雨的人，头顶多半会生成一层厚厚软软的"脂肪"，这些脂肪就是寒气物质。等身体哪一天休息够了，血气上升就会开始排泄这些寒气，由于长时间积累了大量的寒气，身体需要借助不断地打喷嚏、流鼻水的方式将之排出，这时又会因为频繁地打喷嚏、流鼻水而被医生认定为是过敏性鼻炎。所以要切忌淋雨。

3.睡觉时盖好被子

夏天因为天热，有些人为了贪图凉快，在睡觉时喜欢把肩膀露在外面，殊不知这样寒气很容易从背部入侵，一个背部总是受凉的人，身体状态一定不是很好，所以在睡觉时一定要盖好被子。

4.顺天而行，不吃反季节食物

有的人爱吃一些反季节的食物，例如在冬季的时候买回半块西瓜吃，但是中医认为，温热为阳，寒凉为阴，只有将食物的温热寒凉因时因地地运用，才能让人体在任何时候都能做到阴阳平衡，不会生病。如果逆天而行，在寒冷的冬季非要吃性寒的西瓜，怎么会不生病呢？

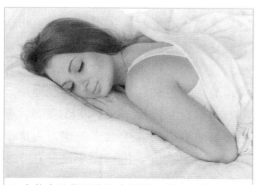

◎人体中的能量也是有限的，只有在休息的时候，体内的能量才能驱除体内的寒气。

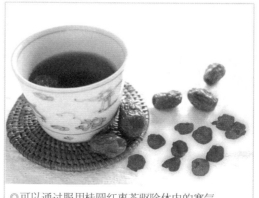

◎可以通过服用桂圆红枣茶驱除体内的寒气。

驱除体内寒气就用热水泡脚

中国人是非常讲究洗脚的，民间就有"春天洗脚，升阳固脱；夏天洗脚，暑湿可祛；秋天洗脚，肺润肠濡；冬天洗脚，丹田温灼"的说法。脚是寒气入侵的主要通道之一，防止寒气入侵要从脚底做起。而热水泡脚就是最有效的方法，不仅防寒，还能强身健体，防治百病。

从中医的观点来看，人五脏六腑的功能在脚上都有相应的穴位。脚不仅是足三阴经的起始点，还是足三阳经的终止处，分别对应着人体的五脏六腑，占全身穴位的10%。经常洗脚就可刺激足部的太冲、隐白、太溪、涌泉以及踝关节以下各穴位，从而起到滋补元气、壮腰强筋、调理脏腑、疏通经络、促进新陈代谢、防治各脏腑功能紊乱、消化不良、便秘、脱发落发、耳鸣耳聋、头昏眼花、牙齿松动、失眠、关节麻木等症的作用，达到强身健体、延缓衰老的功效。

现代医学也已证实，"寒从脚下起""小看脚一双，头上增层霜"，因为脚掌有无数神经末梢，与大脑紧紧相连，同时又密布血管，故有人的"第二心脏"之称。另外，脚掌远离心脏，血液供应少，表面脂肪薄，保温力差，且与上呼吸道尤其是鼻腔黏膜有密切的神经联系，所以脚掌一旦受寒，就可引起上呼吸道局部体温下降和抵抗力减弱，导致感冒等多种疾病。而热水泡脚就可使自主神经和内分泌系统得到调节，并有益于大脑细胞增生，增强人的记忆力，同时，能使体表血管扩张，血液循环得到改善。

不过，热水泡脚也要有讲究，最佳方法是：先取适量水于脚盆中，水温因人而异，以脚感温热为准；水深开始以刚覆脚面为宜，先将双脚在盆水中浸泡5~10分钟，然后用手或毛巾反复搓揉足背、足心、足趾。为强化效果，可有意识地搓揉足部一些穴位，如位于足心的涌泉穴等；必要时，还可用手或毛巾上下反复搓揉小腿，直到腿上皮肤发红发热为止；为维持水温，需边搓洗边加热水，最后水可加到足踝以上；洗完后，用干毛巾反复搓揉干净。实践表明，晚上临睡前泡脚的养生效果最佳，每次以20~30分钟为宜，泡脚完毕最好在半小时内上床睡觉，这样才有利于阳气的生发，也不会太多地透支健康。

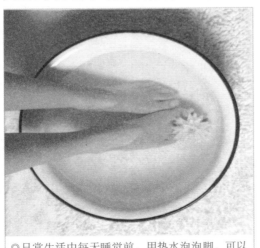

◎日常生活中每天睡觉前，用热水泡泡脚，可以去除体内寒气。

寒邪在脏腑的传变引起的不同咳嗽

五脏六腑的病变都会引起咳嗽，所以对于貌似表现一致的咳嗽必须认真审察，区别对待，以免贻误病机，造成不必要的麻烦。

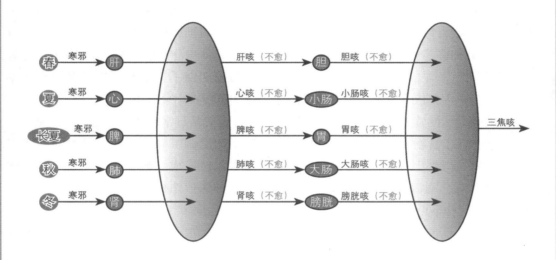

六腑合穴

六腑合穴又称"六腑下合穴"，针刺六腑的合穴，可以治疗六腑的咳。同样，针刺五脏的腧穴，可以治疗五脏的咳。

六 腑	所在经脉	下合穴
小肠	手太阳	下巨虚
三焦	手少阳	委阳
大肠	手阳明	上巨虚
膀胱	足太阳	委中
胆	足少阳	阳陵泉
胃	足阳明	足三里

发热——人体升温，杀死细菌

人的体温之所以能保持在一个相对恒定的水平上，是因为人体有一个体温调节中枢。当实际体温低于或高于37℃时，此中枢就会加强产热和散热活动来使体温保持正常。

人体产热主要依靠肝脏、肌肉等器官分解的含碳元素的营养物质，产热的"燃料"主要来源于食物中的营养物质，如蛋白质、脂肪、碳水化合物。人体散热主要有辐射、传导、对流、蒸发4种方式，前3种方式我们看不见。至于蒸发，正常人的皮肤在常温下也不断渗出汗液，散发热量，只是肉眼看不见而已，但在出汗较多时，人人都能感觉到蒸发。

人体内的各种生理活动都离不开酶，但酶只有在恒定的体温下才能发挥作用，过高和过低的体温，都会影响酶的作用，从而不利于人体各种生理活动的正常进行。但是当人体体温升高到还不至于影响生物酶的活性时，人体内的免疫系统则会更加活跃。有研究证明，当体温在上述范围内升高时，吞噬致病微生物的细胞比正常体温下的吞噬能力强，人体中一种消灭病菌的抗体的灭菌能力也加强了。这些变化对保护机体免受病菌侵害十分有利。

发热是日常生活中很正常的现象，它源于体温调节失去平衡，常由于细菌或病毒入侵造成。很多时候，发热是人体的一种保护性机制，是身体想治愈疾病的反应。

一般情况下，人一发热，就会赶紧打针吃药，试图把体温降下来。殊不知，这是身体自愈系统发挥作用的一种表现。身体通过体温上升，不仅可以提高免疫系统的活性，加速治愈疾病，还能把侵入人体的病菌"热"死。因此，不能随便乱用退热药和解热药。当然，如果体温超过39℃，则对机体有害，应在医生的指导下采取降温措施。

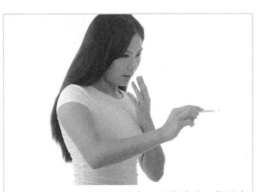

◎人的体温一般在37℃左右，即使波动，范围也很小，如果太低或太高那就是得病了。

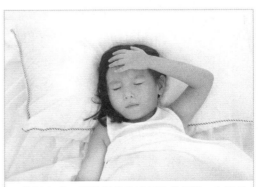

◎体温上升，可以提高免疫系统的活性，加速治愈疾病。

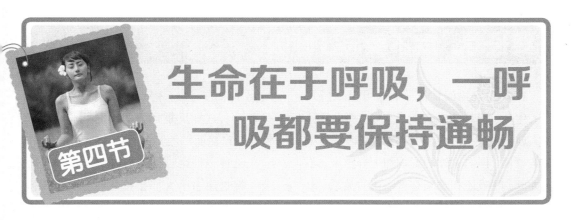

生命在于呼吸，一呼一吸都要保持通畅

第四节

静静聆听自己的呼吸，掌握张弛中的养生之道

经常坐办公室的人一到下午通常会感觉头晕、乏力、嗜睡，很多人认为这是因为经历了一上午的工作，劳累所致，其实这里面就有呼吸方式的原因。现代人基本都是用胸式呼吸法，每次的换气量都非常小，身体在正常的呼吸频率下根本吸收不到足够的氧气，体内的二氧化碳也不能完全排出，因此二氧化碳越积越多，氧气越来越少，无法满足大脑需求，人就会疲惫、嗜睡。

那么，什么是正确的呼吸方式，在呼吸中又如何做到张弛有致呢？这就需要我们在平时有意识地注意并调整呼吸。

常见的呼吸方式主要有两种：胸式呼吸和腹式呼吸。我们常做的呼吸就是胸式呼吸，但是在胸式呼吸时只有肺的上半部肺泡在工作，占全肺4/5的中下肺叶的肺泡却在"休息"。这样长年累月地下去，中下肺叶得不到锻炼，长期废用，易使肺叶老化，进而引发疾病，所以胸式呼吸并不利于肺部的健康。腹式深呼吸却可以弥补

胸式呼吸的缺陷，是健肺的好方法。

正确的呼吸还可以舒缓病痛，下面稍微介绍。

（1）肺部的疾患可用"嘘"气法，将两唇微拢，徐徐吐气36遍。

（2）肝部的疾患可用"呵"气法，口形稍圆，呵气36遍。

（3）心脏疾患调气和匀，以鼻长长引气，然后徐徐呵之，做36遍。

做呼吸操可以提高肺活量，增加氧摄入量，促进血液循环。

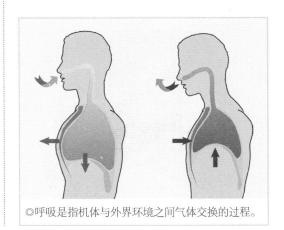

◎呼吸是指机体与外界环境之间气体交换的过程。

要长寿，就不要忘了呼吸

在缺少食物的情况下，人可以维持几天的生命，但是如果缺少了空气，那么几分钟人就会窒息。可见，呼吸虽然是再平常不过的事情，但对人体的影响却十分重大。不仅如此，呼吸还和健康有着密切的关系。事实上，正确地呼吸有助于人类长寿。

因为氧气不像人体内其他养料那样能贮存起来，因此人们必须一刻不停地吸进新鲜空气。然而，大多数人只利用了自己肺活量的1/3。那么，怎样才能充分利用肺活量，向血液提供更多的氧气，使自己精力更加充沛？

我们可以先慢慢地由鼻孔吸气，使肺的下部充满空气。吸气的过程中，由于胸廓向上抬，横膈向下，腹部就会慢慢鼓起。然后再继续吸气，使肺的上部也充满空气，这时肋骨部分就会上抬，胸腔扩大。这个过程一般需要5秒钟，最后屏住呼吸5秒钟。经过一段时间的练习，可以将屏气时间增加到10秒，甚至更长。肺部吸足氧气后，再慢慢吐气，使肋骨和胸腔渐渐

回到原来的位置。停顿一两秒钟后，再从头开始。这样反复10分钟。时间长了，我们就会自然而然地习惯这种深呼吸法。

还有一种比较特殊的呼吸法——静呼吸，就是用右手大拇指按住右鼻孔，慢慢地由左鼻孔深呼吸，有意识地让空气朝前额流去。可以闭上眼睛，想象自己吸进的空气是有颜色的，如蓝色、淡黄色或绿色，这样会使人感到全身放松，能够重新充满活力。当肺部空气饱和时，用右手的示指和中指把左鼻孔按住，屏气10秒钟，同时想象体内的烦恼随二氧化碳一起排出体外。然后按住左鼻孔重新开始，每遍各做5次。

此外，呼吸还能帮你战胜失眠。临睡前躺在床上（或盘膝而坐），仰脸朝上，两手平放在身体两侧，闭上眼睛，然后开始做深呼吸，同时慢慢抬起双臂，举过头部，紧贴两耳，手指触床头。这一过程约10秒钟，双臂同时还原。这样反复10次，就能消除一天的疲劳，而且能让你很快入睡。

◎深呼吸的过程中，呼气时，由于肺部收缩，横膈肌上升，腹部就会深入凹下去。

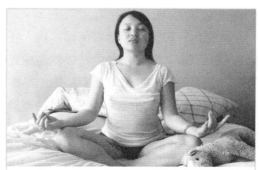

◎睡觉前采用正确的呼吸方法，可以有效起到安眠的作用，让失眠远离自己。

慢呼吸，阻止衰老的利器

我们每个人都是独一无二的，但是有两样东西是大家都一样的，那就是起点和终点。人的起点一开始，就在向终点进发，但这和比赛谁跑得快不同，每个人都想慢点到达终点。因为不管人生过程怎样，最后都只有一种结果，那就是死亡。因此，当你每天忙忙碌碌、行色匆匆时，你是否想过，你着急去干什么？你为什么要着急？我们可以把节奏放慢，把呼吸放慢，尽情地享受人生，这也是在放慢走向终点的脚步。

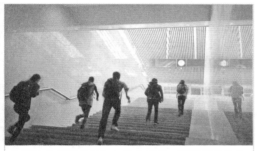

◎每天人们都在急匆匆的生活着，不妨把脚步放慢，这样才能够尽情享受人生。

《黄帝内经》里说呼吸可以养气，具体方法就是放慢呼吸，一次呼吸应该是6.4秒。现代人的呼吸简化了，一般都是胸式呼吸，因此这个要求恐怕很难办到。但是通过练习，即使我们不能把呼吸练到这个程度，也至少能练就一种健身的方法。

呼吸分顺呼吸和逆呼吸，腹部随着呼吸自然地隆起和收缩就是一种顺呼吸。我们来体会一下，吸气的时候腹部隆起，呼气的时候腹部收缩，这就叫顺呼吸。

需要注意的是，这里提倡的慢呼吸，并不是指一大口一大口地呼吸。开始可以有意地关注呼气和吸气，渐渐地不用太在意呼吸本身，要把注意力集中在下腹部，关注腹部的升降起落。升起的时候腹部隆起到顶点，收缩也是收缩到极点，这样就会把呼吸放慢。起落一开始要用点力。

慢呼吸每遍要做60次，每天至少做两遍，然后逐渐让它变成自然的呼吸。

慢呼吸有4个要求，要做到4个字：深、长、匀、细。深，深呼吸，就是一呼一吸都要到头；长，时间要拉长，要放慢；匀，要匀称；细，就是要细微，不能粗猛。

在练习慢呼吸时要注意，要用鼻子呼吸而不是用嘴。吸进去的是自然的清气，因此要"吸入一大片"，而呼出的是身体里的浊气，就要"呼出一条线"。

当慢呼吸成了你最主要的呼吸方式，那么，你走向终点的脚步也就大大地放慢了。

腹式呼吸，健身又养颜的呼吸法

呼吸是人的一种正常的生理现象，同时又是重要的养生之道。人的一呼一吸承载着生命的能量。腹式呼吸可以调节久坐办公室的人群，由于坐姿的局促和固定，通常是浅短、急促的呼吸，每次的换气量非常小，所以造成在正常的呼吸频率下，依然通气不足，体内的二氧化碳累积；加上长时间用脑工作，机体的耗氧量很大，进而造成脑部缺氧等办公室综合征。

所谓的腹式呼吸，就是吸气时，把腹部慢慢胀起，呼气时，慢慢放松腹部。深呼吸能促进健康长寿，有利于平衡五脏气血的正平。总结起来，大约有3种方法可以让大家自我运作一下。

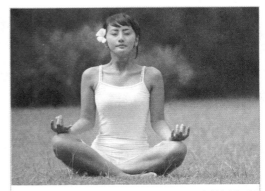

◎偏瘦、怕冷、手心盗汗的人，宜经常使用腹式呼吸法。

不同人群腹式呼吸的方法

偏胖、怕热、容易出汗的人	对身体偏胖、怕热、容易出汗的人，就可以每天在放松的时候，最好是在空气比较好的地方，吸气时将气吸入体内，吸满后，屏住呼吸3～4秒钟，然后再放松地呼气。这种鼻息鼻呼的方法，每次可以做3～5分钟
偏瘦、怕冷、手心盗汗的人	对身体比较偏瘦、怕冷、手心盗汗的人，同样的放松，然后吸气，腹部自然胀起，紧接着就是呼气，气呼出以后屏住呼吸3～4秒钟，这样鼻息鼻呼做3～5分钟
胸闷气短、易怒、爱生气的人	"吸清呼浊"，也就是吸清气，呼浊气。这种方法对于胸闷气短、易怒、爱生气的人有很好的调节作用。吸气时，放松地将气吸入体内，无须停留，用嘴慢慢呼气。有些人就会问，为什么要用嘴呼气呢？大家可以回想一下，人在生气的时候，用嘴去喘气，会感觉特别舒服，因为生气的时候，人的五脏之气乱了，通过鼻腔的呼吸已经不够了，所以就通过嘴来呼吸。所以平时适当地做一下鼻息嘴呼这样的深呼吸，对于五脏之气有非常好的调理作用。但是这个方法，每次做都不能超过35次，如果次数太多，反而会伤到五脏之气

以上3种方法，如果多练习，人的大肠的肠鸣声就会变多，有利于消化吸收、健康长寿。这3种呼吸可以将五脏带开，尤其可以锻炼腹肌，是体内自我的按摩方式，效果甚佳。"内健则外美"，人的五脏之气平和了，反映在皮肤上，肌肤就会特别细腻、红润，所以这也是一种非常好的美容养生方法。

呼吸到脐，寿与天齐

我们平时的呼吸法是以胸式呼吸为主，这样并不能大量地吸入新鲜空气。俗话说"呼吸到脐，寿与天齐"，我国传统健身养生法十分重视呼吸的作用。

你可以感觉一下自己的呼吸，是不是一般只吸到胸部，人体胸部横膈微孔由于多年的体内排泄物堆积堵塞，从而影响了气的流通，一般人也只能吸到肺部就不能再吸了。但肺部的容量毕竟有限，不能吸纳大量的空气，因而人体新陈代谢缺乏充足的氧气，这是造成人体抵抗力下降的原因。

来看一看我们的古人是如何利用呼吸健身的。他们创造了口吸口呼、口吸鼻呼、自然呼吸、鼻吸口呼、鼻吸鼻呼、体呼吸、腹式呼吸等呼吸方法，其中以腹式呼吸健身效果最好。

按照中医理论，下腹部的穴位均归属下丹田，腹式呼吸与练气功时要求的"意守丹田"有异曲同工之妙。这时大脑和全身处于相对静止的状态，全身经脉气血运行得到改善，对于高血压、糖尿病和失眠都有显著效果。

练习腹式呼吸一般以每次15~30分钟为宜。结束时，可伸伸懒腰，搓搓双手和面部，拍拍双腿。尤其是在午睡时练一练，更有助于身体健康。

4 种呼吸法让你健康且甩掉不良情绪

1.循环呼吸法——每天一分钟的保健功

这几天鼻子老和小张"找别扭"。早上起床后，他总感觉自己鼻子发堵、想打喷嚏。鼻塞的感觉实在难受，于是他想到了许久以前在一本书上读到的"循环呼吸法"，隐约记得这个呼吸法可以预防感冒，治疗鼻子的疾病，便想试试看，他只是呼吸了3~4次，大约一分钟时间。

具体方法为：①先将气储在口腔中，利用口腔周围的随意肌向内挤压的力量，使得气体从嘴喷出，注意千万不要使用到肺部的气，慢慢吹5~6秒。②用鼻子将气吸到肺部。然后吹出来即可。③一面吹气时要记得要一面储气，等到气储够了，再反复1的动作，以循环之。

这种循环呼吸法能有效预防鼻部疾病，增强身体的抵抗力。但应注意的是，如果练习过程中出现头晕等不适状况应中断，调整好后可再次练习。

2.清凉呼吸法——冬季去火法宝

冬季室外气温低，人们从衣着到饮食方面都偏重保暖，无意中在体内积聚了一些挥发不散的"淤热"，导致上火，有的牙痛，有的嗓子痛，还有的脸上长了很多痘痘……

在这种情况下，许多人都会选择喝菊花茶，但是还有一种更简单有效的清火办法，只要多做两遍，就能"灭火"。下面要介绍的就是清凉呼吸法。

具体方法为：①坐姿，背部挺直，双手放在双膝上。②张开嘴巴，把舌头伸出一点儿，卷成一条小管子，吸气。感觉到清凉的空气经过舌头，到达腹部。吸气应该缓慢而深长。③然后闭上嘴，慢慢地通过鼻腔呼气。

每日清晨做清凉呼吸法15~30次就可以去火。清凉呼吸法可以净化血液、生津止渴、缓解饥饿感，它能消除慢性消化不良、脾大等，还能辅助治疗多种疾病。

3.行动呼吸法——负面情绪的"清除器"

最近张经理的高血压犯了，因为他总是说自己"头晕"。在下属看来，他这个病最大的症状就是"发怒"，而且可以根据他的怒气来判断他的血压指数。这可不是小事，他的怒气犹如龙卷风一般，席卷了整个公司，最可怜的莫过于下属，每次龙卷风过后，都觉得自己像泄了气的皮球一样，毫无斗志，自怜、孤独、缺乏自信等一系列负面情绪接踵而至……

其实，很多原因都会造成负面情绪，就算是一些事业上春风得意的人，如果回到家里是孤身一人的话，也会顿感凄凉无助。它就像无孔不入的病毒，潜伏在我们周围，随时准备入侵。那么，怎样打跑这些"坏家伙"，让自己保持快乐好心情呢？

要让自己快乐起来很容易，你准备好了吗？我们一起来练习行动呼吸法。

具体方法为：①挺身直立，双脚打开比肩略宽一点，双手自然下垂。②张大嘴，呼气，同时嘴里发出"啊——啊"的声音。③强呼气8秒钟时间，呼出体内所有空气。④吸气，吸到充满胸部向左右扩展，用时4秒钟。以上动作做3次。

虽然行动呼吸法是胸式呼吸法之一，但它使整个肺部都充满了空气，大大提高了心脏功能，使人变得开朗、愉悦。尤其是在感到孤独、悲伤、绝望的时候，做这个练习可以尽快摆脱烦恼，找回自信。

4.镇静呼吸法——缓解紧张的"长寿药"

小伟在学车，最近要考试了，小伟心里比较紧张，这让他想起了上学的时候，每次考试的前一天晚上，他都会因担心而彻夜不眠。有的同学进考场就感觉口渴，而且很想去厕所，但是每次一交卷，这些感觉都没了。其实，这都是因为有较大的压力，所以很容易造成紧张的心理。那么，用什么方法来消除紧张呢？下面介绍一种镇静呼吸法，用呼吸来改变你的身体，改变你的心灵，从而改变你的命运。具体做法如下：

（1）伸出左手，5个手指伸直，掌心向上。

（2）用右手拇指按住左手掌心，其余4指握住左手手臂。

（3）慢慢呼气，意念集中在拇指上，慢慢地加大拇指向下的按压力量，双眼注视右手拇指，此过程持续6秒钟。

（4）慢慢地深吸气，静静地撤去右手拇指上的力量，此过程持续6秒钟。

（5）左右手互换，重复3次。

人在紧张的时候，全身都会处于一种兴奋的状态，大脑的思考力下降，导致做出不冷静的判断和错误的决定。用镇静呼吸法，加力在腰与拇指上，消除上半身的紧张，由此来控制呼吸，心自然就平静下来了。

学会镇静呼吸法并合理运用，那么，不管面对什么样的情况，你都能让心灵轻装上阵，奋起高飞。

正气是否充足决定人的健康

自然界的风、寒、暑、湿、燥、热等是客观存在的，但是有的人容易生病，有的人却很健康，这是由人的正气是否充足决定的。

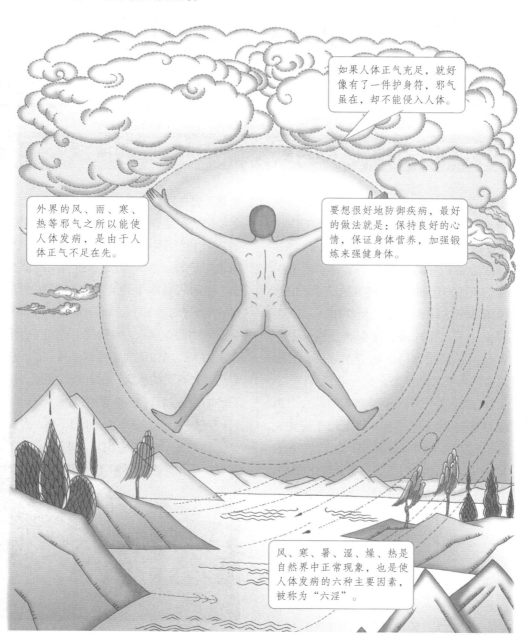

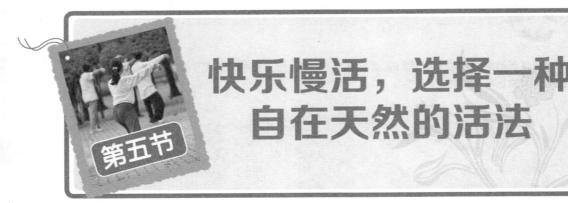

第五节 快乐慢活，选择一种自在天然的活法

过劳死是把"软刀子"

过劳死是指劳动者较长时期内处于一种超出社会平均劳动时间和强度的工作状态，正常工作规律和生活规律遭到破坏，体内疲劳蓄积并向过劳状态转移，使血压升高、动脉硬化加剧，最终导致死亡。根据中国国情从法律角度定义是指用人单位违反国家相关法律法规，强令或变相强令劳动者超出正常工作时间和劳动强度，从而导致劳动者死亡的状态。

2006年5月，一位年仅25岁的某公司员工因过度劳累而死亡。一石激起千层浪，"过劳死"这个词开始频繁地出现在人们的生活中，也让很多人开始反思自己的生活，关注自己的健康。但是，紧张的工作、现实的压力，让很多人在担心、害怕一段时间后，又恢复了以往忙碌的生活，甚至比以前更忙，于是，"过劳"继续侵蚀着人们的健康，并且变本加厉。

在医学上，"过劳死"属于慢性疲劳综合征（CFS），是超负荷工作导致的过度劳累所诱发的未老先衰、猝然死亡的生命

现象。现在社会上受到"过劳死"威胁的主要是记者、企业家和科研人员。据调查，目前新闻工作者中有79%死于40～60岁，平均死亡年龄为45.7岁。此外，中科院的调查显示，科研人员的平均死亡年龄在52.23岁，15.6%死于35～54岁。而一项对中国3000位企业家的调查显示，他们其中有90%表示工作压力大，76%认为工作状态紧张，25%患有与紧张有关的疾病，而上海、北京、广州三地的企业高管CFS罹患率最高。

在效率就是生命的大时代中，人们以"工作奴隶"的形象出现在职场，为了成

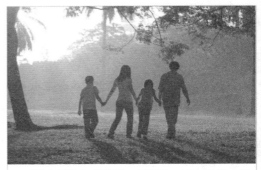

◎ "慢生活"与其说是一场运动，不如说是人们对现代生活的反思。

绩、为了加薪，为了保住工作岗位，每个人都在拼命。累死一个人对家庭而言重于泰山，对企业和用人单位而言却是轻于鸿毛，但一个人被累死的影响不应止于此。

2006年6月20日的《韩国经济》中有一则消息名为《疲惫的中国，加班现象蔓延，每年60万过劳死》，文中说，中国已成为全球工作时间最长的国家之一，人均劳动时间已超过日本和韩国。随着加班的"普及"，年轻人死在办公室的例子屡见不鲜。这样一则消息，这样一个数据，被我们的邻邦"忧心忡忡"地刊登了在他们的报纸上，碰巧看到了这个消息的我们，恐怕连忧心忡忡的时间都没有，只会无可奈何地摇摇头叹口气，为自己和自己的亲人朋友祈祷，然后又继续投入到紧张繁忙的工作中去。

诸多生活压力，让男人们每天在外工作十几个小时，只有三五个小时的睡眠时间，成为名副其实的工作机器。而诸多就业歧视与潜在的失业危机迫使女人忙得不像女人。我们干着工作，加着班，劳碌之外很少能想到生活本来的颜色。今天，我

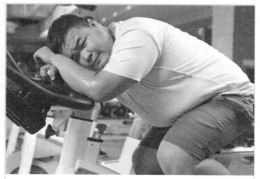

◎30～50岁就大腹便便，是由压力大、饮食不节制、缺乏运动多种因素造成的，将来很可能会出现高血脂、高血压等疾病。

们认真审视"过劳死"，体味着在物质和精神双重困境下的挣扎。其实，面对死亡的最大意义在于启示，不论你是老板还是打工者，为了我们自己和身边的每个人都能像正常人一样生活，从现在开始，让生活的脚步慢下来吧。

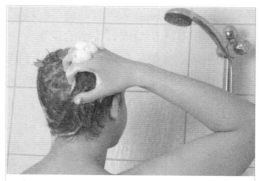

◎每次洗澡都会掉许多头发，是压力大，精神紧张的一种身体表现。

日本"过劳死"预防协会认为，一旦有下述表现，你可能已经身陷"过劳"之中。

（1）过早地挺起"将军肚"。30～50岁就大腹便便，出现高血脂、高血压等现象。

（2）脱发乃至早秃。每次洗澡都会掉许多头发，提示压力大，精神紧张。

（3）性能力下降。人到中年，男子阳痿或性欲减退，女子过早闭经，都是健康衰退的第一信号。

（4）记忆力减退，甚至忘记熟人的名字。

（5）精力很难集中。

（6）睡着的时间越来越短，睡醒仍感疲乏。

（7）头痛、耳鸣、目眩。

（8）经常后悔，情绪易波动，易怒、烦躁、悲观，且难以控制。

唯有"慢"生活，身体才会健康

健康是人生的第一幸福。健全的思想寓于健全的身体，不论多么出众的才能和力量，一旦失去了健康的身体，都将化为乌有。因此，"慢生活"与其说是一场运动，不如说是人们对现代生活的反思。快节奏的生活就像鞭子一样抽打着人们不断向前，没办法慢下来。因此，"慢生活"有点"物极必反"的道理，其本质是对健康生活的珍视。

可见，"慢"下来对人体健康确实是有好处的，它主要表现在生理和心理两个方面。

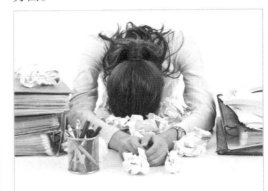

◎压力会使人体产生大量的肾上腺素和肾上腺皮质激素，从而导致疾病的发生。

"慢生活"生理和心理上的表现

生理方面	我们知道，流行已久的"快"生活使很多人牺牲了自己的身体健康，尤其是心脏。心脏病专家就曾指出，心情郁闷与快节奏生活之间存在着必然联系，这增加了人们患心脏病的风险。心理学家也认为，压力会导致人体产生大量的肾上腺素和肾上腺皮质激素。它们通过动脉传遍全身，使感官、神经系统、免疫系统、肌肉等都出现紧张反应。时间一长，人就会出现失眠、健忘、噩梦频繁、焦虑、工作中失误增多等现象。让生活的节奏慢下来，可以帮你减少压力，使你的神经和内分泌系统得到很好的恢复，同时还能避免体能的过分消耗
心理方面	长期生活在快节奏中的人们，每天所承担的压力非常大，而压力大的最直接后果是心情郁闷。根据欧洲健康协会的调查，忧郁症已经成为继癌症和心血管病之后的第三大疾病。其主要原因，正是人长期生活在紧张的状态中、没有朋友可以倾诉烦恼、生活不规律且节奏太快。所以，人一旦慢下来，就能有更多的时间用来品味生活，丰富人生阅历，从而达到减压的目的。心理决定生理，心理健康了，身体自然就健康了。很多平常忙碌的人在度假的时候病倒；有些人工作时没事，退休之后反而突发心肌梗死。这是为什么呢？这是因为，如果一个人长期处于紧张中，身体会习惯于这种状态。一旦紧张因素消失，对身体来说便成了反常现象，肾上腺素大量减少，使器官失控，导致各种疾病。所以，坚持慢，才能让身体的运转更正常

注意事项：慢生活就是一种循序渐进地改善生活、促进健康的好方法。也许你会说"我现在的生活条件不允许我慢下来，想慢下来太难了"。其实，要慢下来一点儿也不难，只要你认清人生最重要的东西是健康的身体、情感的交流，而不是高薪水、高职位；只要你真正懂得努力工作是为了更好地享受生活，你会很容易安静下来，过自己想要的慢生活。

放慢生活节奏，体味健康生活

长时间处于快节奏工作中的人们，希望能沉下心来慢慢享受生活，但是现实似乎没有给大家一个"慢"下来的机会。大家都处在一个把健康变卖给时间和压力的时代。所以，健康专家提醒那些正处于事业旺盛期的人们，在工作之余应逐渐从紧张的生活中脱离出来，重视身体和精神健康，勇敢地让生活"慢"下来。

慢，从饮食开始。其实"慢饮食"不仅仅是指要慢慢品尝，更是一种懂得珍惜和欣赏的生活态度。"慢生活"的支持者们反对快餐，他们认为应该在轻松的环境下吃精心烹制的食品，讲究饮食的营养搭配和制作工艺，尽情地享受食物带来的乐趣。

慢，从睡眠开始。"慢一族"总能慢条斯理地入睡，而不是靠药物强迫自己入睡，对于他们而言，准备睡眠就像调制一杯色香味俱全的上等花草茶。从最简单的睡前一杯牛奶到舒缓的音乐。还可以做一个中草药睡枕，让晚上伴着自然的清新气息入睡。

慢，从运动开始。运动代表了"速度与激情"，但是，快节奏工作的人再去做高速度的运动，就不能更好地让身心放松，所以应尽量让运动慢下来。一般可以选择太极拳、瑜伽或者"超慢"的举重等运动，而不是片刻间就弄得满身大汗。平日里，可以散步，而不是一路小跑或者干脆来个累死人的马拉松。坚持适度舒缓的运动，比断断续续的猛烈运动对人体更有益。

慢，从工作开始。为了对抗现代工作的快节奏，"慢一族"把办公室搬到了家里，形成"慢工作"的生活方式。而且"慢一族"还强调花更多的时间处理一件事，而不是在不同的事情之间周旋。

慢，从情感开始。速食般的恋情、一夜情，为了排遣寂寞的恋爱，是否让你感到恋情来得太快、太无原则？想要获得朴实纯真的爱情，就需要你自己先慢下来，懂得欣赏和赞美身边的事物。否则，寂寞将变成永恒。

慢，从休闲开始。很多人的休闲方式是一群人出去狂欢，然后一哄而散，这样往往不能达到休闲的目的，人们的心理需要一个适时的过渡，工作中紧张的心理需要在休息中得到舒缓，这时，可以跟家人散步、钓鱼，或去野外踏青，都是不错的选择。

在以"数字"和"速度"为衡量指标的今天，我们只有学着放慢脚步，让自己在工作和生活中找到平衡的支点，才能快乐地享受健康生活。

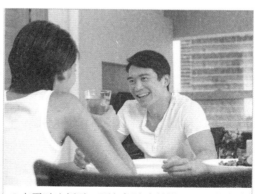

◎在平时吃饭时，不如把速度放慢，细细品尝美味的同时，也能放松身体。

"慢" 是一种积极的生活方式

这是一个快速发展的时代，快餐、速配、闪客等速度型名词和现象充斥我们的生活，甚至连文化都是快餐文化，来不及沉淀为经典就已经消失了；婚姻中，七年不痒就已经是难得的了；大街上，每个人都行色匆匆，假如你拦住他做个简单的市场调查，他都会着急摆摆手说"没时间"，似乎他的时间是以分秒来计算的；一些人为了赶时间或者少走几步路而不惜打车，却在健身房里健步如飞……

也许你已经习惯了这样的生活，但"慢的乐趣怎么失传了呢？"作家米兰·昆德拉在《慢》一书中发出的感慨不禁让我们反思：这样的生活方式难道真的是我们想要的吗？我们还能感受到生活带给我们的快乐吗？

恐怕绝大多数人的答案都是否定的。为什么？因为只有慢节奏的生活才会让你感到舒适，才是一种享受。理想的生活方式应该是在别人慢的时候快，在别人快的时候慢下来，并感受自己脉搏的跳动。

当然，放慢速度并不是在拖延时间，而是让人们在生活中找到平衡。只有劳逸结合才利己利人，应该在千变万化的社会和生活中寻找平衡。

一个人必须同时具备事业心和平常心。近年来，西方一些发达国家已经开始"慢生活运动"，提倡"慢"节奏的生活方式，并已经发展到了一定的程度，而中国还处于发展阶段，所以他们的"慢"我们还没法照搬。但是，我们可以学习他们中庸的生活理念和让心"慢"下来的生活意识。比如，我们可以在每个月的月初做个计划，除去不必要的应酬和消费项目，争取到郊外走一走，常和老朋友、老同学联系，偶尔聚一次。接着，将工作和生活划分开，每周两天的休息时间全部用来休息、看书、和家人相处，哪怕是发呆都行。每天中午拿出20分钟时间睡午觉，即使睡不着，也要闭目养神；尽量按时下班，坚决不把工作带回家，要自己去菜市场买菜，回家慢慢做、慢慢吃；晚上尽量不上网，少看电视，最好和家人一起聊聊天，或者出去散散步。

"慢"是一种积极的生活方式。一个真正会工作、会生活的人应该"努力出汗不出血、拼脑拼劲不拼命、宽容谦让不窝囊"。满足了这样的目标，人才能拥有积极、健康的生活。

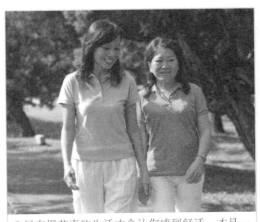

◎只有慢节奏的生活才会让你感到舒适，才是一种享受。

"穷忙"和"瞎忙"浪费了太多的时间

虽然"忙"字代表了人们的生活状态，但它代表不了人们的生活质量，因为只靠忙并不能直接为我们带来满意的结果——享受生活。

在我们的周围常常能发现一些没有目标、没有方向、没有规划的人，整天忙忙碌碌、晕头转向，结果却因为做了大量无意义的事情而使得忙碌失去了价值。

一般情况下，生活中的"忙人"大致可以分为3种。

（1）普通人。在生活和工作中整天只知道忙忙碌碌。

（2）人才。忙碌而有所成就，算是人才。

（3）人物。有很大的影响力，起着举足轻重的作用，那就是人物。

人才与人物，毫无疑问，都是愿意付出的人，但他们更懂得聪明地工作。他们忙，但绝对不是瞎忙、穷忙。

古罗马皇帝哈德良手下的一位将军，觉得自己应该得到提升，便在皇帝面前提起这件事，以他的长久服役为理由，提出"我应该升到更重要的领导岗位"，他说："因为我经验丰富，参加过10次重要战役。"

哈德良皇帝并不认为这位将军有能力担任更高的职务，于是他随意指着拴在树上的战驴说："亲爱的将军，好好看看这些驴子，它们至少参加过20次战役，可它们仍然是驴子。"

经验与资历固然重要，但这并不是衡量能力和才华的标准。许多聪明的老板认为：有些人尽管有十年的经验，却只不过是一年经验的十次重复而已。年复一年地重复类似的工作，固然会变得很熟练，但可怕的是，这种重复已然阻碍了心灵，扼杀了想象力与创造力。

一个人的成长，应该是"日日新、时刻新"的，假如今天与昨天一样，明天与今天一样，哪还会有生命的新机，哪还会有大的进步呢？

忙是必要的，但如果一个人陷于忙中出不来，没有时间思考，不能够及时总结，提出更好的方法提高工作业绩，那么，他们就会停滞不前，整日陷入工作危机的苦恼中，还哪敢花时间去休闲度假看电影。其实，这也正是很多人生活慢不下来的根本原因。

所以说，我们可以忙，但绝不能穷忙、瞎忙。要知道自己在忙什么，为了什么忙。

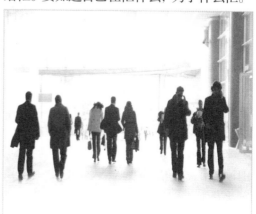

◎忙一定要有目标、有方法，不能一味"穷忙""瞎忙"。

运动慢下来：不求速度，只要精彩

如今，"慢运动"正越来越受青睐。事实上，"慢半拍运动"在国外早就开始流行了，很多人长期坚持"每天一万步"的健身方法。如在离家还有一段距离，下车步行回去，周末到近郊散步。"慢运动"可以为常常心急火燎的人"去去火"，就在慢慢走的同时，你将收获身心的健康和愉悦。因"慢运动"具有塑身、减压、美容、治病等功效，所以成为不少上班族的首选。更多的人不希望做"时间的奴隶"，在运动中适度地放慢节奏，对人自身来说，是一种和谐。对于压力大的上班族来说，慢运动是更适合的一种运动。

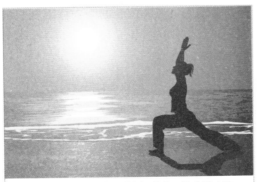

◎"慢运动"具有塑身、减压、美容、治病等功效。

王丽是一家外企的高级秘书，每天坐在高档写字楼的办公室里，薪水拿得越来越高，健康状况却越来越低。受周围同事的影响，她也加入了健身大军。过去她特别喜欢热量消耗大的运动，如搏击操、街舞等，觉得时髦又减肥。不过平时王丽工作很忙，一天下来紧张的

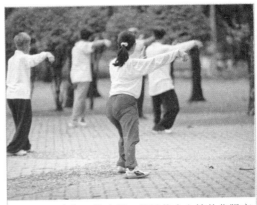

◎瑜伽、太极、散步等，能够使人心情从焦躁变得安静。

脑力劳动使她精疲力竭、头昏眼花，再进行高强度运动感觉脑袋都快炸了。在健身教练的建议下，她选择了普拉提、瑜伽这些"慢运动"，虽然热量消耗不大，但轻柔的音乐、舒缓的动作不仅能消除疲劳，还能使人变得从容，练完后从头到脚都很舒服。

像王丽一样，很多上班族们由于工作需要，不得不经常加班加点，本来身体就已经超负荷运转了，如果再选择强度大、体能消耗多的剧烈运动，比如下了班去健身房在跑步机上跑40分钟或者一个小时，无疑会加重身体负担，对身体伤害非常大，身体负担很重。而这时候做一些"慢运动"，比如瑜伽、太极、散步、普拉提等，能够使人心情从焦躁变得安静。对于非常忙碌的人来说，慢运动会更有益。在运动中适度地放慢节奏，可以让我们获得健康。

慢消费也是一种放松

你是否经常在漫无目的地逛街时走进一家专卖店，钱包一掏而空后才后悔怎么又乱花了钱？

你是否在心情沮丧时总爱用购物来发泄一通，静下心才发现买回许多无用的东西？

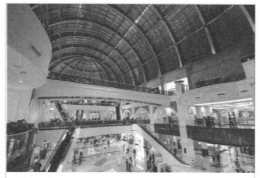
◎慢消费也是一种能够让人心情愉悦的生活方式。

你是否被导购小姐的赞美弄得飘飘然，谁知你买下的衣服穿回家却显得那么不合体？

你是否一看见打折促销就按捺不住，一口气买下大批衣服，其实很多你并不需要？

你是否……

"购物狂"们的消费，是真正的"血拼"，在购物时，再文雅的女人也会一改往日文静、娴雅的面貌，时不时便会被冲动主宰。电影《购物狂》中张柏芝饰演的方芳芳便是此种典型，控制不住的消费欲让她完全无视自己的经济能力，疯狂追求顶级品牌，刷爆N张卡，沦落到失业的地步。

电影中的人物虽然有些夸张，但是这个花花世界的确给了人们太多的诱惑，很多人在目眩神迷之时自然将手中的钱包乖乖奉上。要知道，消费是你的钱流向别人口袋的过程，你是愿意这个过程，像洪水一样一泻千里，还是像小溪一样快慢适中呢？相信你会毫不犹豫地选择后者。

然而，要做到这一点，就需要你养成好的消费习惯，必须在消费前多问自己几个"W"。

（1）为什么要买（Why）：问问自己是否必须买这件东西，它合乎需要吗？你的经济收入和财务状况能否负担得起。

（2）什么时间去买（When）：何必非要追赶潮流，流行的如果是有价值的，自然能经得起时间的考验，到时再买也不为晚，价格也已有一定的下降，换季购买也是一个不错的办法。

（3）去哪儿买（Where）：同样的商品在街边店和大商场出售的价格差异是很大的，即使对同一地方的几家店铺，也要"货比三家"，不要让自己吃亏。

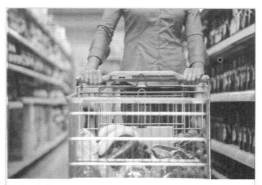
◎慢消费在购物的同时，让心情变得更加舒畅。

（4）以什么方式去买（Way）：借着打折、促销时机购物很好，但一定要看清，不要落入商家的陷阱，没有买到便宜不说，还白白吃亏。

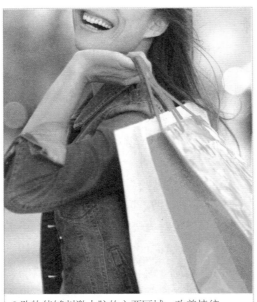

◎购物能够刺激大脑的主要区域，改善情绪。

（5）和什么人去买（Who）：如果你是一个易冲动又爱面子，抹不下脸来砍价的女人，不妨请女友中的一位购物高手做伴，看看人家是怎么精打细算、讨价还价的，和高手一起"血拼"，既不会多花冤枉钱，又能锻炼甚至养成好的消费习惯。

从以上几个方面，我们可以看出，"慢消费"一族绝不盲目追求时尚，他们不是没有消费能力，而是崇尚少而精。他们把慢消费看成一种享受，把逛街、淘宝、购物当成一种放松的方式。

现在，科学证实了许多消费者早就清楚的道理：购物可使人心情愉悦。越来越多的大脑研究结果显示，购物能够刺激大脑的主要区域，改善情绪，让我们心旷神怡——即使是暂时性的。浏览装饰一新的假日橱窗或找到一件心仪已久的玩具似乎会开启大脑的奖励中心，刺激大脑化学物质的释放，使你达到兴奋状态。了解你的大脑对购物作出反应的方式有助于你认识假日购物的高峰和低谷，避免买过的后悔和减少支出过度的风险。

购物的许多乐趣都同大脑中的化学物质多巴胺有关。多巴胺对我们的身心健康发挥着至关重要的作用。多巴胺还同愉悦和满足感有关，当我们经历新鲜、刺激或具有挑战性的事情时，大脑中就会分泌多巴胺。对许多人而言，购物就属于此列。

所以在工作感到劳累时，在生活感到烦闷时，不妨一个人去逛逛街、淘淘宝，即使漫无目的，即使什么都不买，也可以让你的心情得到很好的放松。

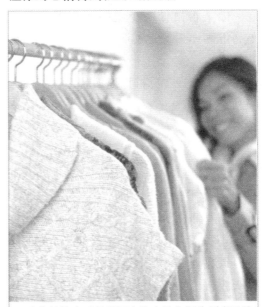

◎购物的许多乐趣都同大脑中的化学物质多巴胺有关。

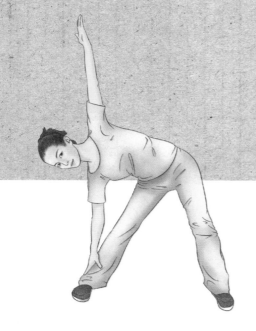

第九章

万病皆可心药医
——做个身心健康的现代人

● 身心健康是指健康的身体和愉快正常的心态。世界卫生组织对健康的定义：身体、心理及对社会适应的良好状态。

用情志的伤调情志

第一节

养神四字箴言：慈、俭、和、静

清代养生家李度远深明养身养心之道。他遵循养身养心四字箴言——慈、俭、和、静，对世人很有教益。

慈就是心底慈善。李氏说："盖人心能慈，即不害物、不损人。慈祥之气，养其天和也。"以慈善仁德为本，是历代养生家所倡导的。李氏把"慈"字摆在4字之首，把仁德作为立身之本，他常说："无名利之系其心，无机械之乱其神，浑然天真，如葛天之民，故可延年也。"就是说，只要心存仁慈，不看重名利、不钻营、保持天真的情趣，就能延年益寿。

关于俭，李氏倡导这样的生活方式："俭于饮食则养脾胃，俭于嗜欲则聚精神，俭于言语则养气息，俭于交游则洁身寡过，俭于酒色则清心寡欲，俭于思虑则蠲除烦恼。凡事省得一分，即受一分之益。"就是说，饮食简单就可以减轻脾胃的负担，欲望简单就可以精神清明，少说话则可以养住气息，人际关系简单可以洁身自好，少沾酒色清心寡欲，少思虑可以

免除烦恼。凡事省一分，就会受益一分。李氏认为：山野之人之所以比城市的人长寿，就是因为山野之人的作息比较有规律，没有太多的名利之心，没有什么机械的扰乱，本性天真，如葛天之民，所以可以长寿。而城市人的生活却几乎相反，内心没有片刻宁静，精神没有片刻安宁，又怎么能长寿呢？李氏把不同生活方式导致的不同结果讲得非常明白。

至于"和"，君臣和则国家兴旺，父子和则家宅安乐，兄弟和则手足提携，夫妇和则闺房静好，朋友和则互相维护，因此，和气致祥，对身体也是很有好处的。

静，指身不可过劳，心不可轻动也。中医学认为，人体内元气是生命之源，"静"可以很好地培养元气，适当活动，能使元气很好地循环，有利于养生。

细读这长寿四字箴言，我们似乎可以感受到佛家的淡定与从容，其实生活的本质就应该是这样，长寿就成为非常自然的事情。

情志伤五脏

情志活动与内脏关系十分密切，懂得调节自己的情志，对于预防疾病、益寿延年有重要作用。

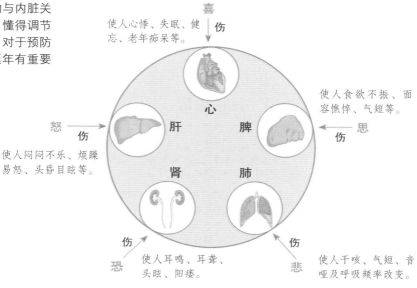

喜
伤
使人心悸、失眠、健忘、老年痴呆等。

使人食欲不振、面容憔悴、气短等。
思
伤

怒
伤
使人闷闷不乐、烦躁易怒、头昏目眩等。

心
肝　　脾
肾　　肺

伤
恐
使人耳鸣、耳聋、头眩、阳痿。

伤
悲
使人干咳、气短、音哑及呼吸频率改变。

气机变化对人体的影响

气机变化	对人体的影响
气机上逆	暴怒时气机上逆，严重者会呕血及泻下没有消化的食物
气缓	喜则营卫之气运行通畅，但过喜可使心气涣散
气消	过悲则心气拘急，肺叶举，上焦不通，营卫之气不散，热留于内而正气耗于外
气下	大恐伤肾，肾精受损。上闭塞不通，下气无法上行，致使下部胀满
气收、气泄	逢寒则肌肤腠理闭塞，营卫之气不能畅流，是为气收；受热则汗孔开，营卫之气随汗液而出，是为气泄
气乱	大惊则心无依附，心神无归宿，心中疑虑不定
气耗	过劳则气喘出汗，耗损体内和体表之气
气结	久思则心气凝聚，心神归于一处，正气瘀滞而运行不畅

保持健康精神，就要牢记"八戒"

我们知道，心理健康与身体健康紧密相关，而要做到心理健康，就必须在情志方面有所控制，不能过度。

日常生活 "八戒"法

一戒忧虑过度	虽说是"人无远虑，必有近忧"，然而凡事应有个尺度，切不可杞人忧天，终日忧心忡忡。即使生活中确实发生了令人烦恼、焦虑的事情，我们也应振作精神、积极面对，而不该整天闷闷不乐地就此消沉下去
二戒高兴过度	高兴本来是好事，但要防止乐极生悲，特别是当生活中有突如其来的好事降临时，例如，久别亲人团聚，摸彩中了大奖等。高兴过度会引起大脑中枢兴奋性增强，使交感神经过度亢奋，这对患有心脑血管疾病的人来说尤其不利
三戒悲伤过度	当人们遭遇不幸时，应当学会调节、控制自己的情绪。故友离散、亲人逝世、朋友反目、恋人分手等，都会给人心理上造成严重打击，此时我们切勿钻入牛角尖，更不要沉湎其中不能自拔。要学会摆脱不幸，用向好友倾诉、向心理医生咨询等方法，尽快使自己走出心理危机
四戒猜疑过度	有些人疑心病较重，乃至形成惯性思维，导致心理变态。一个人如果心胸过于狭窄，对同事、朋友乃至家人无端猜疑，不但会影响工作、影响人际关系、影响家庭和睦，还会影响自己的心理健康
五戒过度愤怒	工作中出现矛盾是人们经常遇到的事情。此时，最好避免激烈争吵，更不要三句话说不到一起便"怒发冲冠""拍案而起"，这种做法不但不利于解决问题，反而会激化矛盾。况且，发怒就像双刃剑，既伤别人也会伤及自己。此时不如先冷静下来，这对矛盾的双方都有好处
六戒过度消极	当工作中出现失误时，可能会导致有些人产生自我否定的心理或极其消沉的情绪，严重者甚至自暴自弃。这种做法实不足取，因其对心理健康十分不利
七戒过度关爱	主要指家长在生活上对孩子关心得无微不至，在精神上却对孩子过于专制。不少父母将自己年轻时未能实现的愿望寄托在孩子身上，这样就给孩子造成过重的精神负担和心理压力，不利于培养孩子独立自主的能力，同时也给自己平添了许多不必要的压力和烦恼，有损自身的心理健康
八戒过度焦躁	有些人脾气很急，做事情总想一步到位、一举成功，有急功近利的心理趋向。当自己的愿望和目标一下子不能如期实现时，他们便会产生焦躁情绪。其实，这种情绪不但于事无补，反而会适得其反，且有损身心

变通法，变通思维抵掉负面情绪

医学专家把焦虑、抑郁、愤怒、恐惧、沮丧、悲伤、痛苦、紧张等不良情绪叫作负面情绪。负面情绪若超过人体生理活动所能调节的范围，就可能与其他内外因素交织在一起，引发多种疾病。从下面的故事来看，消除负面情绪是保持良好人际关系、保持身心健康的重要手段。

明朝开国皇帝朱元璋喜爱钓鱼。一天，他命才子解缙和自己一起到御花园钓鱼，解缙一连钓了好几条，而朱元璋的渔竿毫无动静，他不禁面带怒色。

解缙眉头一皱，笑着对皇上说："启奏万岁，那小小的鱼儿是个非常机灵、识礼的小东西。"朱元璋一时不解其意，解缙稍加思索，吟道："数尺丝纶落水中，金钩抛去永无踪。凡鱼不敢朝天子，万岁君王只钓龙。"

一听此诗，朱元璋转怒为喜了。

若想消除负面情绪，最根本的方法就是思维方式的调整，即变通思维方式，也就是我们平时所说的换一个角度看问题。

正所谓"塞翁失马，焉知祸福"。人世间的好事与坏事都不是绝对的，在一定的条件下，坏事可以引出好的结果，好事也可能会引出坏的结果。上述故事这是思维变通的典型案例。

消除负面情绪法

釜底抽薪法	当一方气盛难平时，另一方要心平气和，冷静沉着，以使对方怒气消散，即力求釜底抽薪，避免火上浇油，切忌针尖对麦芒。实践证明，退一步海阔天空，让三分风平浪静
疏泄释放法	有想不通的事而心烦不安或心情不快时，可找自己要好的朋友或亲友倾诉，以求得到劝解与帮助，或哭出来，切不可闷在心里使之积聚成一颗"定时炸弹"
自嘲自解法	如自我嘲弄自己的愚昧、无知、缺陷，甚至狼狈相。这样不仅不会贬低自己，还会缓解情绪，分散自己的精神压力。要多看别人的长处，要想到自己的短处，自觉调整自己的意识和行为
精神转移法	愤怒或忧伤时，头脑中会产生强烈的兴奋中心，此时可暂时离开这个环境，通过做别的事寻找一些"新刺激"，让新的兴奋冲淡或抵消原有的不良情绪
"小事糊涂"法	在实际生活中，许多人往往不能控制自己的情绪，遇到不顺心的事，要么借酒浇愁，要么以牙还牙，更有甚者轻生厌世，这些都是错误的做法。而"小事糊涂"既能使非原则的矛盾悄然化解，也可使紧张的人际关系变得宽松，使人以开阔的胸怀接纳他人而不致挑起无谓的争端。 当遇到烦恼时，学会暗示自己"一切都将过去""破财免灾""知足常乐"等，这样心情就会放松，头脑就会冷静下来

疏导法，赶走坏情绪不留一丝痕迹

不良情绪是破坏心理健康的常见原因，是健康的大敌。保持心理健康的一个重要手段就是及时排解不良情绪，把心中的不平、不满、不快、烦恼和愤恨统统及时倾泻出来。请记住，哪怕是一点儿小小的烦恼也不要放在心里。如果不把它发泄出来，它就会越积越多，乃至引起最后的总爆发，导致一些疾病的产生。

良好的情绪可以成为事业和生活的动力，而恶劣的情绪会对身心健康产生极大的破坏作用。据医学界研究，对健康损害最大的情绪依次是抑郁、焦虑、急躁、孤立、压力等。长期持有这些消极情绪，很容易引起各种疾病，或使病情加重。

人世间事物不可能尽善尽美，皆遂人愿，"天有不测风云，人有旦夕祸福"，失败、挫折、矛盾、不幸，从不放过任何人，并对人们的精神状态产生各种影响。古人云："忍泣者易衰，忍忧者易伤。"如果你在日常生活中遇到令人烦恼、怨恨、悲伤或愤怒的事情，而又强行将它压抑在自己的心里，就会影响你的身心健康。因为人的声调、表情、动作的变化、泪液的分泌等，可以被意志所控制，而心脏活动和血管、汗腺的变化，肠、胃、平滑肌的收缩等随着情绪而变化，不受人的主观意志控制。

因此，当人们遭遇负面生活事件并引起不良情绪时，千万不要强硬压制自己的感情，应当学会自我解除精神压抑。

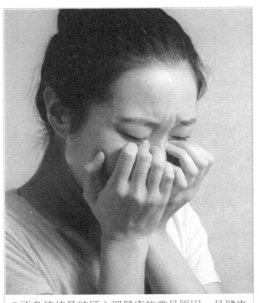

◎不良情绪是破坏心理健康的常见原因，是健康的大敌。

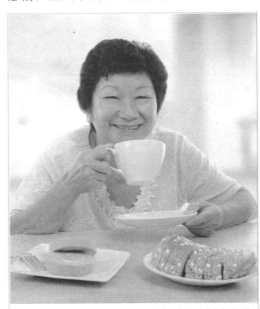

◎过平静、舒适的生活，人人都希望生活中充满欢笑。

压抑疏导方法

一分为二法	在人生的历程中不可避免会有挫折和失败，在遭遇挫折和打击时，要有坚强的意志和承受能力，要让自己的心理处于乐观、理智、积极的状态中，这样才能迅速走出情绪的"低谷"，以保持身体的健康。 困境和挫折，绝非人们所希望的，因为它们会给人带来心理上的压抑和焦虑。善于心理自救者，能把这种情绪升华为一种力量，引至对己、对人、对社会都有利的方向，在获得成功的满足时，清除心理压抑和焦虑，达到积极的心理。古之文王、仲尼、屈原、左丘、孙子、吕不韦、韩非、司马迁等，之所以为后世传颂，就在于他们在灾难性的心理困境中以升华拯救了自己，塑造了强者的形象
补偿法	人无完人，一个人在生活或心理上难免有某些缺陷，因而影响某一目标的实现。人会采取种种方法弥补这一不足，以减轻、消除心理上的困扰。这在心理学上称为补偿作用。一种补偿是以另一个目标来代替原来尝试失败的目标。如日本著名指挥家小泽征尔，原是专攻钢琴的。他手指摔伤后十指的灵敏度受到影响，曾一度十分苦恼。后来他毫不犹豫改学指挥而一举成名，从而摆脱心理困扰。另一种补偿是凭借新的努力，转弱为强，达到原来的目标。希腊政治家狄塞西尼斯因发音微弱和轻度口吃，使他不能演讲，他下决心练习口才，把小卵石放在嘴里练习讲话，并面对着大海高声呼喊。最终，他成了世界闻名的大演说家
不满发泄法	当不良情绪来临时要疏导、分解，而不能抑制、阻塞。释放可以是发泄，可以是倾诉，可以是表达。发泄可以是身体运动式的发泄，也可以是言语上的发泄，但要通过适当的途径来排解和宣泄，不能伤到他人，无论是从语言上还是行为上。 据说，美国某任总统的办公室内设一满装细沙的沙箱，用在必要时宣泄心中的怒气。这实在是明智之举，是智者和强者所为，因为这是陷入极度心理困境的即时性的最佳自救策略
语言调节法	语言对情绪有重要的影响，当你悲伤、愤怒、焦虑不安时，可以朗读幽默的诗句，或颇有哲理性的格言，如"留得青山在，不怕没柴烧""比上不足，比下有余""难得糊涂"，或用"制怒""忍""冷静"等字句来自我提醒、自我安慰、自我解脱，以调节自己的情绪。 环境对情绪有重要的制约和调节作用。当情绪压抑的时候，到外面走一走，去逛逛公园，到野外散步、爬山、旅游，或到娱乐场所做做游戏，看看电影、戏曲、电视剧；如果口袋里没有足够的钱或者不想过度花钱，那么就穿上运动服跑上3000米吧
回避法	当人们陷入心理困境时，最先也是最容易采取的便是回避法，躲开、不接触会减弱心理困扰的外部刺激。在心理困境中，人大脑里往往形成一个较强的兴奋中心，回避了相关的外部刺激，可以使这个兴奋中心让位给其他刺激以引起新的兴奋中心。兴奋中心转移了，也就摆脱了心理困境

抛弃低落情绪，拥抱健康人生

第二节

别让郁闷干扰了你的生活

下面这两件让人感觉郁闷的事可能就发生在你的身边。

张娟每周到所属小区的救助中心去做一次志愿者，为生活困难的人提供义务帮助。每逢这一天，邻居见到她时都说："你的境界很高啊。"张娟听也不是，不听也不是，常常为此而郁闷不快。

为了去国外旅游，李莉想把休假期间的工作找人替一下。被直言回绝倒也罢了，偏偏被人多说了几句，她听了以后感觉如芒刺背。

在公司里，由于经济不景气，上司对部下的工作失误越来越不予宽容，尤其是公司里的人事考核格外被看重，这些都给人带来了无形的压力。在这种环境里，人们的情感、行为相互作用，思路往往朝着一个方向发展，容易造成情绪波动。

针对这种情况，东京心理动态研究所所长柳平彬总结出一套人称"心理卸妆法"的自我调整方法，就像女性每晚睡前卸妆一样，把当天心绪整理一遍，从不留负面情绪过夜。

具体方法是：在临睡前，可以先想象有一条淙淙流淌的小溪。如果想象不出来，也可以面对一张小溪的图片，回忆当天那些不愉快的经历，让它们全部顺流而去。接下来低吟3句话。

"我……"（比如自己最期望的心境）

"我会做……"（比如能够胜任的心境）

"我有志于做……"（比如对待使命的精神准备）

以前面提到的志愿者张娟为例，她的第一段话可以是"我愿意帮助老人"；第二段话为"我有照顾老人的能力"；第三段话为"照顾老人能使我快乐"。如此对自己自言自语，最后再叮嘱自己：明早一醒来，头脑一定非常清晰并心情畅快。说完，尽快入睡。

能够树立远大目标的人，就不会被低落情绪所左右，因此，运用这种方法，最关键的一步是你有志于做什么。如果长期被低落情绪困扰，应及早去看医生。

克服狭隘，豁达的人生更美好

狭隘俗称"小心眼"。这种人受到一点儿委屈或碰到一点儿很小的得失便斤斤计较、耿耿于怀。具有这种性格的人又极易受外界暗示，特别是那些与己有关的暗示，极易引起心里的内部冲突。心胸狭窄的人会循环往复地自我折磨，甚至会罹患忧郁症或消化系统疾病。

造成心胸狭隘的原因有很多。在朋友交往中，如果有人不拘小节，随便使用、糟蹋别人的东西，也会从另一角度强化某些人的狭隘性格。抑郁气质的人，在过强的心理创伤刺激下，也容易心胸狭隘。

牛顿1661年中学毕业后，考入英国剑桥大学三一学院。此时，他还是个年仅18岁的清贫学生，有幸得到导师伊萨克·巴罗博士的悉心教导。巴罗当时是国内外知名的学者，以研究数学、天文学和希腊文闻名于世，还有诗人和旅行家的称誉，英王查理二世更称赞他是"欧洲最优秀的学者"，他把自己的专长毫无保留地传授给了牛顿。牛顿大学毕业后，继续留在该校攻读研究生，不久就获得了硕士学位。又过了一年，牛顿26岁，巴罗以年迈为由，辞去数学教授的职务，积极推荐牛顿接任他的职务。其实巴罗这时还不到花甲之年，谈不上"年迈"，他辞职是为了让贤。从此，牛顿就成为剑桥大学公认的大数学家，还被选为三一学院管理委员会成员之一，在这座高等学府从事教学和科研工作，长达30年之久。牛顿的渊博学识和辉煌的科学成就，都是在这里取得的。而牛顿这些成绩的取得与巴罗博士的教导、让贤密不可分。可以说，牛顿的奖章中，也有巴罗一半的功劳。

比尔·盖茨曾说："没有豁达就没有宽容。无论你取得多大的成功，无论你爬过多高的山，无论你有多少闲暇，无论你有多少美好的目标，没有宽容心，你仍然会遭受内心的痛苦。"

豁达是一种情操，更是一种修养。豁达，让人生充满阳光。只有豁达的人，才真正懂得善待自己，善待他人。

豁达是一种襟怀和气度，是一种格调和心境，更是一笔宝贵的精神财富。

每个人都希望自己的每一天都开开心心、顺顺利利，可是既然是生活，就总会有那么一些小波澜、小浪花。在这种情况下，斤斤计较会让自己的日子阴暗乏味，只有胸襟豁达才能让自己的生活充满阳光。

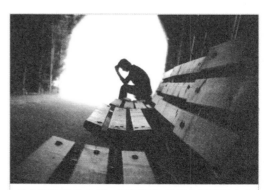

◎心胸狭隘的人用一层厚厚的壳把自己严严实实地包裹起来。

平息愤怒，学会把怒气转嫁到小事上

因交通拥堵而在应聘面试时迟到；在超市付款时，一个顾客推着装得满满的购物车插到你的前边；你为了一个至关重要的项目辛苦了几个月，你懒散的同事却得到了提升。

这样的事情会让你恼火吗？在你拍案而起或爆发前，深吸一口气，然后提醒自己：怒气伤身。

有时候你也许会为自己的暴躁脾气大加辩护："人嘛，总有生气发火的时候。""我要不把肚子里的火发出来，非得憋死不可。"在这种借口之下，你不时地自我生气，也冲着他人生气，你似乎成了一个愤怒之人。

发怒固然有损健康，但怒而不泄同样对健康无益。英国一位权威心理学家认为，积贮在心中的怒气就像一种势能，若不及时加以释放，就会像定时炸弹一样爆发，可能会酿成大难。正确的态度是疏泄怒气，适度释放。学会把怒气转移到他处，不但能使自己的生存环境变得更好，更对自己的身体健康有莫大的裨益。

毕林斯先生曾任全美煤气公司总经理达30年之久。他在总经理任期内，给人最深刻的印象，就是他对于许多小事常常会大发脾气，对于那些重大事情却反而镇静异常。

例如，有一次，他乘车回家，下车时，把一盒雪茄遗落在车里了，不久他记起来，再返身去找，但早已不见了。

这包雪茄的价值，不过是五美分一只，对他而言真可算是微乎其微的损失。但他竟因此而气得面红耳赤、暴跳如雷，以致旁观者都以为他失去的是一件盖世无双的宝物。

后来有一次，他凭空遭遇了巨大的损失，但他却反而镇定得若无其事。

那是全世界经济恐慌的年代，毕林斯先生有好几天因为卧病在床，没有去公司办公。就在这几天里，有一家银行倒闭了，他凑巧在这家银行里有三万块钱的存款，结果成了"呆账"。等到他病愈后，听到这个消息，却只伸手搔了搔头发，然后沉思了会，便说："算了，算了。"

把怒气转移到他处是一种良好的处事途径：遇到一些感觉不快的小事时，尽管发泄你的怒气，直到你的心境完全恢复舒坦为止。因为这样可以使你永远保持开朗镇定的情绪，使你一旦遇到大事发生，就可以用全部精神从容地应付。否则，不论事情大小，遇到气便积在心里，等到面临更大的打击时，你堆积多时的大小怒气，便都将如爆裂的气球一样，冲破理智的范围，变得毫无自制的能力了。

更重要的是，怒气发泄后，就必须立即把心情放松下来，这样你的怒气才算没有白白发作。反之，如果你发作后，仍然把这事牢记在心，不肯忘却，那你所获得的结果，一定糟糕。

消除冷漠，用阳光融化心中的寒冰

冷漠的人，会把自己从人与人之间互相依赖的密切联系中割裂开来，以超脱的"看透者"自居，以一种讥讽的、嘲笑的眼光看待一切。在他看来，自己和社会、和他人是不相干的，是没有义务和责任的，自己可以漠视他们、不关心他们。因此，除了自身利益以外，对一切都不看重，对一切都不感兴趣。这样一来，冷漠的心态成了一种可怕的毒素，它能使人变成对什么事情都不关心的庸人，而这样的人所遵循的是"事不关己，高高挂起"的信条。冷漠的最终结果，只能把人塑造成冷血、无情的自怜者。

具有冷漠心态的人，由于对周围一切的人和事物都有漠视的冷淡态度，因而不能和家人、同事、朋友的心灵相沟通，看不到生活的本质和真谛，看不到人的心灵深处高尚美好的东西。也就是说，他们看不到真正的生活和真正的人生，看不到希望和曙光，看不到挚友和知音。跟随冷漠而来的，必将是内心深处的忧郁、孤寂、凄凉和空虚。

心墙不除，心灵会因为缺少氧气而枯萎，人会变得忧郁、孤寂。爱是医治心灵创伤的良药。爱把宽容、温暖和幸福带给了亲人、朋友、家庭、社会。

在与人交往时，将心墙打开，用阳光来融化心中的寒冰，把你的爱心给你的朋友、同事和亲人。那么，当你陷入困境时，你会得到许多充满爱心的关怀和帮助。

冷漠是人性的弱点，更是一种罪恶。让我们远离冷漠，享受有阳光的世界吧。

克服冷漠法

行动1	仔细回忆20分钟，在纸张的空白处，写下让你感动的人生时刻。例如，宝贝的降生、爱人给你的一封信、父母给你的长途电话等。在你感到冷漠的时候，请随时看看这些美好的记忆
行动2	早晨起来，对着镜子给自己一个微笑。上班的路上，试着对三个陌生人微笑。无论结果如何，记住这是你突破自我的重要功课，一定要完成，写下你的感受
行动3	连续三天，每天给你爱的人一个拥抱，如果可以，给你恨的人一个拥抱
行动4	回忆别人曾经需要你关心照顾和支持时，你冷漠对待他的经历，请换位思考，如果你是他，你会怎么想

对于你来说，冷漠会让你渐渐丧失与人交往的信心，行动3和4可能是一个很大的挑战，希望你能成功地完成，并时刻检查自己。

排遣抑郁，让心灵沐浴阳光

长时间情绪低落、闷闷不乐或悲痛欲绝，对日常生活丧失兴趣，精神萎靡不振，失去自信。心理的忧郁常常会带来功能上的失调，给健康埋下一个隐形炸弹。

抑郁是人们常见的情绪困扰，是一种感到无力应付外界压力而产生的消极情绪，常常伴有厌恶、痛苦、羞愧、自卑等情绪。它不分性别年龄，是大部分人都会经历的。对大多数人来说，抑郁只是偶尔出现，历时很短，时过境迁，很快就会消失；但对有些人来说，则会经常地、迅速地陷入抑郁的状态而不能自拔。当抑郁一直持续下去，愈来愈严重，以致无法过正常的日子时，就会变成抑郁症。

自杀是抑郁症最危险的情况。自杀人群中有一半以上是抑郁症患者，有些不明原因的自杀者可能就是因为生前患有严重的抑郁症，只不过没被及时发现罢了。由于自杀是在疾病发展到严重程度时才发生的，所以尽早发现疾病，尽早治疗，对抑郁症患者非常重要。

人们都愿意自己经常并永久处于欢乐和幸福之中。然而，生活是错综复杂、千变万化的，并且经常发生祸不单行的事。频繁而持久地处于扫兴、生气、苦闷和悲哀之中的人必然会有健康问题。那么，遇到心情不快时，应采取什么对策呢？

排遣抑郁方法

转移思路	当扫兴、生气、苦闷和悲哀的事情发生时，可暂时回避一下，努力把不愉快的思路转移到高兴的思路上去。例如，换一个房间，换一个聊天对象，去串门会一个朋友或有意上街去看热闹等
培养爱好	人无爱好，生活单调。许多人都有自己的业余爱好。集邮、打球、钓鱼、玩牌、跳舞等都能使业余生活丰富多彩。遇到心情不快时，完全可全身心投入自己的爱好之中
亲近宠物	有意饲养猫、狗、鸟、鱼等小动物及有意栽植花、草、果、菜等，有时能起到排遣烦恼的作用。遇到不如意的事时，主动与小动物亲近，小动物会逗主人欢乐，与小动物交流几句便可使不平静的心很快平静。摘摘枯黄的花叶，浇浇菜或坐在葡萄架下品尝水果都可有效调整不良情绪
向人倾诉	心情不快却闷着不说会闷出病来，有了苦闷应学会向人倾诉的方法。把心中的苦处和盘倒给知心人并能得到安慰甚至帮助的人，心胸自然会像打开了一扇门。即使面对不太知心的人，把心中的委屈不软不硬地倾诉给他，也常能得到心境阴转晴之效
多舍少求	俗话说，"知足者常乐"，老是抱怨自己吃亏的人，很难愉快起来。多奉献少索取的人，总是心胸坦荡，笑口常开

弃绝嫉妒，不妨换个角度看问题

看过《三国演义》的人都知道，东吴大都督周瑜具有大将之才，文韬武略，运筹帷幄。赤壁之战，覆没曹军83万人马，曹操仅剩27人，败走华容道。然而，也正是这位英雄，却无大将度量，心胸狭小，嫉妒贤能，对才能高过自己的诸葛亮始终耿耿于怀，并屡次设计暗害。但周瑜的阴谋诡计，被诸葛亮一一识破。周瑜害人不成反害自己，落个"赔了夫人又折兵"的下场。在诸葛亮"三气"之下，恼羞成怒，叹罢"既生瑜，何生亮"后，吐血而亡。

嫉妒的危害，我国的传统医学早就有过论述，《黄帝内经·素问》中明确指出："妒火中烧，可令人神不守舍，精力耗损，神气涣失，肾气闭寒，郁滞凝结，外邪入侵，精血不足，肾衰阳失，疾病滋生。"

可见，嫉妒是一种不健康的情绪形态，在嫉妒心理的影响下，人的身心健康就会受到损害。特别是那些心理素质较差的人，一旦受到嫉妒心理的冲击，内心便充满了失望、懊恼、悲愤、痛苦和抑郁，有的人甚至陷入绝望之中，难以自拔。

现代心身医学研究证明，有嫉妒心理的人，情绪往往处于焦虑不安、怨恨烦恼等消极不良的心境之中。这种消极不愉快的情绪，会使人的神经功能严重失调，从而影响到心血管的功能，进而导致心律不齐、高血压、冠心病、胃及十二指肠溃疡、神经官能症等心身疾病的发生。

那么，怎样才能消除嫉妒心理呢？从心理学角度来说，一个人的嫉妒心理并不是天生就有的，而是在后天环境条件下逐渐形成的。所以，应通过自身的道德修养、自我控制、自我调节来校正。

弃绝嫉妒的方法

将压力变动力	将不服气变为志气，使自己有一种竞争意识，把别人的长处作为促进自己发愤向上的因素。你比我好，我要比你更好，要不服输。通过自强不息的努力去超过别人，这本身就是一种健康意识。这种意识表现得恰当，就会使自己的想法成为达到目标的动力，使自己的追求具有良知和道义。相反，总是想自己不如别人而只会嫉妒，就会造成精神负担，对自己和他人都产生不好的影响
看到自己的长处	要看到自己的长处，发现自己的价值，这是培养自尊心、消除自卑感和嫉妒心理的有效方法
换位思考	不妨站在对方的立场上考虑问题，人人都希望得到他人的精神支持，所以当你对一个人产生嫉妒的时候，不妨大度地站在对方的立场上诚恳地赞扬他。因为信任和友谊会使你感到充实，你也可以感受到"心底无私天地宽"的心理体验

走出自闭，沐浴群体阳光

凯思·柯林斯说："把自己封闭起来，风雨是躲过去了，但阳光也照不进来。"自我封闭的人将自己与外界隔绝开来，很少或根本没有社交活动，除了必要的工作、学习、购物以外，大部分时间将自己关在家里，不与他人来往。自我封闭者都很孤独，没有朋友，甚至害怕社交活动。

有封闭心理的人不愿与人沟通，很少与人讲话，不是无话可说，而是害怕或讨厌与人交谈，前者属于被动型，后者属于主动型。他们只愿意与自己交谈，如写日记、撰文咏诗，以表志向。自我封闭行为与生活挫折有关，有些人在生活、事业上遭到挫折与打击后，精神上受到压抑，对周围环境逐渐变得敏感，变得不可接受，

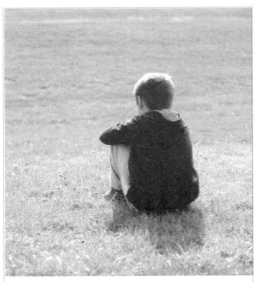

◎自我封闭的人将自己与外界隔绝开来，很少或根本没有社交活动。

于是出现回避社交的行为。

自我封闭心理实质上是一种心理防御机制。由于个人在生活及成长过程中会遇到一些挫折，挫折引起个人的焦虑。有些人抗挫折的能力较差，使得焦虑越积越多，他只能以自我封闭的方式来逃避环境，降低挫折感。

如果一个人总是将自己封闭在一个狭窄的圈子内，对自己、对社会都没有好处，所以自闭的人都应走出自我封闭的圈子，注意倾听自己心灵的声音，并大胆表现它的美好和幸福。

当一个人要压抑自己的感情，想把它封闭起来时，他有必要自问："我怕的是什么?我为什么不能更自由、更真实地生活在世界上?"

走出自我封闭的圈子，你就要多交些朋友，多开展些社交活动。自闭的人应保持身心的活跃状态，以积极的生活态度待人处世，树立确实可行的生活目标，既对明天充满希望，又珍惜每一个今天；正确对待挫折与失败，以"失败为成功之母"的格言来激励自己，信念不动摇、行动不退缩；乐于与人交往，加强信心与情感的交流，增进相互间的友谊与理解，得到勇气和力量；增加适应能力，培养广泛的兴趣爱好，保持思维的活跃。

为了使自己生活得更快乐、更有意义，应尽快走出自我封闭的圈子，重视自己的内心世界，让心灵沐浴群体阳光。

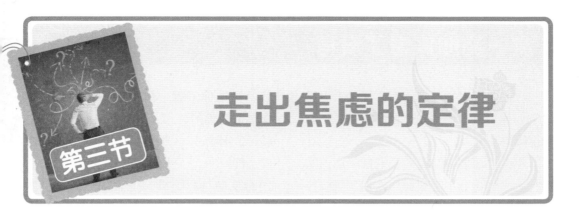

第三节 走出焦虑的定律

探寻现代人焦虑的根源

在现代社会，越来越多的人为焦虑所困扰，买东西排长队焦虑，火车晚点焦虑，完不成工作焦虑，甚至什么事情也不干闲坐在家里也焦虑。

于是，很多人都会问：为什么？为什么焦虑的人总是焦虑，从容的人总是从容？关于这个问题，我们可以从前几年热播的一部电视剧——《士兵突击》中找到一些线索。

在剧中，A 大队的袁朗曾对许三多说："有很多人每天都在焦虑，怕失去，怕得不到。我不喜欢焦虑的人。"不错，与许三多相比，成才对自己的目标非常明确，也非常努力，但是他的求胜心太强，以致在目标暂时不能顺利实现的时候产生"焦虑"，于是又选择新的开始，新的努力，新的困难，新的放弃……许三多不一样，入伍当兵、从红三连到钢七连、留在部队当士官、从钢七连到老A……他基本上没有主动选择什么道路，一些看起来的主动选择也大都水到渠成。这与他的成

长经历以及由此形成的性格有关。他的想法很简单，就是要像他爸说的那样"好好活，做有意义的事"。

在现实生活中，很多人都像成才一样头脑灵活，做事目标明确，却也往往带有"成才式"的焦虑，这种焦虑正是对生活的强烈欲望造成的。

诚然，无论哪一个时代，渴望成功都是个人的天然欲望，但在当下，这种欲望浓烈得让人喘不过气来。毫无疑问，三十多年来的市场化改革，不仅给我们带来了物质生活的进步，也使得社会严重地物质化。当我们还沉溺在信息高速发展所带来的便利生活方式中，并对快节奏的生活方式津津乐道时，一种窒息性的时代产物——焦虑，正在肆无忌惮地泛滥开来。

焦虑太多，是因为欲望太多，而现代人的欲望的根源并不是为了生存，甚至不是为了舒适，而是为了所谓的"自我价值的实现"，为了自我炫耀，为了别人的承认。

测一测你焦虑了没有

我们向大家推荐了焦虑自评量表，通过它，你可以很快地知道自己是不是具有焦虑障碍。

焦虑自评量表测量的是最近一周内的症状水平，评分不受年龄、性别、经济状况等因素的影响。

请仔细阅读每一条，把意思弄明白，然后根据你最近一星期的实际感觉，选择最适合你的答案：1.没有或很少时间；2.小部分时间；3.相当多时间；4.绝大部分或全部时间。（注意：第5，9，13，17，19为反向选择，即1.绝大部分或全部时间；2.相当多时间；3.小部分时间；4.没有或很少时间。）

焦虑测试（时间5～10分钟）

1.觉得比平常容易紧张和着急	1 2 3 4	2.无缘无故地感到害怕	1 2 3 4
3.容易心里烦乱或觉得惊恐	1 2 3 4	4.觉得我可能将要发疯	1 2 3 4
5.觉得一切都好，也不会发生什么不幸	1 2 3 4	6.手脚发抖打战	1 2 3 4
7.因为头痛、颈痛和背痛而苦恼	1 2 3 4	8.感觉容易衰弱和疲乏	1 2 3 4
9.觉得心平气和，并且容易安静坐着	1 2 3 4	10.觉得心跳得很快	1 2 3 4
11.因为一阵阵头晕而苦恼	1 2 3 4	12.发晕	1 2 3 4
13.吸气呼气都感到很容易	1 2 3 4	14.手脚麻木和刺痛	1 2 3 4
15.因为胃痛和消化不良而苦恼	1 2 3 4	16.常常要小便	1 2 3 4
17.手脚常常是干燥温暖的	1 2 3 4	18.脸红发热	1 2 3 4
19.容易入睡并且一夜睡得很好	1 2 3 4	20.做噩梦	1 2 3 4

结果分析：

自评者评定结束后，将20个项目的各个得分相加得出总分，总分分数越高，表示焦虑的症状越严重。一般来说，焦虑总分低于50分者为正常；50～60者为轻度，61～70者是中度，70以上者是重度焦虑。

改掉忧虑恶习，重拾快乐心情

忧虑是一种过度忧愁和伤感的情绪体验，正常人也会有忧虑的时候，但如果是毫无原因的忧虑，或虽有原因但不能自控，显得心事重重、愁眉苦脸，那就属于心理问题了。

忧虑，在情绪上表现为强烈而持久的悲伤，觉得心情压抑和苦闷，并伴随着焦虑、烦躁及易激怒等反应；在认识上表现出负性的自我评价，感到自己没有价值，生活没有意义，对未来悲观；严重者还会产生自杀想法。

美国人卡瑞尔告诉我们，战胜忧虑的最佳方法就是冷静分析，他发明了对付忧虑的万灵法，具体可遵循以下3个步骤来进行。

（1）找出可能发生的最坏的结果；

（2）让自己接受这个结果；

（3）想办法改善这个结果。

为了验证这个方法，我们不妨举一个最难接受的事情——死亡。某人久病卧床，病情日重，虽然医生没对他说什么，但他已从自我感觉和他人的眼神中明显感到自己将不久于人世，于是产生强烈的失落感、凄凉感和恐惧感，饭也吃不香、觉也睡不好，精神处于极度的绝望和压抑的状态……

让我们用卡瑞尔的方法试一试，会产生什么样的效果呢？

（1）最坏的结果是死亡。

（2）人人都会死，我当然不例外，在大自然的规律面前，逃避和拒绝是徒劳的。死就像吃饭和睡觉一样，是人生中必须经历的一件平常事。许多伟人死了、许多大富豪死了、连医术最高明的医生也免不了一死，在这个不论贫富贵贱都必须绝对平等的事情上，我还有什么想不通呢？

（3）既然死，与其愁苦而死，不如快乐而死；与其坐以待毙，不如做些有益的事情。去想自己和大家都开心的事情吧，去做自己和大家都高兴的事吧，就算很快死去，也没什么遗憾，因为我们给亲朋好友留下另一笔宝贵财富——积极面对人生的态度。何况，良好的心情不仅有助于疾病的治疗，甚至可能带来奇迹，这不正是我们梦寐以求的吗？尽管它可遇而不可求。

总之，忧虑是来自我们内心深处的情绪失控和不良习惯。解除忧虑的意义不仅仅在于解放自己的心灵，改善自己的生存质量，也不仅仅可以用良好心态影响周围的人，重要的是，我们可以从忧虑那里节省下时间和精力，用以全身心的投入我们的事业中去，并去创造更美好的生活。

克服恐惧，给生命注入勇气

焦虑有很多种形式，恐惧便是其中之一。恐惧是一种带有强迫性质的，不以人自身的意志和愿望为转移的情绪。它能摧残一个人的意志和生命，影响人的胃、伤害人的修养、减少人的生理与精神的活力，进而破坏人的身体健康。

面对可能蒙受的耻辱，我们会退缩和自暴自弃，不去做创造性的贡献。由于害怕遭到拒绝，我们就不敢去努力争取我们真心想得到的东西。由于害怕失败，我们会拒绝承担责任。由于害怕与他人不一致，我们就可能放弃自身的个性。因而，恐惧阻碍了我们人生的发展。

那么，我们应该怎样摆脱恐惧呢？方法有很多，应根据具体情况和个人特点而定。

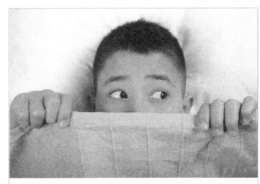

◎恐惧从心理学的角度来讲，是一种有机体企图摆脱、逃避某种情景而又无能为力的情绪体验。

克服恐惧的方法

注意力集中法	不必过多在意自己留给别人的印象。安慰自己，就像自己不会去过分关注别人一样，别人也不会过分关注自己，把注意力放在你现在应该做的事情上。比如，你正在工作，不用过分担心老板会怎么看待你，同事会怎么看待你，而是把注意力集中在手头的工作上
钟摆法	为了克服恐惧，我们心里不妨这样想：钟摆摆向一边，必须先要往另一边使劲。"我心跳有什么了不起，我还想跳得比摇滚乐鼓点还快呢。"结果你会发现，实际情况远远没有你想象的那么严重，于是注意力就被转移到正题上去了
设想最坏的结果	当自己心里过分恐惧时，不妨问一问自己，再坏能坏到哪里去呢？最糟糕的结果会怎样呢？难道我会死吗？不会。那我就用勇气迎接最坏的结果吧
良性暗示	在心中鼓励自己"我能行""我真棒"，经常这样做，这样的暗示语就会进入人的潜意识，弥补我们从小因为受否定而形成的心灵黑洞
系统脱敏法	比如，你恐惧当众讲话，可以通过循序渐进的方法克服自己的恐惧。最开始时，你可以先在人少的地方讲，也可以先在自己熟悉的人面前讲，然后，逐渐地向人稍微多一点儿的地方过渡，直到最后敢于在很多人面前讲话
自我欣赏法	努力发现自己的特长和优点，并加以开发，使自己有超出他人的地方，从而获得自信。这样不知不觉间，恐惧就会为你让路，直到最后消失了

焦虑者会越来越焦虑——马太定律

《圣经》中"马太福音"这一章，有这样一个故事。

主人要到外国去，把三位仆人叫来，按其才干分银子给他们。第一个得了五千，第二个得了两千，第三个得了一千。

主人走后，第一个仆人用五千银子做买卖，又赚了五千；第二个仆人照样赚了两千；第三个仆人把一千银子埋在了地下。

过了好久，主人回来了，跟仆人们算账。

第一个仆人汇报赚了五千银子，主人说："好，我要把许多事派你管理，可以让你享受主人的快乐。"

第二个仆人汇报赚了两千银子，主人说："好，我要派你管理很多的事，让你享受主人的快乐。"

第三个仆人汇报说："我把你分给的银子埋在地下，一个也没少。"

主人骂了这个仆人一顿，决定夺回他这一千银子，分给拥有一万银子的人。

这个故事的结尾，是这样几行诗："凡有的，还要加给他，叫他有余；没有的，连他所有的也要夺过来。"

马太定律指的是好的愈好，坏的愈坏，多的愈多，少的愈少的一种现象。最初，它被人们用来解释一种社会心理现象，比如：社会总是对已经成名的人，给予越来越多的荣誉；而对于那些还没有出名的人才，即使已经做出不少贡献，也往往无人问津。

在生活中，我们经常会看到这样一些人，他们总是抱怨自己人生的不如意，并由此产生了一系列的焦虑。比如，有的人对自己目前的工作不满意，于是就不断地抱怨，而这样一来，工作便会常常出错，上司也不喜欢他，同事也觉得他没出息。于是，他就越来越焦虑，越来越远离快乐和成功。

反之，一个阳光的人，心情乐观开朗，那么他在这段时间里做事可能是很积极的，不管是工作中还是在生活上，都能很好地完成任务，因此这类人在这段时间里自我价值的实现也就相对比较多，自我价值实现得越多，自我肯定的成就感也就越多，这样就能拥有一个好的心情，形成一个良性循环。

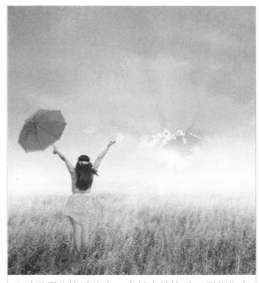

◎对于那些快乐的人，会越来越快乐；那些焦虑的人，总是越来越焦虑。

用快乐代替焦虑——代偿定律

老张在一个研究所工作，为人正直，工作勤奋，成了所里的台柱子。然而，许多年过去了，他却一直没有被评上工程师职称。为此他心里感到很不服气，可自己又没有什么办法，于是逐渐变得郁郁寡欢，经常因为一点儿小事发脾气。

老马是老张的同事，和老张一起分到研究所，情况差不多，也是几次没有评上工程师。一开始，老马也非常苦恼，可是时间一长，他就发现这解决不了任何问题，还搞得家里家外都很紧张，于是就改变了心态，开始立志发奋，几年下来，不仅自费学了英语，又在学习商业管理知识。后来，他出去搞了一个民办科技实体，干得红红火火。

两个人遇到了同样一件事，却一个焦虑，一个快乐，一个积极，一个消极。究其原因，就是因为老张孤注一掷，甘心"一棵树上吊死"，不寻找其他的出路。

而老马却不同，他信奉"此路不通彼路通"，把注意力和精神追求进行转移，反而因祸得福，给自己找到了一条通往快乐的道路。

其实，老马运用的就是一种"代偿心理"。所谓"代偿心理"，就是当人遇到难以逾越的障碍时，不能钻牛角尖，在一棵树上吊死，而要放弃最初的目标，通过达到实现类似目标的办法，谋求心理的满足。

比如，本来想去打网球，可是下雨了，不能打了，就可以选择室内的乒乓球；本来想进A公司没能进去，就转而争取进入条件相当的B公司；和A的恋爱没有成功，于是把和A有相似特征的B当成了新的追求目标；等等。在以上例子中，我们说B对于A具有代偿价值。

其实，心理的代偿往往是对现实中不足的弥补，可以起到转移痛苦，使心理平衡的作用。如果你时常被焦虑困扰，不妨用快乐取而代之。当然，你首先必须掌握一定的方法。

1.主动寻觅、用心追求才能得到

追求快乐之道，有一个大前提：那就是要了解快乐不是唾手可得的。它既非一份礼物，也不是一项权利；你得主动寻觅、努力追求，才能得到。

2.扩大生活领域、尝试新的事物

当你肯尝试新的活动，接受新的挑战的时候，你会因为发现多了一个新的生活层面而惊喜不已。

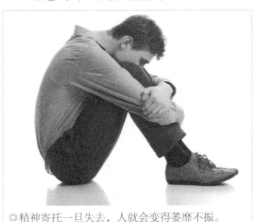
◎精神寄托一旦失去，人就会变得萎靡不振。

3.天下所有的事情并非只有一个答案

追求快乐的途径很多，不光是只有你死心眼认定的那一个。一般人往往认为，自己这一生只能成功地担任一种工作，扮演一个角色，甚至以为如果不能得到或办到这一点，自己就永远不会快乐，这种想法未免太狭窄了。不能达成目标固然痛苦，可是这并不表示你从此就与快乐绝缘了，除非你自己要这样想。

4.敢于追求梦想与希望

萧伯纳有一句名言："一般人只看到已经发生的事情而说为什么如此呢？我却梦想从未有过的事物，并问自己为什么不能呢？"年轻人尤其应该有梦想、有希望，因为奋斗的过程和达成目标一样，都能使人产生无比的快乐。

5.只跟自己比，不和别人攀

从我们懂事以后，我们就感受到"成就"的压力，这种压力随着年龄的增长愈来愈强烈。因此年轻人处处想表现优异，以为自己非得十全十美，别人才会接纳自己、喜欢自己。一旦发觉自己处处不如人时，就开始伤心、自卑，结果当然毫无快乐可言。所以，你应该用自己当衡量的标准，想想当初起步错在哪里？如今有无进展？如果你真的已经尽了力，相信一定会今天比昨天好，明天比今天更好。

6.关心周围的人、事、物

假如你对某些人、事、物都很关心的话，你对生命的看法一定会大大地改观。如果你只为自己活，相信你的生命就会变得很狭隘，处处受到局限。以自我为中心的人也许会不断地进步，但是却永远不易感到满足。

7.不要太自信，也不能无信心

过分乐观的人总以为自己一定能达成所有的目标，因忽略了沿途的险恶，极端悲观的人老是认为成功的希望非常渺茫，不敢迈步向前。这两种人都因此失去了许多机会。因此，选定目标时，态度要客观，判断要实际，不要太有把握、掉以轻心，也不可缺少信心、畏首畏尾。

8.步调太急时要放慢一点儿

你可能从早到晚忙这忙那，像个时钟似地团团转。可是当你停下来思索片刻时，会不会觉得不太舒服，不够满意呢？许多人因为害怕面对空虚，就用很多琐事把时间填满，结果使生活的步调绷得太紧，反而得不到真正的快乐。

9.快乐不是没有烦恼

每个人都有烦恼，但并非人人都不快乐。快乐也不依赖财宝，有些人只有很少的钱，但一样快乐。也有些人身家丰厚，但也不见得终日笑口常开。

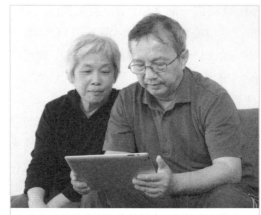

◎人的生活总有不如意的地方，不妨把心放宽，快乐其实就在我们身边。

情绪可以传染——共鸣定律

秦朝末年，刘邦和项羽在垓下展开了决战。刘邦军队把项羽的军队包围了。为了减弱项羽军队的抵抗力，张良用箫吹起了悲哀的楚国歌曲，让汉军士兵中的楚国降兵随他一齐唱。这些歌曲传到楚军营中，使楚军不由得产生了缠绵的思乡之情。思乡之情蔓延开来，使大家的斗志大为松懈，有的逃跑了，有的宁可投降，以保全自己的性命。在这种士气下，项羽败给了刘邦。

张良这一成功的计谋，实际上不自觉地利用了人类的"情绪共鸣"这一心理学原理。现代心理学指出，在外界作用的刺激下，一个人的情绪和情感的内部状态和外部表现，能影响和感染别人。在一种情绪的影响和感染下，产生相同或相似的情感反应，这就叫作情绪共鸣。

比如，我们在阅读文学作品，或者欣赏艺术作品的时候，往往会有这样的审美经验：你阅读一部文学作品，到动情的时候，或者怦然心动，或者潸然泪下。当你欣赏一幅描绘大自然的背景的油画的时候，就可能瞬间感到天物我合一，感到你与大自然的一种契合。这正是情绪共鸣的作用。

既然人的情绪可以被某一种情绪所感染，心理学家就想到，可以用情绪共鸣来治疗某些心理疾病。我们在生活中有时有好的情绪，有时则被坏的情绪所支配。当我们心理不健康时，心理学家们想出利用良好的情绪来感染我们的情绪，使我们的情绪恢复到良好的状态。

比如"音乐疗法"就是利用音乐中所包含的情感，来治疗心理疾病的。我们知道，艺术作品里总是包含着一定的情感，富有感染人的力量，尤其以音乐最为感性，情感最为直接。音乐作品里表达的情绪，有的欢快，有的悲伤，有的轻松，有的沉重。一般来说，心理疾病患者要么忧郁，要么躁狂，可以根据患者的不同症状，来对他使用恰当的音乐来影响他的情绪。

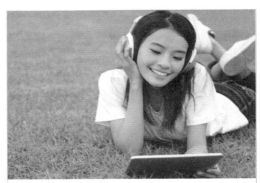

◎一首动听的音乐，可以让我们的心情快乐地飞翔，还能够让心情保持一天的愉悦。

除此之外，我们还要学会多与快乐的人交朋友，这样你就会被他们的快乐所感染。加利福尼亚大学曾经进行过一项研究，研究结果发表在《英国医学期刊》上，这份报告称，快乐可以传染，与快乐的人接触可提高个人的幸福感，"如果你认识的一个人快乐，你的快乐概率会提高15%。如果你朋友的朋友，或是配偶或兄弟姐妹的朋友快乐，你快乐的概率会增加10%。"

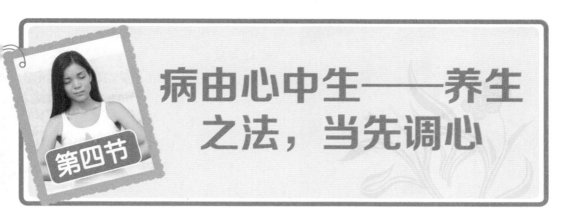

病由心中生——养生之法，当先调心

第四节

七情与人体脏腑的关系

人非草木，孰能无情？人在认识周围事物或与他人接触的过程中，对任何人、事、物，都不是无动于衷、冷酷无情的，而总是表现出某种相应的情感，如高兴或悲伤、喜爱或厌恶、愉快或忧愁、振奋或恐惧等。喜、怒、忧、思、悲、恐、惊七种情感或心情被称为"七情"，在正常范围内，七情的变化对健康影响不大，也不会引起什么病变。

《黄帝内经》里说："有喜有怒，有忧有丧，有泽有燥，此象之常也。"意思是说，一个人有时高兴，有时发怒，有时忧愁，有时悲伤，好像天气有时候下雨、有时候干燥一样，是一种正常的现象。但是，内外刺激引起的七情太过，则能导致人得多种疾病。周瑜、程咬金、林黛玉等，或气死，或笑死，或忧死，无不和情绪太过有关。

喜伤心。喜可使气血流通、肌肉放松，益于消除机体疲劳。但欢喜太过，则损伤心气。阳损使心气动，心气动则精神散而邪气极，出现心悸、失眠、健忘、老年痴呆等。《儒林外史》中的范进，从年少考到年老，不知考了多少次，一直不中。生活贫困潦倒，被人瞧不起，尤其是他的岳父对他非打即骂，范进十分惧怕他。范进晚年中了举人，但"大喜伤心"，精神失常，一场欢喜反成悲是典型

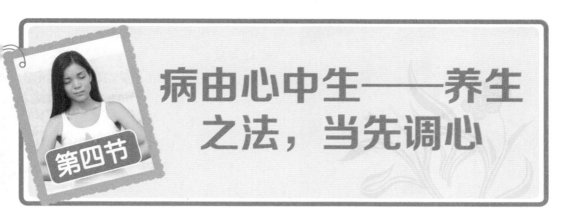

◎人的七种情感会对脏腑有着这样那样的影响，好的情感能让脏腑更加拥有活力。

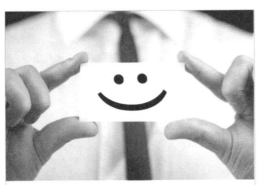

◎生活中经常处在开心的状态中，可使气血流通、肌肉放松，益于消除机体疲劳。

的喜过伤心的例子。

怒伤肝。怒则气上，伤及肝而出现闷闷不乐、烦躁易怒、头昏目眩等，亦是诱发高血压、冠心病、胃溃疡的重要原因。《三国演义》中周瑜是一位文武兼备，雄姿英发的将才，但好生气发怒，被诸葛亮"三气"之下，大怒不止而死。当然，若是轻度的发怒，有利于压抑情绪的抒发，有益于健康。

思伤脾胃。思则气结，大脑由于思虑过度，使神经系统功能失调，消化液分泌减少，出现食欲不振、面容憔悴、气短、神疲力乏、郁闷不舒等。据《吕氏春秋》记载，齐闵王因为思虑过度，损伤了脾胃功能，以致积食内停，久治

不愈，后用激怒的方法，令其吐出胃中积食而痊愈。

忧悲伤肺。忧和悲是与肺有密切牵连的情志，人在悲哀时，可伤及肺，出现干咳、气短、咯血、音哑及呼吸频率改变，消化功能严重干扰之症。事实上正是如此，唐代文学家柳宗元，才华出众，但由于遭到打击，长期被贬，沉闷、忧郁的贬谪生活，把柳宗元折磨得形容憔悴，体质虚弱，得了毒疮又患霍乱，47岁就含恨长逝了。

惊恐伤肾。惊恐可干扰神经系统，出现耳鸣、耳聋、眩晕、阳痿，甚至致人死亡。在生活中，通过惊恐的语言暗示，把人吓死的事件已屡见不鲜。

现代医学也证实，愉快、幸福感及成功、晋升、加薪等积极的心理情绪和社会因素有益于身体健康；而紧张、愤怒、抑郁及失败、失业、丧葬等消极的心理情绪和社会因素则扰乱了神经系统的防御功能，使细菌、病毒乘虚而入，导致躯体发病。如原发性高血压、脑动脉硬化、冠心病、恶性肿瘤、支气管哮喘、消化性溃疡、糖尿病、甲状腺功能亢进、月经失调以及某些过敏性皮肤病等。

偏头痛是一种情绪病

说到偏头痛，我们都会想到三国时期的一个人物——曹操。《三国志》和《三国演义》中都有对曹操头痛的记载，河南大学教授王立群在《百家讲坛》中也提到

了这一点，他认为曹操所患的偏头痛与情绪有很大关系。

曹操起兵平定袁绍的时候就每每头痛，而头痛真正开始严重的时候，则是在

消灭袁绍，"挟天子以令诸侯"之后。此时曹操掌握了"君权"，他除了平定地方起义之外，还要在宫廷之内排除异己，可谓昼夜焦虑、寝食难安。

如今，科学已经证实，紧张和焦虑的情绪是最常见的偏头痛的促发因素之一。一项调查显示，患偏头痛的病人50%首次发作于情绪的剧烈变化期间。不过，一般来说，偏头痛的发作不是在高度紧张期，而是在紧张后的松弛期，如周末、假期开始等。

在这项调查中，专家还发现在精神文明高度发达的城市，文化程度比较高的人，比较容易患偏头痛，这与人们所承受的精神压力、工作紧张程度有很大关系。然而，同等强度、同等频率的精神因素却不会使某些人发病，这是由于个性特点起了缓冲作用。精神紧张、焦虑、忧郁是偏头痛的性格特征，并且神经质倾向的人也易发偏头痛，这类人比较追求完美，主观而任性。

张晓华是一位特别挑剔的家庭主妇，她的丈夫是一家公司的老板。她就有很严重的偏头痛。在每次上街之前，她得将屋子打扫干净，给孩子洗澡穿戴好，还要想着上街要做的事情。更重要的是，她天生害羞，一想到要遇见很多人就惴惴不安。所以，每次上街前她的头就开始痛，上街回来之后就得卧床休息。当然，有时她也去看医生，医生便给她开一些头痛药，但总是吃完当时没事了，而下次又疼。

的确，偏头痛与一个人的性格有关，那些支配欲强，爱占主导地位，有完美主义倾向的人，容易头痛。临床中发现，容易患偏头痛的人，多半都比较聪明、敏感，办事有条理以及苛求完美，这种人用严格的尺度要求自己和别人，事事求全责备，这让他们经常处于焦虑、紧张之中，久而久之，就可能造成头侧血管的变化而产生头痛。

此外，不良生活方式、工作方式也是造成头痛的主要原因。如通宵打麻将，熬夜，会让人疲劳不堪。不良的工作方式，如长期久坐，且身体姿势不良，腰、背、肩疼痛，甚至视疲劳、颈椎痛等都会引发头痛。

总之，按照心身医学的观点，不能再把头痛当成单纯的躯体疾病来对待，要对身心进行综合调理。首先，用止痛药物来控制和减缓疼痛是必要的，但与此同时，还要进行心理调节，学会自我减压，改变不良的生活方式，注重生活质量，积极投入工作，并懂得享受生活。

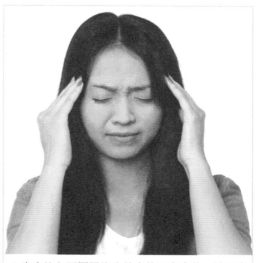

◎头痛的主要原因往往是身体过度疲劳，神经疲惫，以至于大脑对信息无法处理，主要症状表现为头部疼痛。

神经衰弱，是哪里出问题了

神经衰弱的人一般表现为容易疲劳，烦恼，容易发脾气，很敏感，对光和声音有不适感，经常向别人倾诉，并常出现睡眠障碍，头部有不适感，肠胃不舒服等。

小张显得有些木讷，有时情绪激动，有时又情绪低落，睡眠状况也不好，记忆力下降，浑身无力，非常容易疲劳，心情紧张，老是觉得要出什么事。吃了不少安神补脑之类的药物和营养品，没有太大的作用。小张给自己贴了一张标签：神经衰弱。

其实，案例中的小张本身并没有太大的问题，经过一次深入的咨询，他终于感觉大脑轻松了许多，也理出了头绪。

处在神经衰弱状态的人，十分担心自己的大脑出现问题，生怕大脑累着，形成一种不良的心理暗示，长期被不良的暗示所影响，自然就萎靡不振了。

神经衰弱患者，一般易于兴奋也易于疲劳，碰到一点儿点儿小事，就容易激动，容易兴奋，但兴奋不久就很快疲劳，所以有很多患者非午睡不可，否则下午便支持不住；稍微做一点儿费力的工作，就感到疲倦不堪；走不了多远的路，就觉得很累。有的患者说话缺乏力气，声音低弱无力，在情绪方面，表现得很不稳定，常常为一点儿小事而发脾气，不能自我控制；有时变得较为自私，只想着自己，如果别人对他疏忽了些，或没有按照他的意图办事，就大为不满或大发雷霆，因此常和身边的人闹矛盾。

神经衰弱的人经常表现出焦虑不安、恐惧和烦恼等多种情绪障碍，而且因为久治难愈，所以整天忧虑重重，闷闷不乐，时时考虑自己的病，对自己的病情过分注意，常把自己的病情变化做好记录交给医生看，担心自己得了大病。因而常询问医生自己得的是什么病，能不能治好。

神经衰弱的人在工作中也常常感到苦恼，看着别人工作起来那么有活力，自己却心有余而力不足，更为焦急、恐惧和苦恼。倘若听说自己的同学或同事不幸患病停学或去世的消息，就会马上联想到自己，唯恐自己也会有同样的结局，惶惶不可终日。

要治疗神经衰弱，中医常用拉耳垂的方法：先将双手掌相互摩擦发热，再用两手掌同时轻轻揉搓对侧耳郭2～3分钟，然后用两手的拇指和示指屈曲分别揉压对侧耳垂2～3分钟，最后开始向下有节奏地反复牵拉耳垂30～50次，直至耳郭有热胀感为止，这时全身也产生一种轻松、舒适、惬意的感觉。照此法每天锻炼3～5次。

诚然，用拉耳垂的方法治疗神经衰弱，常常可以收到意想不到的效果，但预防神经衰弱还是十分重要的，注意保持良好情绪，才是防治神经衰弱的根本之法。

口腔疾病，情绪才是幕后的操纵者

许多口腔症状如口干、口臭、牙痛等，本身虽不是独立的疾病，但它们是疾病表现的症状或体征。

口苦、口臭、牙疼等疾病影响着人们的生活，不仅让人尴尬，而且让人饱受疼痛的折磨，那么，这些口腔疾病到底从何而来呢？研究发现，大多数口腔疾病与情绪有着密切的关系，不良情绪是引发这些疾病的罪魁祸首。

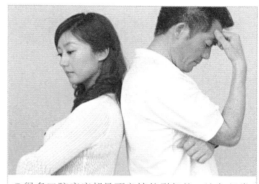

◎很多口腔疾病都是不良情绪引起的，比如经常性地生气，时间长就很容易引发口腔疾病。

口腔疾病与情绪的关系

龋齿	人的唾液能缓冲口腔内的酸类，情绪紧张时，唾液往往分泌减少，缓冲作用减弱，不能很好地清洁牙齿，酸类作用于牙齿的机会增多，为龋齿的产生创造了条件
牙痛	有些牙痛患者在发病前，会出现情绪抑郁、悲伤、焦虑、愤怒、恐惧等表现，情绪波动持续时间越长，心因性牙痛发病率越高，而且痛点会移动。研究表明，情绪引起牙痛，是因为消极情绪会使人的血液黏度和血中化学成分发生变化，进而影响到神经系统功能
口疮	人生在世，许多事都不可能按照个人的意愿发展，遇到不顺心的事或者受精神刺激是很正常的，有些人因此产生情绪波动时，口腔黏膜上会出现粟粒大小的水疱，水疱很快破溃，并迅速形成淡黄色如黄豆或豌豆大小的溃疡点，周围绕以红晕，有烧灼痛感，遇冷、热、酸、甜等食物刺激时，疼痛加剧，经过7～10天后可自愈，情绪不佳时会复发
口苦	品学兼优的大三学生张丹丹有自己的难言之隐：一年四季口里很少没有苦味，尤其在考试前或考场上，大脑皮层处于高度紧张状态，那口里的苦、涩、酸的感觉更是明显。她的口苦是三年前读高三天天挑灯夜读时发现的。她为此增加了刷牙、漱口次数，但没有用。牙科医生说她口腔没病，内科检查证明她各个器官都是健康的。原来，她患的是精神性口苦。 精神性口苦或情绪性口苦常在精神紧张、气愤、烦躁、焦虑、恐惧、忐忑不安、失眠时出现或加重
口臭	祖国医学中曾提到口臭与情绪有关系。如清代《杂病源流悄烛》中说："虚火郁热，蕴于胸胃之间则口臭，或劳心味厚之人亦口臭，或肺为火灼口臭。"其中提到的"郁"和"劳心"指的就是人的不良情绪状态。 现代医学中口臭也被归入心身疾病的范围，认为不良的心境可导致口臭。 不少有心理困扰的病人就诊时，心理医生能发现其有一种特殊的口臭。经过一段时间的治疗，病人的情绪有了好转，心境得以改善，口臭也随之明显减轻或消失。 防治口臭的根本方法是去除病因，要重视排除心理障碍，努力改善情绪，把心境调整到良好的状态

心肾不交

　　心属火，藏神；肾属水，藏精。正常情况下，心火与肾水互相作用，互相制约，以维持正常的生理活动。肾中真阳上升，能温养心火；心火能制肾水泛滥而助真阳；肾水又能制心火，使不致过亢而益心阴。如果肾阴不足或心火扰动，两者失去协调关系，称为心肾不交。主要表现为：心烦、失眠、多梦、怔忡、心悸、遗精等。

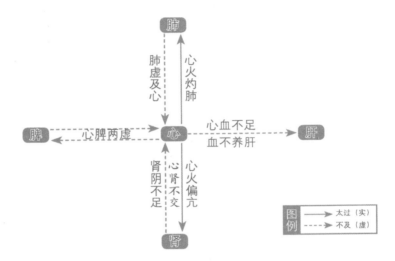

人体舌息图

　　中医认为，心开窍于舌，即"舌为心之苗"，心和舌之间有着密切的关系。了解舌不同部位和脏腑的对应关系，可以更好地掌握自身的健康状况。

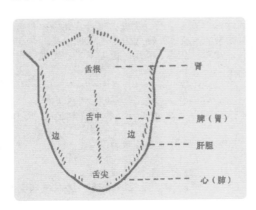

老年人要常做舌操

老年人要常做舌操，一方面，可以预防舌麻和舌体不灵活。另一方面，通过做舌操可促进心脑的血液循环，使冠心病、脑供血不足等病情得到一定的缓解。具体做法如下。

1.先闭目调息，全身放松；

2.把舌头伸出又缩回，反复做30次；

3.把舌头向左右口角来回摆动30次，再把舌头向口腔顶部做上翘、伸平30次，再做几次顺、逆时针搅拌。

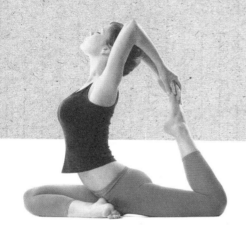

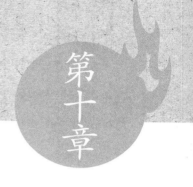

第十章

生活养生，生生不息

——生活中的养生智慧

●生活中行、立、坐、卧、食等习惯，都蕴涵着养生的智慧。一种好的习惯可以让我们的身体健康长寿，一种坏的习惯同样会给我们的身体带来危害，只有做对了，吃对了才是对身体最好的帮助。

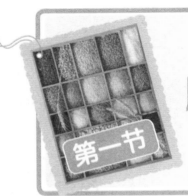

膳食革命，吃出健康

第一节

病从口入，80%以上的病都是吃出来的

我们都知道"病从口入"这句话，这就是说很多病都是由入口的食物引起的。我们每天都要摄取充足的食物以供生命活动所需，但如果这些食物中有很多不健康的、不干净的东西，长期下去，就会得病。

随着生活水平的提高，饮食名目也日益繁多，许多人热衷于野味烧烤、火锅、鱼生、醉蟹，这就有机会把不洁净或未煮熟的食物吃进口中，增加感染寄生虫的可能。

世界卫生组织报告指出，高血压、高胆固醇、体重过重或肥胖、水果和蔬菜摄入量不足，是引起慢性非传染性疾病最重要的危险因素，而这些疾病都和我们每天的"吃"关系密切。如：脂肪、胆固醇摄入量过高，而维生素、矿物质、纤维素等食入过少；各种营养素之间搭配比例不合理，偏重于肉食和高蛋白、高胆固醇、高脂肪食品，却罕见五谷杂粮；一日三餐的热量分配不合理、饮食不规律、无节制，大吃大喝、暴饮暴食、食盐摄入量过高。这些不良的膳食习惯都会在你的身体里埋下疾病的"根"。所以说，80%以上的病都是吃出来的，这并不夸张。

不健康的吃法之一：在外就餐

在外就餐过多，是威胁人们身体健康的一大问题。据统计，长期在外面就餐的人，身体内的脂肪含量比在家就餐的人高5%～10%，这是导致肥胖的直接原因。另外，餐馆重视饭菜的色、香、

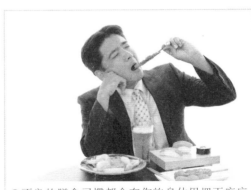

◎不良的膳食习惯都会在你的身体里埋下疾病的"根"。

味，往往加很多盐、味精、香料，这都是引发心脑血管疾病、高血压、高血脂等慢性病的危险因素。

不健康的吃法之二：饮食结构不合理

目前人们在饮食方面几个大的问题就是：过食猪肉、谷物量少、大豆和奶制品匮乏、碳酸饮料泛滥、不吃早餐等。

在我国，大约40%的居民不吃杂粮，16%的人不吃薯类；对健康无益的油炸面食，却占了居民食用率的54%；猪肉的脂肪含量最高，却占居民食用率的94%；奶及奶制品、大豆及其制品在贫困地区的消费依然较低；碳酸饮料导致发胖和骨质疏松，而青少年饮用饮料的比例高达34%，而且其中大部分是碳酸饮料；不吃早餐容易缺乏维生素，而有3.2%的人却基本不吃早餐。这种不合理的饮食习惯是导致各种疾病的罪魁祸首。

解决之道：回归传统饮食

相对于目前的饮食习惯，我们从前以谷物和蔬菜为主体的膳食结构是非常健康而科学的。但是，人们的生活水平提高以后，却在认识上产生了很多误区，认为每天大鱼大肉才是富裕的标志，其实这是不符合中国人体质的。

偏好重口味也是中国人饮食中的一大问题。统计资料显示，中国人每天食盐摄入量达到8~20克，而高盐饮食是引致高血压的重大隐患，成人每天摄盐量不宜超过5克。

另外，从烹调方式上来讲，蒸、煮要远远好过煎、炒、炸等方式，烟熏、油炸、火烤的食物相对来说不易消化，而且在烹制过程中还会在高温下发生变异，形成一些有害物质，其中就包括很多致癌物。但是现在很多人为了满足口味的需要，往往喜欢高盐多油的食物，背离了传统的健康饮食习惯，出现了很多之前少见的富贵病、罕见病。所以，中国人的很多病就是吃出来的，我们迫切需要一场膳食革命来改变现已形成的状况，回归自然，回归传统，找回健康与长寿。

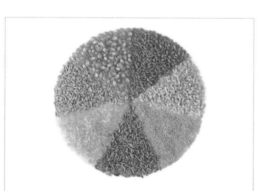

◎经常以谷物为主食，这样能够让身体得到更加足的能量，更能够保证一天能量所需。

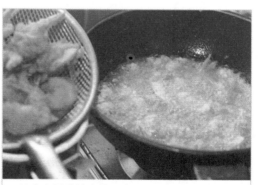

◎过度食用油炸食物，会让肠胃消化不良，长期如此会引起癌症。

合理膳食的"三二三一"原则

2008年，世界癌症研究基金会在北京发布了《食物、营养、身体活动与癌症预防》的报告，其中对改变不合理的膳食结构、科学饮食提出了意见和建议，这就是"三二三一"原则。

"三"是三种食物多多益善

这多多益善的三种食物一种是十字花科蔬菜像花椰菜、甘蓝、卷心菜，花椰菜和羽衣甘蓝都是抗癌明星。研究显示，十字花科蔬菜可以降低患直肠癌、肺癌和胃癌的危险，专家认为，卷心菜等蔬菜中含有激活人体内天然的解毒酶的化学物质。而密歇根州大学的一项研究也表明，在患乳腺癌的概率上，一周吃三份以上生的或者稍微烹调一下的卷心菜的人，比那些一周只吃1.5份甚至更少的人患癌症的危险低了72%。

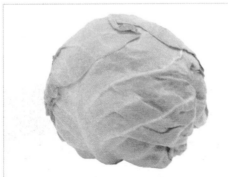

◎卷心菜可补骨髓、润脏腑、壮筋骨、清热止痛。属于日常生活中常食用的高纤维蔬菜。

另外一种是多吃高纤维食物。膳食纤维不仅能够促进肠道蠕动，还对女性乳房有益。瑞典研究人员跟踪调查了6万多名妇女，发现每天吃4.5份膳食纤维较多的全谷类食物的人患结肠癌的概率降低了35%。粗粮中不仅膳食纤维含量高，还可以清理掉两种与乳腺癌有关的激素——雌激素和胰岛素的多余部分。

还有一种是多吃富含维生素D和钙的食物。维生素D和钙的结合有保护乳房和结肠的作用。乳制品富含维生素D和钙，美国《国家癌症研究所》杂志显示，经常食用乳制品的人降低了患直肠癌的危险，科学家认为是钙发挥了保护作用。维生素D和钙能抑制激素的影响，可以使人们在早期避开乳腺癌。

"二"是两种食物要经常吃

一是西红柿。西红柿能够降低罹患胃癌、卵巢癌、胰腺癌和前列腺癌的危险，其所含有的番茄红素有助于预防细胞受到损害。

二是浆果。浆果这种食物也有抗癌作用，草莓、黑莓和蓝莓都富含抗氧化

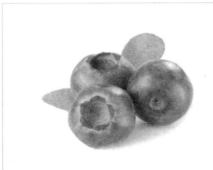

◎蓝莓具有防止脑神经老化、软化血管、增强人体免疫力等多种功效。

剂，抗氧化剂可以防止细胞受到损害。

"三"是有三种食物要少吃

一是红肉要少吃，包括猪牛羊肉等。研究显示，结肠癌同饮食有密切关系，每天食用热狗和猪牛羊肉以及肉制品的人，患结肠癌的概率高于一般人。《美国医学协会》杂志调研显示，10年间每周吃两三次、每次28克加工肉制品的女性，患结肠癌的概率增加了50%；而长时间每天吃56克红色肉类的女性患直肠癌的危险增加了40%。除了结肠癌以外，还可能患上其他癌症，原因是肉类在高温烹调下和用硝酸钾等加工过程中，产生了致癌物质丙烯酰胺和苯并芘。

二是不要过量饮酒。过量饮酒会增加乳腺癌、结肠癌、食道癌、口腔癌和咽喉癌的危险。当然，酒并非一无是处，少量饮酒对心脑血管有益。但是，大量饮酒就适得其反，每饮必醉，不醉不归会直接损伤各部脏器。

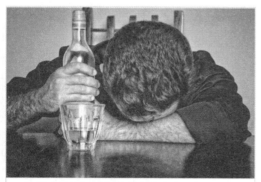

◎长期过量饮酒可使人得各种疾病的概率大大增加，平均寿命和工作年数都大大缩短。

三是脂肪含量高的食品要少吃。高脂肪食物不仅使人容易患心脑血管疾病，也容易患上癌症。少吃一些富含脂肪的食品可以减少患乳腺癌的概率。专家建议，由脂肪产生的热量不应该超过体内总热量的30%。一天食用60克脂肪食品，就可以产生7524千焦的热量，所以不宜过多摄入。但是，也不能因此就不吃含有脂肪的食物，因为脂肪中的饱和脂肪于心脑血管有益。所以，我们可以通过一些健康食品摄取饱和脂肪，比如富含饱和脂肪的鱼、坚果、橄榄油，等等。

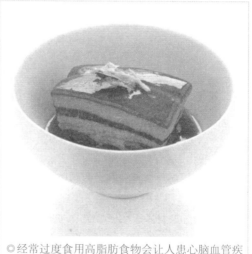

◎经常过度食用高脂肪食物会让人患心脑血管疾病的概率大大增加。

"一"是要留意观察一种食物

这种食物就是大豆。人们知道，大豆中含有大豆异黄酮，是著名的植物雌激素，对缓解中年女性衰老有很大意义。而且，似乎没有长期服用雌激素易患女性特有的癌症的弊病。但是，研究人员发现，乳腺癌细胞在大豆分离化合物中会分裂增殖，食用之后是否会促进乳腺疾病的发生呢？这还尚待观察。

不同的食物可以呵护身体的不同部位

如果你觉得身体的哪个部位不够健康，需要改善，就多吃一些对应的食物吧，一直坚持情况就会慢慢好转。

你知道吗？不同的食物可以呵护身体的不同部位，或许你对这种说法还是感觉有点陌生，但这里面的道理其实都是我们已经熟知的，来看一看吧。

食物对身体的养护

菠菜护脑	拥有胡萝卜素以及超氧化物歧化酶等成分的"还原食物"，可以阻止脑血管的病变而保护大脑。而"还原食物"中，菠菜的护脑功能最为强大。其次为韭菜、葱、豌豆角、西红柿、胡萝卜等蔬菜，核桃、花生等干果，以及糙米饭、猪肝汤等都是补脑时的好选择
红薯护眼	维生素A素有"护眼小卫士"之称，假如人体缺乏它，眼睛感受弱光的能力便会下降，对黑暗环境的适应能力也会减退，严重时易患上夜盲症。维生素A是由胡萝卜素转变而成的。除胡萝卜外，红薯中也富含丰富的胡萝卜素，能提供丰富的维生素A，可以提高视力，而且常食红薯对皮肤有好处
海带护发	护发的食物有很多，例如黑芝麻、生姜、核桃等。但护发冠军是海带，经常食用海带不但能补充身体的碘元素，而且对头发的生长、滋润、亮泽也都具有非常好的功效
黑豆护肾	自古黑豆就被誉为"肾之谷"，而黑豆从外表上看与人体肾脏相似。它不仅味甘，性平，中医认为它还具有补肾强身、活血利水、解毒、润肤的功效，非常适合肾虚者
香蕉护腿	含钾元素丰富的香蕉是食物中排名第一的"美腿高手"，它所含丰富的钾元素能帮助你伸展腿部肌肉和预防腿抽筋。其次是芹菜，它有大量的胶质性碳酸钙，易被人体吸收，可补充双腿所需钙质，还能预防下半身水肿
深海鱼护心	坚持每天吃鱼50克，可减少40%心脏病的发生，尤以吃深海鱼为佳。鱼类所含的不饱和脂肪酸，被俗称为"好脂肪"，它们能担当天然抗凝血剂的帮手，可降低血压、抑制心肌的兴奋性、减慢心率，从而保护心脏
番茄护肺	每星期吃番茄3次以上可以预防呼吸系统疾病，保护双肺免受细菌的感染。但番茄红素的含量与番茄中可溶性糖的含量是成反比的，也就是说，越是不甜的西红柿，其中番茄红素含量越高
甘蓝护胃	甘蓝是世界卫生组织推荐的极佳蔬菜之一，被誉为"天然胃菜"。患胃溃疡及十二指肠溃疡的人，医生都会建议多吃甘蓝。也可将甘蓝与蜂蜜混合食用，此法有促进溃疡愈合的作用
西蓝花护肤	西蓝花不仅营养丰富、口感绝佳，还是闻名的"抗癌战士"，尤其是在防治胃癌、乳腺癌、皮肤癌方面效果尤佳。它含有丰富的维生素A、维生素C和胡萝卜素，能增强皮肤的抗损伤能力
鸡蛋护指甲	健康的指甲是粉红色的，因为有充足的血液供给。若指甲颜色异常，往往是营养缺乏或其他潜在症状造成的。而高蛋白饮食是维持健康指甲所必需的，鸡蛋则是获得蛋白质的良好来源

五谷杂粮就是我们生命力量的源泉

中国有个象征幸福的成语叫"五谷丰登"，千百年来，我们的祖先就是吃着这些谷物一代一代地繁衍生息，即使现在的很多长寿之人，也是靠着这些看似平凡的食物健康活到天年的。这些不起眼的谷物承载了无数人的生命，有着非凡的养生保健价值。我们的身体就是靠着这些最常见的五谷杂粮来保养的。

我们用小米熬粥时，千万不要扔掉上面的那层"粥油"，这是小米粥最精华的部分，主要作用是益气健脾。小孩脾胃生发力最弱，常常会腹泻，喝了粥油以后，很快就会好了。

再说大米，我们生活中经常吃的就是大米，大米粥可补脾、益胃、清肺，米汤可以养气、养阳、润燥，有助于消化和促进脂肪的吸收，用米汤给婴儿冲米粉是不错的育儿方法。

粳米具有调和五脏等作用。取粳米熬粥成乳汁状，喂养初生婴儿，可开胃助食，此粥也适用于脾胃不好的老年人。

小麦是北方人的主食，具有安心养神去烦躁的作用。可将小麦洗净，加水煮熟后将麦粒捞出取汁，再加入粳米、大枣等量煮熟，此粥有健脾养胃的作用。

玉米是全世界公认的"黄金作物"，常吃玉米可加速致癌物质和其他毒物的排出，还能延缓衰老，降低血清胆固醇、抗眼睛老化，增强记忆力。

荞麦是自然的"消炎粮食"，用荞麦粉反复涂敷可以治疗痘疮溃烂。将苦荞麦皮、黑豆皮、绿豆皮做枕芯，可以健脑明目，有促进睡眠的作用。

大豆是人们不可缺少的长寿食品。除了平时多吃豆制品，还可将大豆研碎涂在疮肿处，有一定疗效。将其煮成汁喝，能除邪毒并能治水肿。把大豆炒黑再放入酒中饮用，可治疗瘫痪、口吃、产后伤风头痛。大豆皮可治疗痘疮和眼睛昏暗视物不清。

绿豆可谓"济世神谷"。用绿豆粉蒸成糕取皮食用可解酒。将绿豆粉炒成黑色，用醋调和敷在肿块上，可治疗肿毒初发。绿豆荚可有效治愈血痢。绿豆芽可解酒毒和热毒。绿豆叶绞出的汁与醋隔水热可治上吐下泻。

高粱为"五谷之精"。将高粱米加葱、盐、羊肉汤，煮成粥食用，可治疗阳虚盗汗。

芝麻更是强身健体的必备食物。取半汤匙黑芝麻，细嚼后吞下，每日3~5次，连用7天，对鼻出血有奇效。将黑芝麻晒干后炒熟研碎，和粳米同煮成粥，可补肝肾，润五脏，还可治疗身体虚弱，头晕目眩，大便干燥、贫血等症。

在中医上，谷物的不同颜色也都反映了不同的属性。我们知道黑豆有补肾作用，为什么呢？先看黑豆的形状，长得像肾，又是黑色的，中医讲黑色入肾，所以多吃黑豆就能补肾。还有红豆、赤小豆养心都是一样的道理。所以该吃什么不该吃什么，自己心里大体要有个数。

癌症不是可怕的死神，食物是治癌最好的药

癌症，像螃蟹一样，它伸展着可怕的"爪子"，不断吞噬健康的组织和器官。直到今天，人们仍然无法找到确切的证据来解释癌症的起因与过程。正因为如此，迄今医学界依然未找到治疗癌症的有效方法。但是，食疗是预防癌症最好的方法。

李时珍生活在明代，当然没见过现代人五花八门的癌症，更不用说放疗、化疗等治疗手段了，但是不管遇到什么疾病，中医所强调的固本扶正都是最根本的手段，李时珍也强调了这一点的重要性。而正确地运用食疗，不仅能为身体提供必需的营养，而且还能遏制癌细胞生长，给生命带来希望。

医学研究也证明，合理调配饮食可以改善病人全身营养状况，使其更好地接受手术治疗或化学、放射治疗，延长病人的生命，甚至康复。

饮食以病人喜好为原则。俗话说，食无定味，适口者珍。中医认为，胃以喜为补。所以饮食不应过分限制。这也忌口，那也不能吃，会使病人无所适从，食性索然，从而使营养摄取受到影响，于病人康复有害无益。但饮食的一些基本禁忌原则还是要遵循的，如水肿少盐、糖尿病少糖，等等。

定时定量、少食多餐。癌症病人普遍食欲不佳，所以饮食应注意增加食品花样，保证色香味俱全，清淡可口，这样有利于提高食欲。定时定量，少食多餐，食物易于消化，有利于胃肠道功能恢复。部分病人味觉异常，食欲很差，可进食少量的腐乳、辣酱之类以增强食欲。也可适当服些健脾和胃之类的中药和助消化药。

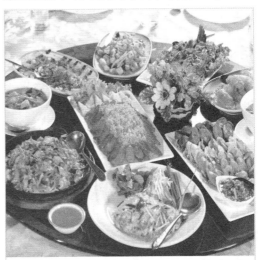

◎每天的食品花样化，能够引起患者的食欲，保证每天的能量供应。

宜高蛋白低脂肪饮食。注意增加鸡、鱼、蛋、奶、瘦肉、豆制品等优质蛋白的摄入。蛋白质种类的多样化，能充分发挥蛋白质的互补作用，提高营养价值。为了满足病

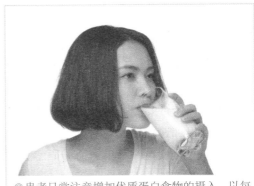

◎患者日常注意增加优质蛋白食物的摄入，以每天不超过正常人的1.5倍为准。

体的需要，蛋白质供给量应为正常量的1.5倍为宜。肥肉等油腻食物可适量摄取。

多食新鲜蔬菜和水果。许多新鲜的水果和蔬菜不仅含有丰富的维生素、纤维素、微量元素，而且有一定的抗癌作用。如胡萝卜、白菜、青椒、菠菜、香菜、花菜、韭菜、芦笋、蘑菇、香菇、银耳、木耳、柑橘、草莓、西红柿、海参、紫菜、芹菜、薏苡仁、山楂、苹果、大枣、甘薯、无花果、猕猴桃、菠萝、蜂蜜等。

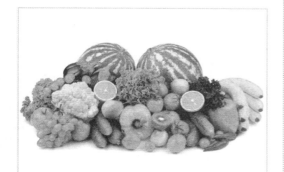

◎生活中多食新鲜蔬菜和水果，能够有效防止癌症的发生。

尽量减少糖类食品的摄入。研究表明，癌细胞的能量主要来源于糖，癌细胞对糖的摄取能力是正常细胞的10～20倍。大量食用糖类食品，无疑会加速癌细胞的生长，促使病情发展，所以应减少糖类摄入。但不是禁用，因为糖也是人体必需的营养物质。

食物不宜过分精细。精米精面系精加工食品，所含维生素损失严重且纤维含量低，于健康不利。玉米、小米、豆类可补其不足。粗细混食，平衡益人。病人饮食也不宜过分追求奇、稀、贵、缺之物。因为"食无定味，适口者珍"。

采用科学的烹饪方法。病人饮食的烹饪方法以蒸、煮、烩、炒为主。调味应低盐清淡。不食霉变食物。热证忌姜、葱、蒜、辣椒等热性刺激性食物，寒证忌寒凉冰冻食物。对于证性不明者，安全可靠的办法是大寒大热的食品不食，或以食之舒适为宜。

增加微量元素的摄入。可零食一些干果类，如核桃、蚕豆、瓜子、花生、杏干等，因为其中含有多种微量元素，于抗癌有益。

保持良好的进食环境和气氛。进食时心情要愉快，不忧虑、不生气。心情舒畅可增进食欲，有助于食物的消化吸收，有利于营养的摄取和健康的恢复，这也就是"心宽体胖"的道理所在。

保障纤维素的摄入。纤维素虽无直接营养价值，但纤维素对维护人体健康是不可缺少的。食入丰富的纤维素，能够保持大便通畅，可促进癌细胞分泌的毒素及代谢产物排泄。所以，病人应增加富含纤维素食物的摄入，每天应有一次大便。便秘者可进食花生、核桃、芝麻、蜂蜜之类的食品。

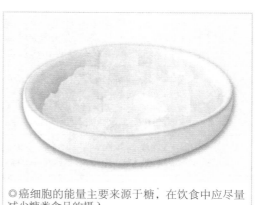

◎癌细胞的能量主要来源于糖，在饮食中应尽量减少糖类食品的摄入。

点名防癌食物，让癌症"避而远之"

尽管人们"谈癌色变"，但我们完全可以通过前期的饮食调节，降低罹患癌症的概率。我们身边预防癌症的食物也是随处可见，比如螺旋藻、蜂蜜和蜂乳、蔬菜、海产品、真菌和果品等。

防癌食物

螺旋藻	螺旋藻中含有维生素A、藻蓝蛋白与多糖类物质抗肿瘤因子。藻蓝蛋白、藻多糖已为国内外医学界公认有提高免疫功能、抑制或杀伤肿瘤细胞等疗效
蜂蜜和蜂乳	蜂蜜能促进新陈代谢，增强机体抵抗力，有提高造血功能和组织修复作用。近年来发现蜂乳含有特殊的蜂乳酸，对防治恶性肿瘤有效
蔬菜	新鲜蔬菜，如胡萝卜、萝卜、茄子、甘蓝等，含有干扰素诱导物，能刺激细胞产生干扰素。这种物质可以增强病人对疾病和癌瘤的抵抗力。但它易受加热的影响而被破坏，这些食物最好以生吃为主
海产品	可用作恶性肿瘤病人的治疗食品。海藻类有效成分主要是多糖物质和海藻酸钠。海藻酸钠能与放射性锶结合后排出体外。常吃海带、紫菜等食品对身体有益。鱼类对抗癌也是有益的
大蒜	许多研究都证实大蒜具有防癌抗癌能力，大蒜中的脂溶性挥发性油能激活巨噬细胞，提高机体的抗癌能力，大蒜还含有一种含硫化合物，也有杀灭肿瘤细胞的作用。葱头也能抗癌，可能是含有谷胱甘肽以及多种维生素的缘故，对淋巴瘤、膀胱癌、肺癌和皮肤癌等均有防御作用
银耳	银耳同许多菌类物质都能减轻化疗的毒副反应，增强化疗对肿瘤的抑制作用。银耳属于药食两用品，具有清肺热、益脾胃、滋阴、生津、益气等功效，内含蛋白质、碳水化合物、无机盐、B族维生素、粗纤维及银耳多糖等成分，适用于肺热咳嗽、肺燥干咳、胃肠燥热、血管硬化、高血压等症
薏苡仁	薏苡仁又叫薏米。它既是食品，也是常用的中药。薏米性味甘淡，有补益作用，能补益脾、肺、肾等多脏功能，另外薏米还有清热利湿作用，是常用的健脾利尿药，在热天我国南方居民还喜欢用薏米煮粥食用，就是利用它的清热作用。在40多年前，医学家们又发现它有抗癌作用，因此薏米就经常出现在抗癌的中药处方中
真菌食品	菌类中含有多糖物质和干扰素诱导剂，能抑制肿瘤。香菇对胃癌、食道癌、肺癌、宫颈癌有一定的疗效。金针菇也具有同样的功效，对肿瘤有抑制作用。猴头菇对胃癌有疗效，可延长病人的生存期，提高免疫力。银耳对癌瘤有抑制作用。近年发现茯苓中90%的B茯苓聚糖可增强免疫功能，有抗癌瘤的作用
杏仁	杏仁可提高机体的免疫功能，抑制细胞癌变。杏仁对口腔干燥等症状有缓解作用，但口腔有炎症、溃疡以及鼻出血的病人不宜食用
其他	乌梅也有抗癌作用，枣能抑制肿瘤细胞生长。无花果的提取物可治疗胃癌、咽喉癌、宫颈癌、膀胱癌等。苹果中含有果胶多，可与放射性元素结合，促使其排出。木瓜能阻止癌瘤扩散、发展

与清肝食物为伍，让肝炎不再肆虐

肝炎引起的机体免疫反应主要是由T细胞介导的，同时也有其他免疫活性细胞的协同作用。免疫功能正常者，机体对感染病毒的肝细胞发生一过性的免疫反应，随着病毒被清除，疾病痊愈；婴幼儿和免疫能力低下的患者，由于机体的免疫功能不能识别病毒（敌人），并对病毒抗原发生反应（消灭敌人），免疫功能与外来的HBV（乙肝病毒）和平共处，因此成为乙型肝炎病毒携带者。

要预防肝炎，人们首先要注意饮食及饮水卫生，不抽烟、喝酒，少吃臭豆腐、豆豉等发酵食物，少吃油腻食物，多吃新鲜水果和蔬菜，这样就能有效维护肝脏的健康，有效抵御住肝炎的袭击。

饮食调养肝炎的目的在于减轻肝脏负担，促进肝组织和肝细胞的修复，同时可纠正营养不良的症状，预防肝性脑病的发生。但饮食调养的时候也要注意营养的适量摄入，防治能量不足和能量过剩，尤其

是能量过剩可能加重肝脏负担，容易引发脂肪肝、糖尿病和肥胖等其他疾病。

病毒性肝炎患者应多进食高维生素食物如新鲜蔬菜、水果等；尽量选择低脂肪饮食，注意适当进食蛋白质食物如鸡蛋、豆浆等与糖类。但不可过分强调三高一低，不然反而对恢复不利（有的人容易发生脂肪肝）。

肝炎患者应绝对禁酒；忌食辛辣刺激性食物，生冷、油腻、腥膻、咸寒之物也应禁忌；蛋黄内含脂肪和胆固醇，于病不利，尽量不吃。

为肝炎患者推荐的食谱如下。

1.田鸡煲鸡蛋

材料：田鸡30～60克，鸡蛋2个。

做法：将二者一起入锅同煲，饮汤吃蛋。

功效：具有清热利湿、退黄疸、滋阴润燥、扶正化邪等功效。

2.枸杞蒸鸡

材料：枸杞子15克，母鸡1只。

做法：将母鸡挖去内脏，去毛洗净。枸杞子洗去浮灰，装入鸡腹内，然后放入钵内（腹部向上），摆上姜、葱，注入清汤，加盐、料酒、胡椒面，隔水蒸2小时取出，拣去姜、葱，调好口味即成。食用枸杞子和肉，多喝鸡汤。每日2次，分4～6次吃完。

功效：补脾益肾，养肝明目。主治慢性肝炎肝肾阴虚、脾失健运。

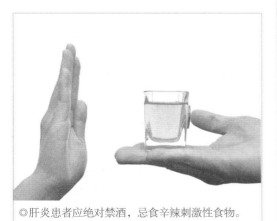

◎肝炎患者应绝对禁酒，忌食辛辣刺激性食物。

食补养胃，老胃病可以提前"退休"

胃炎俗称"老胃病"，与饮食习惯有密切的关系，摄入过咸、过酸、过粗的食物，反复刺激胃黏膜，还有不合理的饮食习惯，饮食不规律，暴饮暴食等都可导致胃炎。

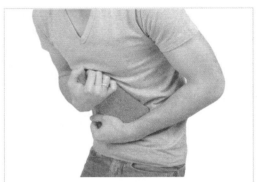
◎胃炎患者要多吃瘦肉、鸡肉、鱼等高蛋白食物和绿叶蔬菜，以防止营养不良。

胃炎患者食用过冷、过热饮食，浓茶、咖啡、烈酒、刺激性调味品、粗糙食物等，是导致胃炎的主要原因。预防急性胃炎应戒烟限酒，尽量避免阿司匹林类药物的损害，生活应有规律，避免进食刺激性、粗糙、过冷、过热食物和暴饮暴食，注意饮食卫生，不吃腐烂、变质、污染食物。饮食方面应多吃卷心菜，其中的维生素U具有健脾功效，起到预防胃炎的作用；山药能促进消化，增强胃动力；玫瑰花茶可缓解胃部不适，避免胃炎滋生。

胃炎患者要多吃高蛋白食物及高维生素食物，可防止贫血和营养不良。如瘦肉、鸡、鱼、肝肾等内脏以及绿叶蔬菜、西红柿、茄子、红枣等。

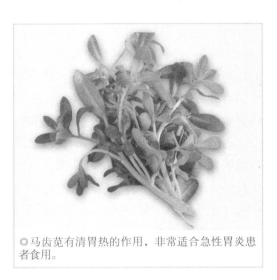
◎马齿苋有清胃热的作用，非常适合急性胃炎患者食用。

注意食物酸碱平衡，当胃酸分泌过多时，可喝牛奶、豆浆，吃馒头或面包以中和胃酸；当胃酸分泌减少时，可用浓缩的肉汤、鸡汤、带酸味的水果或果汁，以刺激胃液的分泌，帮助消化。急性胃炎患者宜吃有清胃热作用的清淡食品，如菊花糖、马齿苋等。慢性胃炎患者宜喝牛奶、豆浆等。胃酸少者可多吃肉汤、山楂、水果等，少吃花生米。

下面是为胃炎患者推荐的食谱。

1.红枣糯米粥

材料：红枣10枚，糯米100克。

做法：同煮稀饭。

功效：养胃，止痛。

2.鲫鱼糯米粥

材料：鲫鱼2条，糯米50克。

做法：一起煮粥，早晚各服一次。

功效：补阴养胃，适用于慢性胃炎。

洞悉膳食与肥胖症的关系，吃出标准体重

肥胖症是指脂肪不正常地囤积在人体组织，使体重超过理想体重的20%以上的情形。所幸，肥胖并非不治之症，它可以通过改善饮食、运动等生活方式扭转局势，恢复标准体重，恢复健康。其中，饮食起着最为关键的作用。

肥胖主要是由于人们饮食无规律、暴饮暴食、脂肪摄入过多所致。预防肥胖，需要人们在平时的饮食中做到营养平衡，合理安排蛋白质、脂肪和碳水化合物的摄取量，保证无机盐和维生素的充足供应，蛋白质应占总能量的15%~20%，脂肪占总能量的20%~25%，碳水化合物应限制在总能量的40%~55%。完全采用素食不利于健康。多吃新鲜蔬菜和水果，多采用蒸、煮、炖、拌、卤等烹饪方法，避免油煎、油炸和爆炒等方法。还要注意一日三餐定时定量。

针对肥胖的营养治疗，要以低热量饮食为原则。应多食卷心菜、菜花、萝卜、菠菜，应限食香蕉、山芋和白米等。

饮食勿过急。进食速度过快不利健康，会增加心脏病的发病率，并且使快速减肥极易反弹，还可导致胆固醇增高损伤重要器官。

肥胖症者应限制脂肪、辛辣及刺激性食物及调味品；平时要少吃零食、甜食和含糖饮料以及含糖量较高的水果；肥胖患者应限制脂肪和富含淀粉的食物。以下是为肥胖患者推荐的食谱。

绿豆海带粥

材料：绿豆50克，海带50克，大米100克。

做法：将绿豆用清水泡软；海带反复漂洗干净，切成小块；大米洗净，备用。锅内加水适量，放入绿豆、大米煮粥，五成熟时加入海带块，再煮至粥熟即成。每日一次，连服20~30天。

功效：绿豆有祛热解暑、利尿消肿等功效，海带有化瘀软坚、消痰平喘等功效，适用于肥胖症、高血压等。

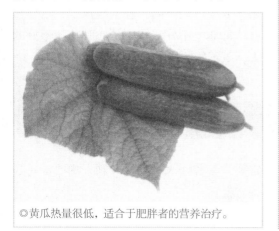
◎黄瓜热量很低，适合于肥胖者的营养治疗。

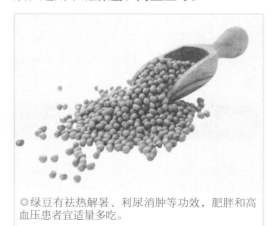
◎绿豆有祛热解暑、利尿消肿等功效，肥胖和高血压患者宜适量多吃。

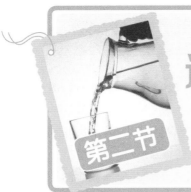

这样喝水最健康，饮品中的健康密码

第二节

正确的饮水方式是健康的保证

正确的饮水方式如下。

1.少量多饮

喝水过多、过少都不利健康。一下子饮水过多，即使没有水中毒，但大量的水积聚在胃肠中，使人胸腹感到胀满，还会冲淡胃液，导致胃肠的吸收能力减弱。而饮水过少，则不能令身体真正吸收、利用。正确有效的饮水方法是：一口气将一整杯水喝完，而不是随便喝两口便算。

2.未渴先饮

有些人没有养成定时喝水的习惯，只有口渴了才想起来要喝水。口渴，实际上是体内已严重缺水，人体很多器官可能已经受到脱水的伤害，因此不要等到身体告诉你它"缺水"了才喝。

3.不要喝得太快太急

喝水太快太急，无形中会把带着的很多空气一起吞咽，容易引起打嗝或是腹部胀气。肠胃虚弱的人，喝水更要慢。剧烈运动后的喝水方法是，先用水漱漱口，润湿口腔和咽喉，然后喝少量水，停一会儿，再喝一些，让机体慢慢吸收。

说到喝水，大家都觉得很简单，但是很少有人真正养成科学的喝水习惯。有些人一下喝两三杯，随后待四五个小时都不喝，或者白天不喝，晚上喝很多，这样对身体都非常不好。特别是心脏功能不好的人，更不能这样喝水。

水好，才是真的好

喝水是最简单的养生方式，但如果喝的水不健康，不仅起不到养生保健的作用，还会对身体造成危害。所以，我们一定要了解哪些水对身体有利，哪些水对身体有害。

对身体有利的水

水温30℃以下最好	30℃以下的温开水比较符合肠胃道的生理功能，不会过于刺激肠胃道造成血管收缩或刺激蠕动
早上盐水好，晚上蜜水好	古语有朝朝盐水、暮暮蜜糖的说法。按照中医理论，咸属水归肾经，如果早上喝一杯淡盐水，可以保养一天的精神。到了傍晚的时候，再用温开水（不超过60℃）冲一杯蜂蜜喝，这样可以濡养脾胃，促进健康

对身体不利的水

生水	生水中含有各种各样对人体有害的细菌、病毒和人畜共患的寄生虫
老化水	即死水，也就是长时间储存不动的水
千滚水	即在炉上沸腾了一夜或很长时间的水及电热水器中反复煮沸的水
蒸锅水	即蒸馒头等的蒸锅水，特别是经过多次反复使用的蒸锅水，亚硝酸盐浓度很高

早起一杯水，保健功效大

"一日之计在于晨"，清晨的第一杯水显得尤其重要。也许你已习惯了早上起床后喝一杯水，但你是否审视过，这一杯水到底该怎么喝？

健康的机体必须保持水分的平衡，科学研究和实践证明，每天早上喝一杯水，并能做到持之以恒，对健康和延年益寿有如下好处。

早起喝一杯水的好处

促进排便	清晨饮水可预防习惯性便秘。由于胃肠得到及时的清理洗刷，粪便不会淤积干结。同时，饮水对胃肠也是一种轻微的刺激，能促使胃肠蠕动，有利于排便
利尿	清晨空腹饮水，15～30分钟就有利尿作用，其效果迅速而明显
排毒	许多家庭有晚餐吃得丰富的习惯，因此，晚餐摄入的动物蛋白及盐分进入体内较多。动物蛋白质在体内分解代谢会产生一定的毒性物质，早晨起床及时饮水，可通过促进排尿，尽快把它们排出体外
预防高血压、动脉硬化	若在早晨起床后马上喝水温开水，有利于把头天晚餐吃进体内的氯化钠很快排出体外。平时饮水多、爱喝茶的人，高血压及动脉硬化发病率就低
预防心绞痛	人体通过一夜的睡眠后，体内水分随尿液、汗液和呼吸丢失许多，血液会变得黏稠，血管腔也因血容量减少而变窄，这常使供给心脏血液的冠状动脉发生急性供血不足，甚至发生闭塞。因此，心绞痛及心肌梗死多发生在清晨及上午九点左右。老年人如在清晨喝杯水，就能达到补充水分、降低血液黏稠度和扩张、复原血管的目的，从而减少心绞痛及心肌梗死的发生

清晨健康饮水注意事项

喝什么	新鲜的白开水是最佳选择。白开水是天然状态的水经过多层净化处理后煮沸而来，水中的微生物已经在高温中被杀死，而开水中的钙、镁元素对身体健康是很有益的。有研究表明，含钙、镁等元素的硬水有预防心血管疾病的作用。 早上起来的第一杯水最好不要喝果汁、可乐、汽水、咖啡、牛奶等饮料。汽水和可乐等碳酸饮料中大都含有柠檬酸，在代谢中会加速钙的排泄，降低血液中钙的含量，长期饮用会导致缺钙。而另一些饮料有利尿作用，清晨饮用非但不能有效补充机体缺少的水分，还会增加机体对水的需求，反而造成体内缺水
什么温度最适宜	有的人喜欢早上起床以后喝冰箱里的冰水，觉得这样最提神。其实，早上喝这样的水是不适宜的，因为此时胃肠已排空，过冷或过烫的水都会刺激肠胃，引起肠胃不适。 晨起喝水，喝与室温相同的开水最佳，天冷时可喝温开水，以尽量减少对胃肠的刺激。研究发现，煮沸后冷却至20～25℃的白开水，具有特异的生物活性，它比较容易透过细胞膜，并能促进新陈代谢，增强人体的免疫功能。凡是习惯喝温、凉开水的人，体内脱氧酶的活性较高，新陈代谢状态好，肌肉组织中的乳酸积累减少，从而不易感到疲劳。在头天晚上晾开水时一定要加盖，因为开水在空气中暴露太久会失去活性
喝多少	一个健康的人每天至少要喝7～8杯水（约2.5升）。运动量大或天气炎热时，饮水量就要相应增多。清晨起床时是新的一天身体补充水分的关键时刻，此时喝300毫升的水最佳
怎么喝	清晨喝水必须是空腹喝，也就是在吃早餐之前喝水，否则就收不到促进血液循环、冲刷肠胃等效果。最好小口小口地喝水，因为饮水速度过猛对身体是非常不利的，可能引起血压降低和脑水肿，导致头痛、恶心、呕吐

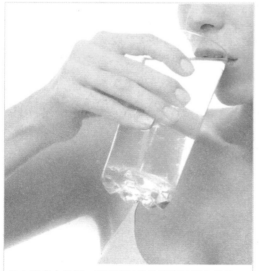

◎白开水中的钙、镁元素对身体健康是很有益的。

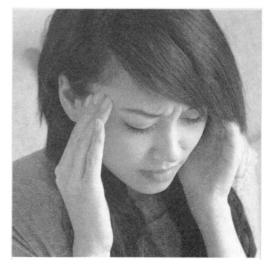

◎喝水太猛的话容易引起血压降低和脑水肿，导致头痛、恶心等。

女性应少喝咖啡

健康专家认为，女性不宜多喝咖啡，多喝咖啡对女性健康有许多伤害。

（1）增加心肌梗死的危险。医学专家的研究表明，每日饮5杯或更多的咖啡，可使妇女患心肌梗死的危险性增加70%，而且危险性随着所饮咖啡的量的增加而增加。

（2）易引起糖尿病。日本人的咖啡消费量在世界上是最少的，糖尿病患者也最少。研究者分析认为，咖啡饮料中含有的咖啡因可以透过胰脏而沉淀到胎儿组织中，尤其是胎儿的肝脏、大脑，使出生后的婴儿可能患糖尿病。

（3）易引起骨质疏松症。美国研究者发现，长期每天饮2杯以上咖啡而不饮牛奶的老年妇女，不管年龄、肥胖程度如何，其髋骨、脊椎的骨密度都会降低，且降低的程度与习惯延续的时间长短和饮用量的多少有关。

（4）孕妇饮咖啡对胎儿不利。科学家实验发现，每天给小白鼠饲喂相当于成人12～24杯浓咖啡的量后，妊娠鼠就会生育出畸形的小鼠。

（5）妊娠高血压综合征。这是孕妇特有的一种疾病，患者表现为水肿、高血压和蛋白尿，如不及时防治，可危及母胎安全。

天然果汁巧搭配——提高自愈力的甜美秘方

果汁含有很多天然招牌营养素，能增强自愈力、减少生病概率、延缓衰老。特别是鲜榨果汁，具有该水果的绝大部分营养、功效。服用果汁可以使消化系统、泌尿系统和呼吸道患癌症的危险低一半，同时还能有效防止动脉硬化、高血脂和冠心病等心血管疾患。

不妨试试这些为提高你的免疫力专门研制的橙汁搭配。

1.橙汁100毫升+葡萄汁50毫升+柠檬汁5毫升

功效：可帮助增强免疫功能，协助补养气血，防治感冒或肺炎。一般吃水果最好取单样，这样不容易有胀气或不消化的感觉，消化系统良好者可随意。有胃炎或溃疡者是适合的。

2.甘蓝菜汁80～100毫升+深色莴苣叶萝卜汁50毫升

功效：可帮助防治病毒感染，一般服后效果良好，不少人可立即感到明显改善。易腹泻或者处于生理期的女性不宜喝。

除了上述两种搭配饮品外，下面的天然饮料也是对人体有益处的。

（1）可帮助防治病毒和细菌感染的精力汤：苜蓿芽+绿豌豆苗（嫩叶）+深色莴苣

叶+西红柿+西瓜+苹果+回春水（或清水）。一起打成细泥状（苹果与香蕉虽不适合单独吃，但加入各种食物调和后则无妨。食物应尽量选择纯天然无污染的比较安全）。

（2）防中老年人胃癌：叶酸+硒+鲜橘汁。叶酸与硒有防止胃癌前期病变的作用。大鼠实验与胃炎病人的临床试验均证实了这一点。多种绿叶蔬菜与菌菇以及动物肝、肾等食物都是叶酸与硒的"富

矿"，可在一日三餐中安排。此外，每天饮1杯鲜橘汁，也有同样的作用。

除了保健之外，果汁还有美容的功效。美国女性喜欢把新鲜水果的汁液涂抹于面部或直接将小片水果贴在面部。她们不喜欢把时间和金钱浪费在美容院里，而是喜欢躺在自己家里的沙发上，边休息边进行皮肤护理，既经济又方便，不失为一种经济又实惠的美容方法。

牛奶——无法替代的健康饮品

一般人都知道，喝一杯牛奶可以有效地舒缓紧张，解除腹痛，增强抵抗力。此外，牛奶也是失眠者的良药，睡前喝上一杯加糖的牛奶，能起到良好的镇静作用，其原因是牛奶可以诱生脑中的多巴胺和去甲肾上腺素，这些化学物质对缓解失眠有益。

奶品是钙的良好来源，如果你能及早地定时喝牛奶，则可以有效防止骨质疏松症。研究表明，在儿童或青春期开始饮牛

◎牛奶具有补肺养胃、生津润肠之功效，对人体具有镇静安神作用。

奶的女性，当到了绝经期时（此时是骨质疏松发展最快的阶段）比不喝或很少喝牛奶的女性出现的骨质疏松症明显要少。

诚然，喝牛奶对身体极有好处，但是也不能盲目地喝，需要掌握下面几条原则。

1.早上饮用，切忌空腹

一般晨起后会感到口干，有些人就拿牛奶解渴，一饮而尽，好不酣畅。如此"穿肠而过"，胃来不及消化，小肠来不及吸收，牛奶的营养价值也就无从体现。况且，如果单纯以一杯牛奶作为早餐，则热量也是不够的。为此，早上饮用牛奶时一定要与碳水化合物同吃。具体吃法可以用牛奶加面包、点心、饼干等，干稀搭配。可先吃点面包、饼干，再喝点牛奶；也可以在牛奶中加大米、麦片或玉米等做成牛奶粥。牛奶与碳水化合物同吃，一方面牛奶中所含的丰富的赖氨酸可提高谷类蛋白质的营养价值，另一方面也可使牛奶中的优质蛋白质发挥其应有的营养作用。

2.小口饮用，有利消化

进食牛奶时最好小口慢慢饮用，切忌急饮，对碳水化合物要充分咀嚼，不要狼吞虎咽。这样，可以延长牛奶在胃中停留的时间，让消化酶与牛奶等食物充分混合，有利于消化吸收。

3.晚上饮用，安神助眠

很多人会问：何时饮用牛奶好？按照一般的习惯，以早上或晚上饮用者居多。一般来说，如果每天饮用2杯牛奶，可以早晚各饮1杯。如果每天饮用1杯牛奶，则早晚皆可。晚上饮用牛奶可在饭后两小时或睡前一小时，这对睡眠较差的人可能会有所帮助，因为牛奶中含有丰富的色氨酸，具有一定的助眠作用。

4.冷饮热饮，任君自便

牛奶煮沸后，其营养成分会受点影响，如B族维生素含量会降低，蛋白质含量会有所减少，但总的损失不会很大。饮用方式要看各人的习惯和肠胃道对冷牛奶的适应能力而定。一般而言，合格的消毒鲜奶只要保存和运输条件符合要求，完全可以直接饮用。如果需要低温保存的消毒鲜奶在常温下放置超过4小时后，应该将其煮沸后再饮用，这样比较安全。

5.特殊人群，巧选品种

有些人喝了牛奶以后，会出现腹胀、腹痛、腹泻的症状，医学上称之为"成人原发性乳糖吸收不良"。患有此症者可选食免乳糖的鲜奶及其制品，或直接喝酸奶。对高脂血症和脂肪性腹泻患者而言，全脂牛奶也不十分适宜，可改喝低脂或脱脂牛奶。老年人容易患骨质疏松，可以喝添加钙质的高钙牛奶。

6.食品标志，举足轻重

在食用牛奶之前，要看包装是否完整，并仔细阅读包装上的说明。一要看成分，否则就不知其含奶量，也难以判断其营养价值。二要看生产日期、保质期和保存条件。如果不按条件保存，即使在保质期内也有可能变质。三要看生产厂名、地址和产品批准文号，以防假冒、伪劣产品混迹其中。四要看内在，鲜奶如出现沉淀、结块或怪味现象，说明已经变质，不可食用。

以酒养生，古来有之

我国古人用酒作为养生之物的习惯，早已有之。比如曹雪芹在《红楼梦》中就记述了大观园里的酒经。《红楼梦》第三十八回中，黛玉吃了螃蟹后觉得心口痛，就想要喝口热热的烧酒，也就是我们所说的白酒。宝玉忙道将那"合欢花浸的烧酒"烫一壶来。合欢花有安神、解郁等功效，能够祛除寒气，而且对黛玉的多愁善感、夜间失眠也有独特的功效。另外大观园里的养生酒还有屠苏酒，它是采用赤木桂、防风、蜀椒、桔梗、大黄、赤小豆等浸泡而成，具有祛风寒、清湿热及防病作用。

而酒除了能够直接饮用来养生，也能作为药引，能达到增强药效的作用。《神农本草经》有记载："大寒凝海，惟酒不冰，明其热性，独冠群物，药家多须以行其势。"这说明，早在古代，中医已经认识到了酒对于药效的作用。

酒如何来增进药效呢？它可以使血脉畅通，能够引药上行，使人体能够更好地吸收药物成分，从而可使药效充分地发挥出来。中药都比较苦，人们往往难以下咽，但酒却是普遍受欢迎的食物。所以，如果将药物配入酒中制成药酒，经常饮用，既强身健体，又享乐其中，何乐而不为呢？

李时珍认为，酒性善走窜，可宣和百脉，舒筋活络，宜酌情酿药服用之。《本草纲目》记述了很多药酒。明确标明的药酒有80种之多，这些药酒中，有补虚作用的人参酒等24种；有治疗风湿痹病的薏苡仁酒等16种；有祛风作用的百灵藤酒等16种；有温中散寒，治疗心腹胃痛的蓼汁酒等24种。各种花果露酒在《本草纲目》中介绍了共30余种，如人参酒、虎骨酒、五加皮酒、枸杞酒、鹿茸酒、葡萄酒等。

不过喝酒也有适宜的时段，一般而言，秋后和冬季是进补的最佳时期，也最适合服用补酒。补酒性温，有温阳散寒、补养气血、调补肝肾等作用，对阳气虚衰、气血双亏、肝肾不足的人最为适宜。而补酒到春天阳气上升气候转暖时，一般不宜再服。另外，阴虚阳旺有低热表现的人、高血压患者、孕妇和儿童不宜服用。

酒再好，也必须酌情饮用，过量也会伤身。这个道理大家都懂，这里就不再复述了。

长寿健康酒方

人参酒——补中益气

人参酒的滋补效果很好，所以阳气旺者反而不宜服用，否则容易出现燥热、口干、咽喉肿痛、流鼻血等。而且每次饮用时，应当控制量，每次不要超过20毫升。

材料：人参30克，白酒1200毫升。

做法：将人参整根或者切片，水洗后泡入白酒中，室温遮光下浸泡3～5天（切片者）、2周（鲜参）或3～4周（干参）即可。之后倒入砂锅内，在微火上煮，将酒煮至500～700毫升时，将酒倒入瓶内；将其密封，冷却，存放备用。

值得注意的是，每瓶药酒中应不多于1根参，以免浓度过高。以淡淡的黄色、淡苦味为适合。并且，因为人参属于比较贵重的药材，当药味不明显后，还可以将人参捞出，分次煮掉食用，以免浪费。配制人参酒时，用鲜参和干参均可，大小粗细亦无要求，只要无发霉、变质、虫蛀即可，表面有泥土者须洗净。

薏苡仁酒——去风湿，壮筋骨

《本草纲目》中多次提到薏苡仁，它也被称为米仁、六谷或者菩提子。薏苡仁可以健脾除湿，能医治由于脾虚、湿气缠身而导致的各种病症，比如食欲不佳、便溏、水肿、小便不利。薏苡仁经常与清热解毒药一起同用。

材料：薏苡仁4克，白砂糖20克，蜂蜜30克，白酒500克。

做法：先将薏苡仁放入石磨内，用小石臼将薏苡仁捣碎或碾成粉状，然后装入布口袋中，扎紧袋口，待用。取干净容器，将糖、蜂蜜放入，加少量沸水，使其充分溶解，然后将装有薏苡仁的布袋放入，再将白酒放入，浸泡30分钟，搅拌均匀。将容器盖盖紧，放在阴凉处储存30天，然后即可启封饮用。

另外，《太平圣惠方》上记载有薏苡仁酒的古方，有爱好者可以参考：薏苡仁3两，防风2两（去芦头），牛膝3两（去苗），独活2两，生干地黄2两，黑豆5两合炒令熟，当归1两锉（微炒），酸枣仁3分（微炒），芎1两，丹参1两（去芦头），桂心2两，附子1两炮裂（去皮脐）。上锉细，以生绢袋盛，用清酒2斗，渍5~7宿。

五加皮酒——温补肝肾去寒湿

五加皮酒是由多种中药材配制而成，说起五加皮酒，熟悉酒文化的朋友都知道最有名的就是致中和五加皮酒。

不过现在五加皮药酒的配方有多种，功能各有不同。以下五加皮酒方是最常见的用于祛风湿、壮筋骨的配法。定时适量

饮用可以聪耳明目，祛虚补脾肺，虚劳衰弱者饮之最宜。

材料：党参0.6克，陈皮0.7克，木香0.8克，五加皮2克，茯苓1克，川芎0.7克，豆蔻仁0.5克，红花1克，当归1克，玉竹2克，白术1克，栀子22克，红曲22克，青皮0.7克，焦糖4克，白砂糖500克，肉桂35克，熟地0.5克，脱臭酒精5000克。

做法：将党参、陈皮、木香、五加皮、茯苓、川芎、豆蔻仁、红花、当归、玉竹、白术、栀子、红曲、青皮、肉桂、熟地放入石磨内，用小石臼将其捣碎或碾成粉状。取干净容器，将糖、焦糖色素放入，加适量沸水，使其充分溶解，然后将党参等混合物放入，搅拌均匀，浸泡4小时后，再将脱臭酒精放入，搅拌至混合均匀，继续浸泡4小时。将容器盖盖紧，放在阴凉处储存1个月，然后启封进行过滤，去渣取酒液，即可饮用。

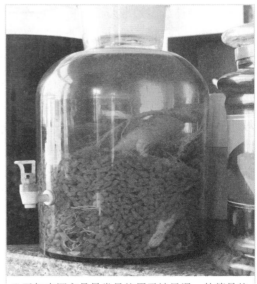

◎五加皮酒方是最常见的用于祛风湿、壮筋骨的配法。

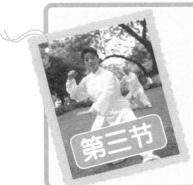

让运动为健康保驾护航

第三节

一起步行上班

提到运动健身，上班族常常以没有时间为由，别忘了，你完全可以把家和单位这段路程当作你的运动场。在这一点上，法国前总统希拉克可是一直坚持的。他虽然看起来身材高大，身体强健，简直可以说是一位橄榄球队的主将，但事实上，他并不喜欢体育运动，也不会像其他国家首脑一样到森林或海边散步，他除了工作，就是抓紧时间睡觉。但他唯一做的运动就是步行上班，他每天早上8点30分离开爱丽舍宫官邸，步行去办公室。

步行是唯一能终身坚持的锻炼方式，并且是一种安全的、适量的运动。有规律的步行还能降低血压，促进心脏冠状动脉血流的畅通，增加血液中高密度脂蛋白胆固醇的含量，缓解疼痛，增强腿力，预防骨质疏松症。步行还能促进全身血液循环，改善大脑与自主神经功能，提高智力水平，预防老年痴呆症。

如果你的这个"运动场"太长，你可以选择提前两站下车，步行上班或者回家。这样的运动，时间不长、难度不大、强度不高，具有科学性和可操作性。步行是一种任何时间、任何地点都可以进行的最基本的锻炼方法。

美国怀特博士主张"每天步行至少1小时"。日本医学博士大矢提出："作为人每天所必需的最低运动量，步行1万步最合适。"每天步行1万步对于一般人来说，有一定的难度，为了健康必须达到6000步以上。如果每分钟步行100步，1小时就是6000步。每天坚持30～60分钟的步行，可降低30%～40%患慢性疾病的概率。

步行可以大步走、小步走、扭着走、高抬腿走、盘腿走、外抬腿走、后抬小腿走、踢腿走、交叉走、侧身交叉走、内八字走、外八字走、跳着走、退着走等。形式多样，长期坚持，一定能很大程度上提高健康的质量。更何况，步行上班的时候，想想法国前总统此时也和你一样正在路上，你还能找到没时间运动的借口吗？

哪些运动让女孩子青春靓丽

自行车：这项运动比较容易坚持，它可以锻炼你的腿部关节和大腿肌肉，并且，对于脚关节和踝关节的锻炼也很有效果。同时，还可促进血液循环。

滑冰：有助于锻炼身体的协调能力，在身体方面，它可以使你的腿部肌肉更加结实而有弹性。同时，滑冰属于大运动量的运动，可以提高肺活量。

排球：会使你的个子越长越高，所以最好尽早加入这项运动。此运动对臂部肌肉和腹部肌肉的锻炼效果尤为明显，同时，还能提高人的灵敏度。

高尔夫：这项运动是和散步紧密结合在一起的，在一个18个洞的球场里，你走路的距离会达到6～8千米；挥杆的动作有助于你身体的伸展。此外，美丽的球场更会使你心情舒畅。

每天1分钟，背部保健好轻松

对于上班族而言，坐在桌前一整天不动可谓家常便饭，天长日久脊椎变形，压迫下背部肌肉，背痛在所难免。下面介绍4招，每天只需坚持1分钟，就能轻松缓解背痛。

缓解背痛法

冰山式	（1）上身挺直，盘腿坐下。 （2）吸气3秒钟，同时向左右伸直双臂，掌心向上，从侧边上抬，直达头顶。 （3）呼气3秒，上半身向右旋转90°后屏住呼吸6秒。然后吸气3秒，上身转回原位。 （4）呼气2秒，掌心向下，手臂从头顶放至身体两侧。 注意：本动作不适合有严重心脏问题的人
手部抬升式	（1）双脚合并站立，或分开半脚宽，双手于身体前方交叉，放松全身。 （2）吸气3秒钟，向上抬臂过头，保持双手交叉。头稍微后仰，向上看手，停6秒（不要求一定要屏气）。 （3）展开双臂与肩同高，停6秒。 （4）吸气3秒钟，恢复双手交叉过头的姿势，停3秒。 （5）呼气3秒钟，放下手臂还原至起始位置，重复5次
野兔式	（1）小腿与大腿成90°跪坐，上身挺直，在吸气的同时向上高抬双臂，然后向前弯腰，提臀，手臂、头与躯干保持在一条直线上，直至手能平放在地面上，前额触地。 （2）几秒钟后前额微抬，并保持几秒钟。 （3）然后再慢慢吸气，挺直上身，还原至起始位置

猫伸展式	（1）小腿与大腿成90°跪下后，上身前弓与地面平行，双手垂直放在地面上，然后一只手抬起伸直，与肩同高。 （2）吸气，尽量向上抬头，挺直脊椎。 （3）尽量完全扩张腹部，最大限度地往肺里吸入足量的空气，屏住呼吸6秒。 （4）呼气，低头（不要太低），向上弓起身体，伸展脊椎，保持6秒

人老腿不老的锻炼方法

俗话说，人老腿先衰，那么怎样锻炼才能使"人老腿不老"呢？

（1）干洗腿。干洗腿可使关节灵活，腿肌与步行能力增强，预防下肢静脉曲张、水肿及肌肉萎缩等。方法是用双手紧抱一侧大腿，稍用力从大腿根部向下按摩，一直到脚踝，然后再从踝部按摩至大腿根部。用同样的方法按摩另一条腿。

（2）扭膝。扭膝能疏通血脉，治下肢无力、膝关节疼痛。方法是两足平行并拢，屈膝微下蹲，双手放在膝盖上，顺时针方向揉动数十次，然后逆时针方向揉动数十次。

（3）揉腿肚。揉腿肚能疏通血脉，增强腿部力量。方法是用两手掌夹住腿肚，旋转揉动。

（4）扳足。扳足端坐，两腿伸直，低头，身体向前弯，用双手扳脚趾。

（5）暖足。脚上穴位很多，泡脚能起到疏通经络、消除疲劳的作用，最好每天睡前用热水泡脚，并且冬天要注意足部保暖，不要让其受寒凉。

太极拳——柔和的运动更养生

太极拳是我国的国粹，它适合任何年龄、性别、体型的人练习。经常练习太极拳，对于身心健康有意想不到的收获，集练气、蓄劲、健身、养生、防身、修身于一体，是一种适合经常锻炼的养生武术功法。

练太极拳，不是一般的学习拳式，必须懂得很多基本功，必须做到"放松""气道通畅"。肺主一身之气，肺气调则周身气行，故练功必须令其气顺，不可叫气道结滞，所以说练拳不可闭气、使力，总以放松、沉气为主，在练拳时要配合呼吸、配合开合等。由于以上的要求，使得练太极拳的人们在练拳过程中注意放松并调整呼吸，每次练拳下来心情舒畅、精神饱满。身体微微出汗，增加体内的新陈代谢，从而起到了祛病强身的健身功效。具体而言，太极拳有以下功效。

太极拳活动能松腰。腰为一身之主宰，能松腰，然后两足有力，下盘稳固，虚实变化，皆由腰转动。故曰："命意源头在腰际。"腰的转动幅度大，带动胃、肠、肝、胆、胰做大幅度转动。同时，深、长、细、匀的呼吸，横膈肌活动范围的扩大，对于肝、胆起按摩作用，可以消除肝脏瘀血，改善肝功能，甚至治愈肝炎等疾病。同时，加强胃肠的蠕动，促进消化液的分泌，进而改善整个消化系统，治疗胃肠方面的慢性疾病，效果非常明显。

太极拳是哮喘患者治疗和康复的最好方法之一。用太极拳治疗哮喘时，锻炼者两臂、手腕、肩、背、腹等全身肌肉都放松，柔和的动作会使人感到轻松愉快、心情舒畅，从而使哮喘病人情绪稳定；神经系统的兴奋和抑制过程得到很好的调节，

有助于减轻或避免哮喘发作；常打太极拳对保持肺组织的弹性、胸廓的活动度、肺的通气功能及氧与二氧化碳的代谢功能均有积极的影响。太极拳重视加大人体下部运动量，有利于避免上盛下衰的"时代病"。人年过40，肝肾易亏，犹如根枯而叶黄。浇水灌肥应从根部着手，滋肝补肾，乃是养生保健的秘诀。除了服用一些食品和药品外，重要的是加强人体丹田部位和下肢的运动。因为人体丹田与命门之间（即小腹部位），正是人体吸收的各种营养转化为精血（及内分泌）的最关键、最根本的部位，所以增强小腹、腰、裆部位及下肢运动正是促进人体消化吸收和气血循环运行的最基本的环节。腰脊和腿部增强，自然血脉流畅，精神旺盛，长久不衰，从而消除或避免"上盛下衰"诸症。

慢跑：健康的零存整取

早在两千多年前，古希腊的山岩上就刻下了这样的字句："如果您想强壮，跑步吧！如果您想健美，跑步吧！如果您想聪明，跑步吧！"我国民间也有俗话说："人老先从腿上老，人衰先从腿上衰。"而跑步是见效最快、锻炼最全面的一种运动。

跑步是一项实用技能，运用它锻炼身体，对正在成长的青少年来讲，是发展速度、耐力、灵巧、协调等运动素质，促进运动器官和内脏器官功能的发展，增强体质的有效手段。

跑步的健身作用

增强心肺功能	跑步对于心血管系统和呼吸系统有很大的影响。青少年坚持跑步锻炼，可发展速度、耐力，促进心肺的正常生长发育。中老年人坚持慢跑，就是坚持有氧代谢的身体锻炼，可保证对心脏的血液、营养物质和氧的充分供给，使心脏的功能得以保持和提高

续表

促进新陈代谢，控制体重	跑步锻炼既促进新陈代谢，又消耗大量能量，减少脂肪存积。对于那些消化吸收功能较差而体重不足的体弱者，适量的跑步就能活跃新陈代谢功能，改善消化吸收，增进食欲，起到适当增加体重的作用。可见，跑步是控制体重、防止超重和治疗肥胖的极好方法
增强神经系统的功能	跑步对增强神经系统的功能有良好的作用，尤其是消除脑力劳动的疲劳，预防神经衰弱。跑步不仅在健身强心方面有着明显的作用，而且对于调整人体内部的平衡、调剂情绪、振作精神也有着极好的作用

倒立，给大脑输送新鲜血液

倒立对人体来说是一种逆反姿态。据报道，英国伦敦一家头发护理所主持人史滨沙发现，勤做倒立动作，可防秃顶，他说："每日以头触地倒立5分钟左右，是防止秃顶的最佳办法。"以头顶触地倒立，不仅能按摩头部，而且还能很好地促进头皮的血液循环，从而刺激头发的生长。

倒立还有助于改善脑细胞老化和内脏功能，有利于给大脑输送新鲜血液，有利于头发的生长，可预防脑血管硬化、增强记忆力。

倒立时全身各关节、器官所承受的压力减弱或消除，某些部位肌肉松弛，可对因站立引起的各种病痛起到预防作用，并且能改善血液循环，增强内脏功能，起到松弛机体的健身效果。

思考是智慧，反思也是智慧，倒立是反思的一种体姿。倒立时不仅有机会锻炼身体，还有机会反思自己的健康和人生。

一般来说，倒立的方法如下：

倒立时可以利用墙壁，可在床上或地板上，放上一块枕巾，头顶贴在枕巾上，在离墙10厘米的距离上，两手搭地成三角形，将两脚举起靠在墙上，颈部挺直。如姿势正确，就是从来没有做过倒立的人也能立起来。

倒立时注意事项如下。

（1）开始时可以请家人协助。

（2）实在难以完成时不要勉强。

（3）注意手部不要受伤。

游泳：愉悦身心，健康又美体

游泳是一项人体在一定深度的水的特定环境中，凭借肢体运动，利用水的浮力而进行的技能活动。它是古代人类在同大自然的斗争中，为生存而产生的，发展到现在，已成为受广大人民欢迎的有氧运动。

游泳对身心健康能起到很好的作用

锻炼心脏	可使心脏得到很好的锻炼，使心肌逐渐发达，收缩能力增强，更好地促进机体的新陈代谢。所以，游泳运动员的心脏跳动在平时比一般人慢而有力。一般人的脉搏，安静时为每分钟70～80次，而游泳运动员却为42～60次，个别甚至减少到36次，这正是其心脏功能良好的具体体现。有的游泳运动员平时心跳只有40～50次，而跳动时排出的血量就等于一般人70～80次心跳排出的血量
增强呼吸系统功能	游泳运动是所有运动项目中对呼吸系统影响最大的一个项目。一般人的呼吸力为8～13.3千帕（60～100毫米汞柱），而经过系统游泳锻炼的运动员可达26.7千帕（200毫米汞柱）以上。游泳运动员的肺活量也比一般人大得多，据统计，一般人的肺活量只有3000毫升左右，而游泳运动员能达5000～7000毫升。这样就可使每次呼吸能摄取更多的氧气和排出更多的二氧化碳。肺活量大，其耐受缺氧的能力就强
锻炼身体灵活性	坚持游泳锻炼，还能使神经系统功能增强，可使动作敏捷、反应灵活，并使关节得到锻炼，动作协调、敏捷
活动关节，减肥塑身	可以有效地锻炼全身的肌肉和关节，使肌肉发达，可以减肥，保持体型健美，并在力量、速度、柔韧性、耐力等身体素质方面有明显提高
延缓衰老	可以延缓衰老，使人青春常驻。它可以改善皮肤血液循环和新陈代谢，推迟皮肤老化和预防皮肤病的发生。 游泳的姿势，蛙泳、自由泳、仰泳和蝶泳均可，但速度不宜过快，时间也不宜过长。每周锻炼2～3次，每次最好不超过500米
健体，预防疾病	游泳本身就是一种体育疗法。经常在水中锻炼，体温调节功能可以得到改善，机体对外界的适应力会明显增强，且有舒筋活血、松弛肌肉的作用，对腰背痛、扭伤有治疗作用。如方法得当，对冠心病、高血压、胃肠病也有一定的治疗作用

常爬楼梯，强身健体

爬楼梯对于现代人来说是最简便的运动方式，根据医学研究证实，平均每爬一层楼，就可以增加10秒的寿命。经常走楼梯锻炼，能够有效地增强体力。爬楼梯时，不仅双脚与双臂都得到锻炼，全身的肌肉也都会产生运动感，因此，爬楼梯是一种全身性的运动。

经常爬楼梯的人比乘电梯的人心脏病发病概率要少1/4，每天上下六层楼3～5次，比那些不运动的人死亡率低1/3。每天爬楼梯不但能增强心肺功能，而且能增强肌肉与关节的力量，还能提高髋、膝、踝关节的灵活性。这是由于爬楼梯时加强了心肌的收缩，加快了血液循环，促进了身体的新陈代谢。另外，爬楼梯时静脉血液回流的加快，可以有效防止心肌疲劳和静脉曲张。爬楼梯时腰部、臀部、大腿部用力较大，从而使这些部位的脂肪消耗加快，有利于减肥。

爬楼梯能够增强人体细胞的新陈代

谢，有效地增强肌肉的活力。这种有氧运动可以改善血液循环与呼吸系统，还可以提高骨髓的造血功能，这样一来，人体内的红细胞与血红蛋白数量就能明显地增多，有助于提高人体免疫力。

爬楼梯锻炼注意事项

循序渐进	爬楼梯是一项比较激烈的有氧锻炼形式，锻炼者须具备良好的健康状况，并严格遵守循序渐进的原则
速度与持续时间	初始锻炼者，应采取慢速度、持续时间长的方式。随着锻炼水平的提高，可以逐步加快速度或延长持续时间，当自己的体力能在1分钟内登完5至6层楼或能持续10分钟以上时，即可过渡到跑楼梯
适中强度为宜	锻炼过程应以适中强度为宜，以不感到吃力为度
步行、慢跑相结合	爬楼梯锻炼应与步行、慢跑等健身锻炼相结合，不要以此取代其他锻炼

赤足行，激活你的"第二心脏"

根据生物全身理论，足底是很多内脏器官的反射区，称为人的"第二心脏"。

赤足行健身法在中国香港、中国台湾、日本、西欧等世界许多地区流行。有关专家认为：人体各器官在脚部均有特定反射区，摩擦刺激这些相应的反射区，便能激发潜能，调整人体失衡状态，达到防治疾病、延年益寿的目的。比如它对神经衰弱、近视眼、遗尿、前列腺肥大、急性扭伤、高血压、胃肠病、糖尿病、偏头痛、肾炎、关节炎等疾病都有较好的疗效。

四肢爬行，给你的身体减压

四肢爬行，看起来不雅观，但对防治疾病、强身健体效果显著。目前，国内外一些专家都开始研究爬行对促进人体健康、治疗某些疾病的作用，并取得了有效的成果。庄尔望博士提倡爬行运动，创造了爬行疗法。

他把60岁以上的老年病患者集中在宽敞的大厅里，让他们像猴子一样，每天在地上爬行20～30分钟。这些人经过一段时间的爬行锻炼后，健康状况有了明显的好转，病情也有了不同程度的减轻。

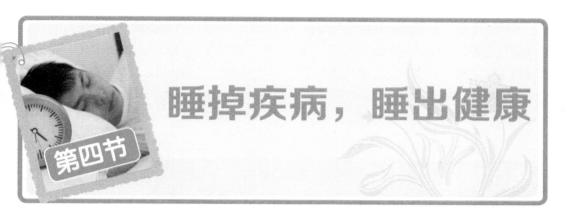

睡掉疾病，睡出健康

第四节

一觉闲眠百病消

科学研究证明，良好的睡眠能消除身体疲劳，使脑神经、内分泌、体内物质代谢、心血管活动、消化功能、呼吸功能等得到休整，促使身体完成自我修补，提高对疾病的抵抗力，所以说"一觉闲眠百病消"。

人们很早发现，睡眠是人体恢复精气、体力的主要方式。但对于这种方式的研究，特别是作为内部调理修复系统来研究比较少。

现在人们知道，人体进入睡眠状态，就是与外界联系为主的系统暂时停止（吸氧除外），以内部调理为主的系统开始启动。这一系统运行的功能包含解除疲劳、祛除病气、修复损坏的机体、分泌人体所需的腺体激素等。

解除疲劳功能不用赘述。一觉醒来，精气复原，这是人人皆知的常识。但多数人认为这是由于经过休息，机体处于相对静止状态，这个认识是不全面的，准确地说应是修整，是转换为另一种以平衡为主要特征的运行状态——平衡供氧、平衡电位、平衡血压……

祛除病气功能也是显而易见的。感冒病人大汗淋漓的排毒现象往往出现在病人熟睡时段。重症病人出现昏睡进而从昏睡中醒来，也是睡眠能够祛病的证明，前者是人体自身的复原功能提出睡眠祛病的需求，后者是祛病功能发挥作用的效果显现。

修复损坏的机体功能也是这样——事实上，人们正是通过深呼吸这一充足的供氧，通过与清醒时不同的生物电刺激和含氧量充足的血液回流一次又一次地对疲倦和损伤的机体、神经和器质进行抚摩、修复，不仅能使机体复原，还能使损伤部位较快愈合。我们还发现，人在清醒时由大脑指挥肢体，生物电是一种走向，睡眠时这一动作电位肯定要变化，这时得服从修复系统工作的需要。这就如同我们维修信号系统，维修时的电流走向和正常运行时的电流走向会有所不同一样。

可见，充足、安稳的睡眠对保持身体的健康是必要的，尤其是生病的人，更需要睡眠来恢复精神和体力。白居易就很重视睡眠，他认为充足的睡眠对养生是非常有好处的。他多次情不自禁地赞美睡眠的作用和带给他的好心情，"一觉闲眠百病消""一饱百情足，一酣万事休"等，对于酣睡后的舒适畅快，诗人是有切身体会的。就连最机灵的长颈鹿，每夜还要睡25分钟，何况如此辛苦的现代人呢？

科学睡眠八部曲

充分的睡眠，对于人的身体健康十分重要。但要想获得一个良好的睡眠，维持正常的生理活动，还必须注意以下几点。

一忌临睡前进食。人进入睡眠状态后，机体中有些部分的活动节奏便开始放慢，进入休息状态。如果临睡前吃东西，则胃肠、肝、脾等器官就又要忙碌起来，这不仅加重了它们的负担，也使其他器官得不到充分休息，使大脑皮层主管消化系统的功能区兴奋，在入睡后常产生噩梦。如果赶上晚饭吃得太早，睡觉前已经感到饥饿的话，可少吃一些点心或水果（如香蕉、苹果等），但吃完之后，至少要休息半小时之后才能睡觉。

二忌睡前用脑。如果有在晚上工作和学习的习惯，要先做比较费脑筋的事，后做比较轻松的事，以便放松大脑，便于入睡。否则，如果大脑处于兴奋状态，即使躺在床上，也难以入睡，时间长了，还容易导致失眠症。

三忌睡前激动。人的喜怒哀乐，都容易引起神经中枢的兴奋或紊乱，使人难以入睡甚至造成失眠，因此睡前要尽量避免大喜大怒或忧思恼怒，要使情绪平稳为好。如果你由于精神紧张或情绪兴奋难以入睡，请取仰卧姿势，双手放在脐下，舌舔下颌，全身放松，口中生津时，不断将津液咽下，几分钟后你便能进入梦乡。

四忌睡前说话。俗话说："食不言，觉不语。"因为人在说话时容易使大脑兴奋，思想活跃，从而影响睡眠。因此，在睡前不宜过多讲话。

五忌蒙头而睡。老年人怕冷，尤其是冬季到来之后，总喜欢蒙头而睡。这样，会大量吸入自己呼出的二氧化碳，缺乏必要的氧气，对身体健康极为不利。

六忌当风而睡。睡眠时千万不要让从门窗进来的风吹到头上、身上。因为人睡熟后，身体对外界环境的适应能力有所降低，如果当风而睡，时间长了，冷空气就会从人皮肤上的毛细血管侵入，轻者引起感冒，重者口眼歪斜。

七忌对灯而睡。人睡着时，眼睛虽然闭着，但仍能感到光亮，如果对灯而睡，灯光会扰乱人体内的自然平衡，致使人的体温、心跳、血压变得不协调，从而使人感到心神不安，难以入睡，即使睡着，也容易惊醒。

八忌对炉而睡。这样做，人体过热，容易引起疮疖等疾症。夜间起来大小便时，还容易着凉和引起感冒。值得一提的是，如使用蜂窝煤炉取暖，应注意通风，以免煤气中毒。

给身体"松松绑"，轻松拥有健康睡眠

睡眠不仅可以消除疲劳、恢复体力，而且还可以保护大脑、提高机体免疫力，因此，充足而合适的睡眠对健康大有裨益。为了提高睡眠质量，睡觉时必须给自己"松绑"。

睡觉时如何给自己"松绑"呢？做到以下几点就可以了。

1.不要戴胸罩

戴胸罩睡觉容易致乳腺癌。其原因是长时间戴胸罩会影响乳房的血液循环和淋巴液的正常流通，不能及时清除体内有害物质，久而久之就会使正常的乳腺细胞癌变。

2.不宜戴假牙睡觉

戴着假牙睡觉是非常危险的，极有可能在睡梦中将假牙吞入食道，使假牙的铁钩刺破食道旁的主动脉，引起大出血。因此，睡前取下假牙清洗干净，这样做既安全又有利于口腔卫生。

3.不宜戴隐形眼镜

人的角膜所需的氧气主要来源于空气，而空气中的氧气只有溶解在泪液中才能被角膜吸收利用。白天睁着眼，氧气供应充足，并且眨眼动作对隐形眼镜与角膜之间的泪液有一种排吸作用，能促使泪液循环，缺氧问题不明显。但到

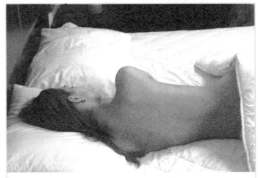

◎提高睡眠质量，睡觉时必须给自己"松绑"，最好的方法就是裸睡。

了夜间，因睡眠时闭眼隔绝了空气，眨眼的作用也停止，使泪液的分泌和循环功能相应减低，结膜囊内的有形物质很容易沉积在隐形眼镜上。诸多因素对眼睛的侵害，使眼角膜的缺氧现象加重，如长期使眼睛处于这种状态，轻者会代偿性使角膜周边产生新生血管，严重者则会发生角膜水肿、上皮细胞受损，若再遇细菌便会引起炎症，甚至溃疡。

4.不要戴表

睡眠时戴着手表不利于健康。因为入睡后血流速度减慢，戴表睡觉使腕部的血液循环不畅。如果戴的是夜光表，还有辐射的作用，辐射量虽微，但长时间的积累也可导致不良后果。

给睡眠摆个完美的姿势

人生大约有1/3的时间是在睡眠中度过的，在这漫长的岁月里，睡眠姿势合理与否与健康有着十分密切的关系，并且它能影响你的睡眠质量。

1.侧卧是最佳睡眠姿势

中医强调睡眠应"卧如弓"，建议采取这样的标准姿势：身体向右侧卧，屈右腿，左腿伸直；屈右肘，手掌托在头下；左上肢伸直，放在左侧大腿上，这样的睡姿就像一轮弯月亮。中医认为以这种姿势入睡不损心气，像猫一样蜷卧后大脑很快就能静下来，由兴奋转为抑制状态，不久就能进入梦乡。

侧卧使人体内脏器官受压较小，胸廓活动自如，有利于呼吸，心脏也不会受到手臂、被子的压迫，两腿屈伸方便，身体翻转自如。

侧卧以右侧卧为最好，以左侧卧及适当的仰卧配合。这是因为胃、肝偏于右侧，右侧卧时，心脏受压小，有助于血液自由循环。向左侧睡时压迫胃，使胃内的食物不易进入小肠，不利于食物消化和吸收，还会压迫心脏，对患有心脏病的人尤为不利。

对于那些血液循环差、防寒功能弱、睡觉时怕冷的人来说，侧卧可使全身肌肉得到最大限度的松弛，又不致压迫心脏，使心、肝、肺、胃、肠处于自然位置，呼吸畅通，还有利于胃中食物向十二指肠输送。

右侧卧过久，可调换为仰卧。将双手伸直，自然地放在身体两侧，切忌将手压在胸部，也不宜抱头枕肘，下肢避免交叉或弯曲，全身肌肉尽量放松，保持气血通畅，呼吸自然平和。

2.仰睡能防血栓

除了侧卧，很多人喜欢仰卧，仰卧也有一定的保健功效。首先，仰睡可以使全身大部分肌肉处于最放松的状态，对老年背痛、腰痛患者来说非常适宜。其次，仰卧不会加重心脏负担。再次，仰睡时，面部肌肉全部松弛，因而皱纹不易生成，已有的皱纹不易加深，也不易出现双下巴。

中老年人特别是老年人的动脉硬化、血管病变多，除依赖于白天坚持体育锻炼外，应遵循专家的良言建议，仰卧睡眠。

3.睡眠时不要高抬手臂

睡觉时手臂上抬，肩部和上臂的肌肉不能及时得到放松和恢复，时间长了会引起肩臂酸痛。长时间双手高举过头睡眠，会造成对"反流防止机构"的刺激，一旦这种机构的功能被削弱或破坏，就会引起食物连同消化液返流入食管，使管道黏膜充血、水肿、糜烂、溃疡，造成反流性食管炎。因此，睡觉时不宜高抬手臂。

当然，人在睡眠中的姿势不可能一成不变，一夜之间，总得翻几次身，以求舒适的体位，其实无论怎样的睡眠姿势，放松身心，舒适而眠就好。

先睡心，再睡身：好心情是好睡眠的前提

失眠多数是由心情焦虑引起的，而睡眠不好又会使人无精打采、心情烦躁，从而形成一种恶性循环，甚至会影响整个人的性格脾气。美国专项研究机构曾针对上海中青年进行了关于睡眠现状的调查，结果显示：上海75%的职业人士深受六大类睡眠障碍的困扰，其中由睡眠引发的抑郁症日益突出。这六大类睡眠障碍如下。

（1）总是觉得睡不醒；

（2）睡醒了以后常常腰酸背痛；

（3）心情抑郁或焦虑；

（4）夜很深了却睡不着；

（5）很晚才入睡，第二天却醒得很早；

（6）总是会做怪梦。

从调查结果可以看出：心情抑郁是导致睡眠问题的一个重要原因，80%以上有抑郁症的人都会遭受睡眠不足的困扰，其表现主要包括如下几类。

（1）比普通人睡得更少；

（2）通常很难入睡，躺在床上大脑还在不断思考；

（3）夜里经常苏醒；

（4）很早就醒了，不能再睡着。

可见，心情与睡眠有着非常密切的联系，心情不好睡眠也不会好，要想拥有良好的睡眠，首先要有一个好心情。但是快节奏的生活让每个人都面临很大的压力，如何才能缓解压力，带着好心情入眠呢？

缓解压力的方法

忘掉不愉快的事	上床后，把不愉快的事从你的脑子里踢出去，包括工作
倾诉	实在忍不住要想，就把自己想的事与伴侣倾诉，或者自言自语说出来
听音乐	可以放一些能够让精神放松的音乐，在音乐中进入睡眠
想象	想着明天会是一个好天气，蓝天白云，和煦的阳光温暖地照在身上
自我暗示	告诉自己所有的事情明天都会好起来

晨练后睡"回笼觉"对健康不益

很多人喜欢早起锻炼，尤其是老年人。但是，有些老人在晨练后喜欢回家补上一个"回笼觉"，觉得这样才能够劳逸结合，能更好地休息养神。殊不知，这是不科学的，晨练后睡回笼觉不仅对身体不利，还会影响晨练的效果。

人体经过晨练后，全身器官的功能都会由缓慢逐渐加速，并引起神经系统的兴奋增强，由此四肢活动灵活，思维敏捷活跃，此时应该坐下来吃点早餐，读读书报，或者喝杯茶，听听音乐……这样可使心情逐渐安定，精神愉悦。

晨练后如果马上回去睡回笼觉，会对身体造成以下伤害。

（1）经晨练后人体心跳加快，精神亢奋，躺在床上不但不能马上进入睡眠状态，同时肌肉还因晨练产生的代谢产物乳酸等不容易消除，反而让人觉得四肢松软乏力，精神恍惚。

（2）晨练后再睡"回笼觉"对人体心脏和肺部功能的恢复不利。

（3）经晨练后人体产生的热量升高，如果重新钻进被子里睡觉，汗还没有消失，极易得感冒。

走出夏天睡眠误区，做个"仲夏夜之梦"

看过《仲夏夜之梦》的人，肯定对剧中轻松、愉快的情节印象深刻。那么，你有没有想过在炎热的夏季做一个美满的"仲夏夜之梦"呢？炎热的夏天是人们最难入眠的季节。夏季天长夜短，人们白天活动的时间延长，夜间睡眠的时间不足，再加上暑热湿盛，更使人心浮气躁。蚊虫叮咬、他人干扰，等等，都使人难以入静。其实，只要你能够走出下列睡眠误区，就一定会舒舒服服地睡个好觉，拥有一个恬静的"仲夏夜之梦"。

夏季睡眠的注意事项

忌袒胸裸腹	尽管夏日天气炎热，在晚上睡觉时仍应穿着背心或薄衬衫，腹部、胸口盖条被单，以避免着凉而引起腹痛、腹泻。对于这一点，老年人、幼儿更应该注意
忌室外露宿	即使在夏季气温很高的夜晚，也不能因贪图凉快，在廊檐、室外露宿，以防蚊虫叮咬或因露水沾身而发生皮肤感染或头昏脑涨、四肢乏力
忌睡地板	夏季，有些人只因图一时凉爽，在水泥地或潮湿的地面上铺席而卧。这样很容易因湿气、邪寒袭身，而导致风湿性关节炎、腰酸腿痛或眼睑水肿等病症，损害身体健康
忌穿堂风	夏季，通道口、廊前虽然风凉，但是"坐卧当风"。在这样的地方睡觉，虽然凉爽，但很容易受凉、腹痛、感冒
忌开着空调睡觉	很多人为贪图凉快，整夜开着空调睡觉。这样危害很大，因为入睡后，人体的血液循环减慢，抵抗力减弱，极易受凉而引起感冒。所以即使你一定要开空调睡觉，也记得给自己盖一床薄被

对症下药，让失眠不再可怕

失眠并不可怕，如果依靠药物治疗，对症下药能起到不错的疗效。但是现在存在两种弊端：一是不敢服用，认为服用安眠药会产生抗药性；二是滥用安眠药物，长期依赖安眠药睡眠。

针对不同类型的失眠症，选用药物的品种也不同。只有选择合适的安眠药，才能对失眠起到很好的治疗作用。对于入睡困难的患者应选用短效而起效迅速的安眠药，易早醒或中途醒者则应选用中效的安眠药，而白天焦虑者可选用长效安眠镇静药。

目前最为常用的催眠药为巴比妥类和苯二氮类及一些中成药。根据药物起效快慢的不同，每类药物又可分为慢效、中效和快效药。这些药物显效和作用时间存在一定的差异，服用剂量及常见副作用也不甚相同。

常用安眠药的选用注意事项

苯巴比妥	苯巴比妥在巴比妥类药物中属于慢效，显效时间为0.5～1小时，作用持续6～8小时，常用量为成人每次0.05～0.1克。常见副作用表现为醒后精神不佳、头晕。久用会成瘾，肝肾功能严重减退者慎用
戊巴比妥	戊巴比妥在巴比妥类药物中属中效，显效时间为15～30分钟，作用持续3～6小时，常用量为成人每次0.05～0.1克，睡前服。由于主要在肝脏代谢，所以，肾功能不好的患者仍然可以使用此药。其副作用和苯巴比妥相似
司可巴比妥	又名速可眠，在巴比妥类中起效最快，服用15分钟后即可显效，持续作用的时间为2～3小时，最适合入睡困难的失眠。成人每次0.1～0.2克，睡前服。主要在肝脏代谢，肝功能减退者慎用
安定	失眠时，成人睡前服用5～10毫克。副作用比较多，常见的有嗜睡、疲乏、共济失调、语言不清、视物模糊及复视、心动过缓和低血压等。长期使用也可成瘾。青光眼及重症肌无力患者禁用
硝西泮作用和地西泮相似	催眠作用较快，在服后15～30分钟入睡，维持6～8小时。特点是引起的睡眠近于生理性，故无明显的后遗反应。常用量为成人每次5～10毫克，睡前服用。不良反应偶见头痛、精神紊乱及白细胞减少，服用时应避免饮酒。重症肌无力及妊娠早期忌用
三唑仑作用比地西泮强	服用地西泮无效的患者服用三唑仑仍然会有效。口服吸收好，作用快，效果好，服后两小时内达血药峰浓度。三唑仑虽然适用于各型失眠症，但对入睡困难、易醒或早醒的失眠者最为适用。常用量为成人0.25～0.5毫克。常见不良反应为偏头痛、食欲减退、抑郁、瘙痒、心悸、腹泻等。妊娠和哺乳期妇女、急性闭角型青光眼、重症肌无力患者禁用

事实上，所有安眠药都有副作用，特别是长期使用，会使机体产生耐药性（所需药物的剂量越来越大），即通常所说的药物成瘾，因此不得盲目使用安眠药。短期服用适当的安眠药物，可以缓解失眠的困扰，有利于恢复正常睡眠

因为性福，所以幸福

第五节

医治百病的性爱生活

性生活能医治百病？许多人会不以为然，其实他们在享受"性"趣的过程中已经获得了很大的益处。

性生活通常也称为性爱、性行为、爱爱。封建社会残余的神秘观点，使青年男女对性生活知之甚少，他（她）们对性生活感到害羞、恐惧，整个新婚之夜处于紧张状态中。应该反对这种不正确的倾向，提倡正确的婚姻观、家庭观。新婚双方应相互体贴，心情轻松，精神愉快，增加性生活的乐趣，促进双方的身心健康。

性行为是一个非常敏感、非常具体的话题，它是人类各种行为中最普遍、最正常存在的自然现象。它目的明确，是自然的过程。性行为包括拥抱、接吻、爱抚、性交等。人类性行为人人皆有，是繁衍后代及人类社会发展的基本内容之一。性生活是两性之间的生活，不包括性交娱乐的肮脏。

以往的研究已经证实，性爱可促进人体免疫功能，缓解疼痛，治愈某些种类的偏头痛，同时对人的心理健康也很

有好处。人体健康与情绪关系密切，恶性情绪，如愤怒、焦虑、犯罪感、羞怯等，能激发一种以肾上腺素为基础的紧张反应，当这种反应长期存在，对人体整个生理健康产生负面影响，并严重损坏免疫系统的功能时，对策何在？性生活所产生的愉悦、兴奋等良性情绪，就能有效缓解紧张，抑制肾腺素系统，它通过神经系统释放内啡呔，这种天然的止痛剂能创造一个全身心舒适、健康的状态，并赋予机体良好的再生能力。

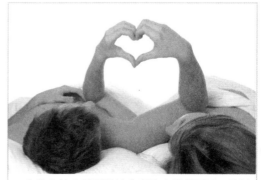

◎和谐的性生活可以让夫妻的心靠得更近，能够使身心得到充足的释放，使身体更加健康。

性生活的独特疗效

缓解压力	研究发现，紧张情绪直接影响人体免疫系统，使机体处于易感状态，易患各种疾病，从普通感冒到高血压、胃和十二指肠溃疡等。性生活直接对抗紧张情绪，引发全身心的放松，达到无与伦比的境界，尽管这种作用仅维持短暂的几个小时，但定期的、美满的性生活，可以逐渐减缓生活压力，带来轻松、愉快的情绪
缓解疼痛	性高潮乃天然镇痛剂，研究发现，患有慢性关节炎以及软组织损伤的病人，性高潮能大大提高他们疼痛感觉的阈值。这是由于性高潮会刺激中枢神经系统，释放某些化学物质，而这些物质具有阻滞疼痛的功效。另一个观点则认为，性高潮时激活内啡肽，随血液流经全身的感受器，产生类似吗啡的作用。内啡肽可以缓解各种疼痛。做爱还是一种效果显著的镇静剂，它能使机体松弛，有助于消除失眠的痛苦，性生活越是热烈、完美，事后越容易入睡
对心脏有好处	过一次性生活，如同参加了一次轻微运动，这无疑对心脏很有好处。而长期缺乏美满的性生活，是引发心脏病的一个重要因素，美国科学家研究了100名罹患心脏病的妇女，发现其中65名住院前均缺乏令人满意的性爱。另一项研究调查了131名男人，其中2/3的人称他们在患心脏病前，遇到不同程度的性难题
促进心理健康	美满性生活对人们的心理健康也具有重大意义。研究发现，拥有美满性生活的人，很少有焦虑、暴躁、好斗、多愁善感等不良倾向，对自己生活的满意程度较高。美满的性生活还使人更加自信，夫妻之间美满的性爱，使他们更容易表达自己的需求，彼此坦诚相待，互敬互爱，互助互让，相携相伴，白头偕老
减轻更年期综合征	性生活能减轻一些妇女的更年期综合征症状，妇女月经周期前5～7天，流往盆腔的血液明显增加，容易造成血管栓塞或痉挛，而性高潮时盆腔肌肉的有力收缩，可以促使血液迅速离开盆腔，回归体循环，消除紧张状态

以性养生：和谐的性爱使人拥有活力

性是爱的最高境界，是人类的正常生理活动，健康而和谐的性生活可以长保健康的身心，是最佳的养生之道。

性与爱是应该同时存在的，有爱、有性才能使人变得更加愉快、更健康。

研究发现，适度、和谐的性生活可以减少生活上的心理压力，并且能使人看起来更年轻健康。美满的婚姻，恩爱的伴侣，和谐的性生活是人健康长寿的基础。美满的性爱能促进人体激素的正常分泌，

人体激素的释放可以缓解压力。这个反应甚至可以维持数小时之久，直至激素的水平回复至整个身体系统的正常水平。所以和谐的性爱能够让人感到快乐、充实。

和谐的性生活还能够改善睡眠，因为夫妻双方在进行性生活时，肌肉会因兴奋而紧张，事后恢复松弛，这个过程有提高睡眠质量的作用。另外，有规律的性生活可以提高人体免疫力，这是因为每周做爱一两次的人，唾液中的免疫抗体比少做爱

的人高30%，这种杀菌的物质可以帮助身体抵御疾病的侵袭。

美妙的性爱生活还能够使女性外表容光焕发，指甲更有光泽和弹性，头发更加浓黑。此外，雌激素可促使乳房发育，使其越来越丰满。对于男性来说，有规律的性生活可以保护前列腺。同时性生活能使睾丸激素增加，从而保持旺盛的性欲。

性生活对心脏和血压都会有刺激作用，能锻炼它们的功能，提高心跳率和血压。从而适当地舒展心血管系统。同时，性过程中的阴阳调和以及情感上的美好体验，还可以有效防止衰老。

好食物会让你"性"趣盎然

研究发现有些食物与营养素能够促进性欲、调节性感受和增强性功能，是它们在燃旺男女的心灵之火，充当人类性爱的使者。当你知道吃东西也能吃出性欲，吃出"性"福后，你还会无动于衷吗？那么，哪些食物能使人吃出性欲呢？

欧洲最著名的性学研究家艾罗拉博士经研究指出一批可以"助性"的上佳食物。

"助性"的上佳食物

麦芽油	严重缺乏维生素E会导致阴茎退化和萎缩，性激素分泌减少并丧失生育能力。而麦芽油能预防并改变这种情况，所以我们在日常生活中应常食小麦、玉米、小米等含麦芽油丰富的食物
果仁	德国医生发现，在某些经常吃南瓜子的民族中，没有前列腺疾病发生。这是因为南瓜子中含有一种能影响男性激素产生的神秘物质。此外，小麦、玉米、芝麻、葵花子、核桃仁、杏仁、松子仁等也对性功能有益
蜂蜜	蜂蜜中含有生殖腺内分泌素，具有明显的活跃性腺的生物活性。因体弱、年高而性功能有所减退者，可坚持服用蜂蜜制品
鱼类	鱼肉含有丰富的磷、锌元素等，对于男女性功能保健十分重要，有"夫妻性和谐素"之称
海藻	海藻含碘量超过其他动植物。而碘缺乏会导致女性流产、男性性功能衰退、性欲降低。因此，要经常服用一些海藻类食物，如海带、紫菜、裙带菜等
韭菜	又名起阳草、壮阳草、长生韭，它是一种生长力旺盛的常见蔬菜。韭菜是肾虚阳痿、遗精梦泄的辅助食疗佳品，对男性阴茎勃起障碍、早泄等疾病有很好的疗效
大葱	葱一直被人们看作是爱情和性欲的化身。葱的营养十分丰富，它能刺激性欲。现代医学研究表明，葱的各种维生素可以保证人体激素的正常分泌，从而壮阳补阴

续表

鸡蛋	许多性学专家指出，鸡蛋是性爱后恢复元气最好的"还原剂"。鸡蛋是一种高蛋白食物，其所含的14.7%的蛋白质中，主要为卵蛋白和卵球蛋白，包括人体必需的8种氨基酸，与人体蛋白质构成相近。人体对鸡蛋蛋白质的吸收率高达99.7%。这些优质蛋白是性爱必不可少的一种营养物质。它可以强精气，消除性交后的疲劳感，而且，它在体内还可转化为精氨酸，提高男性的精子质量，增强精子活力

能增强性功能的保健营养食物远不止于此，还有辣椒、桑葚、干果、蘑菇、黑麦饼、驴肉等。因此，真正的灵丹妙药就在合理的饮食中。

性爱生活中的八盏红灯

性活动过程中所洋溢着的爱慕、激情、分享以及生理反应，能产生十分美好的感觉，然而不当的方式或行为会导致许多问题，你遇到过吗？

性爱生活中的八盏红灯

痉挛及疼痛	最常见的是性交时大腿外侧或小腿的肌肉痉挛，即抽筋。发生的原因可能与性生活时动作过于剧烈及肌肉过度拉伸有关
颈部疼痛	颈部肌肉僵硬或是牵拉容易发生扭伤，可用一条毛巾拧成一股围在脖子周围，并将两端系紧，来支撑头部，减轻肌肉的负担
对性生活过敏	研究人员通过对多例性生活过敏者做出诊断后指出：发生过敏多数是由于对霜乳胶、避孕用具及药物的不适应。女性常会感到阴道刺痛、烧灼。所以过敏并不是真的对性行为本身过敏。一旦有过敏反应，可用水、湿毛巾除去残留的液体、霜剂之类，然后洗个温水浴
盆腔充血	女性在性兴奋时，大量血液涌入盆腔组织形成充血状态。如果未能达到性高潮，则盆腔充血状态消退得很缓慢。这时，你应该平卧，用一只枕头把臀部垫高，每次半小时，每日3～4次，可帮助血液反流，必要时可服阿司匹林等抗炎药物
阴道隔膜取不出来	一般情况下旋转阴道隔膜就像穿鞋带一样容易。但有时比较剧烈的性动作会将阴道隔膜推向深处，以致难以取出。对此，专家推荐的做法是：取蹲位，然后屏住呼吸收缩腹部，阴道隔膜就会被向外推，便可将其取出
避孕具的滑落	几乎所有的已婚者都经历过安全套破裂或滑落的意外。发生这样的事完全不必紧张，正确的做法是：72小时内口服两次事后避孕药；假如安全套脱落在阴道内，只需轻轻捏住其根部拽出即可
背部扭伤	无论什么原因或姿势造成背部疼痛，都应立即停止性活动。正常的性生活是不应有疼痛的。性生活中背痛多见于背部肌群相对较薄弱的女性，处理方法是立即屈膝侧卧，两膝之间放一个枕头，并局部冷敷

尿路感染	这是一个常见的问题。一般说来，每周达4～5次或每次性生活的时间太长都算在"过度"之列，过度性生活造成细菌侵入尿道甚至上行膀胱，导致尿路感染

忍精有害无益

忍精对于男性来说，久而久之，便易诱发阳痿。由于射精经常被抑制，还会影响到射精功能，从而出现射精时间延迟、射精不爽甚至不射精。

一般人在性生活中都希望得到射精时的快感，但有的人出于某种原因（比如害怕怀孕，认为精液是人体精华等），在性交将达到高潮时就强忍不射，甚至在性高潮前用手捏住阴茎使精液不能射出。这种强忍不射的做法是有害无益的。

忍精的危害

满足感差	会使男女双方都得不到性的满足。射精是一种正常的生理过程，不仅可产生性快感，得到性满足，使男女双方性生活和谐，而且可使家庭生活美满，充满乐趣。强忍不射必将失去这种生活乐趣，使双方都得不到满足
容易发生性功能紊乱	忍精不射容易发生性功能紊乱。性反应过程是一种自然过程，人为地加以干扰或控制会使性功能发生紊乱，忍精是通过大脑克制的，这种克制可产生抑制作用，容易发生性功能障碍。有些人患有"不射精症"，就是因为"强忍"引起的
会逆行射精造成不育	性高潮时输精管、精囊、前列腺和尿道肌肉发生节律收缩，射精必须发生，要克制也无济于事。如果强行用手捏住使精液不能排出，精液往往会被迫向后方冲破膀胱内口进入膀胱，形成"逆行射精"。长期如此可形成条件反射，使逆行射精经常发生，造成不育
是多种性功能障碍或神经衰弱的根源	有些人强忍不射怕丢失精液，认为精液是人体的精华。实际上精液不过是一种分泌物，不通过射精排出，必然由遗精或随着排尿而流失。而存在这种想法往往是多种性功能障碍或神经衰弱的根源

以上四点足以说明在夫妻性生活中，该射精时就要射精，千万不能强忍，强忍的结果只能是有害无益。

女人接受男人的精液不只是生育层面的意义。人类经过几百万年的进化和自然选择，接受男性精液是女性生理发育所必需的。人们已经发现精液胞质素的杀菌作用不亚于青霉素，是预防男女性交时细菌感染的本能保护。另外，精液中的男性激素对女人性生理正常至关重要。据报道，男人精液中还有一种不明物质，对于女人精神、情绪、容颜和对疾病的抵抗力的改善起着决定性作用。

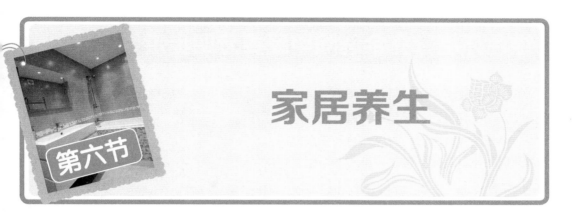

家居养生

第六节

用心打造自然和谐的环保居室

　　家是人们辛辛苦苦劳动了一天，回来休息和补充能量的地方。这个地方的好坏，会直接影响到我们第二天的体能和精神状态。如果这个地方不好的话，那么我们就无法在这里补充到应有的能量，去面对第二天的拼搏。这将会影响到我们的工作效率，当然也就直接影响到事业。所以，打造和谐自然、温馨舒适的环保居室就成了很多人在装修装饰居室时的不二法则。要做到这样也不难，只要多一点儿用心，了解一些有关室内设计方面的知识，就可以轻轻松松获得自己满意的家居环境。

家装注意事项

对比	对比是家装设计中惯用的一种方式，把两种不同的事物、形体、色彩等作对照就称为对比。如方与圆、新与旧、大与小、黑与白、深与浅、粗与细，等等。通过把两个明显对立的元素放在同一空间中，经过设计，使其既对立又和谐；既矛盾又统一，在强烈反差中获得鲜明对比，求得互补和满足的效果
色调	作为居室来讲，色彩是关系着居室环境和氛围的和谐的首要因素，不管采用什么样的配色方案，目的是要取得和谐的基本效果。不同颜色能引起人视觉上不同的色彩感觉。如红、橙、黄的温暖感很强烈，被称为暖色系；青蓝绿具有寒冷、沉静的感觉，被称为冷色系。在室内设计中，可选用各类色调构成，色调有很多种，一般可归纳为同一色调、同类色调、邻近色调、对比色调等，在使用时可根据环境不同灵活运用
对称	对称是形式美的传统技法，是人类最早掌握的形式美法则。对称可采用绝对对称和相对对称。上下、左右对称，同形、同色、同质对称被称为绝对对称；而在室内设计中采用的是相对对称，对称给人一种秩序、庄重、整齐即和谐之美感
呼应	在室内设计中，顶棚与地面、桌面或其他部位，采用呼应的手法，形体的处理，会起到对应的作用。呼应属于均衡的形式美，是各种艺术常用的手法，呼应也有相应对称、相对对称之说，一般运用形象对应、虚实气势等手法求得呼应的艺术效果

绿色环境，完全消除甲醛要分四步走

甲醛亦称蚁醛，是最简单的醛类，通常情况下是一种可燃、无色及有刺激性的气体。甲醛是一种重要的有机原料，主要用于塑料工业、合成纤维、皮革工业、医药、染料等。

近年来，家居健康问题已日益为百姓所关注，但许多人在购房及装修后还是不明白怎样做才能有一个安全、健康、环保的家，其实你只要做好四步就好了。

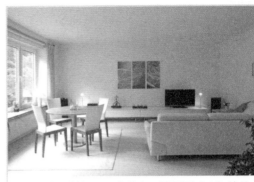

◎在装修的最初三五个月内，通风可"吹"掉约80%甲醛，气味降到一个较低的水平。

居室要健康必不可少的步骤

通风换气	由于现代家庭装修和家具，甲醛通常作为黏合剂的材料隐藏在人造板的夹层中，挥发极为不易，通常需要8～15年才能够挥发掉。而受甲醛影响最严重的群体当数孕妇和儿童，由于这些特殊群体免疫力差，因此极易感染多种重症。新房装修完之后，一般都会有难闻的气味，事实上，这种气体对人体造成的危害远比它的味道更加可怕。一般气味及污染源于油漆或涂料中，如苯类等。在装修的最初三五个月内，通风可"吹"掉约80%，气味降到一个较低的水平。如果想达到无害标准，则至少需要通风12个月以上
检测空气	开窗通风后，并不意味着居室就可以轻松入住了，因为有很多残留的甲醛、苯、氨气等还不会这么轻易地挥发掉，这些残留物质，很容易造成人体免疫功能异常、肝损伤及神经中枢损伤，对人的眼、鼻、喉、上呼吸道和皮肤造成伤害。专家建议，通风完毕后最好请专业的检测机构进行室内空气检验，合格之后方可入住
用仪器清除	装修污染的罪魁祸首是甲醛，它主要源于装修用的各种板材、黏合剂以及化纤材料等，本身很难挥发，刷上油漆后无异于为其加了一层保护膜，挥发更加缓慢。长期处于这种低浓度有害气味之中，人很容易慢慢习惯，因此不知不觉中，装修带来的家庭悲剧可能就已经在酝酿。要想彻底清除甲醛，最好的办法就是在家里备一台空气净化器。目前国内的净化器品牌成百上千，虽说都叫"净化器"，但功能却不尽相同，消费者购买时要仔细挑选
添加绿色植物	常言道，花草是天然的"空气过滤器"，在装修后的居室养几株花草，不但能美化环境、点缀家居，更能洁净空气、减轻装修带来的污染，例如吊兰、芦荟等，就能部分消除甲醛的味道，菊花则利于消除空气中的苯。当然，花草只能作为健康的辅助手段，专家认为，空气净化器能更好地净化空气，捍卫健康

把居室打扮成什么颜色有益于健康

家是远离周围世界的避风港。工作一天之后，回到家吃饭睡觉，过夫妻生活，与家人一道放松。家也是病后恢复健康的地方。简而言之，人生的大部分时间在家里度过，所以居室的色彩很重要。这些色彩能够影响人的身体、情感、心理和精神状态。

那么选择合适的居家色彩对于自己和家人就非常重要了，它可以让全家人心情变得愉悦。

1.房间的用途

要考虑到每个房间的用途，以及该房间的总体色彩是否符合这个用途。以卧室为例，自己的睡眠质量如何？一夜是否熟睡？早晨醒来是否精神焕发？还是夜晚辗转反侧，清晨起来面带倦容？如果是后者，也许因为卧室的色彩是暖色。暖色具有使人兴奋的作用，而你需要的是具有镇静作用的蓝色。你可以用同样的方式，到每个房间看看，问问自己每个房间的用途。平时是否在起居室里轻松聊天，还是经常吵架？在书房中的工作效率如何？

起居室是家庭活动的中心，家庭成员在这里聚集、交流、看电视等，所以它起到很多不同的功能。起居室的色彩设计就要考虑到这些功能。

2.创造环境

设计首先要考虑的是要创造什么样的环境，是宁静的处所，还是温暖愉快的地

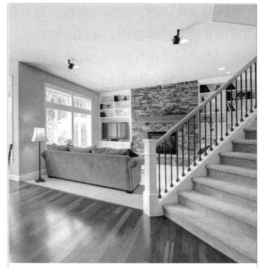

◎选择合适的居家色彩可以让一家人每天都生活得开心愉悦。

方？如果是后者，那就要考虑添入暖端的色彩，如桃红或杏色。这两种色彩都是浅色调的橙色，橙色则充满了令人愉快和使空间显得宽敞的特色。这些色彩都能与蓝色搭配，而蓝色正是橙色的辅助色。这两种色彩相辅相成，创造的环境使人放松愉快。如果沙发的靠垫由这两种色彩组成，则效果更佳。

3.卧室很重要

卧室是另一个重要的房间。在卧室里人们睡眠、思考、阅读，甚至还写东西。这是私人空间，主人想独处或与另一个人亲密相处。这个房间最应该表现出主人的特点。

主要是采用宁静的色彩，以便夜晚能够安静地入眠。卧室中采用粉红色较好，

因为粉红色柔和，使人感觉良好。另外还可以使用各种色调的白色。但是不能用纯白色。蓝色是宁静的色彩，但又是冷色，如果卧室太冷，则不宜采用蓝色。如果想创造出充满激情的格调，可以添加红色。当然，如果只是用红蜡烛、红床单则更合适。否则很可能会影响睡眠质量。

4.起连接作用的空间

除了房间之外，住宅里还有许多空间。如大厅的入口处、楼梯、楼梯平台、过道等。这些空间不仅起到连接的作用，而且在通过这些地方时可以顺便交谈，甚至彼此鼓励。

这些空间是活动的中心，也是客人来访时首先看到的地方。那么，主人准备给客人留下什么印象？是想留给客人生动、温暖、好客、热情奔放的印象？那么明亮、暖端的色彩能够吸引客人，使客人感到这里温暖如家。如果想达到柔和、舒适的效果，就可以使用这些色彩：土红色、铁锈红、橙色、柠檬色。重要的是大门的色彩。在某些文化中心，大门总是涂成保护色，如黑色、白色、紫色或者蓝色。

一天高强度工作下来，回家后就想关上门，倒在家里不起来。如果是这样，冷端的色彩会有助于主人一进入房间后感到放松。

起连接作用的空间往往涂成中性色彩。比如非纯白色、奶黄色、米色。但是这些色彩显示静态气氛，因此当客人来访进门后，往往会驻足不前，不知道是往前走，还是等待主人来接。有时，这些起连接作用的空间小而拥挤，缺乏自然光线，不通气，而且凉飕飕的，采用不同的色彩可以避免一些这样的缺陷。如采用淡色，可以产生明亮、宽敞的效果；深色或很浓的色彩，会给人亲切的感觉。凉飕飕的过道可以用红色端的色彩粉刷，使过道显得温暖。不透气的楼梯平台可以用蓝端的色彩粉刷，使过道显得凉爽透气。

5.厨房是家的中心

厨房和浴室的环境要明显不同，因为两个房间内所进行的活动完全不同。厨房不仅是烹调的地方，而且是家人聚

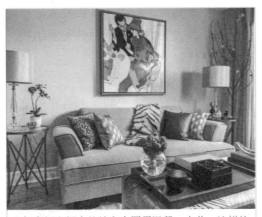

◎把房间空间大的地方布置得温馨一点儿，这样的色彩能够吸引客人，使客人感到这里温暖如家。

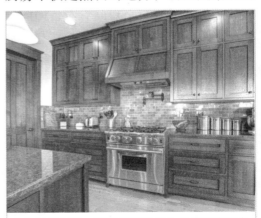

◎为了我们胃，可以把厨房的主色调定在红色上，这样在吃饭时就会有满满的食欲。

集在一起吃饭，招待客人的地方。浴室是个私人场所，是一天劳累下来洗个热水澡的地方。

厨房是家的中心，色彩要温暖，要给人以欢乐。红色会提供能量，橙色刺激食欲且助消化，黄色有助于交谈。红色能够保护人们。所以厨房的地砖如果是土红色，会使我们在电脑前工作了一天，或者开了一天会之后，仍旧能够有精力在家里活动。厨房中还可以摆放装水果和蔬菜的盘子，各种器皿，可采用对比色或辅助色。

6.浴室要色彩柔和

许多浴室都很狭小，甚至没有窗户，这时色彩的选择就很重要。目的是要使浴室显得相对明亮宽敞。较合适的色彩也许是蓝色或大海般的绿松色。这些色彩可以使人身心放松。但是浴室不能给人以过于寒冷的感觉，所以可用浴垫、毛巾和浴袍的柔和色彩缓冲浴室中的冷色。

7.书房要考虑功能性

书房也许是某个房间的一隅，也许是由阁楼改成。房屋主人在书房中从事业余爱好活动，或者孩子们在里面学习。以前人们一直认为，仅仅为了从事业余爱好活动而拥有书房是一种奢侈。然而现在越来越多的人在家办公，因此书房就变得不可缺少。也许自己的住房不够大，不能拥有一间独立的书房，而只能在另一个房间里隔出一角作为书房。即使是这样，也要考虑采用什么色彩才能提高自己的工作效率。

例如，自己的工作性质是脑力劳动而不是体力劳动，需要思考、阅读、写作或者想出新思路，则适宜选择黄色，黄色能够激发思维。黄色与阳光的色彩最为接近，所以能够激发活力。

如果工作性质是艺术类的，如绘画、缝纫等，也许采用紫色较好。紫色可以激发创造力，同时能够避免干扰。

如果空间足够大，也许可以在房间的一角留出休息或可用以沉思的地方。这时，蓝色、绿色或者松绿色都是较好的选择。

8.儿童房

孩子需要有一个可供学习的地方。在孩子长大一些时，他们会偏爱明亮的色彩，这显示他们精力充沛。但是这些大胆明亮的色彩不适于孩子学习。因此最好采用较淡、较柔和的色彩，这样可以使孩子学习或做作业时注意力集中。如果孩子晚上难以入睡，是否因为房间的色彩太明亮，太刺激了？如果是，就需要调整色彩。

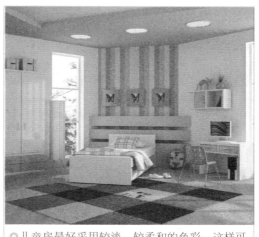

◎儿童房最好采用较淡、较柔和的色彩，这样可以使孩子学习或做作业时注意力集中。

留意九大卫生死角，驱除健康隐患

家庭卫生关系到每个家庭成员的身体健康。在日常生活中，我们会经常进行大扫除，清洁家庭生活环境。不过，当你把地板拖得发亮，把皮沙发抹了一遍又一遍，把窗子擦得像没有玻璃一样……之后，你却并不知道，家里原来还有那么多卫生死角给你和你的家人带来健康隐患。

出于对自己的健康负责，我们必须留意家里的九大卫生死角。

九大卫生死角

牙刷	牙刷用上个把月，就会有大量的细菌生长繁殖其上。其中有许多致病菌，如白色念珠菌、溶血性链球菌、肺炎球菌等。这些细菌通过口腔直接侵入人体消化道和呼吸道，引起肠炎和肺部感染等症，同时还可通过口腔黏膜破损处而进入人体血液，引起败血症及组织脓肿等。因此应将牙刷放在阳光下曝晒，最好每月更换一把牙刷
毛巾	一般家庭使用的毛巾都是放在室内甚至卫生间里，由于空气不够流通，毛巾每天要用几次，干的时候很少，极容易滋生、繁殖病菌，对人体健康不利，可导致皮肤病等。毛巾洗干净后要经常拿到室外进行"日光浴"消毒或高温消毒
抹布	抹布用得越久含菌数就越多，往往以沙门氏菌、大肠杆菌、绿脓杆菌、霉菌等为最多。而以洗碗抹布为细菌传播媒介导致的传染病，占疾病发生率的30%。因此，经常更换抹布或给抹布消毒极其重要
拖鞋	尤其是供客人使用的拖鞋，极易由有脚病的客人留下病菌，家人或其他客人再使用后就会被传染上脚病，于己于人均极为不利。因此拖鞋应常清洗，还要进行"日光浴"消毒，或用消毒液消毒
笤帚	笤帚所到之处表面上显得干干净净，却会扬起无数细菌。所以，家里最好多备几把笤帚，厨房、寝室等分别用不同的笤帚。用后要及时洗净、晒干
盆、桶	家庭使用的脸盆和脚盆，有的是分人使用，有的是众人共用，用久了以后都会积累污垢，滋生病菌，影响人体健康。盆、桶应经常洗净并晒干，以保众人平安
地毯	有一种叫蜱螨的生物大量繁殖在地毯上，专靠吃人皮肤上掉落的微型鳞状物维持生命，一旦接触人体，会乘机侵入肺腑和支气管，小孩更容易因此患病。所以地毯要经常吸尘、清洗、消毒
菜篮子	有人买蔬菜时将生、熟食物放在一个菜篮子里。殊不知，蔬菜、鱼、肉上面的细菌和寄生虫卵很多，会造成生、熟食物的交叉污染。因此，生、熟食物应分开放置，菜篮子要勤清洗、曝晒
切菜板	据有关部门检验，每平方厘米的切菜板上有葡萄球菌200多万个、大肠杆菌400多万个，还有其他的细菌。生、熟食物交叉污染是发生食物中毒的主要原因之一

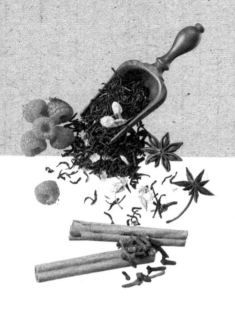

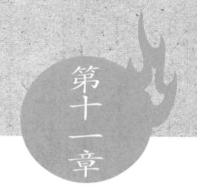

第十一章

养生要遵循章法

——让生命如夏花般绚烂

● 养生不拘一法一式，应形、神、动、静、食、药……多种途径、多种方式进行养生活动。此外，也要因人、因地、因时之不同用不同的养生方法，正所谓"审因施养"和"辨证施养"。但也要明白只有找对了养生章法才能够达到健康长寿的目的。

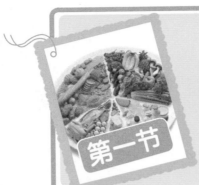

遵循生命周期来养生

第一节

青春期也需要养生

男性16岁到24岁，女性14岁到21岁，是青少年时期，是人生的青春期。这时天癸已经出现，有了生育能力，是人生中生长发育的高峰期，是体格、体质、心理和智力发育的关键时期。

这个时期，体重迅速增加，第二性征明显发育，生殖系统逐渐成熟，其他脏腑功能亦逐渐成熟和健全，机体精气充实、气血调和。随着生理方面的迅速发育，心理行为也出现了许多变化。他们精神饱满，记忆力强，思想活跃，充满幻想，追求异性，逆反心理强，感情容易激动，人生观和世界观还没有定型。

青春期阶段的养生注意事项

饮食要注意营养均衡	青春期的孩子要避免暴饮暴食、偏食、挑食及盲目节食，少吃零食，养成良好的饮食卫生习惯。早餐必须吃，多参加体育锻炼。要平衡膳食、均衡营养
心理要保证健康	青春期的心理特点是半幼稚、半成熟以及独立性与依赖性相互交错，具有较大的可塑性。要从积极方面启发他们的兴趣爱好，激发他们积极进取、奋发向上的精神，并积极引导他们形成一种良好的情绪、愉快的心境和对人生积极乐观的态度
接受科学的性教育	青春期的性意识正处于朦胧的状态，情绪容易波动，自制力差，所以要加强性知识教育和性道德教育，充分了解两性关系中的行为规范，破除性神秘感，正确处理友谊、恋爱和婚育的关系
适量参加运动	生命在于运动，青春也在于运动，因为运动给青春带来了精彩、健康和成长，每个处于青春期的青少年都不能忽略运动。 科学的锻炼能够加强心、肺功能，增强体质，使卵巢、垂体功能稳定，有利于营养素的吸收，因此对身高增长有益。经常参加体育锻炼的青少年，其身高较不常锻炼的青少年高出约4厘米，体重增加约3千克，肺活量增加约1000毫升。因此，要想身材挺拔，切不可忽视体育锻炼

壮年时期如何呵护身体

男性24岁到48岁，女性21岁到42岁，是人生的壮年时期，也是人生精力最充沛的时期。

青壮年期养生特别要注意劳逸适度、养生有方。青壮年时期是人生精力最旺盛、工作效率最高、最需要发挥才能的时期，尤其是中年时期，业务和家务、责任和压力、老人的照顾、孩子的教育，各种矛盾、问题往往使他们操劳过度、休息过少，日积月累，必然导致体质下降、健康恶化。生活节奏太紧张，便为各种疾病打开了方便之门。

在这个年龄阶段一定要会养生，以免疾病找上门来。不要以为自己年轻力壮就忽视养生，这个时候养生不但是为了现在不生病，也能为以后的健康和幸福打下坚实的基础。

饮食上要注意均衡，不要暴饮暴食，也不要为了应酬而忽视健康的饮食习惯，每餐只吃八成饱，不要吃得过饱。要粗细粮搭配、荤素搭配，多喝粥、多喝汤、多喝水。

还要注意休息，劳与逸要科学合理地调节好。劳有紧张的劳动和轻便的劳动，逸有积极的休息，也有绝对的休息，就是睡眠。千万不能忽视睡眠，这是人体保持充沛精力的重要条件。

养生有方，才能为自己的健康打下良好的基础，才能有充沛的精力投入事业，干出一番业绩。如果没有了健康，一切都是空谈。

人生三道关，关键在中年

男性48岁到64岁，女性42岁到56岁，是人生的中年期。中年是生命历程的转折点，生命活动开始由盛转衰。

女人49岁和男人56岁的时候正处于更年期。生理功能开始从成熟到衰退，也是从生育功能旺盛转为衰退乃至丧失的过渡时期，这个时期的人一样要保养好自己的身体。

中年日常生活注意事项

饮食上要调配好	中年人一定要减少摄取高脂肪食物和糖类，少吃肉类，适当控制脂肪摄入量，特别是少吃肥肉等富含饱和脂肪酸和胆固醇的食物，多吃各种鱼类和植物油。中年容易发生骨质疏松，所以要经常食用含钙高的食品，最宜多吃豆类食品。调整饮食结构的原则是：按时定量用餐，不可暴饮暴食，做到粗细有别、干稀搭配、荤素适宜、色香味兼备、花色品种交替

续表

给自己时间和空间	在时间上，应该是8-4-4，即8小时睡眠、4小时生活、4小时其他。什么意思呢？因为自然生物钟需要8小时睡眠，每少睡1个小时死亡率便增高9%；在4小时生活中，有2小时需要与家人共进晚餐和准备晚餐，1小时运动，1小时阅读或休闲；4小时其他包括上下班路程时间或自行安排，这样的安排最符合生物规律。 在空间上，除每日有运动的空间外，节假日要外出走走，回归自然，徜徉山水，从大自然中汲取心灵滋养，调节身心
拥有稳定乐观的情绪	情绪决定一个人的健康，一个人只要心情好、心态好，就百病不侵。很多疾病都是因为郁闷、生气、愤怒等不良情绪引起的，尤其是在中年阶段，很多病都容易染身，所以一定要保证自己每天有个好情绪、好心情

夕阳分外红，平安颐养天年

男性64岁，女性56岁之后，是人生的老年期，这个时期人的机体各部分的功能都普遍衰退，性功能不断衰退直到完全消失。此时的养生要诀如下。

1.饮食上坚持五大原则

老年人在饮食上要坚持杂、淡、少、慢、温五大原则。

杂就是食物要多样化，粗细要搭配，五谷、五果、五菜、五畜都要搭配，做到营养丰富而全面。

淡就是饮食要清淡，多吃鱼、瘦肉、豆类食物和新鲜水果、蔬菜，少吃动物油等。

少就是每顿饭要吃得少，不能过饱，要少食多餐。

慢就是进食不要过急、过快，要细嚼慢咽，这有利于食物的消化吸收。

温就是吃温热熟软的食物，不要吃生冷食物，不要吃黏硬不易消化的食物，以免损伤脾胃和牙齿。

2.保持心理平衡

目标：有些老年人不服老，给自己树立了远大的目标。要注意不要太苛求自己，要把目标和要求定在自己能力所能达到的范围内。同时，树立长寿的信心很重要。

奉献：离退休了，在有生之年，继续发挥余热，就能享受继续奉献的乐趣。生活中要助人为乐，与人相处"和为贵"。

期望：对子女、对他人期望不要过高，

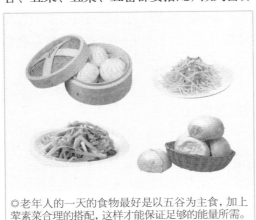

◎老年人的一天的食物最好是以五谷为主食，加上荤素菜合理的搭配，这样才能保证足够的能量所需。

否则，期望变成失望，会带来不必要的痛苦。对子女要"因势利导"，不要什么事都管，要时刻牢记"知足常乐，能忍自安"。

沟通：遇烦恼要向家人以及亲朋好友倾诉，以沟通信息，敞开心扉，获得帮助。

自控：平衡心理关键在于自控能力。遇事一定要冷静，即使是不顺心的事，也要保持冷静，三思而后行。生活经验证明，不生气、不上火是保持心理平衡的最佳法宝。

放松：培养有益身心健康的兴趣爱好。打打门球，听听音乐，下下棋，跳跳舞，多参加一些文体活动，心情自然舒畅。一句话，老年人养生离不开放松。

3.生活起居要注意调养

在生活起居上要注意调养。老年人的生活，既不要安排得十分紧张，又不要无所事事，更不能毫无规律，要科学合理，符合老年人的生理特点。居住环境尽量安静清洁、空气流通、阳光充足、湿度适宜、生活方便。既要保证良好的睡眠，也不能嗜卧，嗜卧则损神气，也影响人体气血营卫的运行。宜早卧早起。注意避风防冻，注意保暖。老年人的肾气逐渐衰退，房事应随年龄

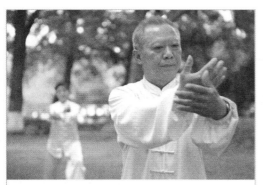

◎老年人锻炼可以选择太极，这样可以使身体生理、心理都得到恰当的锻炼。

的增加而减少。注意劳逸适度，要尽可能做些力所能及的体力劳动或脑力劳动，但切勿过度疲倦，"形要小劳，勿至大疲"。老年人应保持良好的卫生习惯，面宜常洗，发宜常梳，常用热水泡足，保持大小便通畅。

4.老年人锻炼身体应该有度

老年人的体育锻炼，是在特殊身体条件下进行的，活动的内容、生理负荷和活动的方式、方法，必须与自己的生理、心理相适应。尽量避免以下4种情况的发生。

（1）进行负重锻炼。由于老年人运动器官的肌肉已开始萎缩，韧带的弹性减弱，骨骼中钙质减少，关节活动范围受到限制，进行负重的锻炼容易损伤关节、肌肉和韧带。

（2）进行屏气锻炼。老年人的呼吸肌力量减弱，肺的纤维结缔组织增多，肺泡的弹性降低，如果在体育活动时屏气，易损坏呼吸肌，导致肺泡破裂而发生支气管咯血等现象。

（3）快速地运动锻炼。由于老年人的心肌收缩力减弱，血管壁弹性下降，管腔狭窄，血液力增大，势必使心脏负担加重。加上呼吸系统功能已经减弱，肺活量和通气量减少会引起供氧不足。而且，快速运动时的耗氧加大，极易导致缺氧昏晕现象。尤其是患有心脏病和高血压的人，快速运动将促使血压骤然升高而发生意外。

（4）进行抗争活动和竞赛。因竞赛和抗争活动必然引起神经剧烈兴奋，同时抗争会产生付出自身最大能力的获胜心，这种情况会使老年人在生理和心理上产生较大波动影响健康，甚至会发生意外。

"男八女七"——人类生命周期的变化规律

我们常说"男八女七"，这实际指的是人类生命周期的变化规律。它在《黄帝内经》中就已有记载。男人以阳气为主，其生命周期是八；女性以阴血为主，其生命周期是七。这就是说，男性8岁、16岁、24岁、32岁、40岁、48岁、56岁、64岁，每8年有一次变化；而女性7岁、14岁、21岁、28岁、35岁、42岁、49岁、56岁、63岁，每7年有一次变化。

由于男性的生命周期比女性慢一年，所以最初几年里女孩子要发育得快一些。这也就是为什么上小学的时候，小女孩比小男孩长得快的原因。

男性和女性每个生命周期的身体特征

男性以"八岁"为一周期	一八：男性8岁时才开始发育，肾气开始充实，头发浓密，牙齿更替。 二八：男性16岁时，青春期开始了，肾气越来越充盈，"天癸"出现，可以生孩子了。 三八：男性24岁时，是男性弱冠的年龄，就是刚成年，这个时候肾气变得平和、均衡，筋骨越来越强壮，智齿长出来了，身高也定格了。 四八：男性32岁时，身体达到顶峰，才算真正成熟，所以古人提倡男人三十而娶。但从此之后，男性的生命状态就开始衰落了。 五八：男性40岁时，身体开始走下坡路，"肾气衰，发堕齿槁"。也就是说，这一阶段，男性的肾气开始衰落了，头发、牙齿也都开始脱落。 六八：男性48岁时，开始真正衰老，阳气日益衰竭，面色枯槁，发鬓也斑白了。 七八：男性56岁时，肝气衰弱，筋骨不灵活了，行动不便。肾功能减弱，藏精不足，天癸也开始衰竭。所以，对男性来说，56岁是一个坎。 八八：男性64岁时，开始真正进入老年。这时候牙齿、头发都脱落了，天癸彻底枯竭，生育能力消失
女性以"七岁"为一周期	一七：女性7岁时，"肾气盛，齿更发长"。"齿"，牙齿为骨之余，是肾气的表现，代表收藏。"发"是头发，是肝气的表现，代表生发之机。所以头发的长短和生机是有关的。 二七：女性14岁时，开始有月经，太冲脉盛，乳房开始发育，这个时候就有了怀孕生子的能力。 三七：女性21岁时，肾气已经长足了，生发之机也到了顶点，应该嫁人了。 四七：女性28岁时，各方面身体要素都达到了一个顶点，所以古人提倡女性在20岁左右结婚，就是让她在28岁之前要生一胎，我们现在经常讲最佳生育年龄是23～28岁，也是这个道理。 五七：女性35岁时，胃和大肠的精气开始衰竭，女性就开始长皱纹了，头发也开始脱落。 六七：女性42岁时，就开始有白头发了。 七七：女性49岁时，就闭经了，生育功能也丧失了。所以，49岁对女性来说就是更年期、绝经期，也就开始衰老了

适时结婚生子就是对生命的最大护佑

适时结婚生子，不仅是人生的两个关键时刻，更是对我们生命的最大护佑。那么，什么时候是最佳怀孕期呢？

《黄帝内经》认为，最适合女人怀孕的季节是春天和秋天。因为冬天的时候，人的气血都到里面来了，它以肾气为主，《黄帝内经》里说冬天重在藏精，夏天的时候所有气血都到外面来了，里面的气血是最弱的。如果在夏天和冬天这两个季节里夫妻性生活过多，这时候对身体来讲是一种损害，所以在中国古代养生里面，讲究夏避三伏，冬避三九。

《黄帝内经》还有一句话叫"冬不藏精，春必病瘟"，就是这时候正常的夫妻生活可以有，但是一定要注意节制。春天和秋天的时候，正好是气血最旺盛的时候，气血一个是从外边往里边走，一个是里边向外面走，这时候整个自然界的气候，一个是春花之实，一个是秋收之实，这两个时间，如果要孩子的话，是最好的时候。

至于男女要孩子的最佳年龄，《黄帝内经》里讲女人在28岁的时候身体处于最佳时期，35岁以后身体状况开始衰退。这就是说女人在28岁左右生育是最好的，最晚不能超过35岁。男人在32岁的时候身体状况最好，40岁的时候身体素质开始下滑，所以男人最好在这一时期完成生育。

男人年过 40，"六味" 正当时

过了40岁的男人们，精就会不足，甚至耗尽，即使没有什么慢性病，每天吃两丸六味地黄丸，也可益寿养生。

营养学认为，人吃的东西和自己的物种离得越远越好，也就是大家常说的四条腿的猪牛羊肉不如两条腿的鸡鸭禽肉，而两条腿的禽类又不如没腿的鱼类。之所以这么说，主要是从食物的脂肪含量上考虑。我们说人过中年就容易发福，但这种"福"并不代表健康。所以，这个阶段以后，应尽量吃脂肪含量低的食物。

中医认为，男人过40岁以后，先天之精基本荡然无存，完全是靠后天的水谷之精来维系自己。而肾藏精，精又生髓，肾精是不虑其有余，而唯恐其不足的，所以得好好补一补。

那我们应该如何给身体补充这些不足或丧失的"精"呢？我国宋朝有位名医叫钱乙，以茯苓、泽泻、熟地、山茱萸、牡丹皮、山药这六味药组成了一个经典的补肾方，也就是我们现在的六味地黄丸。过了40岁的男人，即便没有什么慢性病，每天吃两丸六味地黄丸，也可避免阴精过度耗竭，益寿养生。

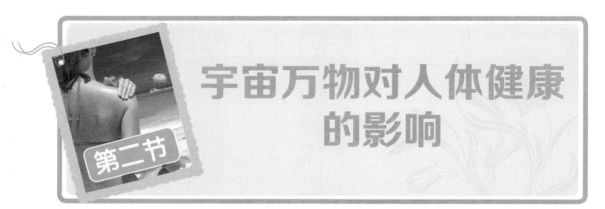

第二节　宇宙万物对人体健康的影响

地磁线：睡眠方位的最佳指向

有人长期遭受不良睡眠的困扰，每天辗转反侧难以入睡，即使睡着了也会不停地做梦，早晨醒来整个人都非常疲惫，其实这有可能是你的床摆放得有问题。

人们睡眠的方向应该与地球磁场的磁力线保持平衡，这样才会感觉舒服。我们处于北半球，地球磁力线的方向是从南到北，所以我们最好的睡眠方向也应该是头朝北，脚朝南，这样人体内的细胞电流方向正好与地球磁力线方向成平行状态，人体内的生物大分子排列则为定向排列，这样，气血运行便可通畅，代谢降低，能量消耗较少，睡眠中的慢波、快波即能协调进行，加深睡眠深度，从而有一个良好的睡眠质量，人也会感觉很舒服。

如果你总是保持东西向的睡眠方向，人体睡眠时的生物电流通道与地球磁力线方向相互垂直，那么地球磁场的磁力就会成为人体生物电流的强大阻力，人体为恢复正常运行达到新的平衡状态，就得消耗大量热能，用来提高代谢能力，从而导致体温升高，气血运行失常，产生病态，通常会出现头昏、烦躁、失眠、颈椎酸疼等症状。所以，要想拥有良好睡眠，最好还是采取头朝北，脚朝南的方向。

除了睡眠的方向之外，保持何种睡眠姿势也是人们一直讨论的。其实，人在睡眠中不可能只保持一个姿势，关键还是以自己感觉舒服为宜。有的人喜欢右侧卧，有的人就习惯左侧卧，右侧卧根本睡不着，还有的人偏偏习惯仰卧，这都是个人习惯问题，跟身体状况不同也有关系。

关于睡眠时间亦是同样道理，我们通常说每天应该保持8小时睡眠，但也是因人而异的，小孩子可能一天要睡十几个小时，老人可能四五个小时就够了，有的人工作繁忙可能睡10个小时还是觉得累，有的人每天很轻松可能睡6个小时就会自然醒，这些都很正常，总之身体是自己的，不管是饮食、睡眠还是别的方面，身体感觉舒服就表明适合自己，这种个体感受才是最重要的。

人只有跟着太阳走，才能找到内在的力量

世间万物都离不开阳光的照耀，我们人体也是一样。在人体这个设计精密的小宇宙里，同样需要阳气的温煦才能够充满鲜活的生命力。医学经典《黄帝内经》中就曾说道："阳气者，若天与日，失其所则折寿而不彰。"明代著名医学家张景岳注曰："生杀之道，阴阳而已。阳来则物生，阳去则物死。"也就是说，人的生命系于"阳气"，只有固护阳气，才能百病不生，人们才能拥有鲜活的生命力。而我们养生的重点就在于养护身体内的阳气。

人体内的阳气在中医里又叫"卫阳"或"卫气"，这里的"卫"就是保卫的意思，阳气是人体的卫士，它能够抵制外邪，保卫人体的安全。人生活在天地之间，"六淫邪气"即大自然中的风、寒、暑、湿、燥、火时时都在威胁着我们的健康，但是为什么有的人就容易生病，有的人则不受影响呢？像是现在的流感，有的人总是在"赶流行"，而有的人却安然无恙，区别就在于他们体内的阳气充足与否。总是生病的人体内阳气不足，病邪很容易侵入人体，而体内阳气充足的人则能够抵挡外邪的入侵。所以，那些身患各种疑难杂病、重病或慢性病的人，基本上都是卫阳不固、腠理不密的，以致外来的各种邪气陆续占领人体并日积月累而成。

导致疾病的原因除去自然界的"六淫邪气"，还有人体内部的七情：即喜、怒、忧、思、悲、恐、惊这七种情绪。传统中医认为：大喜伤心，大怒伤肝，忧思伤脾，大悲伤肺，惊恐伤肾，也就是说情绪波动过大就会伤害五脏，导致病变。而人的情绪就是在阳气不足的情况下起伏最大，阳气充足的人通常比较乐观、通达，阳气不足的人则容易悲观绝望。所以，养好阳气，人的情绪也会慢慢地好起来，整个人充满精神与活力，由于七情过度而导致的病也就离我们远去了。

那么阳气要如何养呢？其实，天地之间最大的阳气就是太阳，太阳的变化直接影响着人体阳气的变化。长期待在写字楼里的人总是感觉厌厌的，没有生气，如果能每天抽时间晒晒太阳，就会觉得整个人都精神很多，这是太阳给我们的力量。所以我们说：人只有跟着太阳走，才能找到内在的力量。

为了养好阳气，建议大家经常抽出时间晒晒太阳，特别是在寒冷的冬季，晒太阳就是一种最好的养阳方式。阳光不仅养形，而且养神。养形，就是养骨头。用西医的说法就是：多晒太阳，可以促进骨骼中钙质的吸收。所以，多晒太阳就是老年人养骨的最好方式。对于养神来说，常处于黑暗中的人看事情容易倾向于负面消极，处于光亮中的人看事情正面积极，晒太阳有助于修炼宽广的心胸。

为什么温带最适合人类生存

地球上人口最密集的是哪个地带？当然是温带，想想世界上的人口大国都分布在温带：中国、美国、日本……其他地带不是太冷就是太热，根本不适合人类生存。

温带的特点就是四季分明，春天温暖、夏天炎热、秋天凉爽、冬天寒冷，人类在漫长的进化过程中，已经适应了这种气候特点，所以中医讲顺四时而生。其实，我们的身体跟路边的落叶树没有什么区别。春天，树上冒出嫩芽，新生命刚刚开始，我们体内的阳气经过了一个冬天的蛰伏，到春天也开始生发了；夏天，树木生长得非常茂盛，所有的枝权都努力向外伸长，此时我们体内的阳气也生长到了最旺盛的时候，都集中在了外面，以对抗炎热的天气；到了秋天，树叶开始枯黄衰落，我们的阳气也开始慢慢回到体内，收敛了；冬天，寒冷的天气来临，树上所有的营养都潜藏在根部了，人体的阳气也都藏在里面了，这样才能抵御寒冷。这就是人体阳气一年四季"生、长、收、藏"的规律，与气候特点是相应的。

人体阳气的运行特点也决定了我们的生活习惯，春天应该晚睡早起，以助阳气生发，不要总是睡觉，否则阳气生发不起来，越睡越没精神；夏天的时候阳气都在外面，人体内部就比较虚了，吃些瓜果之类的就容易拉肚子，所以夏天是肠胃疾病的高发季节，在饮食上一定要注意；秋天主要的气候特点是"燥"，身体经常处于缺水状态，一定要多补水，也可以多吃些梨、苹果等；冬天是补身体的好时节，女性可以用点阿胶、大枣、核桃仁、冰糖、黄酒等养血的东西，男性可以用点六味地黄丸、金匮肾气丸这些补肾的东西。

温带四季分明，这本来是很好的，但是现在人们冬天都把室内的温度弄得很高，甚至有的能到二十八九度，穿着背心T恤都不冷，而夏天又把空调开得足足的，室内只有十来度，人都觉得冷飕飕的，该冷的时候不冷，该热的时候不热，违背了身体的本性，很容易生病。

所以，在农村，很多长寿的老人都是住平房，冬暖夏凉，这些老人得了地气，能长寿。他们消暑时也是用比较原始的大蒲扇，这样扇出来的风是自然风，不会伤害身体。但是很多人图凉快喜欢用空调，空调吹出来的风凉得刺骨，年轻时阳气旺盛可能不觉得，年纪大了根本受不了。"虚邪贼风，避之有时"，冬天的热风，夏天的寒风都是和时令季节不同的风，就是贼风，对身体健康特别不利。

总之，人是自然界的一分子，我们的生命活动也要顺应自然。既然我们生在了温带这个地方，就要努力去适应这个地带的特点，不要总是想着改变它，该热的时候不要贪凉，该冷的时候不要一味图热，否则就是在和身体过不去。实际上人总是高估了自己的能力，希望改变自然，但最终受到惩罚的还是人类自身。

警惕 "无影无形" 的电磁波

我们生活在地球的大磁场里，就要顺应自然，与它和谐相处。但我们也不能忽视现代工业生活中电磁波的影响。如今，家用电器、电脑、移动电话等已成为人们日常生活的必需品，各种电器装置只要处于操作使用状态，周围就会存在强弱不等的电磁辐射。

这些电磁辐射到底对人体是否有害，至今仍是众说纷纭。不过，《健康报》报道解放军304医院发现一例罕见的脑胶质瘤，多年从事脑胶质瘤治疗研究的神经外科专家李安民教授认为，可能和长期高频率使用手机有关。也有更多的医学专家认为，一定强度的电磁辐射对人体健康有不良影响，人如果长期暴露在超过安全剂量辐射的环境中，人体细胞会被大面积杀伤或杀死。因此，这种看不见、摸不着、闻不到的电磁波也成为继废气、废水、废渣和噪音之后的人类环境的第五大公害。

研究发现，电磁波功率越高，辐射强度越大，波长越短，频率越高，距离越近，接触的时间越长，环境温度越高，湿度越大，空气越不流通，则污染也越大。而老人、儿童、孕妇属对电磁波敏感人群，这些人应当尽量避免长时间处于电磁波密集的环境里。

我们在日常生活中就应该注意防范电磁波污染，不要把家用电器摆放得过于集中，或经常一起使用。特别是电视、电脑、冰箱等更不宜集中放在卧室内。最好少用电热毯，若用也应在入睡前切断电源。电器暂停使用时不要让它们处于待机状态，因为这样也会产生微弱的电磁场，长时间里也会产生辐射。对各种电器的使用应保持一定的安全距离。例如微波炉在开启后要离开至少一米远，孕妇和小孩应尽量远离微波炉。

办公一族们使用各种办公设备、移动电话等都应尽量避免长时间操作，如需要长期面对电脑的人，应注意至少每一小时离开一次，采用眺望远方或闭上眼睛的方式，减少眼睛疲劳程度。

与现代生活已经密不可分的手机也能放射电磁波，使用时也该注意。手机在接通的瞬间电磁辐射最大，所以这个时候最好不要把手机贴在耳朵上，手机天线的顶端也应该偏离自己的头部。

日常饮食上就要多食用一些胡萝卜、豆芽、西红柿、油菜、海带、卷心菜、瘦肉等富含维生素A、维生素C和蛋白质的食物，以利于调节人体电磁场紊乱状态，加强集体抵抗电磁辐射的能力。

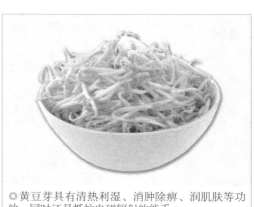

◎黄豆芽具有清热利湿、消肿除痹、润肌肤等功效，同时还是抵抗电磁辐射的能手。

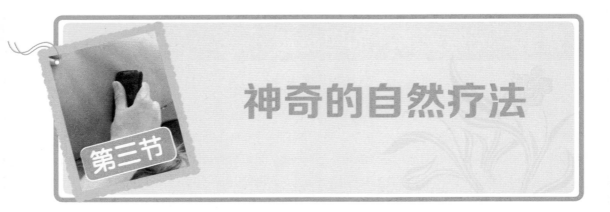

神奇的自然疗法

第三节

按摩疗法：健康就在弹指一挥间

按摩是一种应用十分广泛的民间物理疗法。主要是患者自己或是他人用双手在患者身上推穴道，循经络，并结合有关部位进行按摩，使机体内部产生发散、宣通、补泻等作用，从而达到散寒止痛、健脾和胃、消积导滞、疏通经络、滑利关节、强筋壮骨、扶正祛邪的目的。

临床上使用按摩手法的种类不下百种，但一般常用的不过二三十种，且是有规律可循的。如按其作用力的方向可分为推法、揉法、摩法、擦法、抹法；按拍类可分为按法、掐法、拨法、振法、弹法、拍捶法、踩跷法、滚法；按拿捏类可分为捏法、拿法、搓法、提法；按牵抖类可分为抖法、引伸法等；按运动类可分为屈伸法、摇法、板法、背法等。

最为常用的按摩手法

推法	用手指或手掌在人体某一个部位或穴位上做前后、上下或左右的推动。适用于全身各个部位。在应用时所用的力量需由轻而重，根据不同部位而决定用力大小。一般频率为50～150次／分钟，开始稍慢，逐渐加快。推法根据不同的部位和病情可分为拇指推、手掌推、肘尖推、拳推
拿法	用大拇指或其他手指进行对称使劲，拿捏治疗部位之肌肉或筋腱关节的方法。此法是强刺激手法之一。使用拿法时，腕要放松灵活，要由轻到重，再由重到轻。在拿法的同时可结合提法，提拿并用。适用于四肢、肩、颈、腋下，一个部位拿1～3次即可
按法	用手指或手掌在身体某处或穴位上用力向下按压的方法。按压的力度可浅到皮肉，深达骨骼、关节和部分内脏处。操作时按压的力量要由轻而重，快速法每分钟120次左右，慢速法每分钟50次左右。按法在施术时根据不同部位，不同疾病及不同治疗目的，可分为拇指按、中指按、拳按、掌按、肘按，也可借助于按摩工具按压，适用于全身各部

续表

揉法	用手指或手掌面在身体某个部位做回旋揉动的一种方法，此种手法较温和，多在疼痛部位或强手法刺激后使用，也可在放松肌肉、解除局部痉挛时用。操作时手指和手掌应紧贴皮肤，与皮肤之间不能移动，而皮下的组织被揉动，幅度可逐渐扩大。根据按揉的部位不同可分为拇指揉、大鱼际揉、肘揉、掌揉等。全身各部均适用
摩法	用手指或手掌在身体某一部位或穴位上，做皮肤表面顺、逆时针方向的回旋摩动的方法。这种方法比较温和，频率根据病情的需要而定，一般慢的30～60次／分钟，快的100～200次／分钟。此法多用单手摩，也可用双手摩，一般按顺时针方向运动。根据不同部位有指摩、掌摩、掌根摩三种。适用于全身各部
捏法	用拇、示二指或五指将患者皮肤、肌肉、肌腱按走向或经络循行方向，连续不断向前提捏推行。捏法可用单手操作，也可用双手操作。捏法常用于治疗小儿疾患，如食欲不振、腹泻，也可用于成年人按摩。适用于全身各部
搓法	搓法是用双手在肢体上相对用力进行搓动的一种手法。其作用力可达肌肉、肌腱、筋膜、骨骼、关节囊、韧带等处。强度轻时感觉肌肉轻松，强度大时则有明显的酸胀感。频率一般30～50次／分钟，搓动速度开始时由慢而快，结束时由快而慢。搓法有掌搓和侧掌搓两种。适用于四肢、腰背、胸腹部
滚法	滚法是用手背部着力在身体上滚动的一种手法。操作时将掌指关节略为屈曲，以手掌背部近小指侧部分，紧贴于患部，前臂做连续内旋、外旋动作，带动指掌关节滚动。一般用单手或双手交替操作，也可用双手同时操作。适用于颈、腰、背、臀、四肢部
掐法	以拇指和示指上下对称地掐取某一部位或穴位，并用力内收。掐法刺激较强，操作时用力应由小到大，使其作用为由浅到深。适用于四肢、头面部，有开窍提神的作用
摇法	摇法是以关节为轴心，做肢体顺势轻巧的缓慢回旋运动的方法。在施术时要将体位安置合适，摇动的动作要缓和稳妥，速度要慢，幅度应由小到大，并要根据病情，适可而止。同时也要注意被运动关节的正常生理活动范围。摇法常用来预防和治疗各种关节活动功能障碍。双轴和多轴关节都可做环绕运动治疗，如腕关节摇动等。适用于四肢、颈部及腰关节

按摩前要对患者的情况做出明确诊断，选定施术的部位，采用合适的体位和手法，并根据患者病情的变化，随时调整按摩强度和手法等。

按摩前应剪修指甲，将手洗净，避免损伤被按摩部位的皮肤，并要注意室温及被按摩部位的保暖。

对于保健按摩（不论是自我按摩，还是由别人操作），一定要持之以恒，方能达到防治疾病、强壮身体的目的。

严重心脏病、结核病、出血性疾病、癌症、急性炎症及急性传染病者，以及皮肤破损部位均禁止按摩。孕妇的腰腹部禁止按摩。

为减少阻力或提高疗效，术者手上可蘸水、滑石粉、液状石蜡、姜汁、酒等。

刮痧疗法：调整经气、增强免疫力

刮痧具有疏通经络、活血化瘀、健脾和胃的作用。现代科学证明，刮痧可以扩张毛细血管，增加汗腺分泌，促进血液循环，对于高血压、中暑、肌肉酸疼等所致的风寒痹症都有立竿见影之效。经常刮痧，可起到调整经气、解除疲劳、增强免疫功能的作用。

关于刮痧，还有这样一个故事：某居住在国外的中国夫妇，帮儿子刮痧时被邻居看到后报警，最后这对中国夫妇被控虐待儿童，不管怎样，法庭都拒绝这对夫妇继续抚养孩子。

以前，很多外国人不认为中国的刮痧是保健的，所以会出现上述的一幕。作为中国独具特色的保健方法，刮痧如今已被越来越多的人认识与引用，这其中也包括很多外国人。

刮痧疗法是一种很好的强身保健法，关于它，需要我们了解的主要有以下几个方面。

1.刮痧疗法的应用范围

中暑：取脊柱两旁自上而下轻轻顺刮，逐渐加重。

头昏脑涨：取颈背部顺刮。配合刮治或按揉太阳穴等。

感冒：取生姜、葱白各10克，切碎和匀布包，蘸热酒先刮擦前额、太阳穴，然后刮背部脊柱两侧，也可配刮肘窝。如有呕恶者加刮胸部。

发热咳嗽：取颈部向下至第四腰椎处顺刮，同时刮治肘部、曲池穴。如咳嗽明显，再刮治胸部。

呕吐：取脊柱两旁自上而下至腰部顺刮。

腹痛：取背部脊柱旁两侧刮治。也可同时刮治胸腹部。

风热喉痛：取第七颈椎至第七胸椎两旁（蘸盐水）刮治，并配用拧提颈部前两侧肌肉（胸锁乳突肌）约50次。

痧证：取背部脊柱两侧自上而下刮治，如见神昏可加用眉心、太阳穴。

伤食所致呕吐腹泻：取脊椎两侧顺刮。如胸闷、腹胀剧痛，可在胸腹部刮治。

小腿痉挛疼痛：取脊椎两旁（第五胸椎至第七腰椎）刮治，同时配用刮治腘窝。

2.刮痧疗法注意事项

室内要保持空气流通，并注意防寒。

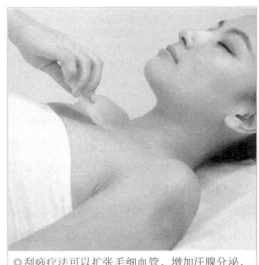

◎刮痧疗法可以扩张毛细血管，增加汗腺分泌，促进血液循环，具有增强免疫功能的作用。

不能干刮，工具必须边缘光滑，没有破损。

要掌握手法轻重，由上而下顺刮，并时时蘸植物油或水保持润滑，以免刮伤皮肤。

刮痧疗法的体位可根据需要而定，一般有仰卧、俯卧、仰靠、俯靠等，以患者舒适为度。

刮痧的条数多少，应视具体情况而定，一般每处刮2～4条，每条长约2～3寸即可。

刮痧后患者不宜发怒、烦躁或忧思焦虑，应保持情绪平静。同时，忌食生冷瓜果和油腻食品。

艾灸疗法：简单有效的治病法

艾灸疗法是临床常用的一种灸法，就是指以艾绒为材料，点燃后直接或间接熏灼体表穴位的一种治疗方法。也可在艾绒中掺入少量辛温香燥的药末，以加强治疗效果。此法是一种补法，主要应用于慢性病的治疗上。

艾灸疗法的适应范围十分广泛，用中医的话说，它有温阳补气、温经通络、消淤结、补中益气的作用。可以广泛用于内科、外科、妇科、儿科、五官科疾病，尤其对乳腺炎、前列腺炎、肩周炎、盆腔炎、颈椎病、糖尿病等有特效。因其制成的形式及运用方法不同，又可分为艾条灸、艾炷灸、灸器灸等数种。

在家中灸时，首先在手掌中放置艾草，并将它捻成细长状，然后在其尖端部分2～3厘米处摘下，制成大约米粒一半大小的金字塔形灸。

在实施灸法的时候，先用一点儿水把皮肤弄湿，在穴位上放上上面所说的灸，如此艾草才容易立起来。然后点燃线香，引燃艾草，在感到热时更换新的艾草。若没有特殊状况，一个穴道用上述的灸进行三"壮"到五"壮"的治疗（烧完一次艾草，称一"壮"）。

除了直接燃烧艾草，最简单的灸疗法是线香灸。准备一根线香，点上火，将线香头靠近穴道，一感到热，便撤离。一个穴道反复5～10次。

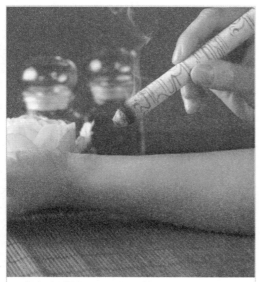

◎艾灸疗法是通过经络的传导，以起到温通气血、扶正祛邪，达到防治疾病的一种治法。

芳香疗法：在花香中享受其保健作用

花香疗法，顾名思义，就是利用花香来治疗和预防疾病的一种自然疗法。花香疗法是祖国医学的一个组成部分，我们的祖先很早就利用花香疗法来防治疾病。祖国医学中的香佩疗法和药枕疗法都兼有花香疗法。与花草直接做成中药不同，花香疗法主要通过植物挥发在空中的气味，作用于人的心理和生理，从而达到治疗的效果。打个比方，在10～15平方米的房间里，摆放10～30盆数量不等的菊花，闻上一周的香气后，失眠症状便会大大改善。此外，玫瑰、薰衣草、茉莉、百里香、鸢尾花、香荚玉等十几种常见花卉的香味对失眠者也都有帮助。高血压病人可将具有芳香降压作用的药物装入瓶袋，放置于能嗅及的地方，可起到一定的降压作用。

花香令人沉醉，不同的花香还可对不同疾病发挥疗效。例如，丁香花含有丁香油酚，其香气可以减轻牙疼者的病痛；桂花有解郁、避秽之效，有助于治疗狂躁型精神病；天竺葵花对人体有镇静、安眠、平喘的功效；薰衣草的香气，是失眠症患者的"良药"，可以改善抑郁症状和歇斯底里症，去除紧张，平肝息火，抑制挑衅冲动。而且现代科学证实，有些花香分子颗粒有杀菌效能，可净化空气。

在欧美，利用花香的园艺疗法已得到较广泛的运用。特别是对老年人、残疾人等抑郁高发人群，医生常用薄荷、薰衣草等花的香气来舒缓他们的情绪。除了闻花香，赏花、种花时的愉悦心情也有助于病人的康复。

由此可见，"花香"的魅力确实不凡，在紧张的工作、学习之余，不妨多去花园里走走，那沁人心脾的花香会让你的烦恼和忧愁顷刻间烟消云散。置身于花的世界里，你既可以尽情欣赏花的色、香、神、韵，感受鲜花的清幽和高雅，体味生活的愉悦和温馨，又能在幽幽花香中享受其独特的保健作用。

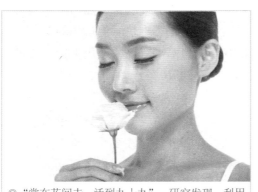

◎"常在花间走，活到九十九"，研究发现，利用花香来调节情绪和祛病疗疾都能有很好的效果。

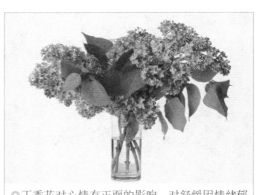

◎丁香花对心情有正面的影响，对舒缓因情绪郁结而产生的不快或胸闷感都很有效。

日光疗法：晒出一身阳气

日光疗法，也叫日光浴，其实就是晒太阳，是利用天然的太阳光，根据需要而照射身体的一部分或全部，来防治疾病的一种方法。通过日光的照射，可以调节人体的功能，促进身心健康。

日光，是天地间最精华的阳气，是一切生命的源泉，对人体生命活动有至关重要的作用。人与天地相应，天之阳气可充实人体阳气，故《黄帝内经》强调养生防病应"无厌于日"，"必待日光"，即人体应充分接受阳光的沐浴。人体背部属阳，行于背部的督脉总督一身之阳经，故为阳脉之海，主持一身之阳气，所以古人认为日光"晒背"最好，可以直补督脉阳气，影响全身，尤其对脑、髓、肾精肾阴亏损者的补阳效果最好。阳光可使人体阳气得壮，气血和畅，阴寒得除。

晒太阳还能够帮助人体获得维生素D，这也是人体维生素D的主要来源。维生素D又叫"阳光维生素"，人体皮肤中所含的维生素D_3源通过获取阳光中的紫外线来制造、转换成维生素D，它可以帮助人体摄取和吸收钙、磷，使小朋友的骨骼长得健壮结实。对婴儿软骨病、佝偻病有预防作用。对大人则有防止骨质疏松、类风湿性关节炎等功效。

阳光中的紫外线有很强的杀菌能力，能够在数小时内杀死一般细菌和某些病毒。当然，盛夏季节不宜暴晒，即使是冬季，晒太阳也不是越多越好，且应选择上午10点前、下午3点后的"黄金时段"，每天坚持晒30～60分钟为宜。

晒太阳时要注意以下事项。

（1）晒太阳时最好穿红色服装，因为红色服装的辐射长波能迅速"吃掉"杀伤力很强的短波紫外线，最好不要穿黑色服装。

（2）日光浴时，要戴草帽，墨镜，以防头晕，并可播放优美的音乐以减少烦闷感。

（3）晒太阳若隔着玻璃窗，是达不到效果的。最好在户外，或宽敞的阳台上。在江湖海滩日光浴者，可配合游泳进行。夏日阳光强烈，注意不要晒伤皮肤。

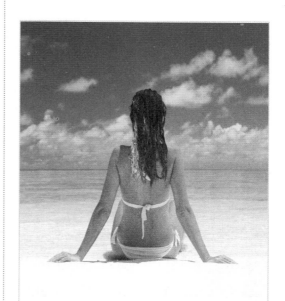

◎通过日光的照射，可以调节人体的功能，促进身心健康。

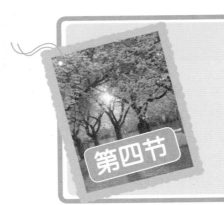

四季养生

第四节

做好春季养生保健，为健康夯实根基

《黄帝内经》称："春三月，此谓发陈。天地俱生，万物以荣。"春季阳气生发、大地回春、万象更新、生机盎然，是一年中最好的季节。然而，春天不但是流感、流脑等各种传染病的高发季节，而且冠心病、胆结石、肝炎、精神性疾病也常常在春天复发。俗话说"一年之计在于春"，因此，我们一定要做好春季的养生保健，为一年的健康打下基础。

春季养生注意事项

养阳气	在春季和夏季，人们应注重对体内阳气的保养。何谓阳气？即通常人们所说的"火力"，也就是人体的新陈代谢能力。若火力不足，就会出现畏寒、肢冷等症状。春季保养人体阳气的方法很多，重要的一点是要"捂"，即俗话中的"春捂秋冻"，衣着方面不要顿减，正如宋代著名医学家陈直所言的"春季天气渐暖，衣服宜渐减，不可顿减，以免使人受寒"。体弱之人要注意背部保暖。 保养阳气，还需多吃韭菜。韭菜，虽然四季常青，终年供人食用，但却以春季多吃最好。正如俗话所说："韭菜春食则香，夏食则臭。"中医认为韭菜性温，春季常食，最助人体养阳
防哮喘	春季是大多数花粉的散落时期，有些人一接触到鲜花就发生花粉过敏，轻者会出现眼痒、鼻塞、打喷嚏、流鼻涕、流眼泪等症状，严重者可诱发支气管哮喘、过敏性皮炎、喉头水肿、荨麻疹、神经血管性水肿等过敏病症。 所以春季应尽量少吃高蛋白质、高热量的饮食，有过敏史的人，尽量少去花草树木茂盛的地方，更不要随便去闻花草；外出郊游时要穿长袖衣裤、鞋袜，并带上脱敏药物

续表

重养肝	人体五脏之一的肝脏是与春季相应的。因为春天温暖的气候将会使人的活动量日渐增加，促使新陈代谢亦将日趋旺盛。因而，在人体内，无论是血液循环，还是营养供给，都会相应加快、增多，以适应人体各种生命活动的需求。中医认为，这些均与肝脏的生理功能有关。若肝脏功能失常，适应不了春季气候的变化，就会在以后出现一系列病症，特别是精神病及肝病患者，易在春夏之季发病。俗话说"菜花黄，痴子忙"。据统计，精神病发病率以3、4月份最高，这也是季节对机体影响的一种反映。中医所说的"春宜养肝"的道理就在于此。 保养肝脏的方法很多，如春天不要过于劳累，以免加重肝脏的负担。肝病及高血压病的患者，也应在春季到来之时，按医嘱及时服药。尤其精神病患者，在春天要注意避免精神刺激，以免病情加重
勤锻炼	春天里，人们常会出现"春困"，表现为精神不振、困乏嗜睡，可以通过运动来予以消除，绝不能贪睡，因为中医认为"久卧伤气"，久睡会造成新陈代谢迟缓，气血循环不畅，筋骨僵硬，脂肪积聚，吸收与运载氧的功能下降，毒素不能及时排出体外，遂致体质虚弱，病患滋生。 《黄帝内经》里还指出："夜卧早起，广步于庭，披发缓形，以使志生。"意谓春天人们应当晚睡早起，披散着头发、舒展着形体，在庭院中信步漫行，可使智慧、灵感生发不息。这些都是古人春天养生的宝贵经验，很值得现代人去认真执行

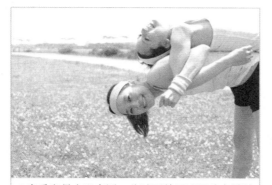

◎春季容易出现春困，此时可以通过运动来予以消除，绝不能贪睡，睡多会伤到元气。

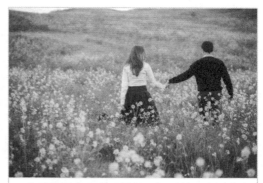

◎春天人们应当晚睡早起，每天早上去野外走走，这样可以让心情得到一天的愉悦。

春天要注意养肝滋阴

春天气候转暖，是外出踏青的好时节，但是在现实生活中，却有许多人会无精打采、困倦疲乏、昏昏欲睡，这就是人们常说的"春困"。形成"春困"的原因不是由于睡眠不够，而是体内循环发生季节性差异所致。

春季气候转暖后，体表毛细血管舒展，末梢血供增多，器官组织负荷加重，因此大脑血供相应减少，脑组织供氧不足，从而就会出现困倦、疲乏、嗜睡等现象。容易"春困"的人，还常出现脸色潮红、失眠多梦、好激动、掉发、五心烦热、舌红、少津、脉细数等"阴虚"现象。

因此，养肝滋阴是对付"春困"的有效办法。平时不要过度劳累，应保证睡眠，早卧早起。犯困时，可适当做头部按摩缓解症状。同时，要多做深呼吸和能增加肺活量的有氧运动，多晒晒太阳，多和大自然接触。

春季应调节情绪，使肝气顺达，气血调畅，不使肝阳上亢。可适当服用西洋参、枫斗或麦冬等养阴保健品调理。并适量进食滋阴的食品，少吃羊肉等温性食物，不吃辛辣、煎炸烤食品、酒类、火锅等热性食物。

以下几种药膳靓汤，是解除"春困"的良方，既美味，又可消除疲乏，不妨一试。

1.淮山芡实煲笋壳鱼

材料：淮山、芡实各50克，笋壳鱼500克，生姜3片。

做法：笋壳鱼文火煎至微黄，加水及淮山、芡实大火煲滚后慢火继续煲1小时。

功效：有健脾益气、去湿之功效。

2.芡实煲老鸭

材料：芡实100~120克，老鸭一只。

做法：老鸭宰净，芡实放鸭腹内加水大火煲滚后，慢火继续煲2小时，加少许盐服食。

功效：可滋阴养胃，健脾利水。

3.眉豆芡实煲鸡脚

材料：眉豆80克，芡实60克，鸡脚4对，冬菇8个，猪瘦肉100克，生姜3片。

做法：配料洗净，冬菇去蒂；鸡脚洗净，对切开；瘦肉洗净，一起与生姜放进瓦煲内，大火煲滚后，改慢火煲约2小时。

功效：具有健脾化湿、强筋健骨的效用。

4.陈皮白术猪肚汤

材料：每次可选用新会陈皮6克，白术30克，鲜猪肚半个或1个，砂仁6克，生姜5片。

做法：先将猪肚去除肥油，放入开水中去除腥味，并刮去白膜。配料洗净，然后全部放入瓦煲内，煲滚后用慢火煲2小时即可。

功效：可健脾开胃，促进食欲。

5.粉葛煲水鱼

材料：粉葛1千克左右，水鱼500克左右，姜100克，云苓50克，白术50克。

做法：买水鱼时让卖家收拾干净，回家再滚水略烫。粉葛去皮斩件，加水、云苓、白术、老姜。大火煲滚后，去除泡沫，收慢火，约煲4小时。

功效：可健脾祛湿，止腰酸背痛，适宜春湿时的风湿患者。

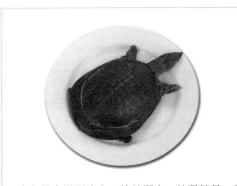

◎水鱼具有滋阴凉血、补益调中、补肾健骨、散结消痞等作用。

夏季要注重养"长"

一年四季中，夏季是阳气最盛的季节，气候炎热而生机旺盛。此时是人体新陈代谢旺盛时期，阳气外发，伏阴在内，气血运行亦相应旺盛起来，活跃于机体表面。皮肤毛孔开泄，而使汗液排出，通过出汗调节体温，适应暑热的气候。

中医认为，夏季养生注重"滋阴去火"，那么如何能做到滋阴去火，达到养生的目的呢？具体来说，要注意以下几方面。

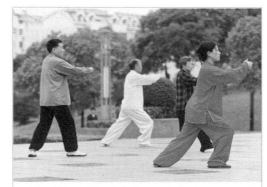

◎夏天最好在清晨或傍晚天气凉爽时，到公园或庭院，选择合适的项目锻炼。

滋阴去火养生方法

晚睡早起	夏季养生要顺应自然界阳盛阴衰的变化。也就是说每天早点起床，以顺应阳气的充盈与盛实；晚些入睡，以顺应阴气的不足。由于夏季晚睡早起，相对睡眠不足，因此夏日午睡是夏季养生健身的重要方法，既能补偿夜间睡眠的不足，更能顺应人体生理特点的养护需要。午睡时间一般以1小时为宜，要注意睡眠姿势，可平卧或侧卧，并在腹部盖上毛巾被，以免胃腹部受寒
防晒护肤	夏季阳光照射会对人体产生一系列不良影响，阳光中的紫外线不仅能使皮肤晒黑，而且还易导致白内障，晒伤皮肤，引发皮肤癌。此外，长时间在烈日下暴晒易发生中暑。因此夏日外出时要戴遮阳帽、太阳镜，以减少紫外线对皮肤和眼睛的损害。夏天人体容易出汗，应注意选择护肤品
巧运动	夏天气候炎热，对人体消耗较大，若长时间在阳光下锻炼可能引起中暑，所以，最好在清晨或傍晚天气凉爽时，到公园、河岸、湖边或庭院，选择合适的项目锻炼，如太极拳、太极剑、广播操、慢跑、散步等。在江河湖海进行游泳锻炼，令人心旷神怡，有利于调节情志，增进健康
注重调精神	夏季烈日酷暑，腠理张开，汗液外泄，汗为心之液，心气最易耗伤，所谓"壮火食气"。要做到神气调养就必须做到神清气和，快乐欢畅，胸怀宽阔，使心神得养。因此，应多参加一些文娱活动，外出旅游，消夏避暑等，这样既使人心旷神怡，又可锻炼身体
防中毒	夏季养生要注意饮食卫生，防中毒、中暑。盛夏细菌繁殖迅速，70%的食物中毒发生在夏季。老年人、小孩胃肠功能薄弱，抵抗力差，发病后极易发生脱水而危及生命，故应做好预防工作
勿贪凉	夏季养生要注意勿贪凉。老年人体弱者，阳气不足，如长时间对着电扇吹或久居空调室内，会感到头昏脑涨，四肢疲乏，精神困倦，更容易导致受凉感冒等病症

健脾益气，清凉一整夏

中医学认为，人体五脏之气的衰旺与四时变换相关。夏天中的长夏（阴历6月、阳历7～8月）时期应脾，就是说，此时与人体脾的关系最大。

中医认为长夏属土，人体五脏中的脾也属土；长夏的气候特点是偏湿，"湿"与人体的脾关系最大，所谓"湿气通于脾"，所以，脾应于长夏。因而，长夏是健脾、养脾、治脾的重要时期。

在夏季，我国大部分地区均见持续炎热，雨水偏多，暑湿偏盛，故极易造成脾胃功能下降而厌食困倦。中医认为，夏天人体消耗较大，需要加强脾的"工作"，才能不断地从食物中吸收营养。同时，夏天人们大量食冷饮和瓜果，易损伤脾胃，有很多人容易"苦夏"，表现为不思饮食、乏力。而通过健脾益气则往往能达到开胃增食、振作精神的效果。因此，不仅在酷暑的夏季乃至日常调理好脾胃功能，对养生防病都很有必要。

针对长夏气候的特点，饮食原则宜清淡，少油腻，以温食为主，可适当食用辣椒，缓解燥湿，增加食欲，也帮助人体排汗；同时，要注意空腹少食生冷，切忌直接食用冰箱内食物；另外，在闷热的环境里增添凉爽舒适感，对于脾保健也有很大好处，但是切忌长时间待在密不透风的空调房里，这样反而有害健康。

夏季健脾益气的"养脾三法"

醒脾法	取生蒜泥10克，以糖、醋少许拌食，不仅有醒脾健胃之功，而且还可以预防肠道疾病。也可常取山楂条20克、生姜丝50克，以糖、醋少许拌食，有开胃健脾之功用
健脾法	选用各种药粥健脾祛湿，如莲子、白扁豆、薏苡仁煮粥食，或银耳、百合、糯米煮粥食，或山药、土茯苓、炒焦粳米煮粥食
暖脾法	因食生冷过多，容易寒积脾胃，影响日后的消化功能。此时可用较厚的纱布袋，内装炒热的食盐100克，置于脐上三横指处，有温中散寒止痛之功。 当然，无论是夏季还是日常，调理脾胃都要因人而异。脾胃功能正常者，适量冷饮不会影响脾胃功能，但不宜过量。例如"醒脾法"中提倡经常食用生蒜泥、山楂虽可以减少肠道疾病、消食导滞，但若过食，又有伤胃之嫌，尤其胃炎反酸患者当慎用。 此外，睡眠时还应注意加强脘腹部保暖，炒菜时不妨加点生姜末，饮茶者选喝红茶等，都不失为护脾的养生上策

总之，无论在什么季节，调理脾胃都应根据自身实际情况而定：胃热者以清降为主，脾虚脾寒者当温补。但无论药补还是食补，均以服后感觉舒适为宜。

夏日养生，养心先行

养心是养生的重点，夏天出汗多，心脏最累，因此在夏天，尤其是老年人，应特别注意养心。

四季中，夏天属火，火气通于心，人的心神易受扰动，从而出现心神不宁，引起心烦。心烦就会使心跳加快，加重心脏负担。所以，夏天首先要让心静下来。俗话说，"心静自然凉"。静则生阴，阴阳协调，才能保养心脏。所以，老年人在夏天要多清静。

夏日养护注意事项

要清心寡欲	少一分贪念，就会少一分心烦。中医认为，"过喜伤心"，所以老年人要善于调节心情，尤其不能大喜大悲。闭目养神可帮助老人排除杂念
夏天要多静坐	静则神安，哪怕5分钟都可见效。每天老年人应在树荫下或屋内静坐，15~30分钟即可。也可听悠扬的音乐，看优美的图画，或去钓鱼，打太极拳
夏天要心慢	夏天天气炎热，血液循环加速，心脏容易负担过重，所以夏要慢养心，不能劳累。只有心先慢下来，呼吸才慢得下来。休息时要减慢生活节奏，使心跳减慢、呼吸频率降低。生命活动的节奏慢下来，心脏才能得到休息
夏天要多乘凉，少出汗	夏天出汗多，易伤心之阴阳。加之夏天温度高，体表的血量分布多，这样容易导致老年人出现心脑缺血的症状。而且，夏天出汗多，易导致血液黏稠度增高，所以夏天要降低活动强度，避免过度出汗，并适当喝一点儿淡盐水。但是，该出汗时则要出汗，老年人也不能闭汗，房间里开空调的时间不能过长

"秋冻"也要适当，否则就会冻坏身体

人们常说"春捂秋冻"，意思是提醒人们春天棉衣要晚脱一段时间，免得受凉生病；秋天则相反，厚衣服要晚些穿，多经受寒冷的刺激，从而增强机体抵抗力。不过，不同的人群、人体的不同部位，都应区别对待，一味地冻就会把身体冻坏。

首先，要因人而异：年轻人血气方刚，对外界寒冷的适应及抵御能力都比较强，可以冻一冻；而老年人大多肾阳衰微，禁不起太冷的刺激；还有一部分慢性病患者，如心血管和哮喘病人，他们对寒凉的刺激更加敏感，稍不注意就会引起疾病发作。因此，这些人不仅不能"秋冻"，还应采取一些保暖措施。

其次，对身体的不同部位要区别对待：有4个部位一定要注意保暖。

要注意保暖的部位

腹部	上腹受凉容易引起胃部不适,甚至疼痛,特别是有胃病史的人更要加以注意;下腹受凉对女性伤害大,容易诱发痛经和月经不调等,经期妇女尤其要加以重视。有些女孩爱穿露肚皮的时装,建议秋冬季节最好不穿
脚部	脚是人体各部位中离心脏最远的地方,血液流经的路程最长,而脚部又汇集了全身的经脉,所以人们常说"脚冷,则冷全身"。全身若冷,机体抵抗力就会下降,病邪就有可能乘虚而入
脖子	这个部位受凉,向下容易引起有肺部症状的感冒;向上则会导致颈部血管收缩,不利于脑部供血
双肩	肩关节及其周围组织相对比较脆弱,容易受伤

要领悟"秋冻"内涵。对于"秋冻"的理解,不应只局限于未寒不忙添衣,还应从广义上去理解,诸如运动锻炼,也要讲求耐寒锻炼,增强机体适应寒冷气候的能力。不同年龄可选择不同的锻炼项目。无论何种活动,都应注意一个冻字,切勿搞得大汗淋漓,当周身微热,尚未出汗,即可停止,以保证阴精的内敛,不使阳气外耗。

秋季阳气"收敛",滋阴润燥是关键

在秋天,人们经常出现皮肤干涩、鼻燥、唇干、头痛、咽干、大便干结等秋燥症状。中医认为,在夏季出汗过多,体液损耗较大,身体各组织都会感觉水分不足,从而导致"秋燥"。预防秋燥,补水当然不可少。

秋季补水注意事项

少言补气	中医认为"形寒饮冷则伤肺",所以要忌寒凉之饮。"少言"是为了保护肺气,当人每天不停地说话时会伤气,其中最易伤害肺气和心气。补气的方法:西洋参10克、麦冬10克,泡水,代茶饮,每天一次
皮肤保湿	秋天对应人体的肺脏,而肺脏的功能是主管人体皮肤,所以皮肤的好坏与人体肺脏相关。食物以多吃百合为最佳,这是因为百合有润肺止咳、清心安神、补中益气的功能。秋天多风少雨,气候干燥,皮肤更需要保养,多食百合有滋补养颜护肤的作用。但百合因其甘寒质润,凡风寒咳嗽、大便溏泄、脾胃虚弱者忌用

多吃梨和香蕉	梨肉香甜可口，肥嫩多汁，有清热解毒、润肺生津、止咳化痰等功效，生食、榨汁、炖煮或熬膏，对肺热咳嗽、麻疹及老年咳嗽、支气管炎等症有较好的治疗效果。若与荸荠、蜂蜜、甘蔗等榨汁同服，效果更佳。但梨是寒性水果，属于寒性体质，脾胃虚弱的人应少吃。香蕉有润肠通便、润肺止咳、清热解毒、助消化和健脑的作用。但胃酸过多者不宜吃香蕉，胃痛、消化不良、腹泻者也应少吃

秋天如何预防"五更泻"

进入秋天，天气逐渐转凉，因季节转换和昼夜温差带来的疾病逐渐增多，在这个时节尤其要预防"五更泻"的发生。

"五更泻"是指发生在黎明时分的腹泻。其主要症状是黎明的时候，肚脐周围发生疼痛，肠鸣即泻，泻后则安。中医认为这种慢性腹泻多是肾阳虚的一种表现，所以有"肾泻"之称。

"五更泻"多发于中老年人，主要是肾阳虚衰，命门之火不能温煦脾土，即不能帮助脾胃消化吸收，运化失常就会出现泄泻。五更时分正当阴气最盛、阳气未复之际，在这种特定环境下，虚者愈虚，因而形成了"五更泻"。若夜晚盖不好肚腹，使之受寒凉所袭，更易发生。

"五更泻"的预防

讲究饮食卫生	不吃生冷不洁食物，避免诱发或加重腹泻
饮食要规律	饮食以清淡、易消化、少油腻为原则，避免因无规律饮食而致肠道功能紊乱
注意保暖	由于老年人自身调节功能下降，在季节变换时要当心着凉，注意腹部及下肢的保暖
保持良好的心理状态	心胸宽广，情绪乐观，性格开朗，遇事豁达。平常要注意加强锻炼，如散步、慢跑、打太极拳等，以增强体质

冬季阳气"收藏"，与太阳一起起床

冬季寒风凛冽，万物蛰伏，大自然中阳气潜藏，阴气旺盛，因此冬季养生要从养阴藏阳着手。

动物在这个季节大多数都冬眠了，人在这个季节的各种活动也减少了，因此难免有人会产生孤立甚至绝望等负面情绪。

因此，我们要像动物那样，寻求一种安静的精神状态，注意调摄七情，这样才能潜藏阳气，养护阴精。

冬季排汗较少，因此不宜吃太咸的食物，多吃新鲜蔬菜和水果可有效补充维生素；热量较高的食物往往是滋阴潜阳的佳品，比如羊肉、龟、鳖等。人们在冬季应保持充足的睡眠，最好早睡晚起。

人是有惰性的，谁也不愿意在天寒地冻的环境里跑步，但是养生贵在坚持，如果不能持之以恒，则会前功尽弃。所以，在冬天也应坚持运动，滑雪、滑冰、冬泳等都是较好的运动项目。但要注意的是，如果地表气温低于上层气温，则空气污染较为严重，此时不宜进行户外锻炼。

冬季由于气温较低，所以人易出现脾胃虚寒、腹泻、腹部疼痛等病症，因此要适当做好保暖工作：要添加衣服但不宜过厚，要升高室内温度但不宜过高，否则出门时易感冒。此外，腮腺炎、麻疹、流感等疾病在这个季节易高发，对付它们的好办法就是注意锻炼身体，提高抗病能力。当然，也可在医生的指导下服用中药来预防疾病，如可用板蓝根来预防流感。

冬季进补要遵守规则

俗话说"今年冬令进补，明年三春打虎"，这是在强调冬季进补对健康的益处，而传统中医也认为冬季进补有助于体内阳气的生发，能为下一年开春直至全年的身体健康打下基础，但是冬季进补也是要讲原则的，如果胡乱进补，不但不能强身健体，还会损害健康。

进补要遵守的规则

不要随意服用补药，无虚滥补	一个人如果身体很好，对寒冷有良好的适应能力，在冬季就不要刻意进补，过多进补不但对健康无益，反而会产生一系列副作用。如服用过多的人参，会出现烦躁、激动、失眠等"人参滥用综合征"
平素胃肠虚弱的人，在进补时应特别注意	药物入胃全靠胃肠的消化吸收，只有胃肠功能正常，才能发挥补药的应有效应。对于这类病人，可先服用些党参、白术、茯苓、陈皮之类调理胃肠的药物，使胃肠功能正常，再由少至多地进服补药，这样机体才能较好地消化吸收
在感冒或患有其他急性病期间，应停服补品	尤其是有些体质虚弱的人，应该等急性病治愈后再继续进补，否则会使病症迁延难愈
在滋补的同时，应坚持参加适当的体育运动	这样可以促进新陈代谢，加快全身血液循环，增强胃肠道对滋补品的消化吸收，使补药中的有效成分能够被机体很好地利用